속성 해부생리학

대화식 플래시-카드 길잡이

Anatomy and Physiology in a FLASH

An Interactive, Flash-Card Approach

속성 해부생리학

대화식 플래시-카드 길잡이

Anatomy and Physiology in a FLASH!

An Interactive, Flash-Card Approach

Joy A. Hurst, MATL, MFS, NCMA
Former Professor
Kaplan University
Frederick Campus

영 문 출 판 사

■ 옮긴이

서 영 석 고려대학교 명예교수
前 고려대학교 의과대학 교수
前 이화대학교 의과대학 교수

엄 기 매 여주대학교 물리치료과 교수
전국물리치료과교수협의회 부회장

김 미 선 용인대학교 외래교수
라온제나연구소 소장

Anatomy & Physiology in a FLASH! An Interactive, Flash-Card Approach

by Joy A. Hurst, MATL, MFS, NCMA

〈 알림 〉
치료적 중재는 기초적이고 임상적인 연구를 통해서 얻어지는 새로운 과학적 정보에 의해서 변화되어야 합니다. 저자 및 출판사는 이 책을 정확히 기재하도록 가능한 한 최선을 다하고 있습니다. 저자, 편집자, 출판사는 이 책의 인용에 의해서 발생할 수 있는 어떠한 표현의 오류와 결락에 대해서도 그 책임을 지지 않습니다. 또한 이 책에 기재되어 있는 임상실행은 어느 것도 그 적용에 있어서는 각각의 임상상황에 맞춰서 전문가의 규범에 준하여 시행할 필요가 있습니다.

속성 해부생리학

대화식 플래시-카드 길잡이

2012년 6월 22일 초판인쇄
2012년 6월 29일 초판발행

지은이 : Joy A. Hurst
옮긴이 : 서 영 석 외
발행인 : 박 병 조
발행처 : 도서출판 영문출판사
등 록 : 1987년 12월 21일 제2-419호
주 소 : 서울시 강남구 삼성동 69-1
전 화 : (02)514-5590, 776-5590
팩 스 : (02)756-8943
E-mail : yeongmunsa@empal.com
정 가 : 30,000원
ISBN 978-89-7224-301-4 93510

• 파본은 교환해 드립니다.

머릿말

사람 해부생리학은 많은 학생들에게 있어 가장 두려운 과목이다. 학생들이 교과과목 중 해부생리학을 두려워하는 데는 여러 이유가 있다. 어떤 학생들은 해부생리학 교과서에 중요한 자료가 너무 많아서 또 다른 학생들은 외국어 용어를 이해하거나 암기하는데 너무 많은 시간이 필요할 것 같아 해부생리학 과목을 두려워 한다. 게다가 이런 해부생리학이 다른 과목의 기초라는 점이 학생들을 더욱 놀라게 한다. 이러한 사실은 자연과학의 기초가 없음에도 불구하고 자연과학을 전공하는 학생들에게는 불가학력이기도 하다.

해부생리학을 배우는 것은 어렵고 스트레스를 많이 받지만, 불가능한 일은 아니다. 해부생리학을 공부하고 준비하는 것이 생각하는 것만큼 그렇게 많은 시간을 소비하는 일이라고 생각할 필요는 없다. 의학용어는 실제로 너무 많은 것들이 외국어로 되어있기 때문에 생소한 단어로 보인다. 의학용어는 라틴어나 그리스어의 단어에서 온 것이다. 이 책은 흔히 사용되는 의학용어들은 이해에 도움이 되도록 영어로 번역하였고, 플래시-카드(flash cards)를 제공하여 학생들이 시간을 낭비하지 않게 하였다. 그러므로, 공부하는 모든 시간을 학습자료를 만드는데 낭비하지 않고 학습에 집중할 수 있다. 또한 주요 단어들 기억하기는 어떤 장의 진행에서나 항상 학습의 한 부분이 되어 있다. 이 책에는 사람의 구조와 기능을 학습하고 기억하는데 도움이 되는 다양한 학습방법을 제시하였다.

책 / Textbook

이 책에는 학습에 뒷받침이 되는 많은 그림을 삽입하였다.

- **연습장 구성방식**: 책에 직접 쓰게 하여 학습의 효율을 높이도록 하였다. 쓰는 행위는 읽기만으로 되지 않는 경우에, 뇌를 적극적으로 관여시켜 학습의 효율을 높여주기 때문이다.
- **각 장의 연습**: 용어들의 뜻을 명확하게 하고, 해부학적 구조물들의 명칭을 익히게 한다.
- **천연색 해부도**: 사람 계통들에 정확한 해부학용어로 명칭을 붙이고 각 장의 끝에는 해부도에 명칭을 붙여보는 연습장을 구성하여, 각 부분의 학습을 보강해줄 것이다.
- **주요 용어**: 각 장의 시작에서 일람표로 작성되어 있고, 이 용어들은 본문의 설명과정에서 진한 글자로 표기되어 그 용어의 설명을 제시하였다. 뿐만 아니라 모든 주요 용어의 파생어에 관한 설명도 포함시켰다.

- **중요한 단어들의 채색**: 해부학용어와 생리학용어는 푸른색이고, 병리학용어는 보라색이다.
- **병리학 용어**: 각 장의 본문과 표에서 볼 수 있다. 이 용어들은 사람의 각 계통에서 흔히 발생하는 질병이나 장애를 설명한 것들이다.
- **Flashpoints**: 각 장에서 본문의 정보에 관한 부가적 사실을 제공한다.

플래시-카드 / Flash Cards

이 책에서 주요 용어들에 부합하는 플래시-카드는 학생들이 이용할 수 있다. 대부분의 카드는 시각에 의한 신호를 포함하고 있어 복습 시 용어 암기의 효율을 높일 수 있을 것이다.

재검토를 해주신 분들

Deborah J. Bedford, CMA (AAMA)
Instructor, Medical Assisting
North Seattle Community College
Seattle, Washington

Carole Berube, MA, MSN, BS, RN
Professor Emeritus, Nursing
Instructor, Health Sciences
Bristol Community College
Fall River, Massachusetts

Daniel S. Bickerton, MS
Instructor, Biology
Ogeechee Technical College
Statesboro, Georgia

Rachel Bradshaw, CMA (AAMA)
Clinical Instructor, Medical Assisting
Western Piedmont Community College
Morganton, North Carolina

Debra Brown, RN
Practical Nursing Instructor
East Central Technical College
Fitzgerald, Georgia

Rebecca Buell, BS, LMT
Instructor, Massage Therapy
McIntosh College
Dover, New Hampshire

Sonya M. Burns, CMA (AAMA), BBA
Instructor, Medical Assisting
Augusta Technical College
Waynesboro, Georgia

Anne D. Gailey, CMA (AAMA)
Instructor, Medical Assisting
Ogeechee Technical College
Statesboro, Georgia

Tammy T. Gant, RHIT, CMA (AAMA), CAHI
Program Director & Instructor, Medical Assisting
Surry Community College
Dobson, North Carolina

Karen Jones, BS, MS, EdD
Department Head, Biosciences
Wake Technical Community College
Raleigh, North Carolina

Jacque Keener, AAS, CMA (AAMA), PBT (ASCP)
Adjunct, Regulatory Affairs
St. Jude Children's Hospital
Southaven, Mississippi

Diane M. Klieger, RN, MBA, CMA (AAMA)
Program Director, Medical Assisting
Pinellas Technical Education Center
St. Petersburg, Florida

Pat G. Moeck, PHD, MBA, BA, CMA (AAMA)
Director, Medical Assisting
El Centro College
Dallas, Texas

Lisa Nagle, CMA (AAMA), BS
Program Director, Medical Assisting
Augusta Technical College
Waynesboro, Georgia

Lynda J. Overking, RN, BSN, MS
Coordinator, Health Occupations
Monongalia County Technical Education Center
Morgantown, West Virginia

Roger Skugrud, MA
Instructor, Science & General Education
Minnesota State College—South East Technical
Winona, Minnesota

Cathy D. Soto, PhD, MBA, BA, CMA (AAMA)
Program Director, Medical Assisting
Paso Community College
El Paso, Texas

ELIZABETH STINGO, BSN, RN
Instructor, Nursing
Fred Eberle School of Practical Nursing
Buckhannon, West Virginia

DEBORAH L. WHITE, CMA (AAMA), MS/HPE
Program Coordinator, Medical Assisting
Trident Technical College
Charleston, South Carolina

DIANNA ZOMETSKY, CMA (AAMA), CMM
Instructor, Health Science
Lorenzo Walker Institute of Technology
Naples, Florida

감사의 글

내가 할 수 없다고 느낄 때 내가 할 수 있는 믿음을 주신 수석 인수 편집자인 Andy McPhee에 특별한 감사와 고마움을 전합니다. 나의 무작위로 작성된 페이지와 낙서가 교과서가 될 수 있도록 지도해 주신 개발 편집자 Yvonne Gillam께 큰 감사를 드린다. 예리한 시선으로 도와주신 프로덕션 편집자 Lisa Thompson과 프로젝트매니저인 Jodi Kohl 그리고 편집상의 사실을 충고해 주고 설명해주신 George Lang에게 감사를 전한다. 아름다운 삽화를 해준 Dartmouth Publishing 회사에 고마움을 전한다. 바쁜 일정에도 원고를 읽고, 독려해주신 재검토자분들께 진심으로 감사드린다. 그리고 마지막으로 이 교과서 출간에 관여한 F.A. Davis 회사 직원 모두에게 감사를 전한다.

역자 서문

기존의 해부학 책은 너무나 많이 출판되어 있고, 각 저자들마다 기초적인 해부학을 언급하는데 부족함이 없었다. 하지만 많은 책들을 섭렵하다보면 중복되어 언급되어지는 것들이 많았고, 핵심을 짚지 못하는 경우가 있어 오히려 혼란을 가져 오기도 했다.

이번에 번역한 해부학 책인 속성 해부생리학은 의학전문인이 핵심을 찾아 볼 수 있도록 일목요연하게 이루어 졌고, 의학도가 아닌 보건인들이 보기에 부담이 없는 효율적인 책이라 판단되어 번역을 하게 되었다.

해부학을 기본으로 꼭 알아야 할 물리치료사나 마사지사, 요가를 가르치는 요가 지도자나 필라테스 지도자, 트레이닝을 지도하는 트레이너, 체육학을 공부하는 체육과 학생들도 쉽게 해부학을 접할 수 있는 좋은 책이라 생각된다. 이 책을 바탕으로 전문인으로 성장하는데 도움이 되기를 바라는 마음이다.

이 책을 위해 도와주신 여주대학교 엄 기매 교수님과 레온제나 연구소 소장님이신 김 미선 박사님에게 감사드리고, 출판을 하도록 도와주신 박 병조 사장님과 편집부 직원에게 감사한 마음을 전한다.

2012년 5월

역자대표 서 영 석

목차 요약

목 차

서론 / INTRODUCTIION

학습 스타일 / Learning Styles

사람은 정보를 습득하는 방법이 개개인의 고유한 능력과 특성에 따라 다르다. 그러므로, 사람은 모두 비슷하지만 정보를 받아들이고 이해하고 암기하는 방법에서는 사람마다 다소 차이가 있다.

실제로, 모든 사람은 학습법에 있어 각각 다른 스타일을 가지고 있다. 어떤 사람은 한 스타일에 특별히 강하고 다른 스타일들에는 매우 약하다. 어떤 사람은 2가지나 3가지 스타일에 강하기도 하고 또는 모든 스타일에 균등하게 강하기도 하다. 스타일이 없다는 것은 타고난 좋은 스타일이거나 나쁜 스타일이다. 그런 사람들은 새로운 정보를 효율적으로 받아들여 처리하는 방법을 단순하게 나타낸다. 이 장에서 설명하는 학습 스타일 중 자신의 스타일을 확인하게 된다면 자신의 학습방법을 바꿀 수 있게 될 것이다.

시각학습자 / Visual Learners

많은 사람들은 강한 시각학습자(visual learner)이다. 이러한 사람들은 새로운 정보를 아주 정확하고 빠르게 받아들이기 위하여 시각정보에 집중한다. 자료가 복잡할수록 더욱 더 그러하다. 시각학습자들은 다채롭고 강한 인상을 주는 자료를 특히 좋아한다.

당신이 시각학습자라면, 자신이 이미 시각정보에 의존한다는 것을 알 것이다. 또한 만약 당신이 청각학습자(auditory laerner)가 아니라면, 단지 구두로 전달된 정보를 생각해내기에는 다소 어려움을 느낄 것이다. 따라서 당신은 다른 사람에게 반복해달라거나 또는 써달라고 요청할지도 모른다. 당신이 책, 잡지, 사용설명서를 보고 있을 때, 특별히 사진이나 어떤 그림설명에 더욱 의존한다면, 다른 정보보다 사진이나 도해에서는 논의되는 것이 더 정확하게 이해되기 때문이다. 강의실에서 당신은 요점정리와 많은 시각자료를 사용하는 선생님을 선호할 것이다.

일반적으로 당신은 좋은 방향감각을 가지고 있에 잘 잃어버리지 않고 쉽게 길을 설명하고 지도를 사용한다. 당신의 사무실이나 집에는 명부, 가격표, 명세서 같은 일람표들과 자신의 계획을 세우기 위하거나 물건들을 기억하기 위하여 써놓은 노트들이 흩어져 있다. 당신은 접착성 메모지패드를 좋아한다. 당신에게 시각적 자극이 없는 강의는 따분하고 지루하다. 때문에 받아쓰거나 그림을 그리거나 또는 졸지 않기 위해서 낙서라도 할 필요가 있다. 실제로, 당신은 산만하고 미친 사람 같이 보이고, 낙서하고 있을 때는 낮잠을 자는 것 같이 보여 다른 사람들의 눈에 띄기도 한다. 그러나 당신은 그런 행동이 더 잘 듣는데 도움이 된다는 것을 알고 있다. 당신의 직업이나 취미활동으로는 채색, 모양, 그리고 디자인이나 시각예술이 좋다. 몇 가지 예를 들어

보면, 그리기, 미술, 누빔질. 사진, 스크랩 등이 있다.

시각학습자를 위한 공부 방법

당신이 시각학습자라면, 정보를 눈으로 보고 생각해내는 학습기술이나 암기기술을 사용하도록 추천한다. 그러면 당신은 일람표나 차례로 나열된 정보 조각을 기억하는데 특별히 도움이 되는 **기억술(mnemonics)**을 찾아낼 수 있을 것이다. 일반적으로 그것들이 창조적이고 변화적이고 불합리적이면 그럴수록 그것들을 더 잘 기억할 것이다:

- 어린이는 알파벳을 배우기 위하여 음악적 기억술로 잘 알려진 알파벳 노래를 사용한다.
- 대학생들은 해부학 수업시간에 12뇌신경(olfactoty, optic, oculomotoer, trochlear, trigeminal, abducens, facial, acoustic, glossopharyngeal, vagus, spinal accessory and hypoglossal)을 기억하기 위하여 몇 가지 기억술 중 하나를 사용한다. 예를 들면, "On Old Olympus' Tower Tops, A Finn and German Viewed Some Hops"이란 문장을 활용하는 방법인데 이는 각 뇌신경의 첫 글자와 같다. 각 단어의 첫 글자로 나열하여 만든 것이다.
- 대부분의 사람들은 "i and e" 의 글자 위치를 기억하기 위하여 "i before e, except after c." 같이 철자기억술을 사용한다.

흔히 사용되는 다른 형태의 기억술은 첫 글자를 나열하는 **머리글자(acronym)**이다. 한 머리글자는 이름이나 문장에서 첫 글자나 첫 단어를 사용하여 만든 약어이다. 머리글자의 예로는 LASER, FAQ 및 PIN이 있다. 이런 방법으로, 암의 7가지 경고신호도 CAUTION(**C**hange in bowel or bladder habits, **A** sore throat that does not heal, **U**nusual bleeding and discharge, **T**hickening or lump in an area, **I**ndigestion or difficulty swallowing, **O**bvious change in a mole or wart and **N**agging cough or hoarseness)으로 기억할 수 있다.

청각학습자 / Auditory Learners

많은 사람들은 청각학습자(auditory learner)들이다. 이들이 새 정보를 보다 정확하고 빠르게 받아들이기 위해서는 말하는 소리에 귀를 기울일 것이다. 자료가 복잡하면 할수록 더욱 더 그럴 것이다. 청각정보의 가장 흔한 예로는 교실에서 강의를 듣는 것이다. 그렇지만, 정보를 듣는 다른 방법들도 있다. 예를 들면, 청각테이프, 시각테이프, 컴퓨터강좌(듣기도 함께), 토론 등이 있다.

당신이 청각학습자라면, 당신은 이미 소리를 내어 설명하는 곳으로 당신이 끌려가고 있다는 것을 알았을 것이다. 또한 당신이 시각학습자가 아니라면 토론이나 복습을 하지 않은 글로 쓴 정보를 기억해내는데 다소의 어려움이 있을 것이다. 당신은 종종 다른 사람에게 말로 상세히 설명해 달라고 청하거나 다시들을 수 있게 해달라고 요청할 것이다. 어떤 사건이 떠오를 때 당신은 때때로 다른 사람이 말하는 방법을 들을 수 있다. 당신은 뜻을 전달하는 미묘한 말의 변화를 인식한다.

청각학습자를 위한 공부 방법

당신이 청각학습자라면 당신에게 설명하는 언어정보가 단어이든 음악자료이든 기타 다른 듣는 것이든 간에 학습기술이나 암기기술을 권한다. 청각학습자는 흔히 언어학습자(verbal learner)이다. 당신이 언어학습자라면 당신은 어쩌다 말로 주고받는 기회를 가졌을 때 학습이 쉬워진다. 당신은 큰 목소리로 말을 하거나 특별히 운율이 맞거나 외우기 쉽고 재미있다면, 기억술이 크게 도움이 된다는 것을 알게 될 것이다. 보편적인 예를 하나 들면, 사람들은 각 달의 날 수를 기억하는데 도움이 되게 하는 다음과 같은 기억술이 있다:

Thirty days hath September,	*30일을 가진 달은 9월,*
April, June, and November;	*4월, 6월, 그리고 11월;*
All the rest have thirty-one,	*모든 나머지 달은 31일인데,*
Excepting February alone;	*오직 2월만은 제외이다;*
Which has twenty-eight, that's fine,	*2월은 28일이지만, 괜찮아,*
Till leap year gives it twenty-nine	*윤년이 되면 29일을 받아.*

언어학습자 / *Verbal Learners*

어떤 사람들은 때로는 말하기 위해서 먼저 생각해야 한다고 말한다. 언어학습자(verbal learner)에게는 그 반대가 맞을 것이다. 언어학습자들은 생각하기 위해서 할 수 없이 말한다. 그들에게는 소리를 내어 말하는 것이 정보를 분석하고 생각하는데 도움이 된다. 특히 정보가 복잡하거나 상황이 골치 아플 때 더 그러하다. 이런 사람들은 종종 자신들에게 말한다. 그런 사람들은 그렇게 하는 것이 집중하여 더 명확하게 생각할 수 있게 하여 머리를 식히는데 도움이 된다고 말한다.

당신이 언어학습자라면, 대화상대로 이해해주는 믿을만한 친구를 찾을 것이다. 당신은 이 사람이 당신의 문제를 해결할 것으로 기대하지는 않는다. 오히려 당신은 그에게서 떨어져서 당신이 소리 내어 말하면서 생각함으로써 일어났던 일들이 되살아나고 있을 때 그에게 들려주고 싶을 것이다. 아마도, 당신은 읽기를 아주 좋아하고 약간의 글쓰기를 즐긴다. 당신은 작가가 되는 것, 즐기면서 시를 쓰는 것, 또는 사적인 잡지에 단순한 글쓰기 하는 것 같은 전문적인 형태를 가질 수도 있다. 당신은 새로운 단어들을 배우고 그것들을 당신의 표현기법의 범주에 통합시키기를 좋아한다. 당신은 운율과 혀 비틀어 말하기 놀이를 찾아낸다. 당신은 소리 내어 시 읽기를 즐길 것이다. 조용히 읽는 것보다 소리 내어 읽는 것이 더 즐겁기 때문이다.

언어학습자를 위한 공부 방법

당신이 언어학습자라면, 자신에게 소리를 내어 자료를 열거하고 개념을 설명하게 하는 학습기술이나 암기기술을 사용해봐라. 청각학습자와 마찬가지로, 특히 말하기에 재미있거나 운율이 포함되어 있다면, 도움이 되는 기억술을 찾을 것이다. 또한 당신은 크게 도움이 되는 글쓰기를 찾을 수도 있다. 개요, 요약, 또는 어휘 같은 그러한 중요한 자료를 작성하는 것은 당신이 내용을 기억하는데 도움이 된다. 당신은 한 동료와 또는 한 학습집단(study group)에서 함께 공부함으로써 이익을 얻는 사회학습자(social learner)일 수 있다. 이렇게 여럿이 함께 하는 공부가 폭넓은 토론 기회를 제공한다. 당신은 특별히 도전적인 생각을 설명하거나 제시된 화제에 관하여 동료에게 가르치는 것으로써 더 배울 수 있다.

예를 들면, 학습집단의 멤버들이 4가지 주된 관절의 형태인 경첩관절, 원형관절, 차축관절, 평면관절에 관하여 서로 가르치기로 결정해도 좋다. 각 사람은 할당받은 관절의 형태와 기능을 설명하고 그 예를 제시한다. 한 사람은 무릎과 팔꿈치의 경첩관절을 문의 경첩과 비교할 수도 있다. 그가 그렇게 할 때 그는 문이 열리고 닫히는 것 같이, 어떻게 앞뒤로 움직이는지를 설명한다. 그 다음 사람은 목에 있는 차축관절을 180° 반원에서 뒤와 앞으로 돌아가는 의자에 비교해도 좋다. 다른 학생도 계속해서 배당된 관절을 가르치고 예를 제시한다. 언어학습자를 위한 이러한 연습의 효과를 최대로 올리기 위해서는 가르치는 사람이 끝낸 후에 모든 맴버들이 주요 정보나 구절들을 말로 반복하도록 요구할 것이다.

운동감각학습자 / Kinesthetic Learners

많은 사람들은 그들의 학습유형에 약간의 운동감각적(kinesthetic) 성향을 가지고 있다. 그렇지만 그것이 학습에 우세한 유형은 아니다. 강력한 운동감각학습자는 학습할 때 그들의 몸을 사용할 필요가 있다. 그들은 물건을 만져보고 다루기를 좋아 한다. 이것은 특히 신체적 기술을 배울 때 중요하다. 물건을 조립할 때 설명서을 먼저 읽고 느낌과 본능을 바탕으로 하여 바로 물건을 조립하는 능력과 관련이 있다. 그들은 대개 성공하지만, 성공하지 못하면 부품들을 잘 알게 된 후에 설명서들을 더욱 깊이 있게 검토할 것이다.

당신이 운동감각학습자라면, 당신은 이미 당신이 일을 하기 위하여 물건에 손을 대고 싶어 한다는 것을 알 것이다. 정보가 이론적일 때 그것이 도표를 그리는 것이나 의자에 앉아 만지작거리는 것일 지라드, 당신은 여전히 움직이고 싶어 한다. 긴 강의시간을 통해서 계속 앉아있는 것은 당신에게 진저리나고 고통스럽기까지 하다. 당신은 만져보기를 좋아하고 물건을 다루기나 만들기가 포함되어 있는 취미들을 좋아 한다. 당신을 질감에 주목하고 그것들의 느낌을 좋아 한다. 당신에게 가장 생산적인 시간은 자전거 타기, 등산하기, 걷기, 달리기 같은 활발한 운동을 하고 있을 때이다. 당신이 쉬고 있으면 곧 무엇인가 하고 싶어지게 되어 쉬지 못한다. 당신은 의사소통에 신체적 요소에 의지를 많이하여 손짓을 크게 할 것이다. 당신은 춤, 운동 및 기타 신체활동들을 즐길 것이다.

운동감각학습자를 위한 공부 방법

당신이 운동감각학습자라면, 몸을 움직이거나 물건을 만지는 학습기술이나 암기기술을 시도해봐라. 솜씨나 절차를 배울 때 당신의 가장 좋은 전략은 실제로 필요한 물건을 손에 쥐고 진행절차를 실행하는 것이다. 예를 들면, 당신과 친구들이 사람에서의 주된 관절의 형태를 가지고 설명하는 학습집단을 생각해보자. 관절을 말로 설명하고 예를 제시하는 것에 더하여 각 사람이 어떻게든지 관절운동을 행동으로 해보이거나 흉내라도 내보이게 요구해봐라. 말하면서 하는 제스처 게임 같을 것이다. 경첩관절을 설명하는 사람은 설명하는 동안 일어서서 문을 찾아서 여닫기를 해야 한다. 더불어, 그는 스스로 문을 움직일 것이고 그의 몸도 문을 따라 앞뒤로 움직일 것이다. 다음 사람은 그의 목에 있는 차축관절을 180° 반원에서 앞뒤로 도는 의자와 비교한다. 이것을 설명할 때 그는 머리를 뒤와 앞으로 완전히 돌리고 그리고 나서 의자를 돌린다. 각 발표자는 신체적 설명이 끝난 후에 위와 같이 신체적 설명을 실행한다. 이와 같은 활동으로부터 모두가 충분한 운동감각적 학습효과를 가치를 얻을 것이다.

사회학습자 / *Social Learners*

많은 사람이 사회학습자(social learner)이다. 그들은 다른 사람들과 대화할 때 가장 효율적으로 공부한다. 그들은 **공동상승작용(synergy)**을 즐긴다. 그래서 일상적인 토론에서 일어나는 말의 교환을 통해서 생각할 수 있다.

당신이 사회학습자라면, 당신은 사회적인 곳으로 끌려가고 있다는 것과 혼자 공부하기를 싫어 한다는 것을 이미 알고 있을 것이다. 당신은 다른 사람들과 의사소통을 잘하고 서로 영향을 미치며 다른 사람의 말을 들어주고 도와주기를 좋아 한다. 어쩌면, 당신은 언어-청각학습자일 수 있다. 그래서 토론을 즐기고 다른 사람과 떨어져서 떠오르는 생각을 즐긴다. 당신은 사람들 속으로 끌려가고 수업 후 다른 사람들과 이야기하기 위해서 머물 것이다. 당신이 운동을 한다면, 혼자 하지 않고 여럿이 함께 할 것이다. 또한 당신은 춤추기와 보드게임 같은 사회적 활동을 즐긴다. 당신은 한 동료나 여러 사람들과 함께 일하기를 좋아 한다. 이러한 유형의 사람은 교사, 코치 또는 식당이나 소매상 같은 사람을 많이 접촉하는 환경에서 일을 하기에 적합하다.

사회학습자를 위한 공부 방법

당신이 사회학습자라면, 혼자 공부하려고 할 때는 당신은 안정적이지 못하여 집중하기 어렵다는 것을 알 것이다. 당신은 한 사람 이상의 사람들과 함께 공부하는 기회를 찾아낼 필요가 있다. 학습집단이 쓸모없다면, 혼자서 시작하는 것을 생각해봐라. 집단활동으로는 토론, 학습게임, 역할놀이, 함께 기억술 만들기를 하는 것이 좋다.

단독학습자 / *Solitary Learners*

많은 사람들이 단독학습자(solitary learner)이다. 그들은 다른 사람들의 방해 없이 혼자 있을 때 가장 효과적으로 공부한다. 그들은 종종 깊이 생각할 수 있는 다소 비밀스런 곳에서 혼자 있는 시간을 즐긴다. 그들은 아주 독립적이고 무엇이 자신을 위한 일인지 안다. 집단을 따르려고 노력하는 것은 좌절의 근원이 될 수 있다.

당신이 단독학습자라면, 당신은 한 동료나 한 집단과 함께 공부하려고 할 때 좌절을 느낄 것이다. 당신은 그들이 당신의 시간을 소모하는 것으로 생각하고 혼자서 하면 더 잘 할 것이라고 믿고 있다. 당신은 혼자 있을 때 가장 잘 초점을 맞추고 집중한다. 당신은 상당히 분석적이고 방향감각이 있다. 또한 당신은 솔선수범자이고 당신을 고무시키거나 계획을 준비하기 위하여 다른 어떤 사람도 필요로 하지 않는다. 당신은 스스로를 즐기기 위하여 그리고 고독을 즐기기 위하여 공부한다. 많은 사람들은 특히 당신 주변의 친구들은 혼자 있는 것을 좋아하지 않기 때문에 당신을 이해하기 어려울 것이다. 당신은 혼자서 여행하고, 혼자 식사하고, 혼자서 영화나 콘서트에 간다고 알려져 있을 것이다. 당신이 이렇게 할 때 당신은 좋은 기회들을 놓치고 있다고 생각하지 않는다. 실제로, 당신은 다른 사람이 무엇을 하든 어디로 가든 협의할 필요가 없기 때문에 그렇게 하는 것을 선호하는지도 모른다.

단독학습자를 위한 공부 방법

단독학습자들이 공부하는 방법은 여러 가지가 있다. 중요한 것은 혼자 하는 것이다. 그들은 읽기를 하거나, 노트로 복습하거나 녹음강의를 듣거나 또는 이 장에서 언급한 다른 방법들을 사용할 것이다.

포괄학습자 / Global Learners

포괄학습자(global laener)는 때로는 전체론학습자(holistic laerner)라고도 부른다. 그들은 일반적으로 먼저 큰 사진을 본다. 그러고 나서 더 상세한 것들을 들여다본다. 예를 들면, 사람을 공부할 때 포괄학습자들은 완전한 한 개체 전체를 본다. 그 사진을 마음에 담고 나서 부분을 공부하기 시작할 것이다. 이것은 심혈관계 같은 그런 신체계통을 공부할 때도 마찬가지다.

포괄적 학습자들은 먼저 전신의 혈액이 순환할 때의 완전한 전체 순환계의 그림을 학습한다. 그런 다음에, 그들은 정맥들, 동맥들 및 모세혈관들을 포함한 혈관들로 구성된 복잡한 그물을 통해서 어떻게 산소와 영양소들을 공급하고 노폐물을 제거하는지 공부하다.

당신이 포괄학습자라면, 당신은 때때로 직관과 정서를 바탕으로 하여 기호사용을 선호할 것이다. 당신은 공부해나가는 방법을 이해할 필요도 없이, 수학 방정식 같은, 규칙을 받아들일 것이다. 당신은 아마도 상호관계를 잘 인식할 것이고 문장 사이에 숨은 뜻도 잘 읽어낼 것이다. 당신은 유연하고 다양한 능력을 가지고 있다. 새로운 것들을 공부할 때 당신은 일반적으로 당신이 이미 알고 있는 것들과 비교한다. 예를 들면, 림프계에 관하여 공부할 때 당신은 "이것은 내가 혈관계에 관하여 알고 있는 것과 많이 비슷할 것이다"라고 생각할 것이다. 그것들은 모두 몸 전체에서 액체를 이동시키는 관들의 그물을 가지고 있다. 당신이 림프계를 자세히 공부할 때 중요한 차이점들을 구별하기 시작한다.

포괄학습자를 위한 공부 방법

당신이 포괄학습자라면, 당신은 아마도 동시에 시각 또는 청각학습자일 것이다. 그래서, 이미 설명한 공부방법이나 암기방법을 시도해보는 것이 좋다. 당신이 상세한 것을 공부하기에 지루하고 따분하다면, 같은 것을 배우기에 더 창조적이고 재미있는 다른 방법을 찾아봐라. 예를 들면, 당신은 채색된 도표 그리기를 선택할 수 있고, 교수지도 디스크를 듣거나 보고 또는 교과서에 딸려있거나 유선으로 이용되는 학생용 디스크에 있는 것을 사용할 수 있다.

당신의 힘을 사용해라. 당신은 유연하다. 당신은 다재다능하다. 혼돈스러움은 당신의 노력을 더 생생하게 만들고 즐겁게 만드는 것임으로 두려워하지 마라. 당신이 큰 그림을 보고 상호관계를 인식하는 것은 좋은 것이다. 그러므로, 당신은 지금의 공부와 미래의 포부 사이의 상호관계를 확인하는 것으로 각 합습을 시작한다. 읽으면서 건너뛰거나 이해하지 못한 단어, 개념, 또는 부분을 추려내어라. 당신은 이것을 특별한 색으로 돋보이게 하거나 가장자리에 노트하는 방법으로 할 수 있다. 당신이 최초의 읽기를 끝낸 후 그 구간으로 되돌아가서 그것을 더 연구한다.

분석학습자 / Analytical Learners

분석학습자들은 때때로 직선(linear), 연속(sequential) 또는 수학(mathematical)학습자라고도 부른다. 그들은 일반적으로 전체를 완전히 이해하기 전에 부분들을 볼 필요가 있다. 예를 들면, 사람을 공부할 때 그들은 가장 작은 것에서 시작해서 전체로 올라가는 방법으로 공부하기를 좋아 한다. 그런 사람들은 해부학과 생리학 같은 과목을 선택하기 전에 화학과 세포생물학 같은 과목을 선택할 것이다. 그들은 사람의 각 계통에 대하여 공부를 계속할 때 각 계통이 다른 계통과 어떻게 관련되어 있고 전체를 어떻게 구성하고 있는지를 알아보는 것으로 시작한다.

분석학습자들은 쉽사리 패턴을 알아내고 더 공부하기 위한 범주에 들어갈 집합된 자료들을 좋아한다. 그들은 협의사항을 만들고 우선순위를 목록에 올리고 학술적 방법으로 문제해결에 다가가기를 좋아한다. 그들은 진행절차를 만들어 따르기를 좋아하고 이를 따르지 않는 사람을 아주 싫어한다. 분석학습자는 종종 직선적이고 생각이 보수적이고 가능할 때는 언제나 양을 추구한다. 그들은 흔히 회계, 과학, 컴퓨터기술, 공학, 법집행 및 수학 같은 분야에서 출세를 추구한다.

분석학습자를 위한 공부 방법

당신의 학습노력들이 생산적이 되게 하기 위하여 당신의 조직적인 수완을 발휘하라. 공부하기 위해서 일정을 만들거나 토픽들의 목록을 만들어라. 당신이 일등으로 가장 중요한 것들에 착수한다는 것을 지키기 위하여 토픽들에 우선순위를 매겨라. 이것은 당신이 반드시 알아야 하는 목록이다. 당신은 잘 되게 하여 시간제한을 따르지만 계획을 지나치게 분석하지는 말아라. 공부에 쫓기는 것이 가장 중요한 것이다. 흥미 있지만 낮은 순위 항목을 가지고 탈선되는 것보다 오히려 당신이 따라갈 정도로 표제를 붙인 토픽들의 목록을 만드는 것이 낫다. 안다는 것은 기분 좋은 것이다. 나중에 시간이 허락하면 이 목록들로 돌아가라.

당신이 공부하는 소재에서 내용들을 적어두는 방법으로, 흐름을 확인하기 위하여 당신의 재능을 사용해라. 흔히 시험문제들이 비슷한 특징과 다른 특징에 초점이 맞추어져 있기 때문에 시험을 준비할 때 쓸모가 있을 것이다. 예를 들면, 심근경색(myocardial infarction)과 협심증(angina pectoralis)은 가슴통증의 원인이다. 이 두 경우에, 통증은 심장에 혈액공급이 부적절하여 생기는 것이다. 이 질병들을 비교하면 2가지 중요하고 비슷한 소견들(가슴통증과 산소결핍)이 있다. 한편, 심근경색은 심장근육조직이 죽는 것이지만 협심증은 그렇지 않다는 것이 중요한 차이점이다.

공부 방법을 최대한으로 만들기 위해서 불합리함이나 어리석음까지도 당신에게 허용하도록 하라. 만약에 기술적으로 부정확한 기억술이나 멍청한 노래가 당신에게 어떤 것을 떠올리게 한다. 그런데 왜 그것을 사용하지 않나? 당신의 포괄학습자 친구들은 당신이 그들에게 시키기만 하면 이런 것들로 당신을 도울 수 있다.

이 책을 계속 공부해 나가면서 각 장에 포함된 조언들을 발견할 것이다. 이 조언들은 모든 스타일의 학습자들에게 학습기술을 제공한다. 앞으로 나가면서 마음을 열고 도움이 될 것이라고 생각되는 것은 어떤 것이든지 기꺼이 시도해봐라. 그렇게 하고 있을 때, 잘 한 것과 잘하지 못한 것에 관하여 그리고 다음에는 다르게 할 수 있는 어떤 것에 관하여 노트를 만들어라.

출처 / Resources

Please visit http://davisplus.fadavis.com and search for keyword "Joy Hurst" for pertinent websites to aid in your studies.

해부학적 구성과 방향
ANATOMICAL ORGANIZATION AND DIRECTION

제 1 장

주요 용어

배안(복강, abdominal cavity)
배골반안 (abdominopelvic cavity)
해부학적 자세 (anatomical position)
해부학(anatomy)
세포(cell)
세포수준(cellular level)
화학수준(chemical level)
머리공간(cranial cavity)

계속

사람의 구조를 공부한다는 것은 여러 가지 외부자극에 어떻게 반응하는지를 이해하게 되고 여러 가지 질환의 진행과정을 이해하는데 바탕이 된다. 해부학과 생리학은 동전의 양면과 같다. 이 두 학문은 사람의 구조와 더불어 어떻게 운영되는지를 이해하기 위해서 함께 공부해야 한다.

해부학(anatomy)은 사람의 구조를 공부하는 학문이다. 더불어 각 구조물의 조성, 크기, 모양 같은 생김새를 포함하여 다른 구조물과의 관계를 공부한다. ***생리학(physiology)***은 사람의 기능이 어떻게 수행되고 있는지를 공부하는 학문이다. 더불어 다른 구조물들이 각각 왜 어떻게 기능하는지와 전체적으로 어떻게 기능이 이루어지고 있는지를 공부한다.

해부학과 생리학은 신체 일부의 구조가 그 기능을 결정하는 방법과 그것이 다른 신체 부위와의 관계를 설명하기 때문에 함께 공부하는 학문이다. 예를 들면, 모세혈관은 몸 전체에서 가스를 교환하기 위하여 필요하다. 모세혈관의 구조는 단순히 두꺼운 한 세포이다. 이들 두께는 산소와 이산화탄소가 쉽게 교환이 될 수 있도록 해준다. 정맥과 같은 두꺼운 혈관은 이러한 가스교환이 쉽게 이뤄지지 않는다. 이 장에서는 구조적 구성, 사람 계통의 개요, 생명체의 기능, 항상성 그리고 방향을 나타내는 용어를 설명한다.

Flashpoint

해부학은 관찰방법에 따라 몇 갈래로 나뉘어 있다. 비교해부학은 동물들 사이의 유사점이나 차이점을 기술한 것이다. 조직학은 생체의 조직에 대하여 기술한 것이다. 발생학은 태생기의 발생과정을 기술한 것이다.

구조적 구성 / Structural Organization

사람의 구성은 화학, 세포, 조직, 기관, 계통 및 개체의 6단계로 구분된다(그림 1-1 참조). 각 단계는 이전 단계의 구조물들과 기능들이 섞이면서 갈수록 점점 더 복잡해진다.

첫째 구조적 단계는 ***화학수준***이다. 이 단계에서는 원자(atom)가 어떻게 분자(molecule)로 되는지 설명한다. 원자들은 중량을 가지고 공간을 차지하는 물체를 만드는 블록이다. 유사한 원자들이 결합될 때 한 물질이 창조된다. 수소(hydrogen)와 산소(oxygen)는 모든 유기물질의 기본 원소이다. 다른 종류의 원자들이 결합하면 분자가 형성된다. 수소와 산소가 결합하면 물(water)이라는 분자가 된다. 분자들은 결합하여 세포(cell) 같이 복잡한 형상을 이룬다. 사람이나 책이나 모든 것들은 원자로 이루어져 있기 때문에 어떤 것에나 화학수준이 있다.

둘째 구조적 단계는 ***세포수준***이다. ***세포(cells)***는 여러 분자들로 구성되어 있지만 해부생리학적 목적에서는 생체의 기능적 첫 번째 단계이다. 사람은 수십억개의 세포들로 구성되어 있으며, 이 세포들은 생존을 유지하기 위하여 다양한 과제에 적응한다.

셋째 구조적 단계는 ***조직(tissues)***이다. 조직은 같거나 유사한 세포들이 집단을 이뤄 공동의 기능을 수행한다. 사람의 기본 조직은 상피조직, 결합조직, 근육조직, 신경조직 4가지이다.

Flashpoint

사람이 구성하고 있는 원소는 수소가 63%, 산소가 25.5%, 탄소가 9.5%, 그리고 질소가 2% 정도 이다.

Flashpoint

사람에 있어 가장 큰 세포는 여자의 난자이고, 가장 작은 것은 남자의 정자이다.

주요 용어 - 계속

등쪽공간(dorsal cavity)
명치구역(epigastric region)
이마면(frontal plane)
항상성(homeostasis)
갈비밑구역(hypochondriac region)
아랫배구역(hypogastric region)
샅굴구역(iliac region)
허리구역(lumbar region)
정중면(median plane)
개체(유기체, organism)
기관(organ)
골반안(pelvic cavity)
생리학(physiology)
면(plane)
부위(4분구역, quadrant)
구역(region)
시상면(sagital plane)
척주공간(spinal cavity)
계통(system)
가슴안(thoracic cavity)
조직(tissue)
가로면(transverse plane)
배꼽구역(umbilical region)
배쪽공간(ventral cavity)

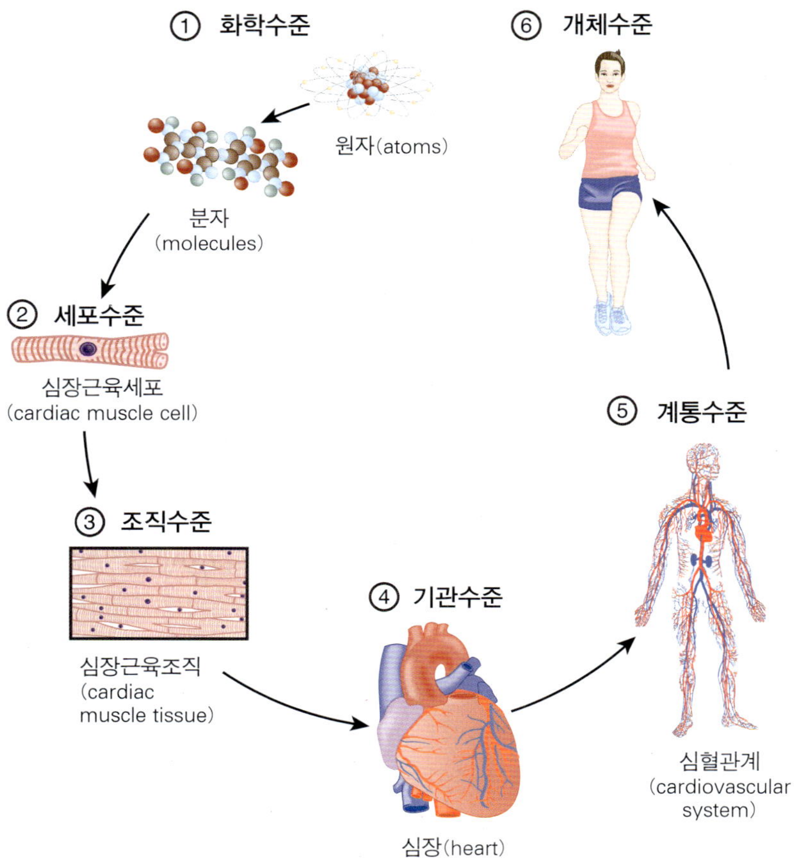

그림 1-1 구조적 수준.

넷째 구조적 단계 ***기관(organ)***이다. 기관은 어떤 기능을 수행하기 위해 2가지 이상의 조직으로 만들어진 구조물이다. 각 기관은 생존에 있어 꼭 필요한 복잡한 기능을 수행한다. 예를 들면, 심장은 세포들에게 산소와 영양소를 공급하기 위하여 전신에 혈액이 흐르게 하는 펌프 기능을 하는 것이다.

다섯째 구조적 단계는 ***계통(system)***이다. 공통적 기능을 수행하는 몇 개의 기관들을 묶어서 계통이라고 한다. 각 기관은 각각의 기능을 가지고 있으나 그 기능은 다른 기관들의 기능에 의존하면서 하나의 과정을 완성시키게 된다. 예를 들면, 비뇨계의 기관들에는 콩팥(신장, kidney)과 방광(urinary bladder)이 포함된다. 콩팥의 기능은 소변을 만들어 내는 것이고 방광의 기능은 소변을 몸 밖으로 내보내기 전에 저장하는 것이다. 콩팥과 방광은 다른 기능을 가지고 있지만 함께 노폐물을 제거해주는 일을 한다.

마지막인 여섯째 구조적 단계는 모든 기관계가 함께 기능을 수행하는 ***개체(organism)***이다. 사람에서는 11계통이 그 기능들을 서로 영향을 끼치면서 조화롭게 작용하여 생명을 유지시킨다. 사람의 기관계통은 피부계(integumentary system), 근육계(muscular system), 골격계(skeletal system), 림프계(lymphatic system), 심혈관계(cardiovascular system), 호흡계(respiratory system), 소화기계(digestive system), 신경계(nervous system), 비뇨계(urinary system), 내분비계(endocrine system) 및 생식계(reproductive system)이다(그림 1-2 참조).

Flashpoint

육안해부학(gross anatomy)은 육안으로 관찰하여 기관들과 기관계를 설명한 것이다.

6쪽에 본문 계속

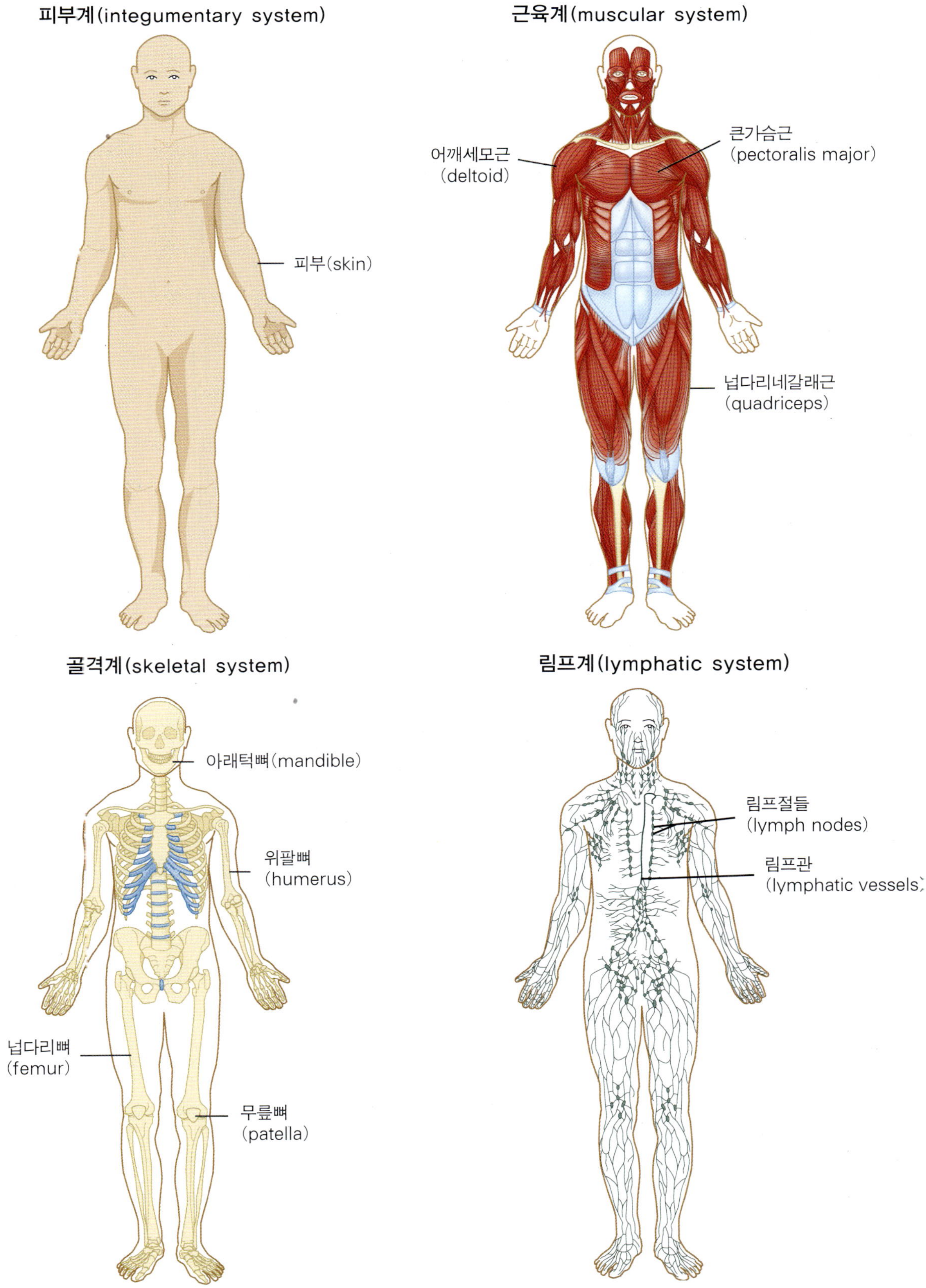

그림 1-2 사람의 계통: 피부계, 근육계, 골격계, 림프계, 심혈관계, 호흡계, 소화기계, 신경계, 비뇨계, 내분비계 그리고 남자와 여자 생식계.

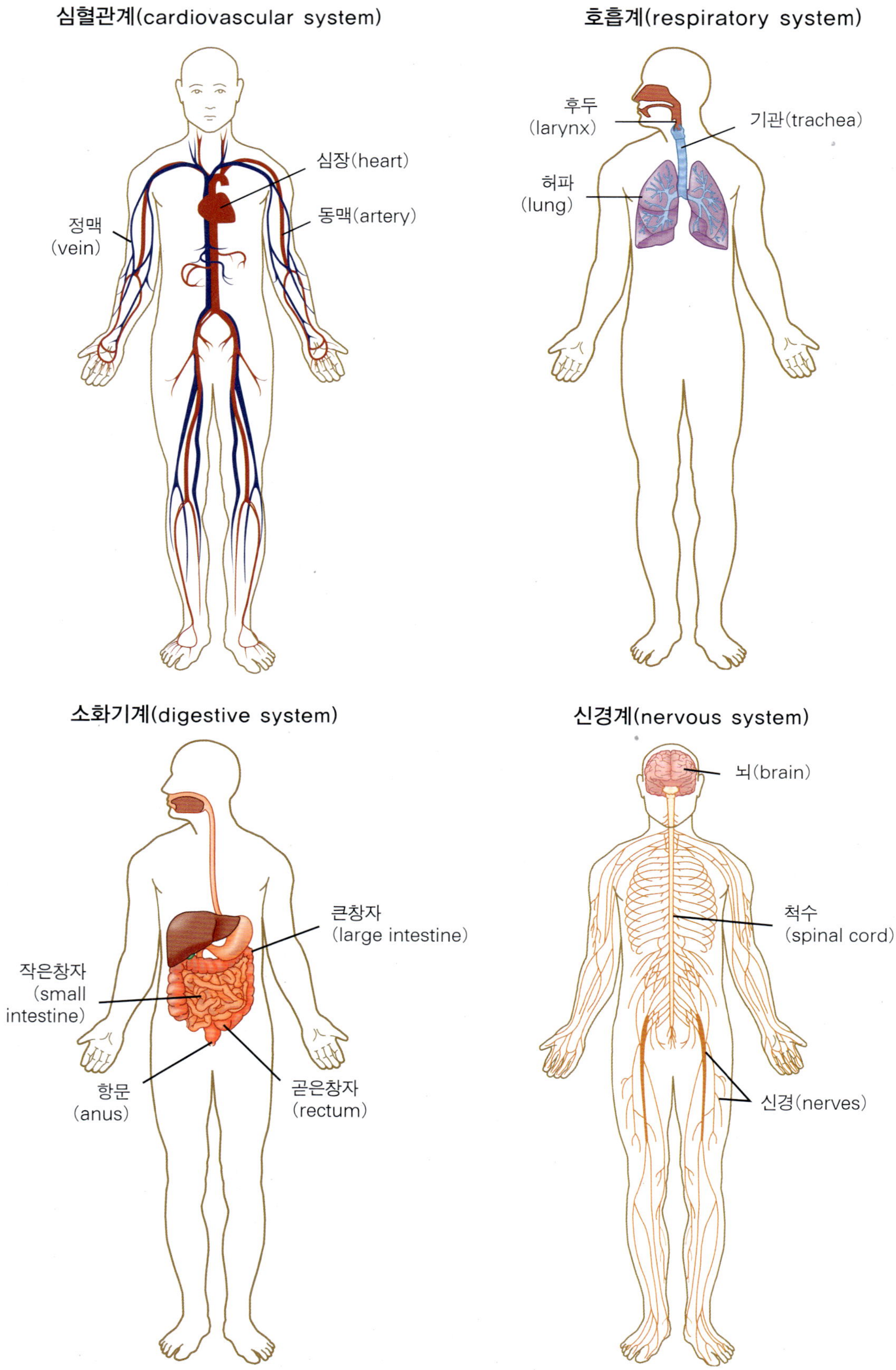
심혈관계(cardiovascular system)
심장(heart)
정맥
(vein)
동맥(artery)
호흡계(respiratory system)
후두
(larynx)
기관(trachea)
허파
(lung)
소화기계(digestive system)
큰창자
(large intestine)
작은창자
(small
intestine)
항문
(anus)
곧은창자
(rectum)
신경계(nervous system)
뇌(brain)
척수
(spinal cord)
신경(nerves)

그림 1-2 계속

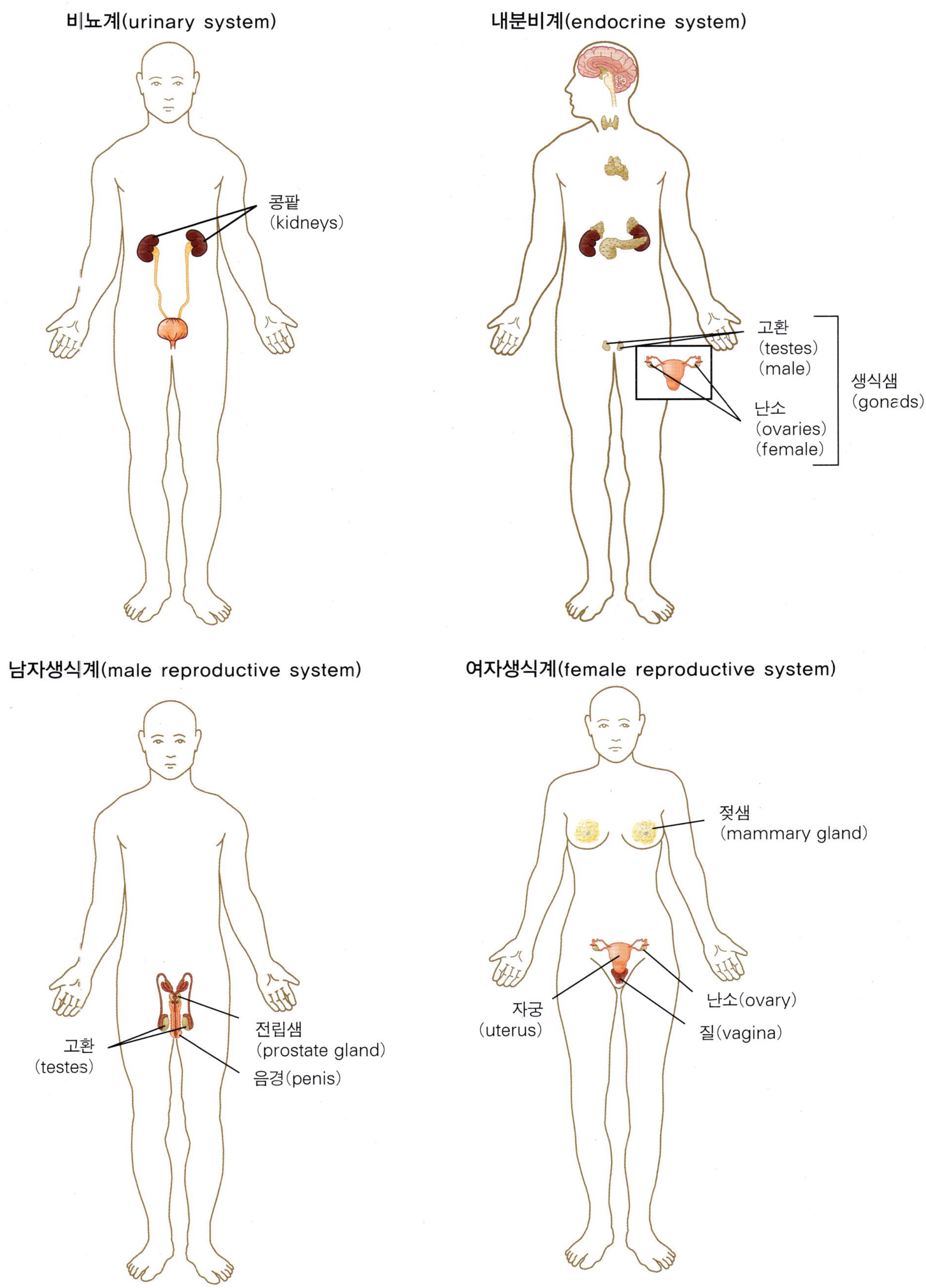
비뇨계(urinary system)
콩팥
(kidneys)
내분비계(endocrine system)
고환
(testes)
(male)
난소
(ovaries)
(female)
생식샘
(gonads)
남자생식계(male reproductive system)
고환
(testes)
전립샘
(prostate gland)
음경(penis)
여자생식계(female reproductive system)
젖샘
(mammary gland)
자궁
(uterus)
난소(ovary)
질(vagina)

그림 1-2 계속

사람 계통의 개요 / Overview of Body Systems

- 피부계는 몸 전체를 싸고 있는 껍질로써 피부, 털, 샘들, 신경종말 등으로 구성되어 있다. 피부는 신체를 보호하고 신축성을 제공하고 체온을 조절한다.
- 근육계는 신체운동을 담당한다. 근육계에는 근육이 주된 구조물이고, 근육을 뼈에 부착시키는 힘줄도 포함되어 있다.
- 골격계는 뼈들, 연골들, 인대들 및 관절들로 구성되어 있다. 뼈는 사람의 몸을 지지하여 서 있게 하고 무기질을 저장하고 혈구들을 생산한다.
- 림프계는 혈액을 청소하고 바깥에서 들어온 물질로부터 보호하는 기능을 한다. 림프계는 림프절들, 가슴샘, 지라, 편도들을 포함한다.
- 심혈관계는 전신으로 혈액을 품어내는 기능을 한다. 심장은 혈관을 따라 산소와 영양소들을 세포로 보내는 기관이다.
- 호흡계는 신체에 가스교환을 제공한다. 즉, 산소를 공급하고 노폐물인 탄산 가스를 제거한다. 호흡계는 코, 인두, 후두, 기관(trachea), 기관지(bronchus) 및 허파(lung)로 구성되어 있다.
- 소화기계는 음식을 영양소로 분해하고 흡수하여 신체에서 사용할 수 있게 한다. 이 계통은 식도, 위, 작은창자, 큰창자 및 부속샘들로 구성되어 있다.
- 신경계는 몸 안팎의 정보를 전도하고 해석하고 적절한 반응을 하게 한다. 이 계통은 뇌와 척수 그리고 이들에 연결된 신경들로 구성되어 있다.
- 비뇨계는 혈액에서 노폐물을 걸러내고 혈압을 조절한다. 이 계통에는 콩팥(신장)과 방광이 포함되어 있다.
- 내분비계는 여러 계통들을 조절하는 호르몬들을 분비한다. 이 계통에는 뇌하수체, 갑상샘, 부신, 난소, 고환 등이 포함되어 있다.
- 생식계는 새 생명체를 만들기 위한 유전물질을 가지고 있는 생식세포를 생산한다. 이 계통에는 여자에서 난소와 자궁 그리고 남자에서 고환과 음경이 포함되어 있다.

생명체의 기능 / Functions of Living Things

생명체들은 아무리 서로 다르다 해도, 모두 공통된 생명 기능을 가지고 있다. 모든 생명체의 한 가지 특성은 주변 환경으로부터 분리된 경계를 이루고 유지하는 것이다. 각 개체는 다른 것들과 구별되는 고유한 형태를 갖고 있다. 사람에서 그 경계는 피부로 되어 있다. 각 개체는 커지고 성장한다. 모든 생명체의 특성은 자기와 같은 새 생체를 만들어내는 생식능력을 가지고 있다는 것이다. 모든 개체는 어떤 움직임의 형태로 속환경과 바깥환경에 반응하고, 음식물을 끌어들여 영양소로 분해하고, 그 영양소를 에너지 생산에 사용하고, 노폐물을 배출시킨다.

Flashpoint

주민(poplation)은 같은 생명체의 집단이고 거주지(habitat)는 그들이 살고 있는 장소이다.

항상성 / Homeostasis

생명체의 또 다른 특성은 ***항상성(homeostasis)***이라고 하는 안정적이고 균형 있는 상태를 유지하는 것이다. 항상성은 속환경이나 바깥환경에 대한 생명체의 반응이다. 신체가 항상성을 이루고 있을 때 건강한 것이고 항상성을 유지하지 못하면 병적 상태로 간주한다.

속환경의 변화에 대한 신체의 반응은 음식물을 먹고 소화시킬 때도 일어난다. 음식물은 위에서 잘게 분해하고 작은창자에서 소화시켜서 영양소를 흡수한다. 영양소는 혈류로 들어간다. 이 영양소 중 하나는 포도당(glucose)이라고 부르는 탄수화물이다. 포도당은 세포들이 에너지를 만드는데 사용한다. 혈액에 있는 포도당에 반응하여 이자(pancreas)에서는 인슐린이라는 물질을 분비한다. 인슐린은 포도당을 세포 내로 끌어들인다. 이자에서 생산된 인슐린의 수준은 혈류에 있는 포도당의 수준에 따라 변한다. 포도당의 수준이 높을 때는 인슐린이 더 많이 분비되고 포도당의 수준이 낮을 때는 인슐린이 적게 분비된다. 포도당에 대한 이자의 반응은 건강한 사람의 일상적 반응이다.

불안정하고 건강치 못한 상태에서는 항상성을 유지시키는 능력이 변한다. 예를 들면, 이자에서 인슐린이 생산되지 않으면 혈액에 있는 포도당은 세포로 들어가는 길을 잃게 되어 혈액 속에 포도당 수준이 계속해서 증가된다. 혈액에 포도당이 너무 많은 것을 ***과당증(hyperglycemia)***이라고 한다. 과당증이 일어났을 때 세포들은 에너지를 만드는데 필요한 영양소가 부족하게 될 뿐만 아니라 탈수, 피로, 구역질 같은 증상들을 일으킨다. 과당증이 장기간 지속되면 시각장애, 콩팥부전, 정신혼미, 혼수 같은 증상이 생긴다. 이러한 상태는 여러 계통들의 기능을 변화시켜 항상성을 잃게 되는 것이다.

방향을 나타내는 용어 / Directional Terms

방향을 가리키는 용어들은 각각의 신체 부위와 연관성이 있다(표 1-1 참고). 이 용어들은 항상 ***해부학적 자세(anatomical position)***를 기준으로 한다. 해부학적 자세는 사람이 앞을 보고 곧게 서서 양팔을 옆에 붙이고 손바닥을 앞쪽으로 향한 자세이다(그림 1-3 참조). 방향용어는 실제 자세와는 상관없이, 항상 해부학적 자세와 관련해서 사용한다. 사람은 해부학적 자세를 유지할 수 없음을 염두해 두어야 한다. 예를 들면, 이완되어 있는 자세에서는 손이 돌아가 엄지손가락이 안쪽을 가리킨다. 또한 누워 있을 때는 몸 전체 부위가 같은 높이에 있게 됨으로 "위아래"가 없다.

표 1-2는 검사나 수술을 하기 위하여 취할 수 있는 자세들을 나타낸 것이다. 검사하기 위해서 곧바로 앉거나 엎드려 누운 자세와 같은 자세로 취하더라도 방향용어는 변하지 않는다. 몸쪽(proximal)은 몸통에 가까운 쪽이다. 예를 들면, 위팔의 몸쪽끝은 위팔이 어깨에 부착된 부분이다. 위팔을 머리 위로 세운 경우에도 위팔의 부착부분은 몸통 가까이에 그대로 있다.

각 방향용어는 반대말을 가지고 있다. 위(superior)는 머리 쪽을 의미하고, 아래(inferior)는 머리에서 내려간 발을 의미한다. 예를 들면, 머리는 목의 위에 있고 무릎은 발의 위에 있다. 바꾸어 말하면, 목은 머리의 아래에 있고 발은 무릎의 아래에 있다.

표 1-1
방향을 나타내는 용어

용어	뜻	보기
아래(하) (inferior)	머리에서 멀어진 또는 한 구조물의 가까운 아랫부분	창자는 허파보다 아래에 있다
위(상) (superior)	머리 가까이 또는 한 구조물의 가까운 윗부분	심장은 위(stomach)보다 위에 있다
앞(배쪽) (anterior) (ventral)	몸통의 가까운 앞면	눈은 머리의 앞부분에 있다
뒤(등쪽) (posterior) (dorsal)	몸통의 가까운 뒷면	척주는 배꼽 뒤에 있다
먼쪽(원위) (distal)	몸통부분에 부착된 먼 부위	손가락은 손목의 먼쪽에 있다
몸쪽(근위) (proximal)	몸통부분에 부착된 가까운 부위	넙다리뼈는 아래다리의 몸쪽이다
안쪽(내측) (medial)	몸통의 가까운 정중면	배꼽은 배벽의 안쪽에서 볼 수 있다
가쪽(외측) (lateral)	몸통의 먼 정중면	갈비뼈는 복장뼈의 가쪽에 있다
얕은(천) (superficial)	몸통 또는 기관의 가까운 표면	살짝 베인 것은 얕은 상처이다
깊은(심) (deep)	몸통 또는 기관의 깊은 표면	찔린 상처는 깊은 상처이다.

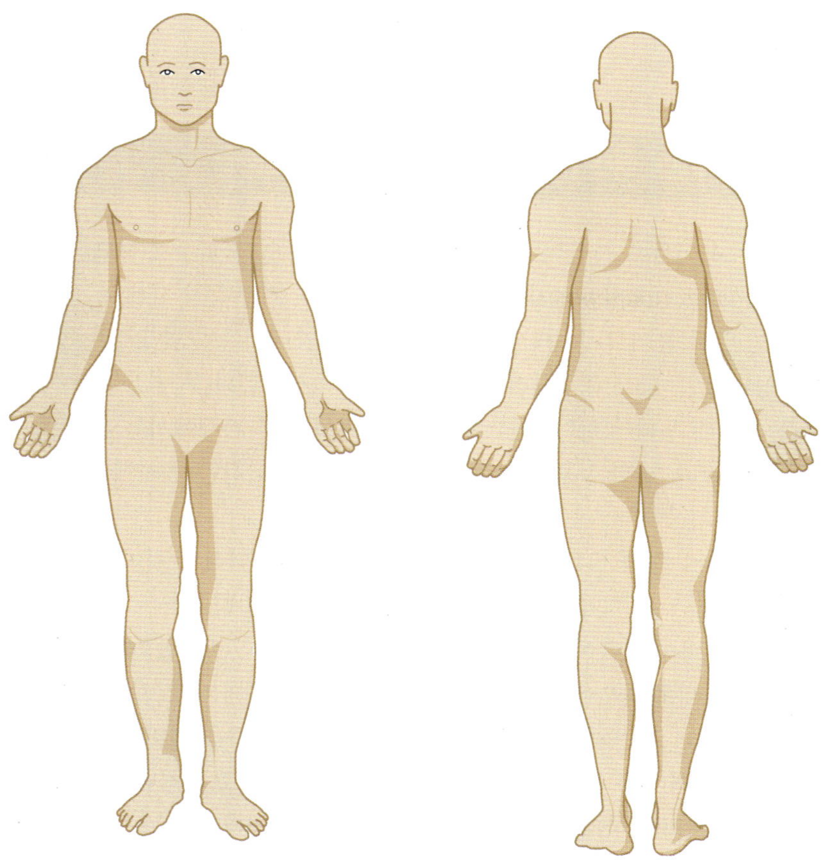

그림 1-3 해부학적 자세.

표 1-2

환자의 검사 자세

용어	뜻	사용
뒤로 누운(dorsal recumbent) 자세 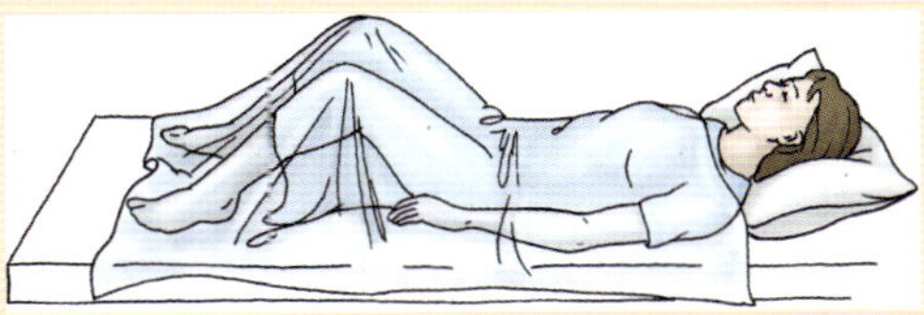	환자의 다리를 무릎에서 굽히고, 발은 진찰대 위에 놓는다	부인과 검사
폴러(Fowler' s) 자세 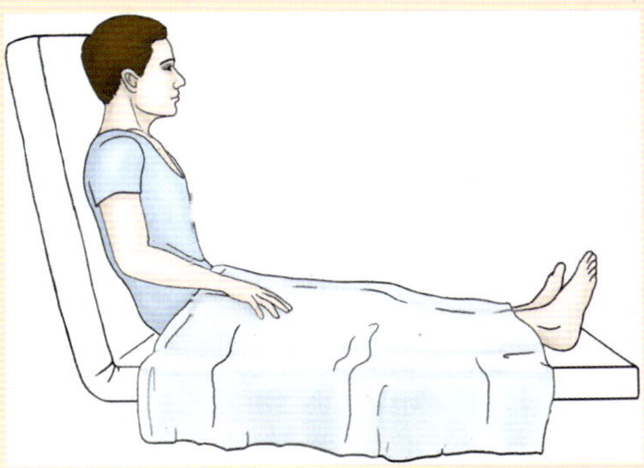	환자의 앉아있는 자세	머리, 목 및 가슴부위 검사
결석제거술(li·hotomy) 자세 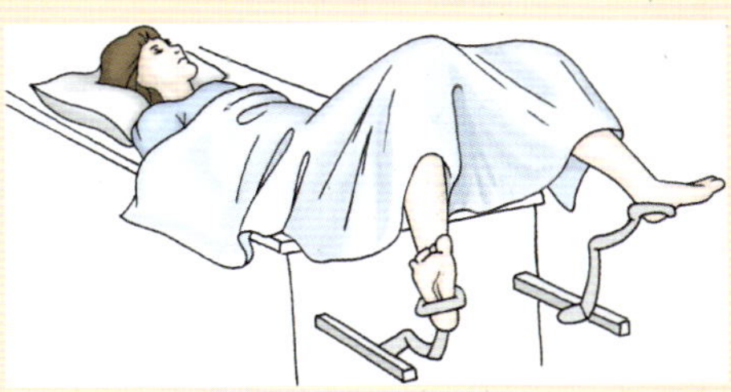	환자의 발을 걸침장치에 올려놓은 자세	부인과 검사 PAP도말검사
엎드린(prone) 자세 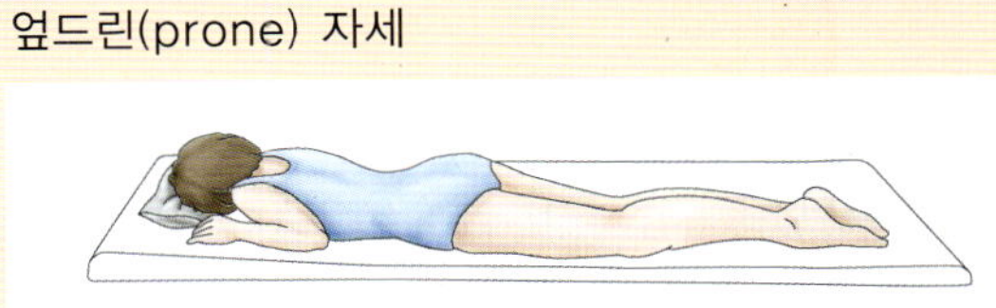	환자의 얼굴을 아래로 향하고 엎드린 자세	몸통의 등부분 검사
심(SIm' s) 자세 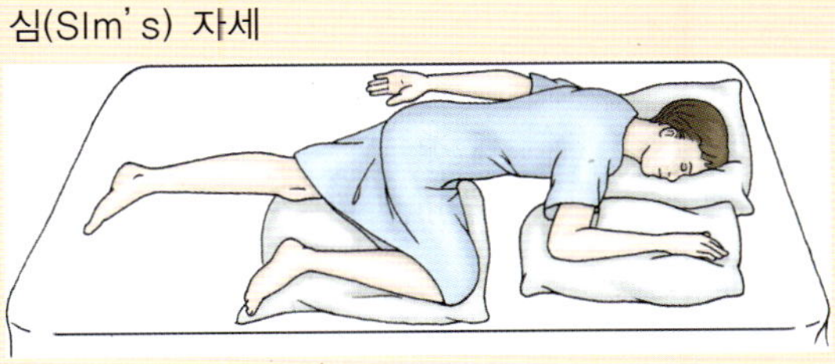	환자의 왼 팔을 몸통 뒤에 놓고 오른팔과 오른 다리는 바싹 굽혀 수술대 위에 놓고 왼쪽으로 기울여 엎드린 자세	직장경검사 또는 직장검사
바로 누운(supine) 자세 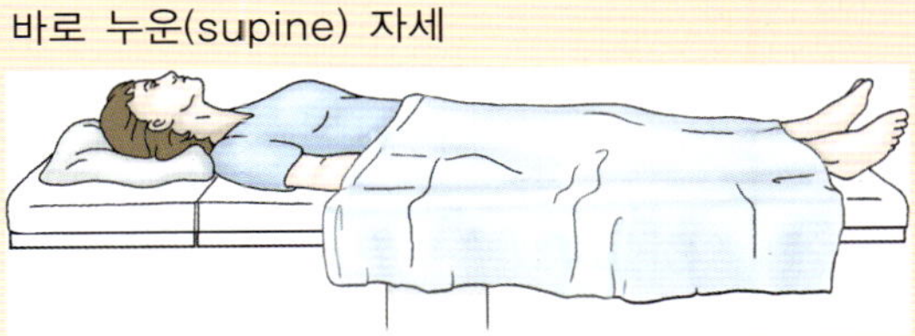	환자의 얼굴을 위로 하고 누운 자세	신체 앞부분의 일반적 검사

계속

표 1-2

환자의 검사 자세 – 계속

용어	뜻	사용
트랜델렌버그(Trendelenberg) 자세 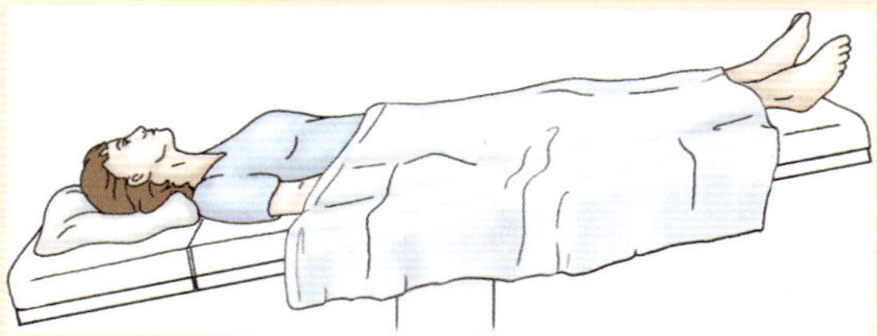	환자의 다리를 머리보다 높게 올려놓는 자세	쇼크(shock)에 빠진 환자

사람의 면 / Planes of the Body

면은 사람을 통과하는 상상의 면이다. 해부학적 목적에서, 사람도 입체임으로, 절단하는 면은 3가지가 있다(그림 1-4 참조). (1) ***시상면***은 앞뒤방향의 수직면이다, 사람을 좌우 대칭으로 나누는 정중시상면은 ***정중면***이라고 한다. (2) ***가로면*** 또는 수평면(horizontal plane)은 사람을 위와 아래로 절단하는 가로로 자르는 면이다. (3) ***이마면*** 또는 관상면(coronal plane)은 사람을 앞과 뒤로 절단하는 좌우방향의 수직면이다.

Flashpoint

CT(컴퓨터단층촬영술), MRI(자기공명영상) 또는 PET(양자방사단층촬영술) 같은 진단을 위한 영상을 촬영할 때 사람의 면들은 X-Y-Z 좌표를 가리킨다. 시상면은 X-Z면이고, 가로면은 X-Y면이며, 이마면은 Y-Z면이다.

몸의 공간 / Body Cavities

사람은 속이 빈 여러 개의 안(공간, 강 cavity)을 가지고 있다. 사람에서 공간은 크게 등쪽공간(dorsal cavity)과 배쪽공간(ventral cavity)으로 나뉘어 있다(그림 1-5 참조).

등쪽공간은 실제로 뇌가 들어있는 머리통 속의 ***머리공간(cranial cavity)***과 척수가 들어있는 척주속의 ***척추공간(spinal cavity)***으로 구분한다.

배쪽공간은 3개의 공간으로 구분한다. ***가슴안(thoracic cavity)***은 가로막(횡격막) 위에 갈비우리 속이다. ***배안(abdominal cavity)***은 가로막 아래에 배근육 속이다. ***골반안(pelvic cavity)***은 골반 속의 공간이다. 배안과 골반안은 구조적으로 분리되어 있지 않기 때문에 때때로 ***배골반안(abdominopelvic cavity)***이라고 부른다.

배골반안의 분할 / Divisions of the Abdominopelvic Cavity

대부분의 내장들은 배안과 골반안에는 들어 있기 때문에 통증, 손상, 상처의 위치를 좁히는 방법은 배를 여러 부분으로 나누는 것이다. 배안은 필요에 따라 4부위(사분원, quadrant) 또는 9구역(region)으로 나눈다. 각 구역에는 다른 기관들 또는 기관들의 다른 부분들이 들어 있다.

4부위(사분원) / Quadrants

배안은 배꼽에서 서로 교차하는 가로면과 세로면에 의하여 ***4개의 부위***(사분원, ***quadrants***)

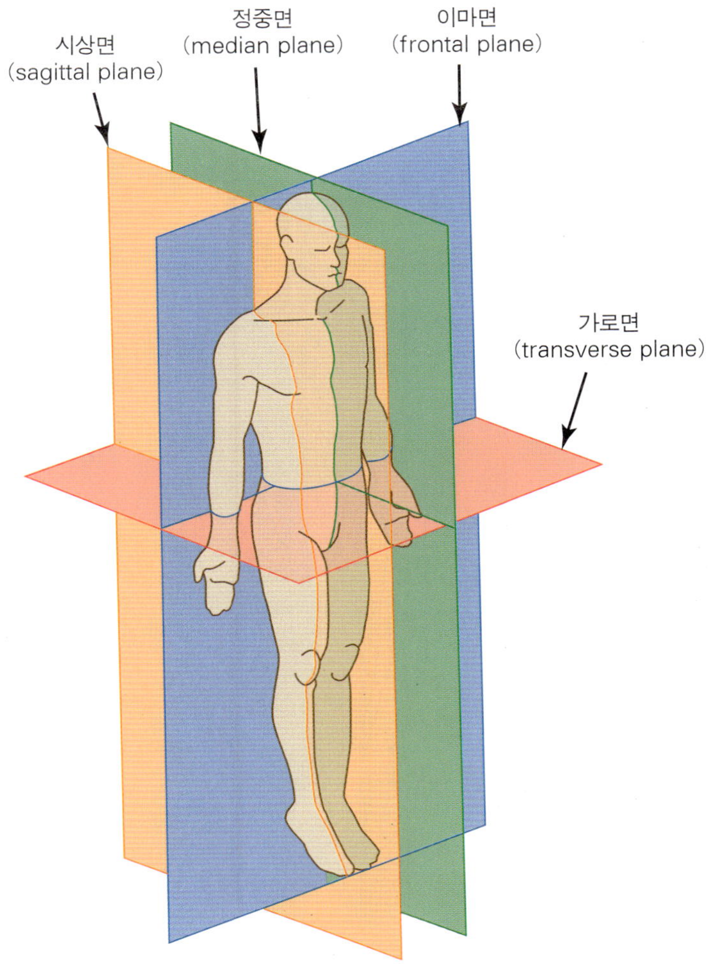

그림 1-4 사람의 면.

로 나눈다. 이 구역들은 내장들의 평상적 위치를 나타내며, 위오른, 아래오른, 위왼 및 아래왼 부위라고 부른다. 위오른 부위에는 간, 작은창자의 일부 및 큰창자의 일부가 들어있다. 위왼 부위에는 위, 지라(spleen) 및 창자의 일부가 들어있다. 아래오른 부위에는 작은창자, 큰창자의 일부 및 막창자꼬리가 들어있다. 아래왼 부위에는 작은창자와 큰창자의 일부가 들어있다.

아홉 구역 / Regions

기관들의 위치를 더 상세하게 나타내기 위하여 배안을 9개의 **구역**으로 나눈다. 이 구역들은 2개의 가로면과 2개의 세로면이 교차하여 형성되어 곳들로서 井자를 닮았다. 중심칸은 배꼽이 있는 ***배꼽구역***(제부, *umbilical region*)이다. 바로 윗칸은 위가 들어 있는 ***명치구역***(상복부, *epigastric region*)이고, 바로 아랫칸은 배의 아랫부분인 ***아랫배구역***(하복부, *hypogastric region*)이다. 배꼽구역의 가쪽은 오른과 왼 ***옆구리구역***(요부, *lumbar regions*)이다. 옆구리구역의 위는 오른과 왼 ***갈비밑구역***(연골하부, *hypochondiac regions*)이고, 아래는 오른과 왼 ***샅굴구역***(장골부, *iliac regions*)이다. 그림 1-6에 4부위(사분원)와 9구역을 나타내었다.

Flashpoint

피부계는 몸의 공간에 들어가 있지 않은 유일한 계통이다.

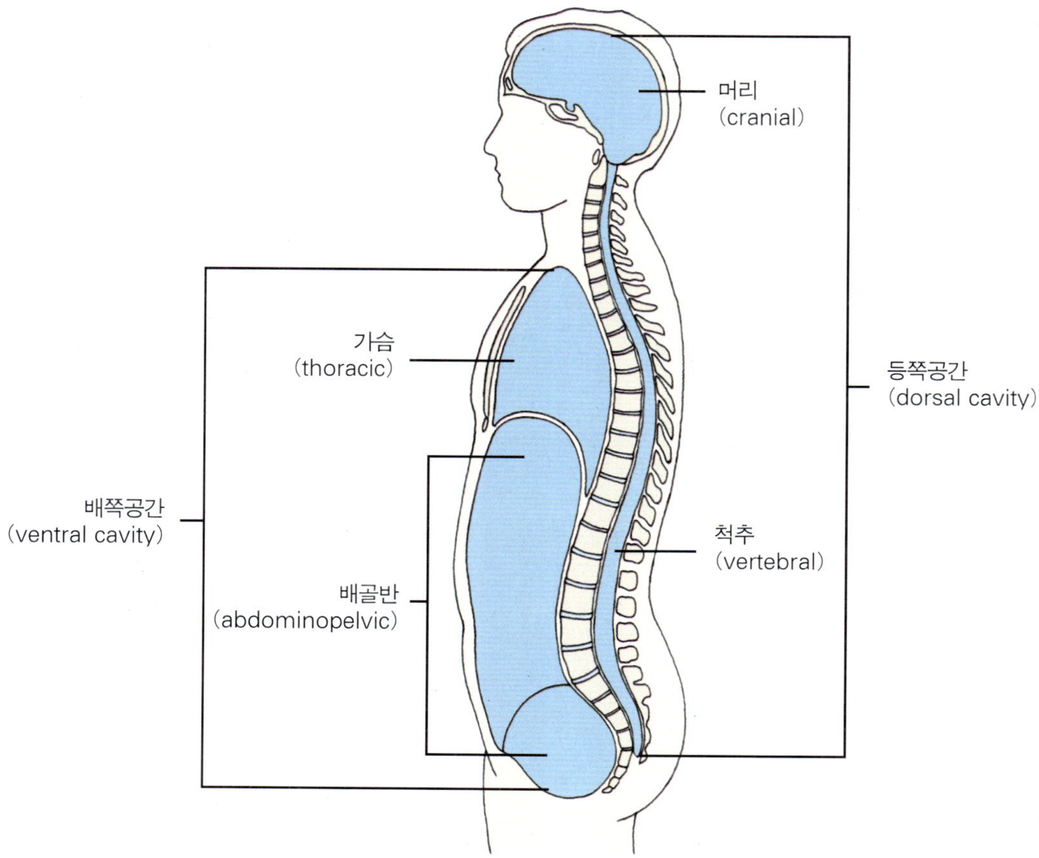

그림 1-5 등쪽공간과 배쪽공간. (From Eagle S. *Medical Terminology in a Flash!* Philadelphia, PA: FA Davis: 2006:13.)

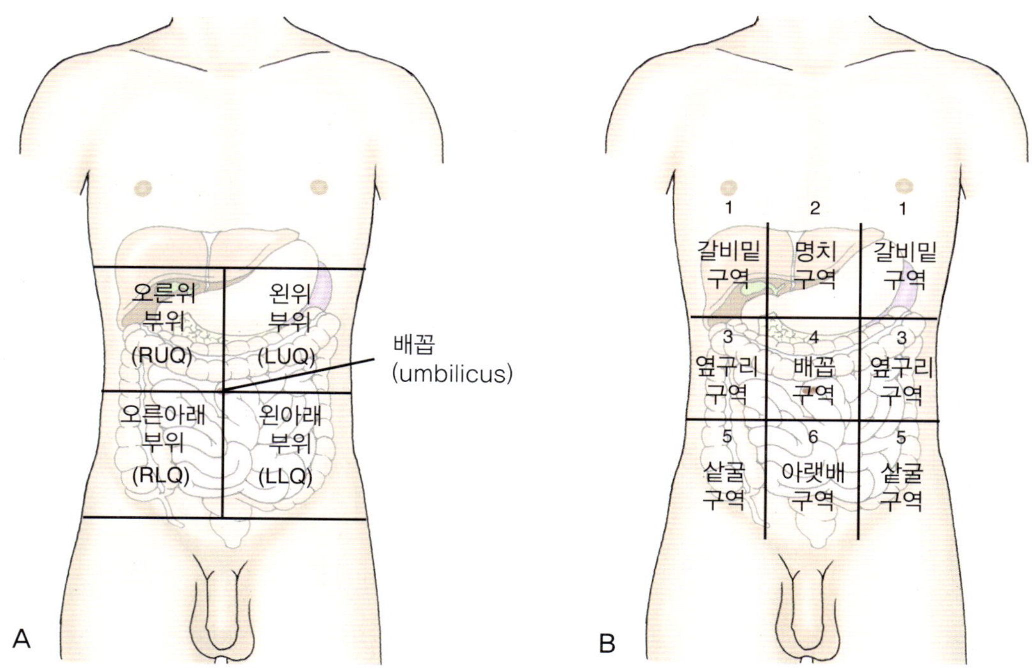

그림 1-6 (A) 배안의 4부위. (B) 배안의 9구역. (From Eagle S. *Medical Terminology in a Flash!* Philadelphia, PA: FA Davis: 2006:13.)

연습문제 / Practice Exercises

선다형 문제 / Multiple Choice

1. 환자가 쇼크(shock) 상태에 있을 때 사용하는 자세는 __________ 이다.
   - a. dorsal recumbent 자세
   - b. ventral recumbent 자세
   - c. Trendelenberg 자세
   - d. lithotomy 자세

2. 함께 모여 일하는 유사한 세포들은 __________ 을 이룬다.
   - a. tissue
   - b. organ
   - c. system
   - d. membrane

3. 용어 등쪽(dorsal)은 __________ 을 의미하는 것이다.
   - a. anterior
   - b. side
   - c. above
   - d. back

4. 피부계(integumentary system)의 한 기관은 __________ 이다.
   - a. heart
   - b. kidney
   - c. skin
   - d. lung

5. 먼쪽(distal)의 반대말은 __________ 이다.
   - a. proximity
   - b. proximal
   - c. superior
   - d. supra

참 / 거짓 문제 / True or False

1. 참 거짓 anterior와 ventral은 둘 다 신체의 앞쪽을 가리킨다.
2. 참 거짓 dorsal과 medial은 반대되는 의미를 가지고 있다.
3. 참 거짓 결석제거술 자세는 출산을 위하여 사용될 수 있다.
4. 참 거짓 배는 여섯 부위로 나눈다.
5. 참 거짓 왼아래 부위(left inferior quadrant)는 심장을 가지고 있다.
6. 참 거짓 해부학적 자세는 누워 있을 때의 신체를 설명하는 것이다.
7. 참 거짓 조직은 생체의 기본적인 기능적 단위이다.
8. 참 거짓 항상성(homeostasis)은 변화에 반응하는 신체의 안정성이다.
9. 참 거짓 화학수준은 분자를 만들기 위하여 원자들이 결합하는 방법을 설명하는 것이다.
10. 참 거짓 배쪽공간은 머리공간과 척추공간으로 구성되어 있다.

괄호 넣기 문제 / Fill in the Blank

1. ____________________ 면은 사람을 오른쪽 반과 왼쪽 반으로 나눈다.
2. 얼굴을 아래로 향하고 누워 있는 환자는 _______________ 자세로 있는 것이다.
3. 피부 표면 가까이의 손상은 ________________________ 라고 기술한다.
4. 다른 것 위의 위치를 _______________ 라고 한다.
5. _________________ 상처의 한 예는 구멍(puncture)이다.
6. _________________ 는 생체가 일하는 방법을 공부하는 것이다.
7. 함께 일하는 2개 이상의 기관들은 _________________ 을 이룬다.
8. ________________ 면은 사람을 위와 아랫 부분으로 나눈다.
9. 배의 중심 부분은 _________________ 구역이다.
10. ________________ 는 사람의 구조를 공부하는 것이다.

단답식 문제 / Short Answer

1. 부인과 검사에서 사용될 수 있는 2가지 자세를 써라.

2. 사람의 몸공간(body cavity)들의 명칭들을 써라.

3. 개체(organism)라는 말의 뜻을 밝혀라.

4. 사람에서 면(plane)이라는 말을 정의하라.

5. 해부학적 자세(anatomical position)를 설명하라.

명칭을 달기 문제 / Labeling

괄호 안에 알맞은 해부학 용어를 써 넣어라.

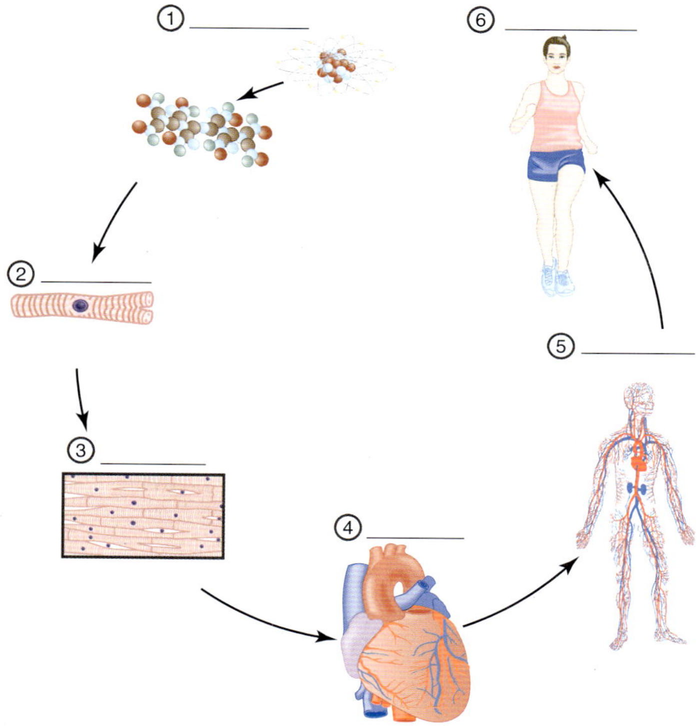

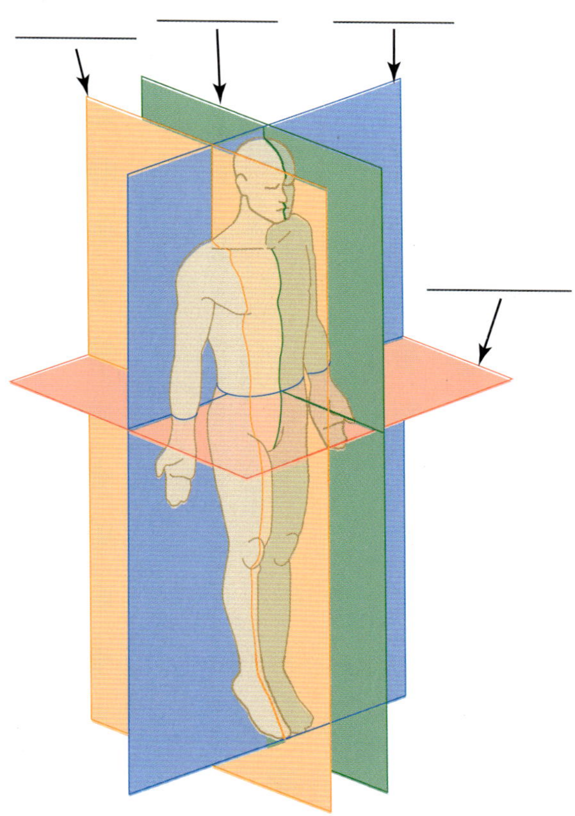

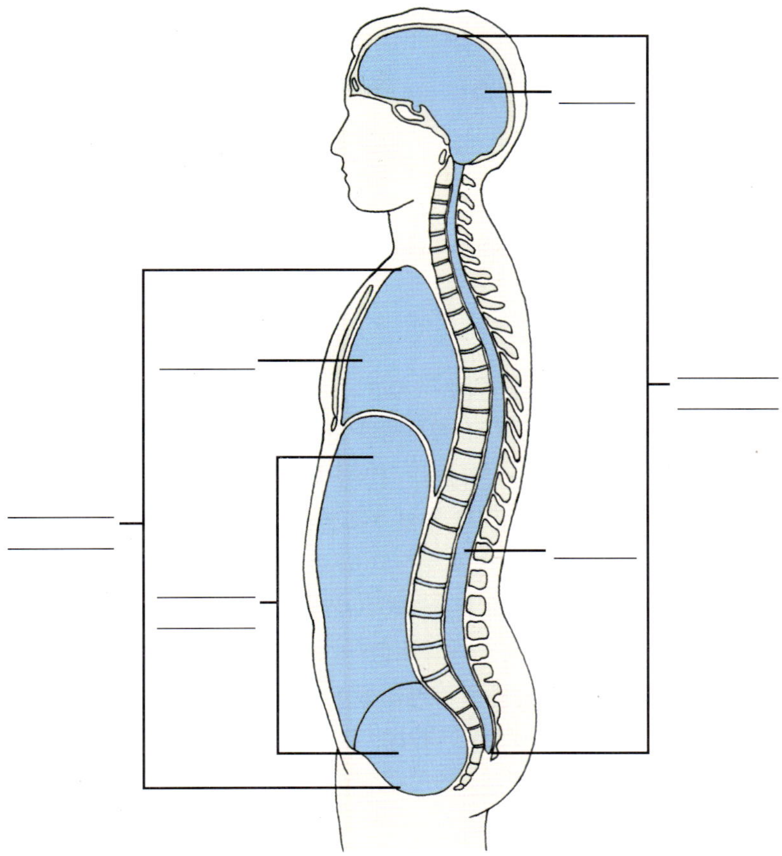

(From Eagle S. *Medical Terminology in a Flash!* Philadelphia, PA: FA Davis: 2006:20.)

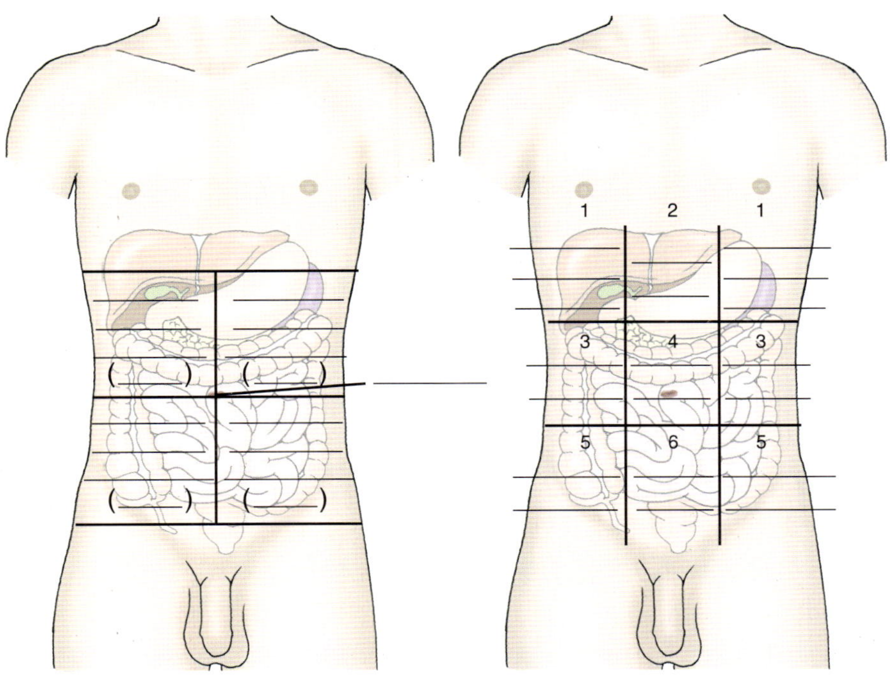

(From Eagle S. *Medical Terminology in a Flash!* Philadelphia, PA: FA Davis: 2006:21.)

제 2 장

세포와 조직

CELLS AND TISSUES

주요 용어

능동수송(active transport)
ATP
대량수송(bulk transport)
세포막(cell membrane)
세포수송(cellular transport)
염색체(chromosome)
섬모(cilia)
코돈(codon)
농도경사 (concentration gradient)
세포질(cytoplasm)
세포질액(cytosol)
확산(diffusion)
DNA
세포질세망 (endoplasmic reticulum)
평형(equilibrium)

계속

세포(cell)는 모든 생명체의 바탕을 이루고 있는 구조적 기능적 단위이다. 사람에서 세포는 셀 수 없을 정도로 많지만, 한 사람에서 대략 100조개로 산출되고 있다. 이 세포들은 크기, 모양 및 기능이 다르다. 대부분의 세포들은 너무 작아서 그것들을 보기 위해서는 현미경이 필요하다. 세포들은 모양이 둥글거나 네모지거나 불규칙하고 일부 세포들은 움직일 때 모양을 바꾸기도 한다. 세포들은 혼자서 또는 집단으로 기능하는 능력을 가지고 있다.

모여서 함께 일하는 유사한 세포들의 집단을 ***조직(tissue)***이라고 한다. 사람에서 조직은 상피조직(epithelial), 결합조직(connective), 근육조직(muscle), 신경조직(nervous)의 4가지로 분류한다. 이 조직들은 모든 기관들과 그것들을 둘러싸고 있는 구조물들의 성분이다. 기관의 기능은 다양하기 때문에 조직들도 기능, 모양, 구조들이 다양하다. 조직들은 보호, 운동, 분비, 흡수, 전기전도, 다른 물질의 수송 같은 각기 다른 일을 수행한다. 조직은 얇은 판, 섬세한 거미집 같은 끈, 치밀한 밧줄 같은 띠 같이 외관과 구조가 다양하고 단단하거나 물렁하거나 액체이기도 하다.

이 장에서는 세포와 조직에 관하여 설명한다. 세포에 관해서는 일반적인 특징들과 특수한 구조물을 살펴본다. 또한 세포수송의 종류, DNA 복제과정, 단백질 합성(protein manufacture) 및 세포분열(cellular division)을 설명한다.

조직에 관해서는 4가지 종류를 간략히 설명하고 그 조직들을 구성하고 있는 세포들을 설명하고 각각의 예를 제시한다. 또한 이 장에서는 사람에서의 샘과 막에 관하여 설명한다.

세포 / Cells

각 세포는 한 개체에서 보이는 특징들과 유사한, 여러 가지 특징들을 가지고 있다. 박테리아와 아메바 같은 개체들은 한 개의 세포로 되어 있다. 세포는 기능, 크기, 모양이 다양하기 때문에 대표적인 세포를 내세울 수는 없지만 모든 세포들은 공통된 특징을 가지고 있다. 모든 세포들은 둘러싸는 막. 형태가 있는 소기관들, 수송물질들, 유전물질을 가지고 있고, 단백질을 생산하고, 새로운 세포들을 만들기 위해 분열한다.

세포는 살아있는 것이기 때문에 주변 환경으로부터 자신을 분리시키는 벽을 유지시킨다. 그 벽은 ***세포막(cell membrane)*** 또는 원형질막이라고 부르는 피부 같은 것이다(그림 2-1 참조). 세포막은 2층이고 인지질(phospholipid), 콜레스테롤, 단백질들로 구성되어 있다.

인지질은 세포막의 주된 성분이다. 인지질은 방벽 기능을 하지만 단단하지 않다. 그래서 일부 물질은 통과시키지만, 다른 물질들은 통과시키지 않는다. 인지질은 막대가 꽂힌 사탕과 비슷한

Flashpoint

세포들은 원핵(prokaryotic)세포와 진핵(eukaryotic)세포로 분류할 수 있다. 원핵세포는 핵이 형성되어 있지 않고, 유전물질은 세포질의 한 부위에 있다. 진핵세포는 핵을 가지고 있다. 예를 들면, 박테리아는 원핵세포이고 동물들과 식물들의 세포는 진핵세포이다.

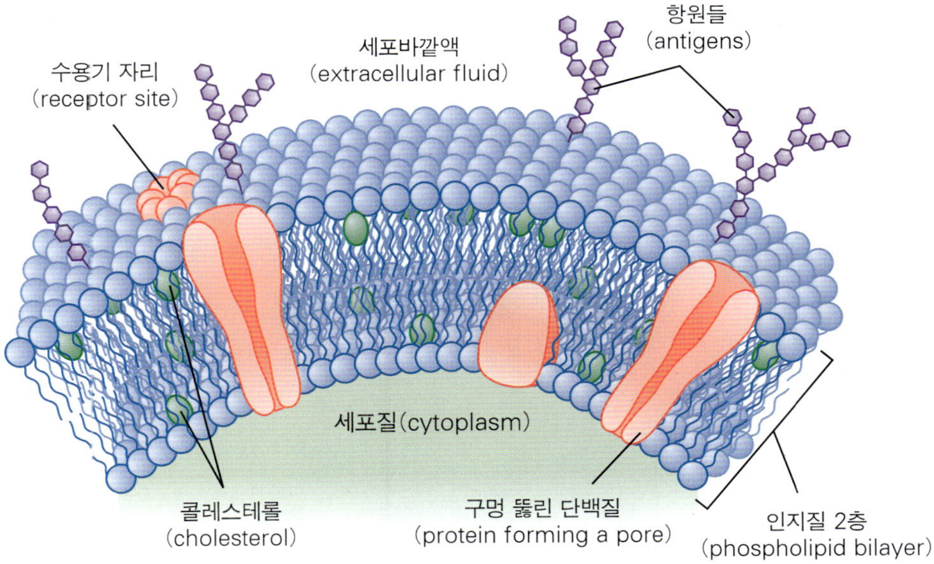

그림 2-1 세포막.

모양이다. 둥근 머리는 친수성이고 막대는 혐수성이다. 양면에 완전한 환경을 만들기 위하여 2층의 꼬리는 서로 맞대어 물이 없는 속막을 형성하고 머리는 물에 노출된 양쪽 바깥막을 이루고 있다. 즉 세포막의 한 쪽의 머리는 속면을 싸고 다른 쪽의 머리는 바깥환경에 노출되어 있다. 콜레스테롤은 인지질 방벽 속에 늘어서서 막을 지지한다.

큰 단백질 덩어리들은 막 속에 흩어져 묻혀 있는데 이것들은 물질의 수송을 도와주고 수용기로도 작용한다. 일부 단백질은 구멍을 형성하여 너무 커서 세포막을 통과하지 못하는 물질을 통과시킨다. 다른 단백질들은 특수화되어 수용기라고 부른다. 이 수용기들은 몇 가지 다른 기능을 한다. 그것들은 효소들이 막을 통해서 지나가는 장소이고 호르몬이 결합하는 장소이다. 또한 수용기들은 표지물질로 작용하는 항원이 되기도 한다.

세포막은 일부 물질은 통과시키고 다른 물질은 통과시키지 않음으로 그것을 ***선택적 투과성(selectively permeable)*** 또는 반투과성(semipermeable)이라고 한다. 세포막의 이런 능력은 세포를 위한 보호기능이다. 또한 속에서 세포소기관들이 사용하는 물질들만 투과하고 동시에 기타 물질들은 밖에 있게 하는 작용을 하는 것이다.

세포막 속에는 고형의 구조물들과 액상의 구조물들이 있다(그림 2-2 참조). 세포막 속에 있는 모든 것을 묶어서 ***세포질(cytoplasm)***이라고 한다. 사람의 기관들을 닮은 고형의 작은 구조물들은 ***세포소기관(organelles)***이라고 한다. 각 세포소기관은 특수한 기능을 가지고 다른 소기관들과 함께 일하여 세포가 생존할 수 있도록 활동한다. 대부분의 세포들이 가지고 있는 세포소기관들은 핵, 미토콘드리아(사립체, mitochondria), 리보솜, 세포질세망(endoplasmic reticulum), 골지체, 분해효소체, 그리고 과산화소체(peroxysome)이다.

모든 소기관들은 세포질의 젤 같은 ***세포질액(cytosol)***에 떠있다. 세포질액의 주성분은 물이지만 효소들, 염류, 단백질 등이 포함되어 있다. 세포질액은 소기관들뿐만 아니라, 소기관들의 활동을 조절하는 단백질들도 가지고 있다.

주요 용어 – 계속

- 촉진확산(facilitated diffusion)
- 여과(filtration)
- 편모(flagellum)
- 유전자(gene)
- 샘(선, gland)
- 골지체(Golgi body)
- 분해효소체(lysosomes)
- 바탕질(기질, matrix)
- 감수분열(meiosis)
- 막(membrane)
- 미세융모(microvilli)
- 미토콘드리아(mitochondria)
- 유사분열(mitosis)
- 핵(nucleus)
- 세포소기관(organelle)
- 삼투현상(osmosis)
- 과산화소체(peroxisome)
- 단백질합성(protein synthesis)
- 리보솜(ribosome)
- RNA
- 선택적 투과성 (selectively permeable)
- 전사(transcription)
- 번역(translation)

Flashpoint

식물세포들은 세포막 밖에 세포벽(cell wall)이라고 하는 별도의 덮개막이 있다. 이것은 세포를 보호하고 생존기능에 도움이 된다.

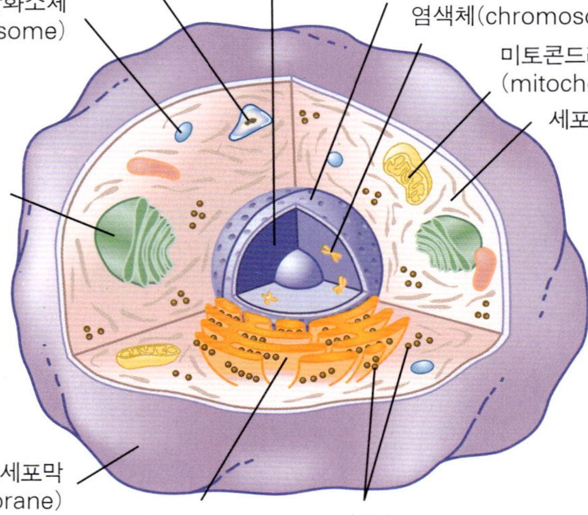

그림 2-2 세포소기관들을 보여주는 일반 세포.

핵(nucleus)은 세포의 가장 큰 소기관이라고 할 수 있으며, 유전물질인 염색체들을 가지고 있다. 이 유전물질은 ***DNA(deoxyribonucleic acid)***이다. 핵은 핵막이라고 불리는 두겹의 막으로 싸여있다. 이 막은 염색체들을 다른 소기관들과 분리시켜 준다.

미토콘드리아(mitochondria)는 세포발전소라고 불리는 소시지모양의 소기관이다. 미토콘드리아는 산소와 포도당을 끌어들여 그것들을 ***ATP(adenosine triphosphate)***라는 에너지원으로 변화시킨다. 이 에너지원은 세포 자신과 개체 전체의 동력으로 사용된다. 예를 들면, 근육세포는 수축하여 움직이기 위해서 끊임없이 ATP를 공급받아야 한다. 근육세포들은 쉬고 있을 때도 자세를 유지하기 위하여 가벼운 수축작용으로 긴장을 유지해야 함으로 다른 세포들보다 더 많은 ATP가 필요하다.

리보솜(ribosomes)은 모래알 모양으로 단백질을 생산하는 공장이다. 일부 리보솜들은 세포질에 흩어져 떠있고 다른 것들은 세포질세망에 붙어 있다. 리보솜이 세포에 많이 있으면 그만큼 더 많은 단백질을 생산한다. 단백질을 생산하여 다른 세포로 보내는 세포들은 보통의 세포들보다 리보솜을 많이 가지고 있다. 예를 들면, 이자(췌장, pancreas)는 소화효소들을 작은창자로 보낼 필요가 있다. 그래서 이자는 그런 효소들을 필요할 때 포장하고 내보내기 위하여 많은 리보솜을 가지고 있다. 지라(비장, spleen)에 있는 세포들은 물질을 다른 세포로 수송하지 않기 때문에 리보솜을 적게 가지고 있다.

세포질세망(endoplasmic reticulum; ER)은 세포내에 미세한 관들이 이리저리 엮여져 있는 것이다. 이 관들은 수송계통이거나 도로이다. 이 소기관은 리보솜이 생산한 단백질들과 다른 물질들을 세포가 필요로 하는 다른 곳으로 옮긴다. 리보솜들이 부착되어 있는 ER은 과립세포질세망(rough ER)이라 하고, 리보솜이 없는 ER은 무과립세포질세망(smooth ER)이라고 한다. 과립세포질세망은 리보솜이 생산한 단백질을 수송한다. 무과립세포질세망은 수송에도 관여하고 콜레스테롤과 지방을 분해하는데 관여한다.

Flashpoint

미토콘드리아의 DNA는 엄마로부터 물려받은 것이다. 수정고정에서 난자(엄마) 속으로 정자(아빠)의 머리(핵)만 들어가고 다른 소기관은 들어가지 않기 때문이다.

골지체(Golgi body 또는 Golgi apparatus)는 몇 겹으로 쌓아올린 납작한 주머니들이고, 세포가 분비할 필요가 있는 단백질, 탄수화물, 기타 물질들을 화학적으로 가공 처리한다. 골지체는 단백질들을 포장해서 세포의 속이든 바깥이든 필요한 곳으로 보낸다. 이 단백질들은 세포막의 보수와 유지에 필요하고 소화효소들을 소화관으로 수송하기 위하여 단백질이 필요한 이자 같은 기관들에서 사용된다.

분해효소체(lysosomes)는 크기가 다양한 둥근 주머니모양이고, 여러 가지 물질을 소화하여 분해하는 효소들을 가지고 있다. 분해효소체는 죽은 또는 낡은 세포 부분이나 박테리아 같은 쓰레기를 수집하여 소화시키는 기능을 한다. 예를 들면, 백혈구는 박테리아나 다른 해로운 미생물들을 청소하는 세포임으로 무수히 많은 분해효소체를 가지고 있다.

과산화소체(peroxysomes)도, 분해효소체 같이, 효소를 가지고 있는 둥근 주머니이다. 이 효소들은 지방산을 분해하고 알코올을 해독시켜 세포를 청소한다. 더불어, 정상 대사에서의 부산물인 자유기(free radical)를 분해시킨다. 자유기는 단백질을 손상시켜서 결국 세포와 조직을 파괴한다. 즉, 자유기는 사람의 피부와 기관들을 노화시키는 작용을 한다. 과산화소체의 효소들은 자유기를 과산화수소로 전환시키고 과산화수소는 곧 물로 전환된다. 간은 해독작용에 관여하는 기관이므로 간세포는 과산화소체를 많이 가지고 있다.

세포의 특별한 구조물 / Special Cell Structures

어떤 세포들은 섬모, 편모, 미세융모 같은 특수한 구조물을 가지고 있다(그림 2-3 참조). ***섬모들(cilia)***은 세포의 표면에 솟아난 긴 털모양의 돌기로써 한 세포에 여러 개가 나있으며 운동성이 있다. 자궁관은 섬모들로 덮여 있어 난자가 자궁으로 이동하게 도와준다. ***편모(flagellum)***는 정자 같은 세포를 앞으로 추진시키는 한 개의 돌기이다. ***미세융모(microvilli)***는 세포의 표면에 난 손가락모양의 아주 작은 돌기들이다. 촘촘히 솟아 있어 세포 표면이 두꺼워 진 것 같이 보인다. 미세융모는 표면적을 넓혀주어 물질의 흡수를 도와주는 것이다. 작은창자(small intestine)를 싸고 있는 세포들은 소화된 음식물에서 영양소들을 흡수하는 미세융모를 가지고 있다.

세포의 수송 / Cellular Transport

세포의 생존에 필요한 물질을 공급하기 위하여, 어떤 물질들은 세포막을 통과해야 한다. 또한 많은 세포들은 생존에 필요한 물질들을 만든다. 세포막은 선택적 투과성이기 때문에 어떤 물질들은 노력 없이도 들고 날 수 있다. 그러나 다른 물질들은 통과하기에 너무 크기 때문에 세포는 물질에 맞게 조정되고 변화된다.

물질들이 세포막을 통해서 들어가고 나오는 것을 ***세포수송(celluar transport)***이라고 한다. 세포막의 안과 밖으로 물질을 수송할 수 있는 방법은 몇 가지가 있다. 이러한 수송방법으로는 확산(diffusion), 삼투(osmosis), 촉진확산(facilitated diffusion), 여과(filtration), 능동적 수송이 있다(그림 2-4 참조). 이러한 수송수단의 일부에서는 에너지를 사용하지 않지만 다른 일부에서는 물질을 수송하기 위해서 에너지를 지출해야 한다.

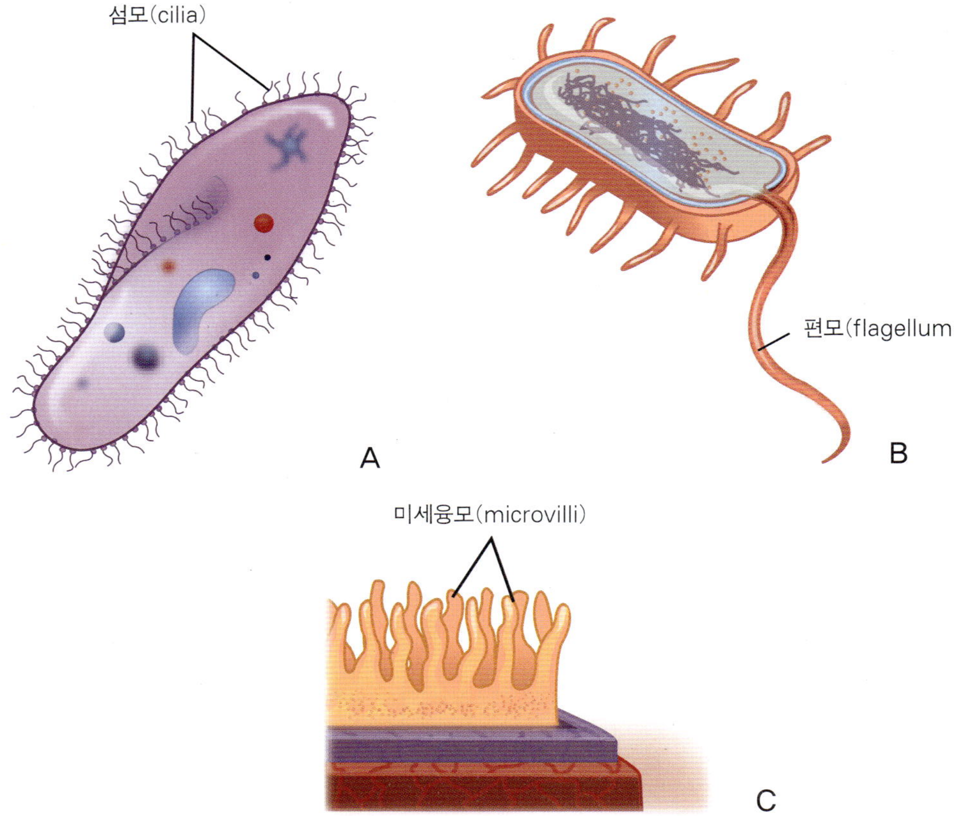

그림 2-3 세포의 특별한 구조물들. (A) 섬모(Cilia). (B) 편모(Flagella). (C) 미세융모.

세포수송의 가장 단순한 형태는 ***확산(diffusion)***이다(그림 2-4A 참조). 확산은 분자가 농도가 높은 곳에서 낮은 곳으로 이동할 때 일어나는 현상이다. 농도차이의 범위를 ***농도경사(concetration gradient)***라고 한다. 양쪽에 농도가 같아질 때까지 물질이동은 지속된다. 양쪽 농도가 같아지는 이 상태로 ***평형(equilibrium)***이라고 한다.

확산은 당신이 찻잔에 설탕 덩어리를 넣었을 때 일어난다. 농축된 설탕 덩어리는 설탕이 없는 환경에 있다. 변화하기 위하여 설탕 덩어리는 부서져나가서 설탕입자를 액체 속에 풀어 놓는다. 설탕 분자들은 용액 전체가 같은 농도가 될 때까지 계속 퍼져나간다.

한 예로써, 확산은 모세혈관에서 일어난다. 허파에서 돌아오는 혈액은 산소의 함량이 높고 탄산가스의 함량이 낮다. 세포들로부터 나가는 혈액은 탄산가스 함량이 높고 산소 함량이 낮다. 산소와 탄산가스는 가스(기체)이다. 이 가스들이 모세혈관을 만났을 때 산소는 산소 농도가 낮은 세포들로 확산되고 탄산가스는 역시 농도가 낮은 모세혈관으로 확산된다. 이러한 과정이 세포들의 생존을 위해 산소를 받아들이고 노폐물인 탄산가스를 내보내는 가스교환이다.

삼투압(osmosis)은 확산과 비슷한 것이다. 그러나 삼투압은 물이 더 많은 곳으로부터 적은 곳으로 가는 물 흐름을 나타내는 것이다(그림 2-4B 참조). 확산에서와 유사하게, 물이 두 곳 사이에 평형이 될 때까지 움직이는 것이다. 이러한 수송 형태는 신체의 탈수를 방지하기 위하여 콩팥에서 사용되는 것이다. 콩팥은 소변으로 잃은 물의 양을 상쇄하기 위해 물을 재흡수하는 능력을 갖고 있다. 재흡수된 물의 양은 잃어버린 양에 달려 있다. 그래서 항상성이 유지되는 것이다.

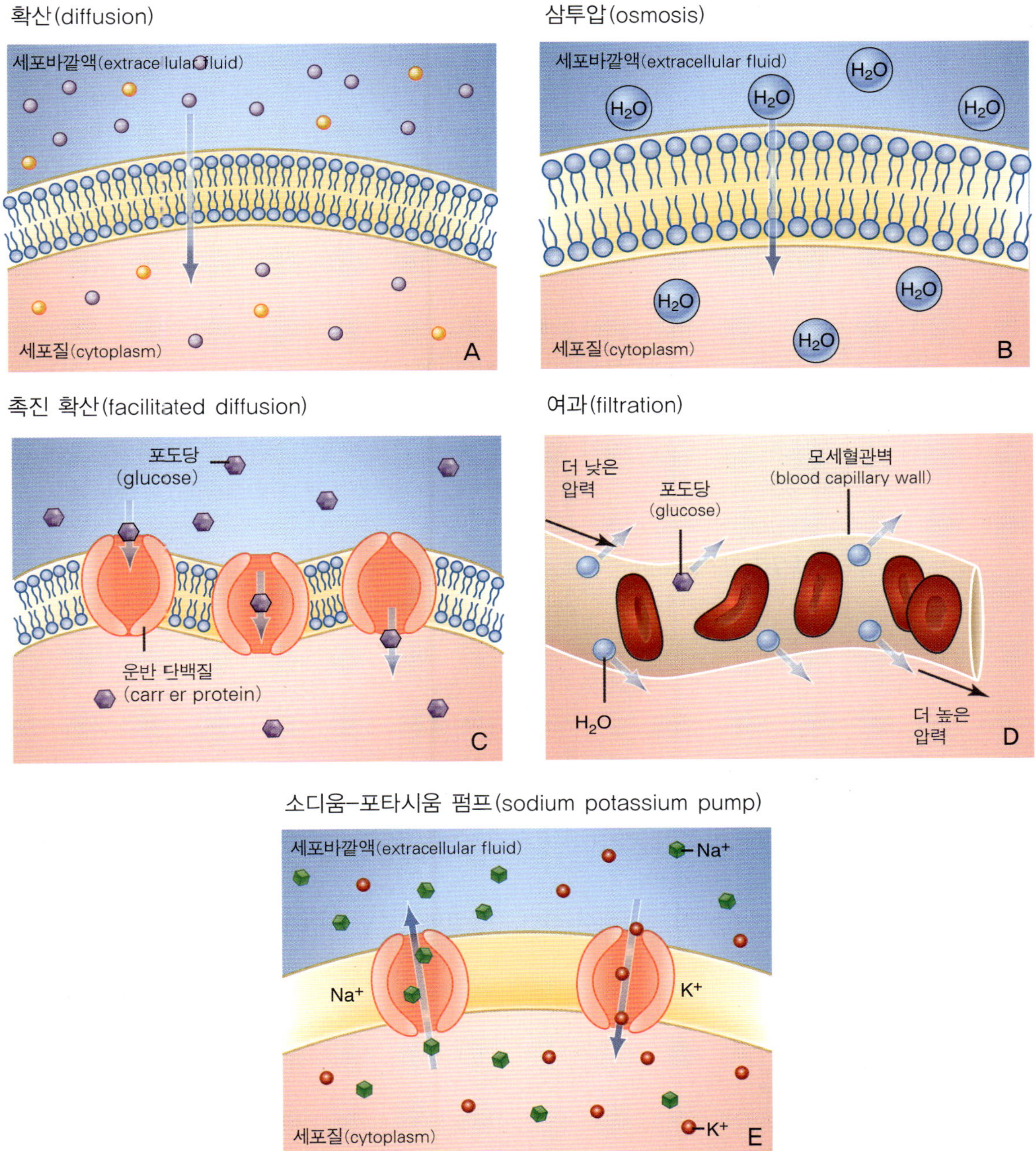

그림 2-4 수송 기전. (A) 확산. (B) 삼투압. (C) 촉진확산. (D)여과. (E) Na-K 펌프.

어떤 다른 물질들은 농도가 높은 곳으로부터 낮은 곳으로 움직일 필요가 있지만, 막을 통과해서 흘러갈 수가 없다. 이러한 물질들을 세포의 속과 밖으로 이동시키기 위해서는 도움이 필요하다. 이러한 수송 형태를 ***촉진확산(facilitated diffusion)***이라고 한다(그림 2-4C 참조). 촉진이란 도움이 되는 어떤 것을 가리키는 것이다.

포도당은 에너지를 만들기 위하여 세포에 필요한 당이지만, 포도당 분자는 세포막을 통과하지 못한다. 포도당은 세포로 들어가기 위해서는 촉진확산을 사용해야 한다. 포도당 분자는 세포

표면에 있는 운반체(carrier)라는 효소와 결합한다. 이 효소는 막을 자유롭게 통과할 수 있다. 효소와 결합되었을 때 운반체는 포도당과 함께 막을 통과하여 세포 속에 풀어 놓는다.

물과 물에 용해된 물질들이 막을 통과해야 한다면 물질을 동반한 물을 막으로 밀어붙이기 위해서는 힘이 필요하다. 이 과정을 ***여과(filtration)***라고 한다. 즉, 여과는 이동하기 위하여 압력을 사용하는 것이다(그림 2-4D 참조). 여과는 혈압을 조절한다. 모세혈관들은 세포들이 필요로 하는 가스들과 포도당 같은 물질들을 운반한다. 압력은 주변 조직 보다 모세혈관 속이 더 높다. 모세혈관 속의 높은 압력은 막을 통해서 혈액의 액체성분인 혈장과 더불어 물질들을 조직 속으로 밀어내는 힘이다.

세포로 들고나는 어떤 물질들은 막을 통과하기에 너무 크고, 세포 표면에 그것들과 결합할 수 있는 수용기들은 없고, 농도경사를 거슬러 움직일 필요가 있지만 압력으로도 통과되지 않는 것이 있다. 세포는 세포막에 변화를 일으켜 이러한 물질들을 끌어들여야 한다. 이런 과정은 앞에서의 수송 형태와는 달리, 에너지인 ATP를 사용할 필요가 있기 때문에 ***능동적 수송(active transport)***이라고 한다. 능동적 수송은 소디움-포타시움 펌프와 대량 수송(bulk transport)의 두 가지 수단이 있다.

소디움-포타시움 펌프(sodium-potassium pump) (그림 2-4E 참조)는 Na^+(소디움 이온)과 K^+(포타시움 이온)이 농도경사에 거슬러서 이동해야 하기 때문에 능동적 수송이다. 세포가 안정될 수 있기 위해서는 세포 속에 Na^+ 보다 K^+의 농도를 더 높게 유지할 필요가 있다. 이것은 K^+이 세포 바깥 보다 속에 더 많이 존재하고 Na^+은 세포 밖에 있는 것보다 속에는 더 적게 존재하는 결과에 기인한다. 그런데, 이 두 가지 이온은 세포막을 통해서 자유롭게 확산된다. 즉 세포 안팎에 평형이 될 때까지, K^+은 밖으로 나가고 Na^+은 속으로 들어간다. 세포는 Na^+ 보다 K^+의 농도가 더 높아야 하기 때문에 자연적 확산 과정을 거슬러 일을 하는 방법을 찾아야 한다. 그 해법은 계속해서 세포 바깥에 Na^+ 농도가 높아지게 퍼내고 세포 속에 K^+ 농도가 높아지게 퍼들이는, 소디움-포타시움 펌프이다.

세포로 들어갈 필요가 있는 물질이 어떤 수송방법으로도 들어갈 수 없으면 ***대량 수송(bulk transport)***이라는 과정을 사용할 수 있다(그림 2-5 참조). 대량수송에는 세포내 이입과 세포외 유출이 있다.

큰 물질이 세포로 들어갈 필요가 있다면, 세포막에 기대어 있게 된다. 세포막은 물질이 들어가도록 부서지지 않기 때문에 ***세포내이입(endocytosis)***이라는 과정으로 물질을 둘러 싼다. 그 물질은 세포막에 싸여 둥근 주머니를 이루면서 세포막에서 떨어져 들어가서 작은 소포(vesicle)가 된다. 분해효소체가 이 소포에 부착되어 소포 속의 물질을 분해시킨다(그림 2-5A 참조).

내보낼 물질의 덩어리가 너무 커서 나갈 수 없으면, 세포내이입의 반대 과정이 일어난다. 점액, 호르몬, 세포노폐물 같이 막에 싸인 물질은 세포벽에 붙어서 물질이 나가도록 밀어붙인다(그림 2-5B 참조). 이 과정을 ***세포외유출(exocytosis)***이라고 한다. 물질이 배출된 뒤에 그 덩어리의 막은 마개 같이 남아 있다가 벽에 섞여 세포막이 된다.

어떤 세포에서는 세포내이입이 특별하다. 박테리아나 죽은 세포를 제거하기 위하여 세포내이입을 하는 것은 ***포식작용(phagocytois)***이라고 한다(그림 2-5C 참조). 사람에는 몇 가지 포식세포들이 있다. 한 가지는 몸 속을 유심히 순찰하고 박테리아와 해로울 수 있는 다른 미생물들을 잡아먹는 백혈구이다.

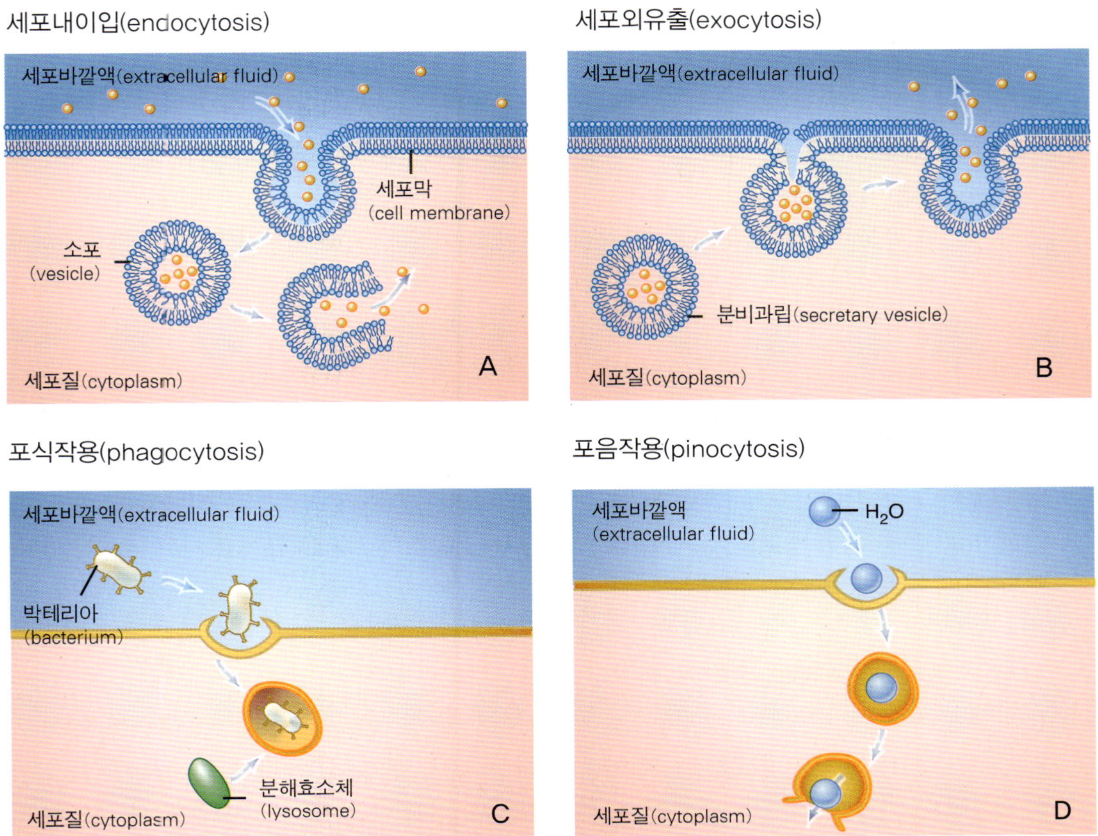

그림 2-5 대량 수송. (A) 세포내이입. (B) 세포외유출. (C) 포식작용. (D)포음작용.

세포가 액체를 끌어들이기 위하여 일하는 과정을 ***포음작용(pinocytosis)***이라고 한다. 마치 세포가 박테리아를 둘러싸는 것 같이 액체방울을 둘러싸서 끌어드린다(그림 2-5D 참조). 작은 창자의 상피세포들 같이 흡수할 필요가 있는 세포들은 기본적으로 포음작용을 한다.

단백질 / Protein

세포의 핵 속에 있는 각 염색체의 DNA는 그 세포의 모든 단백질들을 만들기 위한 지령이 담겨있는 청사진이다. 단백질은 세포에서 많은 기능들을 수행한다. 단백질들은 세포의 구조물들을 축조하고 유지하는데 그리고 세포의 안팎에서 많은 활동을 조절하는데 필요하다. 단백질의 기능에 상관없이, 모든 단백질은 20가지의 아미노산들의 조합으로 만들어진다. 단백질을 만드는 과정은 DNA시퀀스를 복사하는 것으로 시작된다. 단백질시퀀스를 복사한 후, 전사과정을 거쳐 단백질 합성이라고 부르는 단백질 제조과정에서 번역된다.

DNA 복제 / DNA Replication

사람의 세포는 46개의 염색체를 가지고 있고, 각 염색체는 DNA시퀀스에 의하여 만들어진 특별한 암호를 가지고 있다. 이 DNA시퀀스에는 유전자들이 있다. ***유전자(gene)***는 한 단백질을 만드는 암호의 한 부분이다.

Flashpoint

사람이라는 존재들은 유전적으로 99.9%가 동일하다.

염색체(chromosome)는 사람의 모든 세포, 조직, 기관, 계통을 형성하는 모든 단백질을 만드는 DNA시퀀스의 운반체이다.

DNA는 비틀린 사다리(double helix)이라고 불린다. 사다리의 단은 뉴크레오타이드(nucleotide)로 만들어져 있다. 뉴크레오타이드의 질소화합물 베이스를 이루고 있는 물질은 아데닌(adenine, A), 티민(thymine, T), 구아닌(guanine, G), 시토신(cytosine, C)이다. 아데닌은 티민과 결합하고 구아닌은 시토신과 결합하여 각각 DNA사슬의 단을 이루고 있다. 사람의 염색체들의 수십억 베이스 조합으로 이뤄지고 4종의 베이스 배열로 형성된다.

모든 단백질의 기본형은 아미노산이다. 아미노산에 대한 유전암호는 3베이스 조합에 의해 결정된다. 이 3베이스 조합을 ***코돈(codon)***이라고 한다. 예로, DNA시퀀스가 AAA이면 그것은 라이신(lysine)을 위한 코돈이고, GCA는 알라닌(alanine)을 위한 코돈이다. 단백질은 코돈들 또는 아미노산들의 나열로 형성된다. 단백질이 다르면 갖고 있는 아미노산들의 수나 코돈들의 수가 다르다. 단백질이 100개의 아미노산을 가지고 있으면, DNA시퀀스는 300개의 베이스 짝을 갖고 있다. 또한 유전 정보의 시퀀스를 따라 각 단백질암호의 시작과 끝이 표시된 코돈이 있다. 코돈 AUG은 새 단백질의 시작을 알리고, 코돈 UGA는 단백질시퀀스가 끝나는 곳을 나타낸다.

단백질 합성 / Protein Synthesis

DNA시퀀스에서 단백질로 유전암호를 변경하는 것을 ***단백질 합성(protein synthesis)***이라고 한다. 이러한 형성은 리보솜에서 일어난다. 합성이 시작되기 전에, 몇 가지 문제점들을 알아둘 필요가 있다. 첫째, 암호가 풀릴 때까지는 단백질을 만들 수 없다. 그래서 리보솜은 시퀀스의 암호를 풀 필요가 있다. 둘째, DNA는 핵 속에서 나가지 않는다. 리보솜은 세포질에 있거나 세포질세망에 붙어 있어서 핵 속으로 들어갈 수 없다. 그래서 리보솜은 암호를 풀어야 하고 핵으로부터 리보솜으로 암호를 전달해야 한다.

이러한 문제들을 해결하기 위하여, **RNA(ribonucleic acid)**라는 핵산이 DNA를 도와준다(그림 2-6 참조). RNA는 그 구조가 DNA와 비슷하지만 한 가닥으로 되어 있다. RNA도 핵산이기 때문에 뉴크레오타이드로 만들어져 있다. DNA와 비슷하게, RNA도 4종의 베이스를 사용하지만 한 가지 베이스 티민(thymine, T)을 대신해 유라실(uracil, U)을 사용한다. RNA는 핵 밖에 있으며 3가지 형태로 되어 있다. 전령 RNA(mRNA)는 핵으로부터 RNA로 DNA에 관한 청사진을 가져오고 리보솜(ribosome or ribosomal RNA)은 단백질 합성을 도우며 수송 RNA(tRNA)는 아미노산들을 리보솜으로 가져다준다.

단백질 합성은 전사와 번역의 두 과정을 거친다. 전사과정은 정보를 다른 형태로 바꾸는 것이다. 예로, 글로 쓴 긴 문서를 짧은 기호로 변경하는 것이다. 단백질 합성에서 ***전사(transcription)***는 DNA시퀀스를 리보솜으로 전달할 수 있는 정보로 변경하는 것이다. 전사가 일어나기 위해서는 각 DNA 가닥은 한 부분이 일시적으로 풀려야 한다. 풀리면서 베이스 조합이 분리되어 완전히 벌어져서 DNA는 열린 지퍼같이 된다. mRNA는 열린 가닥으로 가서 그 시퀀스에 반대되는 보완시컨스를 형성한다. 예로, DNA시퀀스가 AAA-GCA-TCC이면 mRNA는 UUU-CGU-AGG를 갖게 된다. 모든 베이스들이 복사되면 mRNA는 핵을 떠나 리보솜으로 간다.

단백질 합성의 둘째 과정은 mRNA가 리보솜에 부착될 때 시작된다. 그 다음 과정은 한 언어를 다른 언어로 바꾸는 ***번역(translation)***이다. DNA의 경우에, 유전자시퀀스의 번역은 핵산 베이스로부터 아미노산으로 바꾸는 것이다. mRNA가 리보솜에 부착되었을 때 tRNA는 세포질에

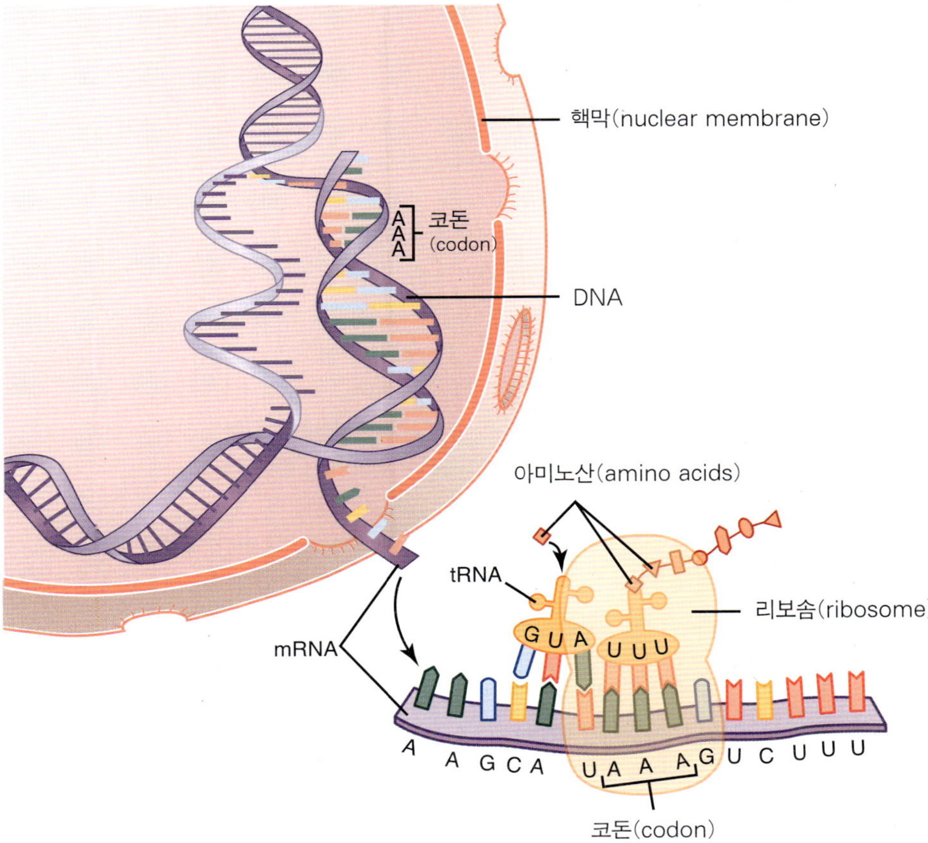

그림 2-6 단백질 합성.

서 아미노산들을 가져와서 퍼즐조각 맞추기와 비슷하게 그것들을 해당 코돈에 일치시킨다. 아미노산이 가닥에 결합된 후에 tRNA는 유리되어 다른 아미노산을 찾아간다. 그 가닥의 각 조각은 tRNA가 끝난 코돈을 인식할 때까지 번역된다. 새로 만든 단백질은 리보솜에서 유리되고 그 다음 것이 번역된다(글상자 2-1 참조).

세포분열 / Cellular Division

모든 세포들은 세포분열이라는 과정으로 새 세포들을 만들어 내는 생식기능을 가지고 있다. 세포분열은 2가지이다. 하나는 유사분열(체세포분열)이고 다른 하나는 감수분열(생식세포분열)이다.

유사분열 / Mitosis

대부분의 세포들은 ***유사분열***에 의해 복제된다. 이런 현상의 목적은 세포를 나눠 2개의 동일한 세포를 만드는 것이다. 유사분열에 의한 나누기는 세포의 수를 늘려서 성장하거나 죽은 세포들을 대체하는 것이다. 유사분열의 과정은 휴지기, 전기, 중기, 말기 및 종기를 가지고 있다(그림 2-7 참조). 세프들은 세포에 따라 다르지만, 일정한 시간에 제한된 수를 복제한다. 이러한 관점에서 세포들은 특수화되어 있기 때문에 신경세포 같은 세포들은 더 이상 분열되지 않고 죽는다.

글상자 2-1 돌연변이(Mutations)

때때로 자판을 칠 때 다른 키를 눌러서 단어를 잘 못쓰거나 또는 뜨개질을 할 때 한 바늘을 빠트리거나 구슬 꿰기에서 한 가지 색을 빠트린다. 우리는 이런 잘못을 실수라고 한다. 그러나 단백질합성 과정에서 일어난 실수를 '돌연변이' 라고 한다.

DNA는 모든 단백질을 위한 형틀이다. 전사과정에서 tRNA(수송 RNA)는 유전자가 표현하는 단백질을 만들기 위하여 유전자 복제에 핵산을 가져온다. 때때로 틀린 핵산이 시퀀스에 들어 있고 또는 같은 곳에 한 개 이상의 핵산이 들어 있다. 핵산 자체가 손상되거나 누락될 수도 있다.

한 시퀀스에 단지 한 잘못만이 만들어져 있다면, 그것을 점돌연변이(point mutation)라고 한다. 그러나 드물지 않게 몇 개의 베이스(bases)가 재배치되거나 누락되거나 손상된다. 돌연변이는 자외선 조사, 화학약품 노출 또는 유전자 구조 변경에 원인이 될 수 있는 바이러스에 의하여 초래될 수 있다.

돌연변이는 나쁜 결과를 초래한다. 어떤 돌연변이들은 이롭고 어떤 돌연변이들은 개체에 전혀 영향을 미치지 않는다.

어떤 돌연변이들은 후대로 전해질 수 있어 이것들을 유전적 특성이라고 한다. 해로운 결과를 가진 유전적 특성으로는 낫적혈구빈혈(겸상적혈구빈혈, sickle cell anemia)가 있다. 양부모로부터 돌연변이 유전자를 받으면, 그 아이는 적혈구 병을 갖게 된다. 이 병은 적혈구가 "C" 모양으로 되어 산소를 제대로 운반할 수 없다. 어떤 돌연변이는 후대의 건강에 영향을 미치지 않는다. 이런 돌연변이로는 빨강머리(red hair)가 있다. 빨강머리를 가진 사람도 돌연변이를 양부모로부터 받은 것이다.

어떤 돌연변이는 물려받은 사람에게 유리하거나 이로울 수도 있다. 바이러스에 민감하지 않게 되는 돌연변이를 물려받는 것은 유리한 것이다. 그런 돌연변이유전자를 가진 후대들은 그렇지 않은 후대들보다 더 오래 더 많이 살아남을 것이다. 유리한 돌연변이들은 종(species)을 더 강하게 만들어 진화시키고 살아남기 위하여 환경에 적응한다.

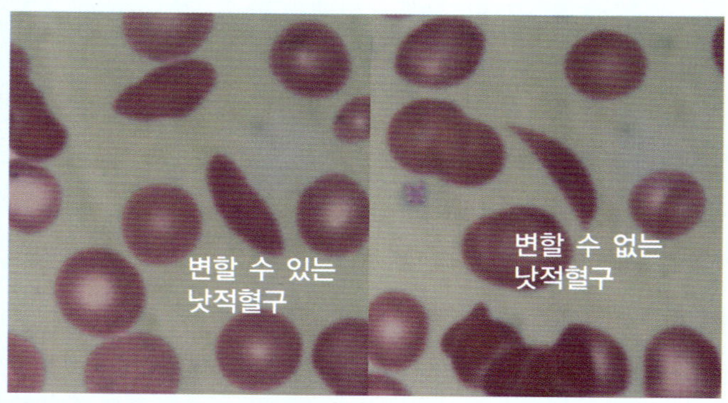

유사분열의 시기들 / Phases of Mitosis

유사분열의 첫 시기는 *휴지기(interphase)*이다. 이 시기에는 세포는 분열을 준비한다. 세포는 자신을 둘로 나누기 때문에 소기관들이 두벌이 될 필요가 있다. 휴지기 동안 핵 속의 DNA를 포함해서 모든 소기관들을 복제한다.

핵 속의 염색체는 일반적으로 형태가 없는 상태로 존재한다. 분열하기 위해서는 형태를 이룰 필요가 있다. 염색체들은 일시적으로 *중심절(centromere)*이라는 곳에 연결되어 있고 DNA는 2가닥이다. 이 형태는 "X자"를 닮았다. 다음 단계는 *전기(prophase)*이다. 이 시기에는 세포 양쪽에 *방추사(spindle fiber)*라는 미세관들이 나타나서 염색체들에 부착된다. 방추사들은 밧줄

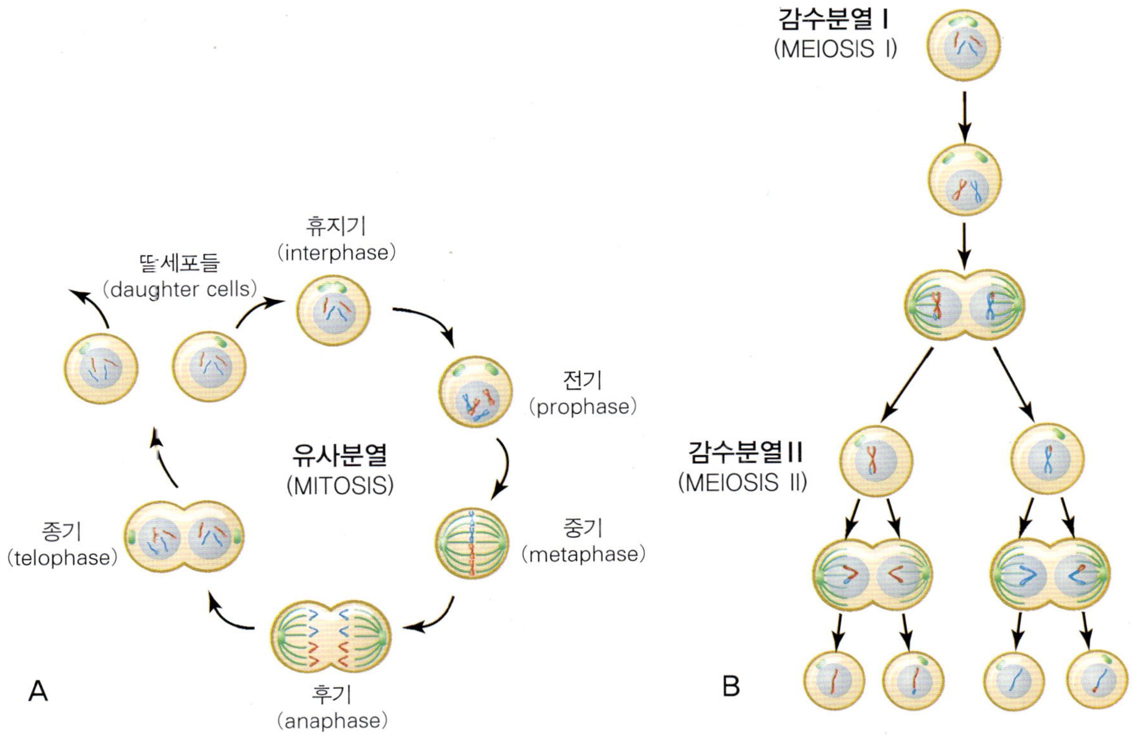

그림 2-7 (A) 유사분열의 시기. (B) 감수분열.

같이 염색체들을 세포중심으로 끌어당기는 기능을 한다.

셋째 단계는 *중기(metaphase)*이다. 이 시기에는 염색체들이 세포 중간에 한 줄로 늘어선다. 방추사는 염색체의 두 가닥 양쪽에 각각 부착된다.

두 개의 새 세포를 만들기 위해서는, 염색체들이 분리되어야 한다. 염색체에 부착된 방추사들이 짧아져 염석체들을 나누기 시작한다. 나누기가 완전히 끝났을 때가 넷째 단계인 *후기(anaphase)*이다. 흐기에는 각 방추사들의 수축으로 염색체 갈래들이 반대 방향으로 계속 끌려간다.

염색체 갈래들이 세포의 양 반대편에 도달했을 때가 마지막 다섯째 시기인 *종기(telophase)*이다. 종기에는 염색체들을 둘러싸고 핵막이 다시 만들어지고 두 벌의 소기관들은 나뉘어 양쪽 핵 주변에 한 벌씩 있게 된다. 소기관들이 배치되면 세포의 중간부분이 수축하여 한 벌의 소기관들을 가진 세포질액이 양쪽으로 밀려간다. 세포막은 두 세포로 나누어질 때까지 속으로 밀려들어간다. 결고는 기원이 동일한 딸세포라고 부르는 두 개의 세포들이 된다. 이 세포들도 복제할 필요가 있을 때는 다시 유사분열을 일으킨다.

Flashpoint

유전(heredity)은 부모로부터 자식들에게 유전자를 전달하는 행위이다.

감수분열 / Meiosis

감수분열은 성세포의 분열과정이다. 성세포(sex cells 또는 gamates)는 개체의 유전물질을 운반한다. 사람에서는 정자(sperm)라고 부르는 남자 성세포와 난자(ovum)라고 부르는 여자 성세포가 있다. 감수분열 과정에서 생산된 성세포는 원래의 염색체 수의 반을 나른다. 그래서 여자의 성세포가 남자의 성세포와 융합해서 두 성세포의 염색체들이 합쳐서 하나의 개체를 만든다.

신체조직 / Body Tissues

조직(tissue)은 유사한 구조와 기능을 가진 세포들의 집단이다. 사람의 조직들은 보호, 지지, 운반, 운동, 전기적 자극들의 전도 등의 다양한 기능들을 수행한다. 기본 조직은 상피조직, 결합조직, 근육조직 및 신경조직의 4가지이다.

상피조직 / Epithelial Tissue

상피조직(epithelial tissue)은 덮개나 싸개로 작용한다. 상피조직은 몸통의 바깥과 기관들의 속면을 둘러싸고 있다. 상피조직은 항상 한쪽은 자유면(free surface)을 가지고 있다. 다른 면은 바닥막(basement membrane)이라고 하며 그 밑에 있는 조직에 상피를 부착시킨다. 상피조직에는 혈관이 들어가 있지 않다. 그래서 아주 얕은 상체에서는 피가 나지 않는 것이다. 산소와 영양소는 밑에 받치고 있는 결합조직으로부터 받는다.

상피조직의 세포는 빠르게 증식하고 서로 치밀하게 붙어서 성장한다. 이렇게 빠른 증식은 상피조직을 계속해서 교체하고 있다는 것을 의미한다. 피부와 점막의 세포들은 보호벽을 이루기 위해서 빈틈이 없게 되어 있다. 보호기능과 더불어, 상피세포들은 분비, 흡수, 배설, 감각수용 같은 기능들을 수행한다. 점막은 점액이라는 물질을 분비한다. 영양소들의 흡수는 작은창자의 상피세포들에 의해 일어난다. 콩팥의 조직은 액체노폐물을 분비한다. 감각수용기들은 피부에서 볼 수 있고 바깥환경의 자극들을 받아들인다.

상피조직의 분류 / Classification of Epithelial Tissue

상피조직은 세포들의 모양과 층수에 따라 분류한다(그림 2-8 참조). 얇고 납작한 것은 ***편평세포(squamous cell)***라고 하고, 두껍고 네모진 것은 ***입방세포(cuboidal cell)***라고 하며, 크고 긴네모인 것은 ***원주세포(columnar cell)***라고 한다.

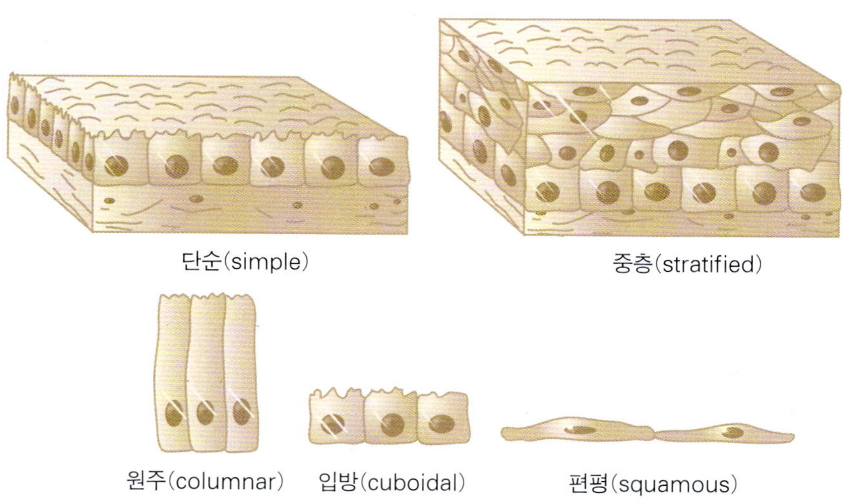

그림 2-8 상피조직의 형태: 편평, 입방, 원주, 단순, 중층.

상피조직의 단층은 ***단순(simple)***이라고 하고, 2층 이상은 ***중층(stratified)***라고 한다. 단순상피조직들은 대부분이 작은창자 같이 물질을 분비하거나 흡수하는 기관들에서 발견된다. 중층상피조직들은 두꺼우므로 기관들을 보호하는 기능을 한다. 그림 2-8은 상피세포의 모양들과 층들을 보여주는 것이다.

이러한 세포의 모양들과 층들을 조합하여 상피조직의 여러 가지 형태들을 형성한다. 그것들은 단순편평상피, 중층편평상피, 단순입방상피, 중층입방상피, 단층원주상피, 중층원주상피, 중층원주상피, 이행상피 등이다(표 2-1 참조).

단순편평상피(simple squamous epithelium)는 납작한 세포들이 단층을 이루고 있는 것이다. 허파의 허파꽈리와 모세혈관 같이 가스교환이 필요한 곳에 있다.

중층편평상피(stratified squamous epithelium)는 얕은 층에는 납작한 세포들이 여러 층을 이루고 깊은 층으로 갈수록 둥글다. 이런 상피는 피부의 표피에서 볼 수 있다. 가장 아래층에서는 새로운 세포들을 생산하여 바깥층으로 밀어 올린다. 표층의 세포들은 각질화(keratinize)되어 납작하고 단단하다. 그 외에 이 상피가 있는 곳은 입안(oral cavity)과 식도(esophagus)이다. 이것들은 점막이다. 그래서 바깥층이 각질화 되지 않는다. 이 조직의 빈틈없는 짜임새는 미생물들의 침입을 막아준다.

단순입방상피(simple cuboidal epithelium)는 네모진 세포들의 단층이다. 이 상피는 일부 샘들과 여러 샘들의 관에서 볼 수 있다. 예를 들어, 땀을 생산하여 분비하는 땀샘은 분비부와 관이 이 상피로 되어 있다.

단순원주상피(simple columnar epithelium)는 원주세포들의 단층이다. 이 세포들은 위와 작은창자에서 발견된다. 위와 작은창자에서는 소화효소를 분비하고 소화효소에 의하여 분해된 영양소를 흡수한다.

이행상피(transitional epithelium)는 여러 층의 조직이다. 이 조직은 모양이 변화될 수 있게 되어 있어 늘어나고 줄어들 수 있다. 이것은 방광과 요관의 속면에서 볼 수 있다. 방광이 비었을 때는 표층의 세포들이 둥근 모양을 보여 중층입방상피로 보이고, 방광이 가득 채워져서 늘어났을 때는 표층의 세포가 납작해져서 중층편평상피로 보인다.

표 2-1
상피조직의 종류

상피조직	기능	있는 곳
단순편평상피(simple squamous)	여과, 확산	모세혈관, 허파꽈리
단순입방상피(simple cuboidal)	분비, 흡수	난소의 표면, 샘들의 관
단순원주상피(simple columnar)	흡수, 분비, 보호	위, 창자
중층편평상피(stratified squamous)	보호	피부 바깥층, 점막상피
중층입방상피(stratified cuboidal)	보호	땀샘, 침샘의 관
중층원주상피(stratified columnar)	보호, 분비	남자의 요도와 정관
이행상피(transitional)	보호, 유연성	방광, 요관

*섬모상피(ciliated epithelium)*는 자유면에 섬모들을 가지고 있는 원주상피이다. 섬모는 세포들의 표면에 있는 물질을 쓸어낸다. 이런 조직은 호흡계 즉, 코안, 후두, 기관 기관지들에 있다. 이 섬모들은 입자, 먼지, 미생물이 포함되어 있는 점액을 인두로 밀어낸다. 그것은 삼킴질로 위로 들어가서 소화액에 의하여 파괴된다.

샘 / Glands

샘은 다른 세포나 기관에 영향을 미치는 물질을 분비하는 세포 또는 기관이다. 이 물질들은 분비한 곳 또는 멀리 떨어진 곳에서 작용할 수 있다. 샘들은 단세포(unicellular)샘 또는 다세포(multicellular)샘이 있다.

단세포샘들은 단지 한 개의 세포로 되어 있다. 이런 세포는 소화관들이나 호흡관들의 속면을 싸고 있는 원주상피에 끼어 있는 *술잔세포(goblet cells)*들이 있다. 그것들은 점액을 분비한다. 분비물이 *점액*이기 때문에 그 막을 *점막*이라고 부른다.

다세포샘들은 함께 일하는 유사한 많은 세포들로 구성되어 있다. 이 샘들은 외분비샘이거나 내분비샘이다. ***외분비샘(exocrine glands)***은 분비물을 내보내는 관(duct)을 가지고 있다. 피부 속에 있는 땀샘은 관을 사용하여 땀을 피부 표면으로 배출한다. ***내분비샘(endocrine glands)***은 관이 없는 샘들이다. 이들은 호르몬(hormone)이라고 부르는 화학물질을 바로 혈류로 분비한다. 목에 있는 갑상샘(thyroid gland)은 호르몬을 혈액으로 분비하여 대사를 조절하고, 칼슘 흡수를 조절한다.

결합조직 / Connective Tissue

*결합조직(connective tissue)*은 우리 몸에서 가장 흔한 조직이고 여러 가지 기능을 수행한다. 결합조직은 그 이름에서 보여주듯이, 주로 지지하고 다른 조직들을 부착시켜 준다. 또한 결합조직은 보호기능을 보조하고, 다른 구조물에 뼈대를 제공하고, 빈 곳을 메워주고, 지방을 저장하고, 혈구를 생산하고, 손상된 조직을 치유하고, 감염을 퇴치한다. 결합조직은 기능에 따라, 조직과 그 속에 있는 세포들이 매우 다양하다(표 2-2 참조). 더불어, 결합조직은 액체, 반고체, 고체의 다양한 형태를 이루고 있다.

결합조직의 종류 / Types of Connective Tissue

결합조직은 형태와 기능이 다르다. 그러나 모든 결합조직은 세포가 ***바탕질(matrix)***에 살고 있다는 한 가지 공통성을 갖고 있다. 바탕질은 세포산물로 만들어진 물질이고 그 속에 세포들이 떠있다. 바탕질의 성분은 주로 물, 섬유들 그리고 섬유들에 세포들을 부착시키는 단백질들이다. 섬유는 아교섬유, 탄력섬유, 그물섬유의 3가지가 있다. *아교(collagen)* 섬유는 강하고 유연하다. *탄력(elastic)* 섬유는 늘어나고 줄어드는 탄력성이 있다. *그물(reticular)* 섬유는 아교섬유의 한 종류로서 다른 조직들을 지지하는 그물을 형성하는 아주 가는 섬유이다. 결합조직의 종류는 연골(cartilage), 치밀결합조직(dense connective), 성근조직(areolar), 지방조직(adipose), 뼈(bone), 혈액(blood) 및 그물조직(reticular) 등이다.

*연골(cartilage)*은 다른 조직들을 보호하고 지지한다. 연골은 단단하지만, 유연한 바탕질을

표 2-2

결합조직의 종류

결합조직	설명
지방조직(adipose)	피부 밑과 근육들 사이의 공간에서 완충 그리고 기관들과 조직들을 보호
성근조직(areolar)	부드러운 섬세한 섬유들; 기관들을 제자리에 있게 함, 점막을 받쳐줌, 조직 부종의 원인이 됨
혈액(blood)	전신으로 물질들을 수송하는 액체
뼈(bone)	단단한 조직, 신체를 지지, 조직들과 기관들을 보호 칼슘이나 인 같은 무기물 저장
연골(cartilage)	뼈를 뼈에 그리고 근육을 뼈에 결합, 조직들과 기관들을 보호, 뼈성장에 구조적 기여
치밀결합조직 (dense connective)	치밀하게 만들어진 아교섬유들과 탄력섬유들, 힘줄들, 인대들, 피부의 진피 형성함
그물조직(reticular)	림프조직에서 볼 수 있는 섬세한 섬유그물, 림프구들을 잡아주고 지지함

가지고 있다. 바탕질에는 많은 아교섬유들이 있고 연골세포(chondrocyte)들이 작은 방에 들어있다. 연골은 관절을 형성하는 뼈의 겉면에서 마찰을 방지해주고 척추뼈 사이에서 충격을 완화해주며 기도에서 공기통로를 열려있게 해준다. 우리들의 귀와 코끝도 연골로 되어 있다. 태아의 뼈대는 연골로 시작되고 나이를 먹어가면서 뼈로 바뀐다.

연골에는 혈관이 없다. 그래서 연골은 확산에 의하여 주변조직으로부터 자양분을 받는다. 이 과정은 느리기 때문에 손상된 연골 치유는 뼈의 치유 보다 더 긴 시간이 걸린다.

연골은 유리연골, 섬유연골 및 탄력연골의 3가지가 있다. 유리연골(hyaline cartilage)은 사람에서 가장 흔한 연골이다. 이 연골은 후두를 지지하고, 갈비뼈를 복장뼈에 부착시키고, 관절을 이루는 뼈끝부분을 덮고 있다. 섬유연골(fibrocartilage)은 척주의 척추사이원반을 형성한다. 탄력연골(elastic cartilage)은 유연성이 있고, 귀의 바깥부분을 이루고 있다.

성근결합조직 (areolar) 또는 loose connective tissue는 사람 전체에 광범위하게 분포되어 있다. 이 조직은 기관들을 제자리에 있게 하고 점막을 받쳐주고 있다. 이 조직의 주된 세포들은 섬유모세포(fibroblast)들이다. 이 세포들은 단백질들을 분비하여 아교, 탄력, 그물섬유들의 바탕질을 만든다. 이 섬유들은 조직들 사이 또는 기관들 사이의 공간에서 부드러운, 유연한, 또는 거미집 같은 조직을 형성한다. 이 공간은 물과 염류로 구성된 조직액이다. 세포들과 조직들의 노폐물들은 이 액체 속으로 유리되어 혈액으로 이동된다. 또한 이 조직은 염증으로 생산되는 여분의 조직액이 스며들기 때문에 잘 부어오른다.

지방조직 (dipose) 또는 fat tissue는 지방을 저장하고 있는 결합조직이다. 이 조직의 세포는 지방세포(adipocyte 또는 fat cell)라고 한다. 이 세포들은 덩어리 조직을 이룬다. 그래서 바탕질은 아주 적은 아교섬유들과 조직액으로 구성되어 있다. 지방조직은 피부의 진피를 근육들에 연결시키고 있다. 그리고 내장 기관들을 둘러싸고 있다. 이러한 지방층은 기관들을 보호하고 충격을 막아주는 완충작용을 한다. 또한 지방조직은 단열제로도 작용하여 체온을 지켜준다.

지방조직의 양은 사람마다 다르다. 지방저장은 포도당을 이용할 수 없게 되었을 때, 에너지원

Flashpoint

지방조직은 일정한 수의 다른 세포들로 분화되는 능력을 가지고 있는 성인 줄기세포의 근원이다.

으로 제공하기 위하여 있는 것이다. 만약 사용되는 것보다 더 많은 영양소를 섭취하면, 그 영양소는 지방으로 전환되어 지방층에 저장된다.

뼈(bone)는 신체를 지지하고 보호하는 단단한 결합조직이다. 그리고 뼈는 칼슘과 인을 저장하는 곳이고 혈구를 생산하는 곳이다. 뼈 속에 있는 세포는 뼈세포(osteocyte)라고 하며, 칼슘염과 아교섬유들로 된 바탕질에 거주한다.

혈액(blood)은 액체결합조직이다. 영양소들과 노폐물을 수송해준다. 혈액에는 산소를 운반하는 적혈구, 감염에 대항하는 백혈구, 혈액을 응고시키는 혈소판의 3가지 세포가 있다.

치밀결합조직(dense connective tissue)은 섬유모세포들에 의하여 형성된 섬유조직이다. 바탕질은 거칠지만 유연성이 있는 밧줄 같이 굵은 아교섬유들이며, 힘줄(tendon)과 인대(ligament)를 형성하고 있다. 힘줄은 근육을 뼈에 연결시키는 것이고, 인대는 뼈를 뼈에 연결시키는 것이다. 이 조직은 혈관이 적게 분포되어 있어 영양소들이 부족하다. 그래서 손상된 힘줄이나 인대의 치유는 연골 같이 느리게 진행된다.

그물조직(reticular tissue)은 그물세포(reticulocyte)에 의하여 생산된 그물섬유의 얼기를 이루고 있다. 이 조직은 지라, 림프절, 뼈속질(골수) 같은 림프조직들에서만 볼 수 있다. 그물조직은 림프조직에서 바탕을 이루어 림프구들을 지지한다.

근육조직 / Muscle Tissue

근육조직은 수축할 수 있어 운동을 일으킨다. 운동 양식은 근육이 있는 위치와 그 근육의 부착부위에 달려있다. 사람에서 근육조직의 종류는 뼈대근육(골격근), 평활근육, 심장근육의 3가지가 있다(그림 2-9 참조).

뼈대근육(*골격근,* ***skeletal muscle***)은 수의근육(voluntary muscle)이라고도 한다. 이 근육은 뼈에 부착되어 있고 의지에 따라 조절된다. 이러한 근육들은 수축하면 뼈에 부착된 곳을 당겨서 운동을 일으킨다. 뼈대근육은 각 세포가 여러 개의 핵을 가지고 있고, 가로로 무늬가 있어 가로무늬근(striated muscle)이라고도 부른다. 뼈대근육은 가로무늬 때문에 탄력밴드 같은 모양과 짜임으로 되어 있다. 이 근육세포는 빠르게 수축하고 이완하는 능력을 가지고 있다.

평활근육(smooth muscle)은 내장근육(visceral muscle)이라고도 하며 의지에 따라 조절되지 않는다. 이 근육은 대부분의 내장기관들에서 볼 수 있다. 이 근육세포는 한 개의 핵을 가지고 있으며 양 끝이 뾰족하다. 평활근육은 속이 빈 기관들의 벽에서 볼 수 있고, 그리고 수축과 이완

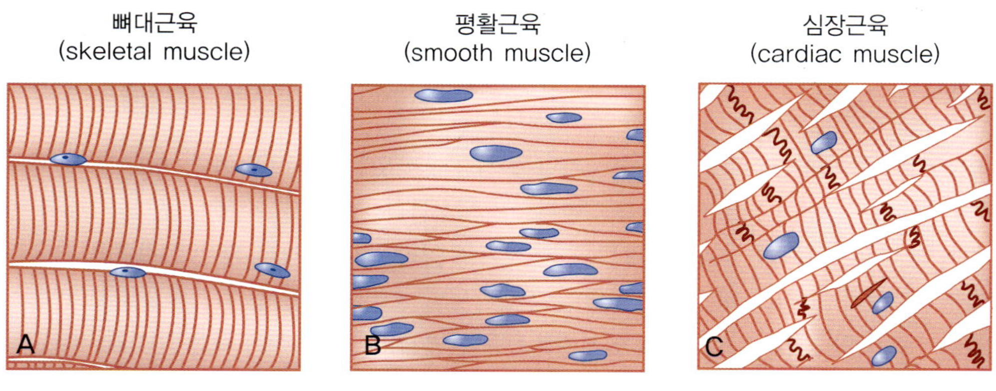

그림 2-9 근육의 종류. (A) 뼈대근육. (B) 평활근육. (C) 심장근육.

을 반복하여 통로를 따라 물질을 밀어내는 운동을 한다. 예를 들면, 음식물을 위로 보내는 식도의 물결 같은 연동운동이다. 평활근육은 다른 근육들보다 느리게 수축한다.

*심장근육(cardiac muscle)*은 심장에만 있다. 이 근육은 뼈대근육과 평활근육의 혼합물 같이 보인다. 이 근육은 뼈대근육 같이 가로무늬가 있지만 평활근과 유사하게 한 개의 핵을 가지고 있고 끝은 뾰족하지 않다. 심장근육은 평활근육 같이 의지에 따라 조절되지 않는 불수의근육이지만 뼈대근육 같이 빠르게 수축한다.

신경조직 / Nervous Tissue

*신경조직*은 신경원(neuron)이라고 부르는 세포들로 구성되어 있고 뇌, 척수, 말초신경에서 볼 수 있다(그림 2-10 참조). 이 조직은 속환경과 바깥환경의 변화들과 자극들에 반응한다. 이 조직은 자극을 한 신경원에서 다른 신경원으로 전도하거나 넘겨주는 작용을 한다. 이런 전도과정으로 여러 신체기능들을 통합적으로 조절한다.

Flashpoint

사람에서 신경섬유의 길이를 합하면 45마일 정도 된다.

막 / Membranes

막은 기관들을 싸거나 공간을 덮고 있는 얇은 조직들이다. 이것들은 상피조직들과 결합조직들로 구성되어 있으며 점막과 장막의 2가지가 있다.

*점막(mucous membranes)*은 코안과 소화관 같이 바깥으로 통하는 기관들의 공간을 덮어 싸고 있는 것이다. 이 막들은 점액(mucus)이라는 물질을 분비해서 막을 적셔주고 이물질을 잡아주는 방벽으로 작용한다.

*장막(serous membranes)*은 바깥으로 통하지 않는 기관들의 바깥면이나 공간들의 속면을 싸고 있다. 이 막들은 장액을 분비해서 기관들이 마찰할 때 손상되지 않게 윤활기능을 한다. 장액(serous fluid)은 그것이 있는 장소에 따라 명칭이 붙여져 있다. 갈비막공간에 있는 장액을 갈비막액(늑막액, pleural fluid)이라 하고, 심장을 싸고 있는 장액을 심장주머니액(심낭액, pericardial fluid)라 한다.

세포들과 조직들의 질병과 장애에 관한 정보는 표 2-3을 참조한다.

Flashpoint

Spinnbarkeit는 점액이나 침의 끈끈하고 신축성 있는 성질을 설명하기 위하여 점액(mucus)라는 단어를 사용하였다.

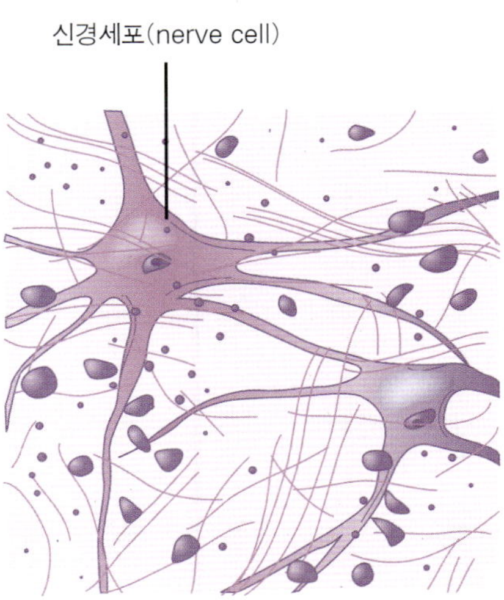

그림 2-10 신경조직.

표 2-3

병리학 용어(pathology terms)	
복수(ascites)	배안(복막강, peritoneal cavity)에 장액이 고인 것이다. 흔히 간질환이나 손상에 의해 발생한다.
섬유구축 (contracture)	섬유가 증식되거나 두꺼워져서 결합조직이 단단하게 굳어진 것이다.
혈액가슴 (혈흉, hemothorax)	가슴안(갈비막공간)에 혈액이 고인 것이다. 숨을 쉴 때 허파가 늘어나지 못하게 한다. 흔히 손상에 의하여 발생한다.
허혈(ischemia)	조직의 한 부분에 혈액공급이 중단된 것이다. 예를 들면, 심장동맥의 가지가 막힌 것을 심장허혈이라고 한다.
갈비막 삼출증 (흉막삼출, pleural effusion)	가슴막공간에 액체가 고인 것으로 숨쉴 때 허파가 늘어나지 못하게 한다. 심부전과 신부전으로 잘 발생한다.
공기가슴(기흉, pneumothorax)	가슴막공간에 공기가 들어간 것이다. 숨쉬기가 어렵게 된다. 흡연, 폐질환, 손상 등에 의하여 발생한다.

연습문제 / Practice Exercises

선다형 문제 / Multiple Choice

1. 단백질을 생산하기 위하여 ________ 이 아미노산을 리보솜으로 가져온다.
   a. mRNA
   b. tRNA
   c. rRNA
   d. dRNA

2. 바깥으로 통하는 공간을 싸고 있는 막을 __________ 막이라고 한다.
   a. 장액
   b. 활액
   c. 점액
   d. 가슴막

3. 림프기관들에서 볼 수 있는 결합조직을 ________ 조직이라고 한다.
   a. 꽈리
   b. 섬유
   c. 연골
   d. 그물

4. 유사분열과정의 여러 단계들 중에서 중간단계는 __________ 이다.

a. 종기
b. 후기
c. 중기
d. 전기

5. 결합조직의 세포들은 살아있는 것이 아닌 __________ 에 들어 있다.

a. 바탕질
b. 막
c. 조직
d. 액

6. 단백질의 생산은 __________ 이라고 한다.

a. 윤활
b. 가로
c. 합성
d. 수송

7. 내장근육은 __________ 근육이고, 불수의근육이다.

a. 가로무늬근육
b. 뼈대근육
c. 민무늬근육
d. 장액근육

8. 세포질의 액체단백질은 __________ 이라고 부른다.

a. 콜티솔
b. 콜티손
c. 겉질
d. 세프질액

9. __________ 는 다른 세포들이나 기관들에 영향을 미치는 물질을 분비한다.

a. 근육
b. 신경원
c. 막
d. 샘

10. 성세포를 생산하는 과정은 __________ 라고 알려져 있다.

a. 감수분열
b. 케튼증가
c. 유사분열
d. 마이오시스

괄호 넣기 문제 / Fill in the Blank

1. 에너지를 생산하는 기관은 ______________ 이다.
2. 리보솜은 ______________ 을 생산하는데 관여한다.
3. ______________ 는 단백질을 포장하는 소기관이다.
4. 가로무늬근육은 ______________ 라고도 부른다.
5. ______________ 는 싸개나 덮개로 작용한다.
6. ______________ 는 유연성이 있고 힘줄이나 인대에서 볼 수 있다.
7. 얇고 납작한 상피세포를 ______________ 라고 부른다.
8. 핵에서 단백질로 변화시키는 과정을 ______________ 라고 한다.
9. 상피조직들에서 여러 층인 것을 ______________ 라고 한다.
10. 가장 큰 세포소기관은______________ 이다.

연결 문제 / Matching

1. _______ 신경조직의 기본 세포
2. _______ 표면을 넓혀주는 특수 세포구조물
3. _______ 성근조직의 다른 이름
4. _______ 에너지를 만드는 소기관
5. _______ 세포막을 통한 물질이동과정
6. _______ 조각들을 찾아서 청소하는 세포들

a. 세포질세망
b. 분해효소체
c. 삼투압
d. 신경원
e. 확산
f. 과산화소체
g. 편모
h. 세포내이입
i. 미세융모

7. ______ 세포면에 솟은 털 같은 구조물

8. ______ 물질을 포장해서 세포 밖으로 수송

9. ______ 세포 조각을 소화시키는 효소들을 가진 소기관

10. ______ 수송계통으로 작용하는 소기관

11. ______ 입자들이 높은 농도에서 낮은 농도로 이동

12. ______ 이동을 도와주는 특수한 세포의 구조물

13. ______ 에너지를 사용하는 수송

14. ______ 알코올을 해독하는 세포소기관

15. ______ 움직이도록 압력을 사용하는 수송

j. 능동수송

k. 포식세포

l. 섬모

m. 성근

n. 미토콘드리아

o. 여과

단답식 문제 / Short Answer

1. 조직(tissue)의 종류를 나열하고 그 예를 하나씩 들어라.

2. 점막(mucous membrane)과 장막(serous membrane) 사이의 다른 점을 써라.

3. 대량수송(bulk transport)의 유형들에 대하여 설명하라.

명칭을 달기 문제 / Labeling

괄호 안에 알맞은 해부학 용어를 써 넣어라.

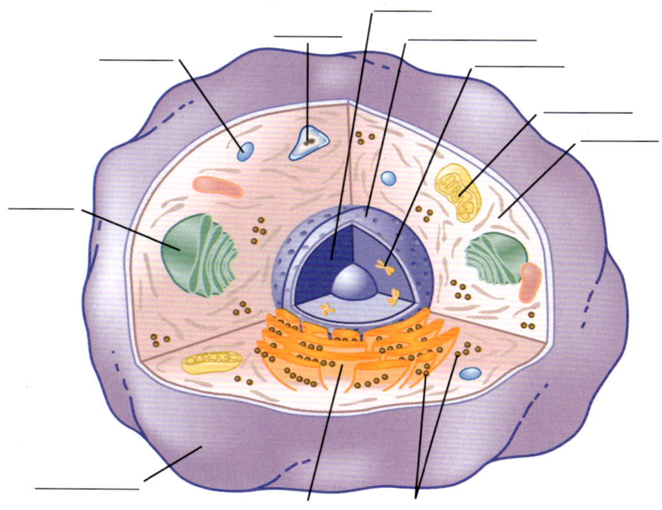

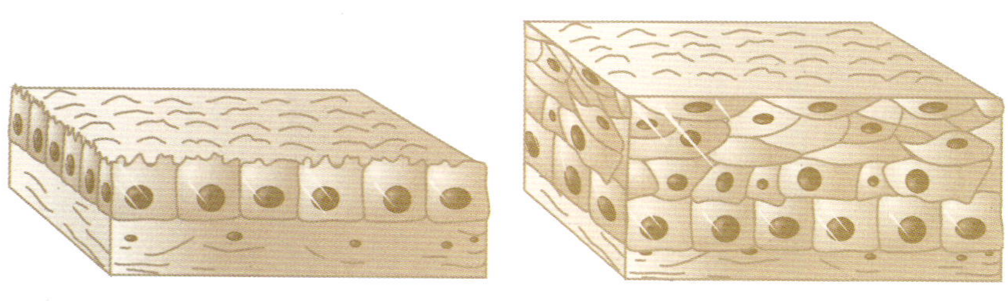

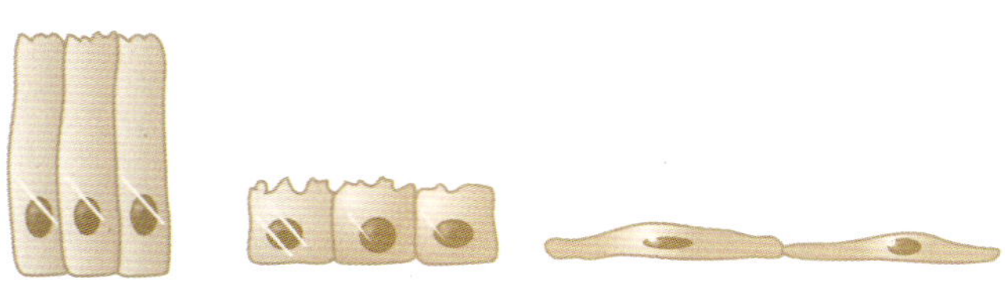

피부계
THE INTEGUMENTARY SYSTEM

제 3 장

주요 용어

지방(adipose)
바닥세포암 (basal cell carcinoma)
진피(dermis)
표피(epidermis)
고도화상(full-thickness burn)
각질화(keratinize)
악성흑색종 (malignant melanoma)
멜라닌(melanin)
멜라닌세포(me anocyte)
부분화상 (partial-thickness burn)
아홉법칙(rule of nines)
기름샘(sebaceous gland)
피부기름(sebum)
편평세포암종 (squamous cell carcinoma)
바닥층(stratum basale)
각질층(stratum corneum)
피부밑(subcutaneous)
땀샘(sudoriferous gland)
얕은화상 (superficial-thickness burn)

사람에서 가장 큰 기관은 당신이 매일 보는 피부이다. 피부는 우리 몸의 덮개이다. 피부는 하나의 기관이고 땀샘들이나 털 같은 부속기관들과 함께 피부계를 구성하고 있다. 이 덮개는 미생물과 충격으로부터 보호하고, 탈수를 막아주고, 체온을 조절하고, 단열, 비타민 생산, 감각수용(sensory reception) 등의 여러 가지 많은 기능을 가지고 있다.

피부는 해로운 미생물들이 들어오지 못하게 하는 보호막을 형성하여 감염 방지에 기여한다. 이 보호막은 충격이 의한 손상, 햇빛으로부터 오는 자외선(UV), 독한 화학물질, 극단적인 고온과 저온을 막아준다. 이 보호막은 방수되기 때문에 물의 손실을 막아서 탈수되지 않게 한다. 피부는 땀을 분비하여 피부를 식혀서 체온을 조절한다. 피부는 단열제로 작용하고 속기관들에 충격을 덜어준다. 피부에 있는 콜레스테롤은 햇빛을 받아 내장에서 칼슘을 흡수케 하는 비타민 D로 전환된다. 통각(pain), 촉각(touch), 냉각(cold), 온각(heat), 압력(pressure) 등을 감지하는 감각수용기들은 피부에 존재한다. 이 수용기들은 바깥환경에 관한 정보를 신경계로 전달한다.

이 장에서는 피부의 층들과 그것들의 구조와 기능을 설명한다. 더불어, 털과 손발톱의 구조를 설명하고, 화상의 유형과 범위를 설명하고, 피부암의 정의를 설명한다.

피부의 층 / Layers of the Skin

피부는 표피, 진피, 피부밑층의 3층으로 되어 있다. 각 층은 다른 종류의 조직으로 구성되어 있고 각기 다른 기능을 한다(그림 3-1 참조). 피부의 두께와 깊이는 모든 사람에서 비슷하지만 인종에 따라 그리고 성에 따라 약간의 차이가 있다. 피부는 우리가 매일 보는 것이고, 자주 자신과 다른 사람을 확인하고 인식하는 것일지라도, 그것은 정말로 개개인의 외관을 비춰주는 숨은 구조이다.

표피 / Epidermis

표피(epidermis)는 피부의 가장 바깥층은 이고 중층편평상피조직으로 되어 있다. 이 조직의 세포들은 ***각질화(keratinize)***되어 표피를 단단하고 유연하게 만든다. 그래서 피부는 늘어날 수 있어 버틸 수 있다. 표피에는 혈관이나 샘이 없다. 혈관이 없으므로 살짝 긁힌 얕은 상처에서는 피가 나지 않는다. 표피는 5층으로 구분된다. 가장 속 층에서부터 가장 바깥층까지, 바닥층, 가시층, 과립층, 투명층 및 각질층이다.

Flashpoint

피부계는 체온조절, 탈수방지, 그리고 미생물 감염에 대한 방어에 의해 항상성을 유지한다.

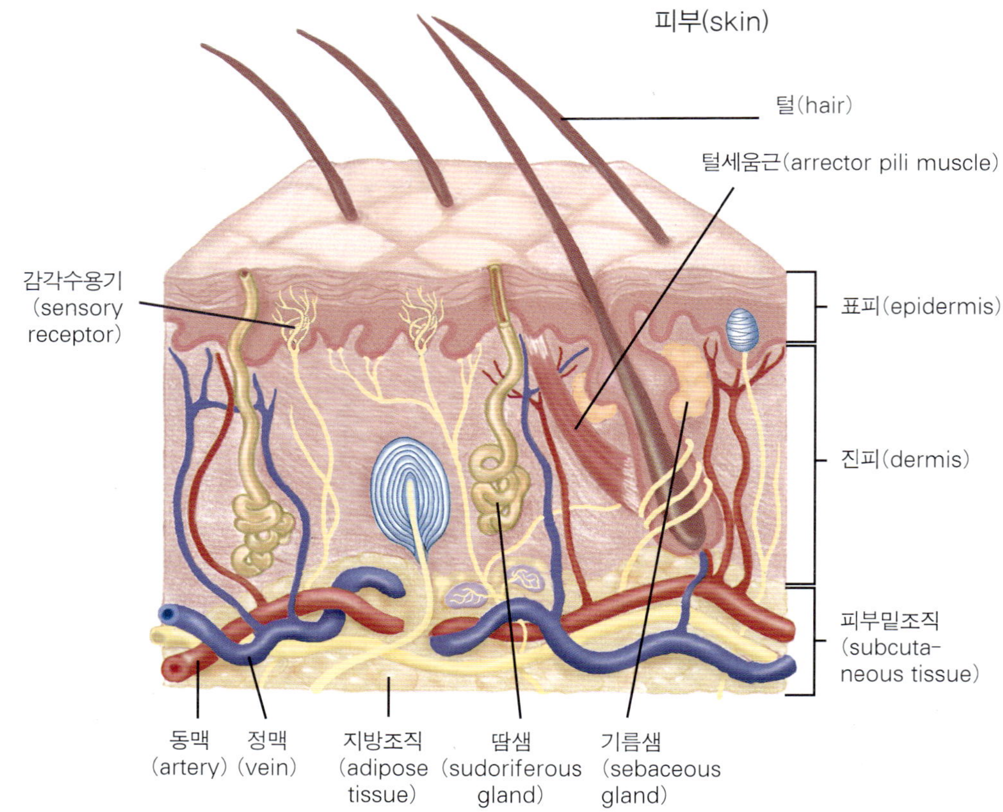

그림 3-1 피부 층들의 가로 절단면. (Adapted from Eagle S. *Medical Terminology in a flash!* Philadelphia, PA: FA Davis; 2006:25.)

바닥층(stratum basale) 또는 종자층(germinativum)은 진피에 붙어 있어서 진피의 혈관들로부터 영양소들을 받는다. 바닥층은 상피세포의 원천이다. 이 층에서는 매일 수백만개의 새 세포들이 만들어진다. 새 세포가 만들어질 때 나이든 세포는 밀려올라가서 영양소원천에서 멀어진다. 상피세포들은 먼저 ***가시층(stratum spinosum)***을 거쳐서 표피의 중간층으로 올라가고 그 다음에 ***과립층(stratum granulosum)***을 거쳐 올라간다. 세포들은 이 층들을 거쳐서 올라갈수록 납작해지고 두꺼워지고 케라틴(keratin)이라는 단백질로 채워지면서 단단해진다.

특별히 두껍고 털이 없는 손바닥과 발바닥의 피부는 ***투명층(stratum lucidum)***이라는 특별한 층을 가지고 있다. 이 층의 세포들은 납작한 세포들로서 케라틴으로 가득 채워져 있다. 이 층의 세포들은 죽어서 투명하게 보이는 것이다. 이 특별한 층은 마찰이 심하게 일어나는 표피에 힘을 더해준다.

표피의 가장 겉층은 ***각질층(stratum coreum)***이다. 이 층은 20~30세포층으로 되어 있고, 표피 두께의 1/4 정도를 차지하고 있다. 이 층의 세포들은 한 세포가 다른 세포에 약간씩 걸쳐져 지붕 위에 지붕과 같은 모양을 이루고 있다. 이 세포들은 모두 죽어있는 것이고, 완전히 각질화된 것이다. 각질화(keratinized)에 대한 다른 용어는 탈락화(cornified)이다. 각질층의 라틴어 명칭은 이것에서 온 것이다. 이 죽은 세포들은 일정하게 떨어져나가고 아래에서 올라오는 세포들로 대치된다.

Flashpoint

피부에서는 분당 50,000개 정도의 상피세포가 떨어져 나간다.

케라틴은 피부에 보호능력을 더해준다. 케라틴은 피막을 형성하여 몸안의 물이 나가지도 못하고 들어오지도 못하게 방수 기능이 있다. 또한 케라틴은 미생물들, 화학물질 및 기타 물질들이 들어오지 못하게 방어벽을 이루어 몸을 보호한다. 피부가 파괴되지 않았다면 대부분의 박테리아나 해로운 미생물들이 피부표면을 뚫고 들어올 수 없다.

표피의 아래층에서 볼 수 있는 다른 형태의 세포는 ***멜라닌세포(melanocyte)***이다. 이 세포들은 ***멜라닌(melanin)***이란 색소를 생산한다. 멜라닌은 검정색, 갈색, 황색 또는 이 색들의 변색들로 보인다. 이 색소는 피부, 털, 홍체에 색을 제공한다. 멜라닌세포에서 멜라닌을 많이 생산할수록 피부, 털, 눈의 색은 더 검어진다. 매우 밝은 색 피부와 털을 가진 사람들도 멜라닌을 생산하지만 적게 생산된다. 그러나 푸른 눈을 가진 사람들은 홍체에서 멜라닌이 전혀 생산되지 않는다. 푸른 눈은 돌연변이이다. 청색은 색소가 없는 홍체의 자연색갈이다.

멜라닌 생산은 인위적으로 증가시킬 수 있다. 자외선은 표피의 바닥층을 손상시킨다. 자외선은 표피세포의 손상이나 돌연변이를 일으킬 수 있다. 햇빛에 노출하면 멜라닌세포들은 자외선으로부터 피부를 보호하기 위하여 더 많은 멜라닌을 생산한다. 검은 피부는 자외선에 다소의 보호능력을 가지고 있지만 햇빛에 계속 노출되면 더 검게 될 수 있다. 흔히 검게 태운 피부는 건강하다고 평가받는다. 실제로 태운 피부도 해로운 광선으로부터 자신을 보호하는 힘을 가진 피부이다. 멜라닌은 약한 방어장치일 뿐이다. 그래서 자외선에 오래 노출되면 피부에 영구적 손상을 초래할 수 있다.

진피 / Dermis

피부의 둘째 층인 ***진피(dermis)***는 아교섬유들과 탄력섬유들을 가진 섬유결합조직으로 형성되어 있다. 이 층은 피부의 지구력과 탄력성 그리고 당겨지고 되돌아가는 능력을 제공한다. 나이가 들어감에 따라 아교섬유들과 탄력섬유들은 부서져서 피부는 탄력성을 잃게 되어 늘어지고 연약하게 된다(글상자 3-1 참조).

피부계의 모든 부속기관들은 진피에 있다. 진피에는 혈관들, 신경들, 털주머니 및 샘들이 들어 있다. 표피 바로 아래의 층은 진피의 ***유두층(papillary layer)***이라고 부른다. 이 층에는 모세혈관들이 많아 진피와 표피의 바닥층에 영양을 공급한다. 유두층은 능선들을 형성하여 손가락들이나 발가락들에 여러 가지 소용돌이들과 고리들이 나타나게 한다. 이러한 무늬는 발생과정에서 형성되고 마찰받이로 작용하여 종이 같은 매끄러운 물건을 집어 들 수 있게 하고 매끄러운 바닥에서 맨발로 걸을 때 미끄러지지 않게 한다. 유두능선은 사람마다 차이가 있어 쌍둥이에서 까지도 차이가 있다. 손가락의 문양은 흔히 지문(fingerprints)이라고 한다.

샘 / Glands

샘은 물질을 분비하는 능력을 가진 상피세포들로 만들어진 것이다. 사람에서는 내분비샘과 외분비샘으로 분류한다. ***내분비샘(endocrine gland)***은 물질을 생산하여 직접 혈류로 보내고, ***외분비샘(exocrine gland)***은 물질을 생산하여 관을 통해 바깥으로 내보낸다. 관들은 바깥환경으로 열려있는 곳에 구멍(pore)이 있다. 피부에는 2가지 외분비샘인 기름샘과 땀샘이 있다.

글상자 3-1 피부의 장애(Skin disorders)

피부는 사람에서 가장 큰 기관이고 다른 사람에게 잘 보이는 것이다. 피부에는 병이라고 할 수 없는 일반적인 장애가 많이 일어나지만 사람들은 그것들의 영향으로 심한 괴로움 받기도 한다.

임신선(늘어난 자국, stretch marks)은 피부의 탄력섬유들이 지나치게 늘어나서 피부에 선모양의 붉은 반흔(상처살, scar)이 생겼다가 흰색으로 변한 것이다. 흔히 빠른 속도의 체중 증가나 감소 및 임신이 원인이다. 임신선은 레이저치료나 피부제거술로 효과가 있기는 하지만, 참된 치료법은 없다.

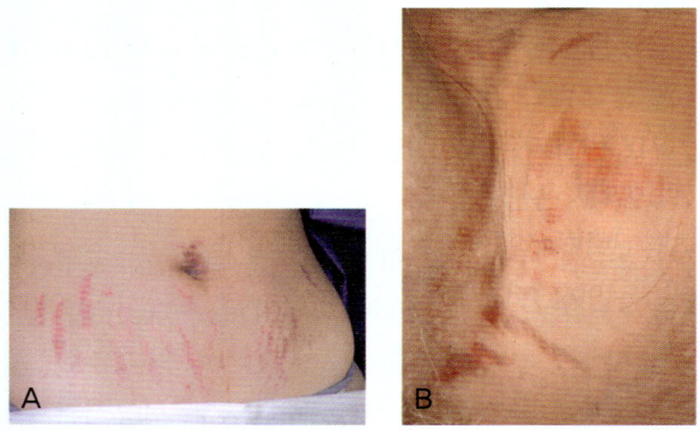

임신선(늘어난 자국). (From Barankin B, Freiman A. *Derm Notes: Clinical Dermatology Pocket Guide*. Philadelphia, PA: FA Davis; 2006:155.)

주름(wrinkles)은 얼굴, 목, 손에 가장 많이 생기고 나이가 들어가면서 심해진다. 미성숙주름은 햇빛노출이나 흡연에 의하여 생긴다. 주름에 대한 치료는 주름 속으로 보습제를 주입하는 방법이나 피부가 편평해지게 근육을 마비시키는 물질을 주사하는 방법으로 펴지게 할 수 있다. 가장 적극적인 치료는 얼굴성형수술 또는 여분의 조직을 제거하기 위하여 자르고 당겨주는 수술이다.

연조직염(cellulitis)은 피부 밑에 있는 지방과 결합조직의 분포에 의한 피부 패임이나 오목이다. 이 것은 여자에 더 많고 흔히 넓적다리, 엉덩이, 볼기에서 볼 수 있다. 현재 연조직염의 치료로는 지방흡입술과 외과적 지방제거술이 있다. 그 외로 그 부위를 일시적으로 편평하게 해주는 몇 가지 로션이 있다.

비듬(dandruff) 또는 기름흐름(지루, seborrhea)은 흔히 머리피부에서 조각으로 떨어지는 비늘로 보이는 피부염증의 하나이다. 비듬의 원인은 알려져 있지 않다. 치료로는 염증을 경감시키는 약들이 있다.

사마귀(warts)는 사람 유두종바이러스의 감염으로 발생한다. 이 바이러스는 피부 표면에서 세포분열을 증가시켜 살색의 작은 혹이 생기게 한다. 사마귀는 종류가 많다. 가장 흔한 사마귀는 손가락들과 손에 가장 잘 발생하는 것이다. 그것들은 흔히 저절로 치유된다. 그렇더라도 퍼져나가지 않게 하기 위하여 치료할 필요가 있다.

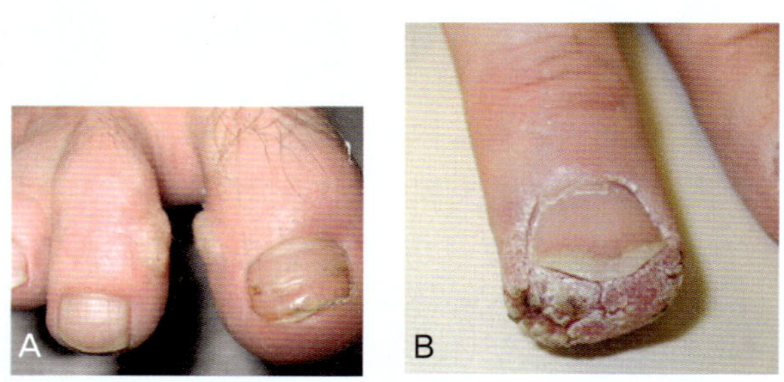

사마귀. (From Barankin B, Freiman A. *Derm Notes: Clinical Dermatology Pocket Guide*. Philadelphia, PA: FA Davis; 2006:171.)

기름샘(Sebaceous Glands)

기름샘(피지선, *sebaceous gland*)은 기름을 생산한다. 이 기름샘은 입술, 손바닥, 발바닥을 제외한 모든 피부에서 볼 수 있다. 그래서 입술과 손발바닥은 건조하고 갈라지기까지도 한다. 이 샘들에서 분비되는 기름은 ***피부기름***(피지, *sebum*)이라고 한다. 피부기름은 관을 통해서 피부의 표면으로 나간다. 피부기름은 피부를 보호하고 털이 마르지 않게 하고 세균들의 침입을 막아준다. 청년기 동안에 기름샘들은 피부기름 생산이 증가되어 관의 구멍과 털주머니가 박테리아로 막혀서 여드름(acne)이 발생한다. 피부기름의 생산은 나이를 먹어감에 따라 감소하여 피부가 건조해지고 쉽게 갈라지게 된다.

땀샘(Sudoriferous Glands)

사람에서 ***땀샘***(*sudoriferous glands* 또는 sweat glands)은 2~4백만 개나 된다. 땀샘에는 샘분비샘와 부분분비샘의 2가지가 있다. ***샘분비샘***(*eccrine glands*)은 땀(sweat)을 분비하여 몸을 식혀 체온조절을 도와준다. 땀은 대부분이 물이고, 약간의 염류와 노폐물이 포함되어 있고 피부표면으로 분비하여 증발시켜 체온을 식혀준다.

부분분비샘(*apocrine glands*)은 겨드랑부위와 샅부위(회음부)에서 볼 수 있다. 이 샘들은 땀과 비슷한 분비물을 분비하지만 지방산과 단백질이 포함되어 있다. 이 분비물이 피부에 있는 박테리아에 의하여 소화되면 특이한 냄새를 풍긴다. 이 샘들은 사춘기에 기능이 시작된다. 동물들에서는 서로를 확인하거나 다른 동물들을 확인하는 냄새로 이용된다. 사람은 각 개인의 특별한 옷을 입은 어린이의 냄새 같은, 그런 개인의 냄새차이를 구별한다고 할 수 있을지라도, 더 이상 다른 사람을 확인하는 냄새로 사용하지 않는다.

부분분비샘의 분비물은 페로몬(pheromone)을 함유하고 있다는 학설이 있다. 페로몬은 반대성을 유인하기 위한 행동반응을 일으키는 화학물질들이다. 이 학설은 확실하게 증명되지는 않았지만 사람들은 자신의 배우자의 냄새를 다른 사람의 냄새보다 선호하는 경향이 있다는 것을 많은 연구들에서 보여주고 있다(글상자 3-2 참조).

> **Flashpoint**
> 사람의 속과 바깥에 살고 있는 미생물들은 정산균무리(normal or natural flora)라고 한다.

피부밑층 / Subcutaneous Layer

피의 가장 속층은 ***피부밑층***(*subcutaneous layer* 또는 hypodermis)이다. 피부밑층은 지방세포들과 아교섬유들과 탄력섬유들을 포함하고 있는 결합조직의 한 유형인 ***지방***조직(*adipose* tissue)으로 되어 있다. 이 조직은 피부를 밑에 있는 근육에 붙여주고 있다.

지방조직은 포도당을 대체할 수 있는 에너지에 있어 잠재적인 원천이 될 수 있는 지방을 저장한다. 그것은 특히 뼈에 대하여 서 있거나 걸을 때 발바닥과 앉아 있을 때 골반과 같은 부분에서 지면에 대하여 완충역할을 해준다. 지방조직은 또한 추위로부터 최소한의 절연을 제공한다.

털의 구조 / Structure of Hair

털은 입술, 손바닥, 발바닥, 남자의 음경, 여자의 소음순을 제외한 전신에 나있다. 사람에 나 있는 수백만개의 털은 현재는 기능이 축소되었지만, 과거 추위에 대한 보온장치와 보호장치로 기능하였다. 눈과 기도로 먼지를 들어가지 못하게 하는 눈썹과 코털은 제한적으로 보호작용이

글상자 3-2 페로몬(Pheromones)

페로몬은 여러 종류의 동물들이 분비하는 화학물질이다. 이 물질은 같은 종의 일원에게 생리적 또는 행동적 반응을 일으키게 한다. 페로몬은 곤충, 식물, 포유동물에서 발견되었다.

곤충들은 페로몬을 여러 가지 목적으로 사용한다. 곤충들은 짝을 유인하기 위하여, 짝에게 준비가 되어 있음을 알리기 위하여, 자기의 영역을 만들기 위하여, 포식자의 존재를 경고하기 위하여, 지나간 흔적을 표시하기 위하여 사용한다. 개미는 음식을 얻었을 때 집으로 돌아가는 길을 표시하기 위하여 흔적 페로몬을 특이하게 사용한다. 개미들을 보면 한 줄로 늘어서서 여행하는데 그런 것은 개미들이 서로를 안내하기 위하여 페로몬을 사용하고 있는 것이다.

식물들은 그들을 먹거나 손상시킬지도 모르는 곤충들과 포식자들로부터 보호하기 위하여 냄새를 사용한다. 또한 식물들은 곤충들, 특히 벌들을 유인하기 위하여 냄새를 사용한다. 그래서 곤충들은 꽃가루를 다른 식물로 가져가서 수정을 시켜 준다.

포유동물들은 영역을 표시하기 위하여, 암놈이 수태 중임을 경고하기 위하여, 동일하다는 증명으로 페로몬을 사용한다. 개들과 고양이들은 영역을 표시하기 위하여 소변에 있는 페로몬을 사용한다. 만약에 개 한 마리가 마당을 돌아다니면서 몇 곳에 소변보는 것을 본다면, 그 개는 다른 개들에게 자기 영역을 보여주는 경계를 만드는 것이다.

사람은 페로몬이 행위를 변화시키는지 측정하기 어렵다. 사람의 후각(냄새감각)은 곤충이나 다른 동물들 같이 강하지 못하다. 그래서 사람에서 냄새의 영향을 검사하기는 더욱 어렵다. 인증되지는 않았지만 페로몬이 월경주기, 같은 사람 확인, 성적 유인에 영향을 미친다는 것을 보여주는 연구가 있다.

한 방을 함께 사용하는 젊은 여자들은 월경주기가 동시에 일어난다는 연구들이 있다. 이 연구들은 기숙사에서 같이, 이전까지 함께 살지 않은 사람이지만 지금은 함께 사는 여자들이 그들의 월경주기가 점점 더 같아져가고 있음을 발견한 것들이다. 확인에 대해서는 사람들은 냄새로 여러 사람들을 구별할 수 있다는 것과 그들의 아이들과 그들의 배우자의 냄새를 인식할 수 있다는 것이 알려져 있다. 이러한 능력은 모든 사람에서 강한 것은 아니고, 그리고 사람이 항상 가까이 접촉하지 않은 어떤 사람을 냄새로 인식한다는 것은 있음직하지 않다. 사람들이 성적 유인을 위하여 페로몬을 사용한다면, 증명되지는 않았지만, 사람들은 다른 사람의 냄새보다는 그들의 짝의 냄새 더 좋아한다는 연구들이 있다. 또한 그들은 사람들이 선호하는 냄새를 가진 사람들을 더 매혹적이라고 설명한다. 또한 페로몬은 어떤 사람에게는 전혀 아니지만, 어떤 사람들 사이에는 강하게 느껴지는 성적 작용이 있는 것으로 알려져 있다.

남아있다.

털은 ***털주머니(hair follicles)***라는 구조물에서 생산된다. 이 주머니의 둥근 아랫부분을 ***털망울(hair bulb)***이라 한다. 털세포가 성장하고 있는 털망울의 속부분을 털뿌리(hair rooot)라고 한다. 털뿌리는 털을 붙잡고 있는 곳이다. 털뿌리에서 자라 나온 바깥부분을 ***털줄기(hair shaft)***라고 한다(그림 3-2 참조).

피부세포와 유사한 털세포는 뿌리에서 바닥층을 구성하고 있는 상피세포이다. 뿌리세포가 생산되면, 그것들은 위로 밀어 올려지고, 성장부분으로부터 더 멀리 나가면 두꺼워지면서 각질화된다. 털줄기는 죽은 상피세포들과 단백질로 구성되어 있다.

모든 털줄기는 속질(medulla)이라고 부르는 심을 가지고 있다. 속질은 멜라닌을 가지고 있다. 피부에서와 같이, 이 색소의 배합은 털의 색을 나타낸다. 나이가 들면, 속질의 멜라닌세포들은 멜라닌 생산을 중단하여 털은 회색이나 흰색으로 된다. 털이 희게 되는 나이는 사람마다 다르다. 어떤 사람은 10대에 회색으로 되기 시작하고 어떤 사람은 50대까지도 시작하지 않지만

Flashpoint

빨강머리는 멜라닌 대신에 페오멜라닌을 생산하는 돌연변이의 결과이다. 이런 돌연변이를 가진 사람들은 통증에 과민반응을 가지고 있다.

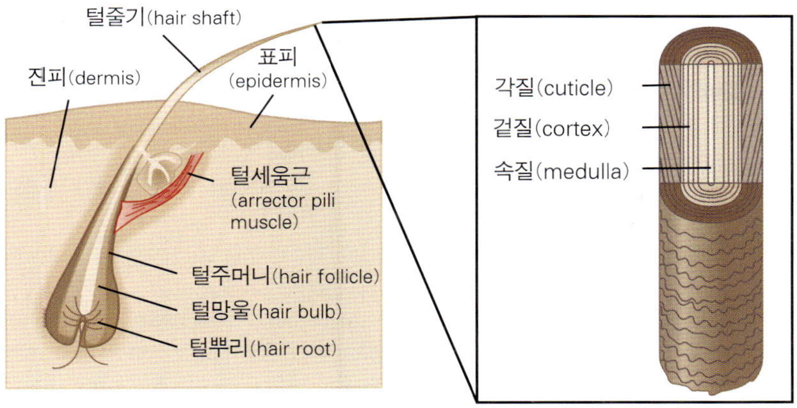

그림 3-2 털 성분의 세로 단면.

대부분의 사람들은 30대에 시작한다. 속질에서 멜라닌이 생산되지 않는다면, 그 사람은 회색 털을 가지고 태어난다.

속질을 둘러싸고 있는 두꺼운 층을 ***겉질(cortex)***이라고 한다. 겉질은 털의 대부분을 이루고 있다. 겉질을 싸고 있는 단층의 세포들은 ***각질(cuticle)***이라고 부른다. 각질은 완전히 각질화된 세포들이 부분적으로 겹쳐져 있고 털줄기에 힘을 더해준다. 털은 형태와 크기가 다양하고 신체 부위에 따라 털의 길이와 굵기도 다르다. 털의 모양은 털줄기의 모양을 측정한 것이다. 타원형의 줄기를 가진 털은 매끈하고 구불거린다. 털줄기가 둥글면 그 털은 곧고 거칠다. 납작한 줄기는 꼬불꼬불한 털이다. 각 털주머니에는 ***털세움근(arrector pilli*** muscle)이라는 작은 근육이 붙어 있다. 이 근육들은 추위와 공포에 반응하여 수축하면 털은 솟아오르고 피부는 오목하게 들어간다. 흔히 이 오목들은 닭살(goose bumps)이라고 불린다. 이 작용은 사람을 위해서는 목적을 잃었지만 동물에서는 피부면적을 줄여 단열에 도움이 되고, 다른 동물이 겁을 먹게 더 크게 보이게 만들어준다.

손톱과 발톱의 구조 / Structure of the Nail

손발톱은 표피의 변형이다(그림 3-3 참조). 손발톱의 성장은 ***손발톱몸통(nail body)*** 밑에 있는 바닥층에서 일어난다. ***손발톱바탕질(nail matrix)***은 세포성장이 일어나는 바닥층의 한 부분이다. 피부와 털에서와 같이, 세포들이 바탕질을 떠나갈 때, 각질화가 일어나고, 앞쪽으로 밀려가서 손발톱몸통을 이룬다. 손발톱의 ***자유모서리(free edge)***는 손가락의 끝을 지나간 부분이다. 손발톱의 가쪽은 피부주름으로 그리고 몸쪽은 ***각질(cuticle)***로 붙어 있다. 그리고 아래로는 진피에 부착되어 있고 영양소들은 진피의 혈관들로부터 받고 신경들은 진피에서 볼 수 있다. 그래서 피부에서 손발톱이 분리되어 나갈 때 그렇게 아픈 것이다.

손발톱은 투명하지만 바닥층 아래의 혈관이 분포되어 있어 핑크색으로 보인다. 바탕질을 덮고 있는 부분은 흰색으로 보이는데 그것을 ***반달(lunula)***이라고 한다. 푸른색으로 보이는 손톱은 ***청색증(cyanosis)***의 신호이다. 이것은 혈액에 산소가 결핍된 것을 나타내는 것이다.

Flashpoint

손톱(fingernail)이 빠지면 새 것으로 자라는데 150일 정도 걸린다.

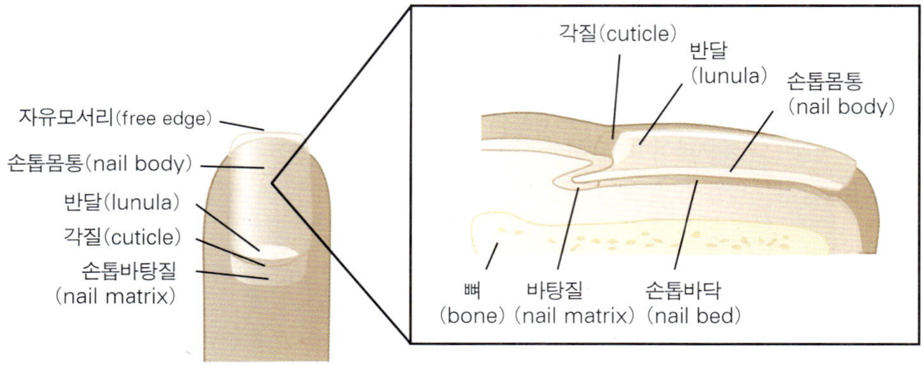

그림 3-3 손발톱 구조의 세로 단면.

화상의 분류 / Classification of Burns

화상은 자외선, 강한 열, 화학물질, 수증기, 전기 등에 의한 조직의 손상이다. 화상이 발생했을 때는 탈수가 일어나고 전해질들이 손실된다. 그렇게 되면 콩팥은 더 이상의 탈수를 막기 위해서 소변 만들기를 중단한다. 심장은 혈액량이 감소되었기 때문에 충분한 혈액공급을 할 수 없다. 전해질의 변화들은 심장의 적절한 전도기능을 손상시켜 심장활동의 감소를 초래한다. 더불어, 대사율, 면역반응 그리고 조직들에게로 산소를 보내는 심혈관계의 능력에도 변화가 일어난다.

화상은 정도에 따라 3가지 형으로 분류한다(그림 3-4 참조). 가장 약한 화상은 1도 화상이라고 부르는 ***얕은화상(superficial-thickness burn)***이다. 이것은 빨게 지고, 아프고, 뜨거운 것이다. 표피만 손상된 것이다. 이 화상의 가장 흔한 유형은 햇빛화상과 수증기화상이다.

중간 정도의 화상은 2도 화상이라고 부르는 ***부분화상(partial-thickness burn)***이다. 표피와 진피가 손상된 것이다. 이 화상은 빨갛고, 아프고, 피부 표면에 물집이 생긴 것이다.

가장 심한 화상은 3도 화상이라고 하는 ***고도화상(full-thickness burn)***이다. 피부가 검어지고 까맣게 태워지고 근육과 뼈까지 손상된 것이다. 보호막인 피부가 없어졌기 때문에 미생물들이 침입하게 열려있어 감염이 쉽게 된다. 이 3도화상에서는 역시 피부가 없어졌기 때문에 탈수가 일어나고 상처에서 체액이 새나온다. 이런 상태는 생명이 위험하다.

고도화상에서는 바닥층이 없어졌기 때문에 조직의 재생은 불가능하다. 그래서 노출된 조직을 덮기 위하여 피부이식이 필요하다. 이 고도화상에서는 진피의 감각수용기들이 파괴되었기 때문에 아프지도 않다. 만약 피부가 재생될 때 신경이 재생된다면 그때 통증이 생긴다.

화상은 위험을 고려해 즉시 의학적 처치가 있어야 한다. 전신 피부의 25% 이상의 2도 화상과 10% 이상의 3도 화상은 위험하다. 얼굴의 2도 화상이나 3도 화상은 호흡계가 손상되어 호흡을 막아 질식할 가능성이 있기 때문에 위험하다. 또한 생식기, 손, 발 또는 관절의 화상은 2도 또는 3도도 위험하다. 어린이에서는 어떤 화상이든지 10% 이상이면 위험하다. 몸이 작기 때문에 체온 조절이 어른같이 잘 되지 않고 탈수나 체액손실이 빠르게 일어난다. 어린이는 화상으로 쉽게 쇼크를 일으키거나 죽는다. 위험한 화상의 정도는 노인도 어린이와 비슷하다. 노인에서도 작은 화상을 제외한 어떤 화상이든지 체온조절에 영향을 미칠 수 있고 탈수와 감염을 초래할 수 있다.

Flashpoint

화상을 치료하기 위하여 버터, 마가린 또는 라드(lard)를 사용하지 마라. 요리에 사용하는 기름들은 화상에서 열을 유지시키거나 증가시킨다.

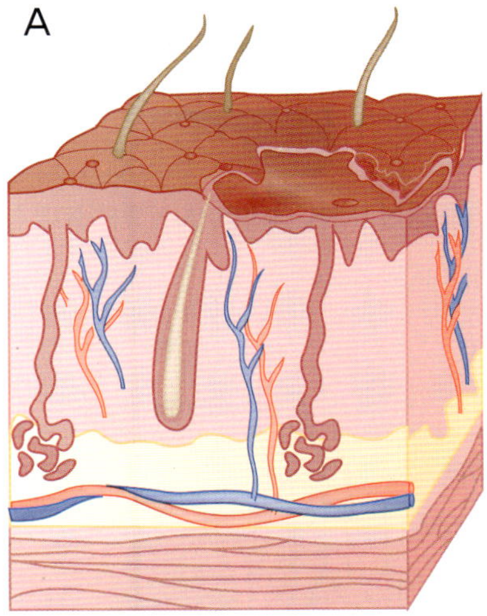

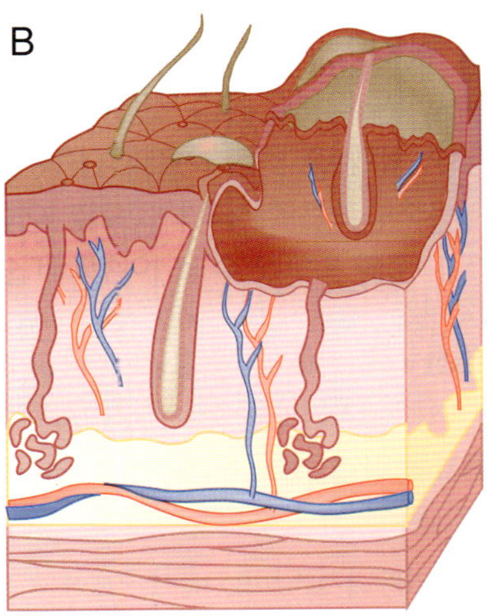

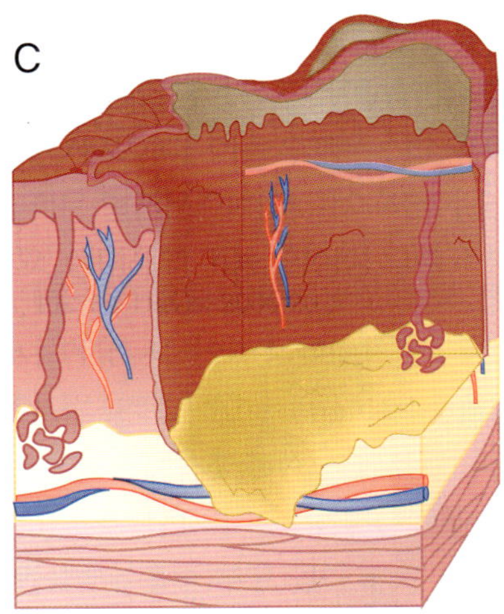

그림 3-4 화상의 분류. (A) 얕은화상. (B) 부분화상. (C) 고도화상.

아홉의 법칙 / Rule of Nines

화상의 범위를 결정하는 방법으로 ***아홉법칙***을 사용한다. 이 방법은 사람을 11부분으로 나누고 각 부분은 전체 체표면적의 9%로 계산하는 것이다. 머리와 목은 합쳐서 9%, 팔은 오른쪽과 왼쪽이 각각 9%, 다리는 앞면과 뒷면이 각각 9%, 몸통은 앞면과 뒷면이 각각 18(9+9)%, 그리고 생식기 부분이 1% 이다(그림 3-5 참조). 예를 들면, 팔의 앞면이 화상을 입었으면 사람 전체의 4.5%이고 몸통의 앞면과 뒷면이 허리 바로 아래에서부터 화상을 입었다면 전체의 37%이다.

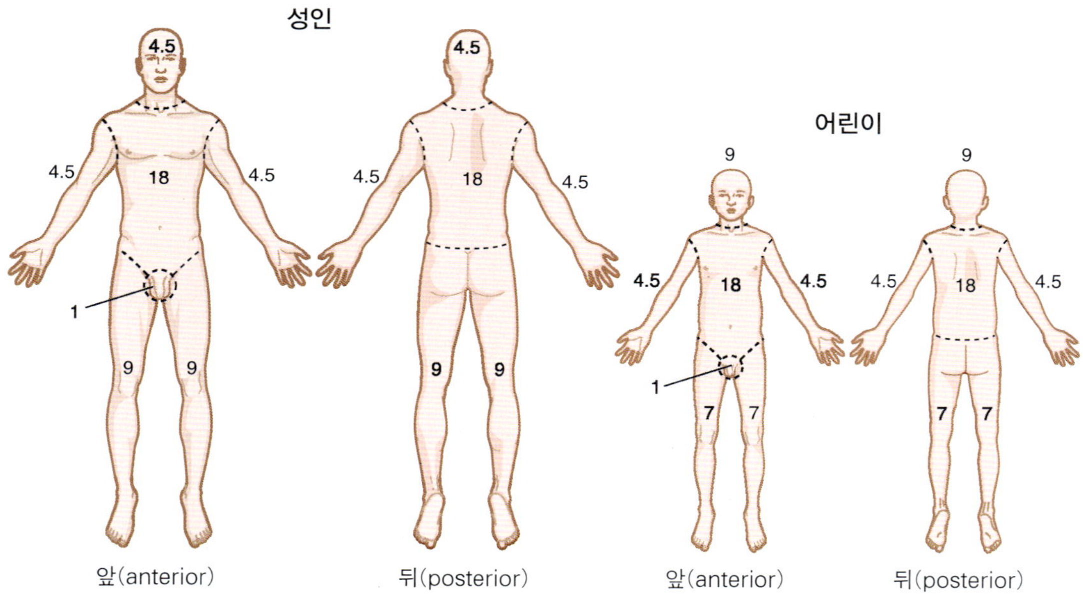

그림 3-5 성인과 어린이에 대한 아홉법칙.

피부암 / Skin Cancer

> **Flashpoint**
> 어린 시절 햇볕을 집중적으로 받은 부분은 성인이 되어 피부암으로 변이될 확률이 2배이다

피부에는 변이와 병터가 많다. 이러한 병터는 주근깨나 긁힘과 같이 단순한 것과 종양과 같은 심각한 것도 있다(그림 3-6 참조). ***종양(neoplasm)*** 또는 tumor은 피부의 어느 곳에나 생길 수 있다(표 3-1 참조). 대부분은 양성이라서 다른 곳으로 퍼져나가지 않는다. 일부 다른 종양은 악성이 되어 다른 곳으로 전이된다. 이런 악성 종양이 피부에 생긴 것을 ***피부암(skin cancer)***이라고 한다. 피부암은 흔히 햇빛이나 태닝베드에서 자외선에 과도한 노출이 원인이 된다.

피부암은 바닥세포암종, 편평세포암종, 악성흑색종의 3가지가 있다(그림 3-7 참조). 암이 발생한 자리, 치료, 생존율은 종류에 따라 다르다(표 3-2 참조).

바닥세포암종(basal cell carcinoma)은 전 세계에 알려진 모든 피부암 환자의 80%를 차지하는 가장 흔한 피부암이다. 바닥세포들이 각질화가 되지 않고 표면으로 밀려 올라가서 작은 결절을 형성한 것이다. 얼굴은 햇빛에 더 많이 노출되기 때문에 얼굴과 귀에 많이 생긴다. 이 종양은 느리게 자라고 다른 곳으로 잘 전위되지 않는다. 치료는 결절을 제거하는 것이고 생존율은 99%이다.

편평세포암종(squamous cell carcinoma)은 미국에서는 매년 250,000명의 환자들이 생기는 둘째로 흔한 피부암이다. 이 암은 표피의 중간층들이 영향을 받아 발생한다. 피부표면에 궤양이 생기고 겉에 딱지가 생긴 비늘이 있는 반점으로 나타난다. 얼굴, 입술, 귀에 가장 많이 발생한다. 이 암은 빠르게 성장하고 다른 여러 곳으로 전이된다. 초기에 처치하면 생존율이 95% 정도이다.

악성흑색종(malignant melanoma)은 셋째로 흔한 피부암이다. 전 세계에서 해마다 160,000명의 환자가 발생한다. 이 암종은 멜라닌세포들이 손상을 받아 발생하는 것이다. 검거나 갈색의 얼룩반점들이 빠르게 퍼져나가는 것으로 보인다. 이 암의 세포들은 림프절이나 혈관으로 전이

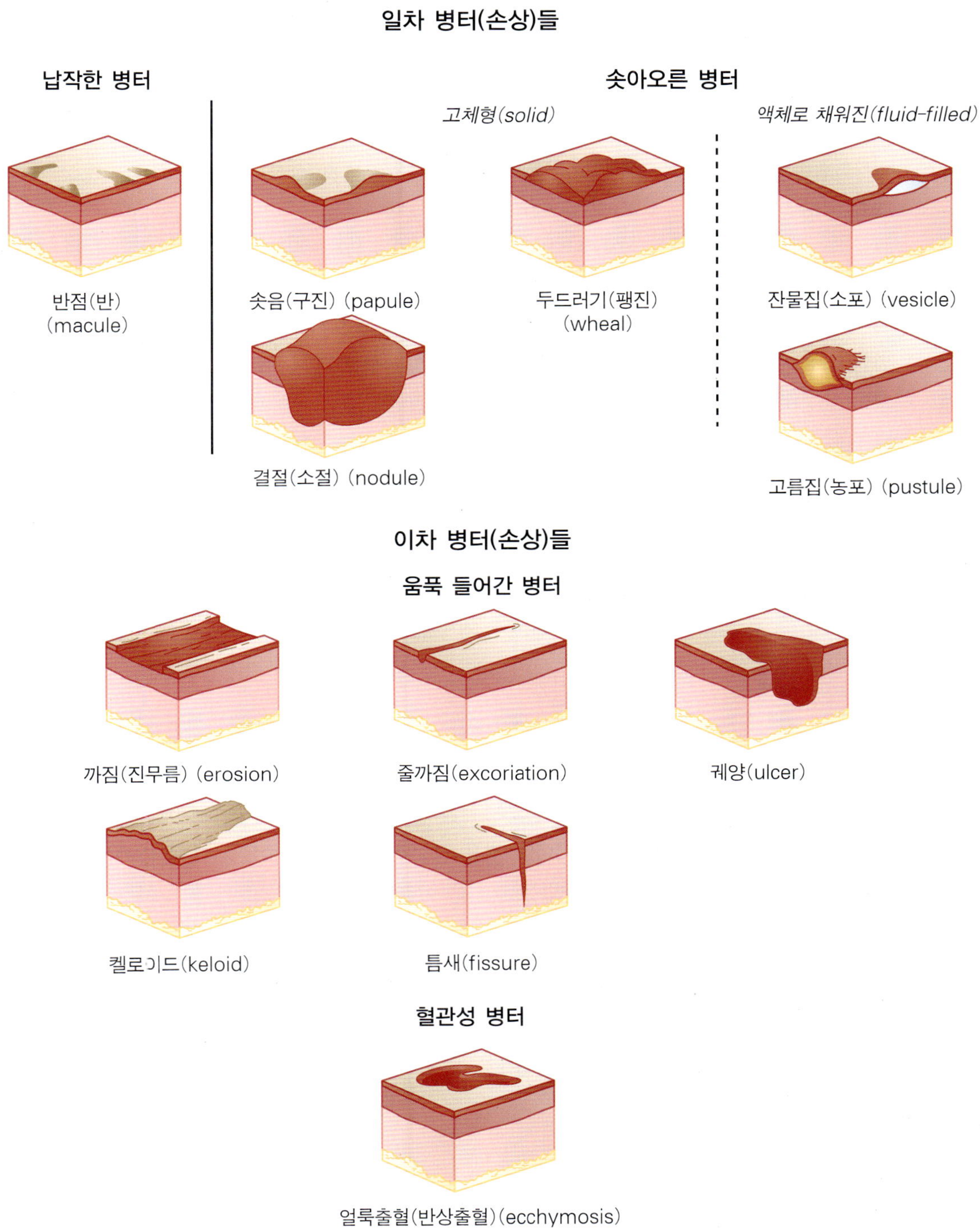

그림 3-6 피부의 보통 병터들.

된다. 이 암은 드물지만, 피부암으로 죽는 사람 중에 75%가 이 암으로 죽는다. 치료를 받았더라도 생존율은 50% 정도이다.

미국암학회에서는 모든 얼룩점이나 반점은 정기적으로 검진을 받으라고 권고한다. 그들은 악성 종양을 탐지하기 위하여 그리고 의학적 전문지식에 의한 검진을 받게 하는 기회를 주기 위하여 ABCDE 규칙을 발전시켜 왔다.

표 3-1

피부의 흔한 병터

병터	특징
여드름집(comedo)	피부기름이 배출관을 막아서 생긴 검은 점
까짐(erosion)	표피가 글키거나 벗겨져나간 것
줄까짐(excoriation)	글킴이나 찰과상이 한 줄 또는 몇 줄로 형성된 것
틈새(fissure)	피부가 진피까지 갈라진 것. 손과 발에 잘생김
켈로이드(keloid)	상처살의 과잉성장. 검은 피부를 가진 사람에서 더 잘 생김
반점(macule)	직경 1 cm 이하의 색갈이 있는 편평한 반점; 죽은깨
모반(nevus)	색갈이 있는 피부 흠. 얼룩점 또는 출생표식
결절(nodule)	직경 1 cm 이상의 솟은 덩어리. 피부의 어떤 층에서나 발생
솟음(papule)	직경 1 cm 이하의 솟은 덩어리
고름집(pustule)	직경 1 cm 이하의 고름주머니. 땀샘이나 털주머니에 잘 생김
궤양(ulcer)	진피까지 움푹하게 패인 상처
잔물집(vesicle)	직경 0.5 cm 이하의 작은 액체주머니
두드러기(wheal)	팽팽하게 솟아 오른 물주머니. 보통 24~48시간 지속됨

- *A는 Asymmetry이다.* 양성종양은 양쪽모양이 같다. 비대칭적 얼룩점이나 반점은 양쪽이 같지 않은 것이다.
- *B는 Border irregularity 이다.* 얼룩점이나 반점의 가장자리가 매끄럽거나 고르지 않다.
- *C는 Color 이다.* 정상 얼룩점이나 반점은 검정색이거나 갈색이거나 붉은색이다. 한 가지 이상의 색깔을 가지고 있는 반점은 비정상이다.
- *D는 Diameter 이다.* 점이 직경 6 mm (연필 끝의 지우개 크기)이상이다.

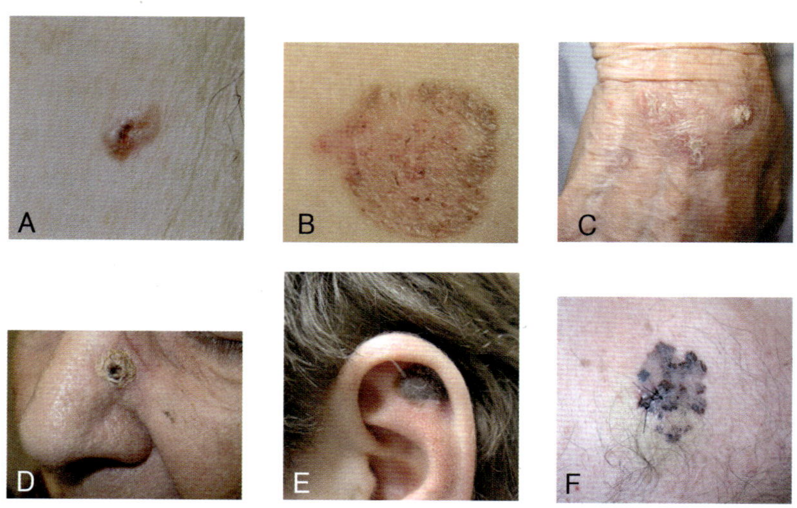

그림 3-7 (A, B) 바닥세포암종. (C, D) 편평세포암종. (E, F) 흑색종.
(From Barankin B, Freiman A. *Derm Notes: Clinical Dermatology*)

표 3-2

피부암의 종류

바닥세포암종 (basal cell carcinoma)	빈도가 가장 높음. 바닥층의 변화로 세포들이 각질화 되지 않음. 그래서 세포들이 진피로 퍼짐. 흔히 얼굴에 반짝이는 둥근 결절로 나타남. 느리게 성장하고 전이가 드뭄. 제거 후 생존율 99%.
편평세포암종 (squamous cell carcinoma)	표피 중간층들의 세포들 변화. 머리피부, 귀, 입술 등에 궤양을 형성하는 비늘 덮인 빨간 돌출. 성장과 전이가 빠름. 초기에 발견하여 제거하면 생존율 좋음.
악성흑색종 (malignant melanoma)	멜라닌세포의 드문 암종. 퍼져나가는 갈색이나 검은 색의 얼룩반점. 림프절들이나 혈관들로 빠르게 전이함. 생존율은 50%.

- *E는 Evolving 또는 extending이다.* 얼룩점이나 반점이 변하되거나 성장되고 있다.

피부계의 병에 관한 더 많은 정보는 표 3-3에 설명되어 있다.

표 3-3

피부계의 병리학 용어

고름집(농양, abscess)	국소에 고름이 모여 있는 것. 상처로 박테리아가 들어가서 생김.
여드름(acne)	고름집을 형성한 피부염증. 피부기름샘의 과생산으로 생김. 청년기에 호발.
탈모증(alopecia)	대머리. 부분적 또는 전체적으로 털이 없음. 유전적이고 피부조건이나 약물의 영향을 받음.
청색증(cyanosis)	피부가 청색으로 보임. 일반적으로 혈액순환 장애로 인한 산소결핍 임.
피부염(dermatitis)	피부의 염증. 비누, 향수, 직물, 세정제, 햇빛, 약 같은 자극제들에 의함.
얼룩출혈 (반상출혈, ecchymosis)	혈관 손상에 의하여 초래된 피부가 검고 푸르게 보이는 것.
홍반(erythema)	일반적으로 손상에 의하거나 염증에 인하여 생긴 피부의 홍색증.
고름딱지증 (농가진, impetigo)	어린이에 잘 생기는 피부염증. 고름집들이 터지고 겉에 딱지가 앉음. 전염성이 높음. 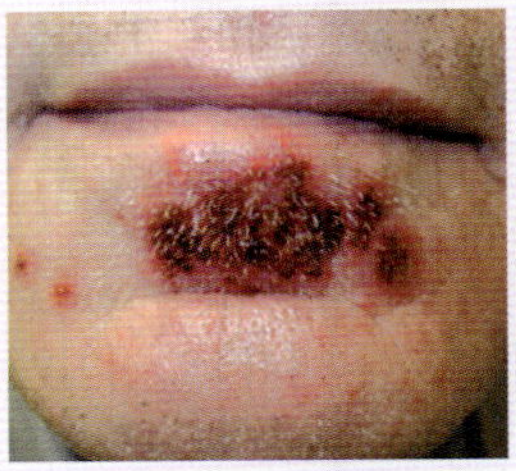 고름딱지증. (From Barankin B, Freiman A. *Derm Notes: Clinical Dermatology Pocket Guide*. Philadelphia, PA: FA Davis; 2006:104.)
황달(jaundice)	피부 황색증. 간 기능의 장애로 쓸개즙이 쓸개관으로 흘러나가지 못하고 혈류로 들어가서 생김.
백색털증 (백모증, leukotrichia)	털의 색소결핍증. 털이 백색으로 됨. 흔히 나이가 들어가면서 증가.
창백(pallor)	피가 혈색이 없음.

계속

표 3-3

피부계의 병리학 용어 - 계속	
이감염증(pediculosis)	이에 감염.
가려움증(pruritus)	가려움.
발백선증 (무좀, tinea pedis)	발에 진균 감염. 스포츠맨의 발이라고도 함
두드러기(urticaria)	알레르기성 피부반응. 가려움, 붉은 반점들, 솟은 반점들. 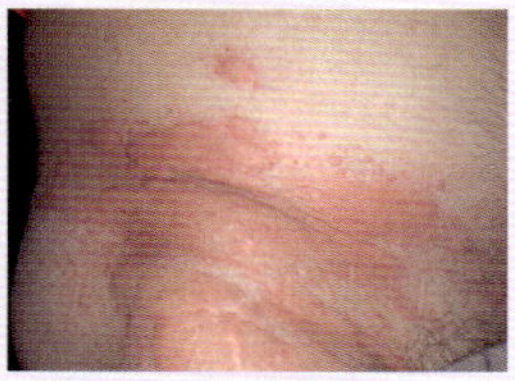 두드러기. (From Barankin B, Freiman A. *Derm Notes: Clinical Dermatology Pocket Guide*. Philadelphia, PA: FA Davis; 2006:166.)
백반증(vitiligo)	피부의 색소가 부분적으로 없어져 흰색반점들이 생김.

연습문제 / Practice Exercises

선다형 문제 / Multiple Choice

1. 상피세포들이 각질화(keratinize)를 할 수 없기 때문에 생긴 암은 __________ 이다.
   a. 편평세포암종
   b. 바닥세포암종
   c. 악성흑색종
   d. 악성암종

2. 고도화상(full-thickness burn)을 __________ 화상이라고도 부른다.
   a. 1도
   b. 2도
   c. 3도
   d. 4도

3. 피부에서 볼 수 있는 샘들은 __________ 샘이라고 한다.
   a. 내분비
   b. 외분비
   c. 상피
   d. 얇은

4. __________ 는 털의 바깥층이다.

   a. 속질
   b. 줄기
   c. 겉질
   d. 뿌리

5. 피부는 비타민 _________ 를 만들기 위하여 햇빛을 사용한다.

   a. C
   b. D
   c. E
   d. A

참 또는 거짓 문제 / True or False

1. 참 거짓 멜라닌을 털과 피부에 색을 제공하는 색소이다.
2. 참 거짓 피부기름샘은 땀을 생산한다.
3. 참 거짓 1도 화상은 가장 심한 화상이다.
4. 참 거짓 아홉법칙에서 생식기 부분은 신체의 5%와 동일하다.
5. 참 거짓 표피는 혈관들과 샘들을 포함하고 있다.
6. 참 거짓 지문은 태생기 동안에 형성된다.
7. 참 거짓 피부의 피부밑층은 지방으로 만들어져 있다.
8. 참 거짓 털망울은 털뿌리를 잡고 있다.
9. 참 거짓 악성흑색종은 가장 높은 생존율을 가지고 있다.
10. 참 거짓 3도 화상만은 어린이에서 위험성을 고려해야 한다.

괄호 넣기 문제 / Fill in the Blank

1. 상피에서 단단해진 세포들을 _________________ 라고 말한다.
2. _________________ 는 화상의 범위를 설명하는 것이다.
3. 털의 중심부분을 _________________라고 한다.
4. _________________ 근육은 닭살의 원인이다.
5. 손톱은 __________________ 라고 부르는 바닥층 부분에서 성장한다.
6. ____________________ 반점은 양쪽이 같지 않다.

7. 기름샘은 ____________________ 을 생산한다.

8. 손톱의 초승달 모양의 흰색부분을 ____________________ 라고 한다.

9. ____________________ 와 ____________________ 샘들은 땀샘들이다.

10. 1도 화상은 ____________________ 화상이라고도 부른다.

단답식 문제 / Short Answer

1. 피부의 층들을 설명하라.

2. 아홉법칙을 설명하라.

3. ABCDE 규칙을 설명하라.

명칭 달기 문제 / Labeling

괄호 안에 알맞은 해부학 용어를 써 넣어라.

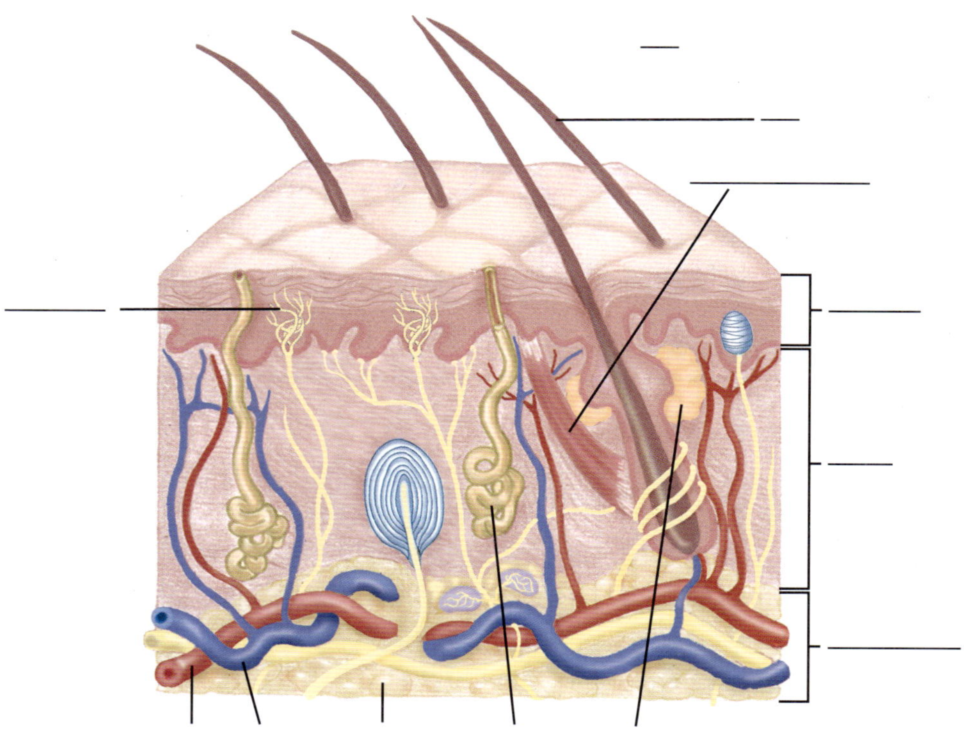

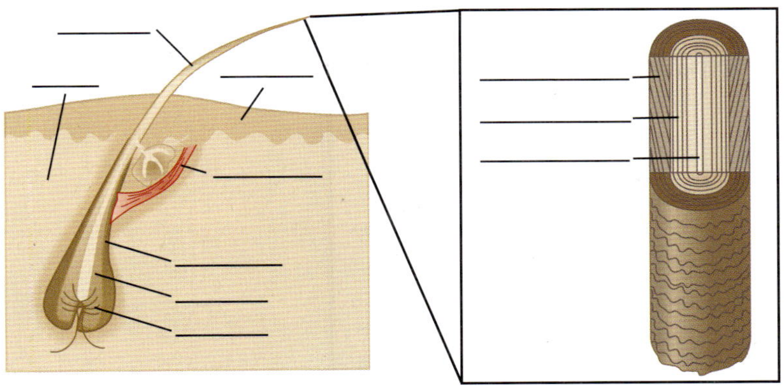

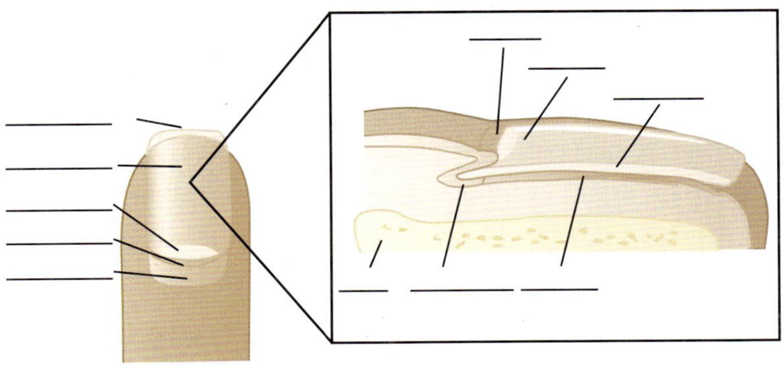

제 4 장 근육계
THE MUSCULAR SYSTEM

주요 용어

활동전압(action potential)
유산소호흡
(aerobic repiration)
무산소호흡
(anaerobic respiration)
길항근(antagonist)
심장근육(cardiac muscle)
세포호흡(cellular respiration)
수축(contract)
탈분극(depolarization)
고정근(fixator)
닿는곳(insertion)
등척성 수축
(isometric contraction)
등장성 수축
(isotonic contraction)
인대(ligament)
근육섬유(muscle fiber)
근육긴장도(muscle tone)
이는곳(origin)
분극(polarization)
주동근(prime mover)

계속

사람의 근육은 대략 650개이다. 근육은 운동, 자세유지, 열 생산과 체온조절에 관여한다.

대부분의 근육은 뼈에 부착되어 있어 그 뼈를 당겨서 운동을 일으킨다. 근육은 ***수축(contract)***하는 즉, 길이를 줄여서 긴장도를 높이는, 능력을 가지고 있다. 수축은 근육을 당기게 만들어서 신체의 운동이 일어나게 한다. 근육의 수축에 관하여 설명할 때, 근육이 짧아지기만 하는 것이 아니고, 원래의 상태로 다시 길어지는 것을 의미한다. 약한 수축은 항상 유지되고 있고 이러한 근육들의 긴장이 곧바로 서 있게 한다. 또한 긴장을 유지하기 위하여 사용되는 에너지는 체온 조절에 필요한 열을 생산한다. 체온이 내려가면, 근육들은 흔들리거나 떨어 더 많은 열을 생산하여 체온을 올린다.

이 장에서는 근육의 종류, 그것들의 구조 그리고 사람에서 그것들이 존재하는 위치를 설명한다. 운동이 어떻게 일어나고 운동에 필요한 에너지는 어떻게 공급되는지를 설명한다. 더불어, 운동의 여러 유형들과 그것들의 이점을 논의한다. 끝으로, 큰 근육들의 명칭과 위치(location)를 제시한다.

근육 종류 / Types of Muscle

사람에서 근육은 뼈대근육, 평활근육, 심장근육의 3가지가 있다(그림 4-1 참조). 이 근육들은 구조, 기능 및 위치하는 곳이 다르다.

뼈대근육 / Skeletal Muscle

뼈대근육(골격근, skeletal muscle)은 수의근육(voluntary muscle)이라고도 부른다. 이 근육은 뼈에 부착되어 있기 때문에 뼈대근육이라고 부르고 자기의 의지에 따라 조절되기 때문에 수의근육이라고 한다. 뼈대근육은 모든 신체의 운동을 하게 한다. 뼈대근육세포는 긴 원통모양이고, 가로무늬라고 부르는 무늬를 가지고 있다. 가로무늬는 근육이 당겨지고 스프링같이 되돌아가게 하는 기능 때문에 생긴 것이다. 뼈대근육세포는 각 세포에 한 개 이상의 핵을 가지고 있는 다핵세포이다.

근육세포는 길기 때문에 근육섬유(muscle fiber)라고 부른다. 사람의 뼈대근육섬유는 느린수축(slow twitch)섬유와 빠른수축(fast twitch)섬유 2가지가 있다. 느린수축섬유는 산소를 사용하여 에너지를 만들어내는 미토콘드리아를 더 많이 가지고 있다. 이 섬유들은 충분한 에너지를 생산하여 오랫동안 수축을 유지하기 때문에 느린수축섬유라고 부르는 것이다. 느린수축섬유는

Flashpoint

근육계는 체온을 유지시켜 항상성을 유지한다. 체온이 내려가면 근육들이 수축하여 열을 만들어내서 체온이 올라가게 된다.

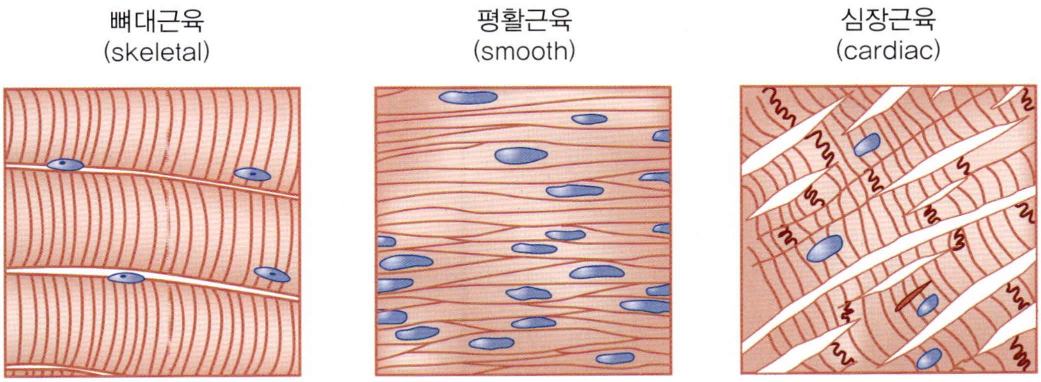

그림 4-1 근육의 종류. 뼈대근육, 평활근육, 심장근육.

주요 용어- 계속

재분극(repolarization)
뼈대근육(skeletal muscle)
평활근육(smooth muscle)
협동적(synergistic)
힘줄(tendon)

지구력과 관련이 있다.

빠른수축섬유는 산소 없이 에너지를 만들기 때문에 에너지를 빠르게 갑자기 생산하기 시작함으로 이용할 수 있는 에너지는 많지 않다. 에너지 공급시간이 짧기 때문에, 느린수축섬유보다 더 빠르게 수축한다. 빠른수축섬유는 힘과 관련이 있다.

느린수축섬유와 빠른수축섬유의 비율은 근육마다 다르고 사람마다 다르다. 장거리를 잘 달리는 사람은 느린수축섬유들을 더 많이 가지고 있을 것이고 역기경기를 잘 하는 사람은 빠른수축근육을 더 많이 가지고 있을 것이다. 어떤 활동을 위한 훈련은 2가지 근육섬유의 어느 한 쪽을 적게 가진 사람을 더 많이 가진 사람과 경쟁이 되게 할 수 있게 하는 것이다.

뼈대근육은 아래와 같이 4가지의 기능을 가지고 있다:

- *수축성(contractility)* — 짧아지는 능력
- *흥분성(excitability)* — 자극에 반응하는 능력
- *신장성(extensibility)* — 긴장되고 길어지는 능력
- *탄력성(elasticity)* — 늘어난 후에 원래의 길이로 돌아오는 능력

Flashpoint

뼈대근육은 남자에서는 체중의 45% 정도를, 여자에서는 체중의 36%를 차지하고 있다.

평활근육 / Smooth Muscle

평활근육(smooth muscle)은 내장근육(visceral muscle)이라고도 하고, 불수의근(involuntary muscle)이라고도 한다. 이 근육은 내장기관들의 벽에 있기 때문에 내장근육이라고 부르는 것이다. 이 근육세포는 뼈대근육보다 훨씬 작고 짧으며 양 끝이 가늘어 진 방추모양이다. 이 근육세포는 한 개의 핵을 가지고 있고 가로무늬가 없다. 이 평활근육은 신장하지만, 뼈대근육과 같이 신장할 수는 없다.

평활근육은 위, 호흡관, 방광 같은 속이 빈 기관들에 벽을 이루고 있다. 이 근육벽은 일반적으로 2층을 이루고 있다. 한 층은 가로방향으로 배열되어 있고 다른 한 층은 세로방향으로 배열되어 있다. 배열방향이 다른 것은 한 층이 수축하는 동안 다른 층은 이완하기 때문이다. 그래서 통로를 따라 물질을 밀어내는 파장모양의 연동운동이 일어나는 것이다. 예를 들면, 두 층이 동시에 일어나는 수축과 이완은 방광에서 소변이 들고 나게 한다. 평활근육의 수축은 기관들의 일정한 활동력이 유지되도록 뼈대근육의 수축보다 느리고 더 지속적이다.

심장근육 / Cardiac Muscle

심장근육은 심장의 벽에서만 볼 수 있다. ***심장근육***은 뼈대근육(골격근)과 평활근육의 특징들을 모두 가지고 있다. 평활근육과 비슷하게, 심장근육은 불수의근육이고, 각 근육세포는 한 개의 핵을 가지고 있다. 그리고 뼈대근육과 비슷하게 가로무늬를 가지고 있다. 가로무늬는 심장근육의 수축능력을 나타내는 것이다.

심장근육은 4가지 기능을 갖고 있다. 뼈대근육과 비슷하게 심장근육은 수축하는 능력, 자극에 의해 흥분하는 능력, 그리고 자극을 전도하는 기능을 갖고 있다. 그러나 심장근육은 신경계통으로부터 전기적 자극을 받을 필요 없이 스스로 수축할 수 있는 자체의 수축기전을 가지고 있다. 그러나 심장근육은 불수의적이기 때문에 뼈대근육과 다른 것이다. 각 심장근육세포는 스스로 운동할 수 있다. 심장이 각각의 세포들로 나눠진다면, 각 세포는 수축할 것이다. 또한 이러한 근육세포들은 동시에 수축하는 별난 능력을 갖고 있다. 각기 다른 심장으로부터 온 근육세포들이 근접하여 함께 놓여 있으면, 그것들의 수축은 천천히 오르내리다가 결국 같이 수축하게 된다.

근육 구조 / Muscle Structure

뼈대근육과 심장근육의 근육세포들은 길고 원통모양이어서 ***근육섬유(muscle fiber)***라고 불린다(그림 4-2 참조). 뼈대근육의 근육섬유들은 가장 길고 긴 것은 1인치나 된다. 근육세포 한 개는 약해서 쉽게 부서지지만 집단은 큰 힘을 견디어내어 운동과 자세유지에 필요한 힘을 제공하고 몸을 지지할 수 있다.

Flashpoint

한 개의 근육섬유는 사람의 털 보다 더 가늘며 자기 무게의 1,000배를 지지할 수 있다.

각 근육섬유는 ***근육섬유막(endomysium)***이라는 결합조직 막으로 싸여 있다. 근육들은 근육섬유의 집단인 ***근육다발***(bundle 또는 *fascicle*)들로 구성되어 있다. 각 근육다발은 ***근육다발막***

뼈대근육의 구조

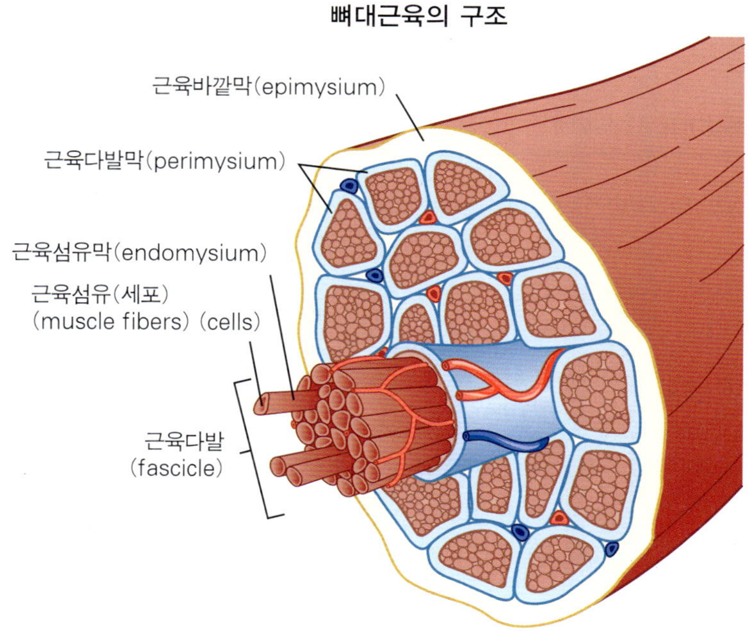

그림 4-2 뼈대근육의 일반적인 구조.

(perimysium)이라는 성근결합조직 막으로 싸여 있다. 몇 개나 몇 십개의 근육다발들이 함께 모여 한 개의 근육을 형성한다. 각 근육은 *근육바깥막(epimysium)*이라는 또 다른 결합조직막에 둘러싸여 있다. 근육의 결합조직막들은 근육을 뼈에 연결시키는 힘줄을 형성한다.

근육에 영향을 미치는 일반 질환들과 장애들을 글상자 4-1에 설명하였다.

활동전압 / Action Potential

모든 세포와 비슷하게, 근육세포들도 전기의 흐름을 전도하고 전기적 자극에 반응한다. 또한 근육세포는 전기적 자극에 반응하여 수축하는 수축력을 가지고 있다. 근육이 수축하기 위해서는 세포의 속과 바깥에서 전기의 변화들이 일어나야 한다. 이 변화가 ***활동전압(action potential)***이다(그림 4-3 참조).

세포가 자극에 반응하기 위해서는 세포는 먼저 휴식 상태에 있어야 한다. 휴식상태에 있는 세포는 *분극상태(polarization)*에 있는 것이다. 세포가 분극되어 있을 때, 그 세포는 Na^+ 보다 K^+을 더 많이 가지고 있고 음전하를 가지고 있는 것이다.

글상자 4-1 근육의 흔한 질환과 장애들 (Common diseases and disorders of muscles)

많은 질환과 장애는 근육에 영향을 미친다. 이러한 문제들은 일시적이거나 영구적일 수 있고 단순히 근육의 과도한 신장, 영양소 결핍, 신경학적 장애, 유전자 돌연변이 같은 다양한 원인으로 발생할 수 있다.

경련(쥐, cramp)은 이완되지 않는 수축이다. 보통 분투적인 운동 때문에 젖산이 축적된 결과이다. 치료는 운동을 중지하여 근육을 쉬게 하고 마사지를 하는 것이다. 발과 다리의 경련은 운동에 의한 것이 아니고 갑작스럽게 일어나는 것으로 보인다. 일반적으로 "촬리의 말(Charley horse)" 라고 부르는 경련은 대부분이 손상, 호르몬 부조화, 탈수, 영양 결핍에 의하여 일어난다.

염좌(삠, strain)는 근육의 지나친 사용이나 지나친 신장이다. 염좌는 아픔, 약함, 부어오름, 빨개짐 그리고 근육의 사용불능을 유발한다. 염좌의 치료는 휴식, 부어오름을 가라안치기 위한 얼음처리, 그 다음에는 열처리를 하거나 진통제를 사용한다.

중증근육무력증(myasthenia gravis)은 성년층에서 발생하는 병으로써 근육세포가 적절한 자극을 받지 못한다. 이 병은 눈꺼풀 쳐짐, 삼킴장애, 언어장애, 전신적인 근육무력과 피로를 초래한다. 결국 호흡근육의 마비로 죽는다. 원인이 알려지지 않았고 치료방법은 없다.

듀켄근육이상증(Duchenne muscular dystrophy)은 흔한 근육이상증의 하나이다. 이 병은 남자에서 많이 발생하고 2~6세에 시작된다. 이 환자는 외형상으로는 정상이지만 점차 근육무력증에 의하여 어려움을 갖게 된다. 먼저 팔다리에 이상이 오고 뒤따라서 가슴과 머리로 간다. 이 병의 희생자들은 대부분이 12세까지 바퀴의자에 살고 10대를 넘기지 못한다. 원인은 근육섬유에 디스트로핀이라는 단백질의 결핍 이다. 치료방법은 없다.

다리움직임증후군(restless legs syndrome; RLS)은 근질거림, 가려움 또는 통각 때문에 다리를 움직이려는 강한 충동에 의한 것이다. 다리의 움직임은 자는 동안에 특히 심하다. 원인은 빈혈, 호르몬 보조화, 영양 결핍 등이 제시되고 있으나, 확실치 않다.

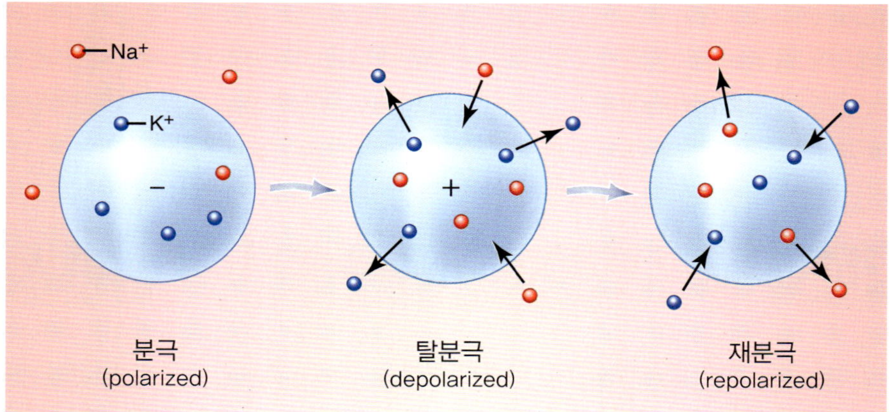

그림 4-3 활동전압.

전기자극은 세포를 흥분시켜 변화를 일으키게 한다. Na^+이온들은 세포 속으로 들어가고 K^+이온들은 나와서 세포는 양전하로 변한다. 이러한 변화를 ***탈분극(depolarization)***이라고 한다. 세포가 탈분극될 때 활동은 일어난다. 근육세포가 탈분극되면, 짧아지거나 수축하여, 근육 전체에 수축이 일어난다.

세포는 분극상태로 되돌아가지 않으면 흥분될 수 없다. 근육세포는 다시 수축하기 전에 이완되어야 한다. 분극상태로 돌아가기 위해서는 Na^+이온들이 세포에서 나가야 한다. K^+이온들이 속으로 들어오고 세포는 음전하로 된다. 세포가 휴식상태로 되돌아가는 작용이 ***재분극(repolarization)***이다. 활동전압의 재분극이 근육을 이완하게 한다.

근육 운동 / Muscle Movement

근육들은 ***힘줄***(건, ***tendons***)이라는 결합조직으로 뼈에 부착된다. 근육과 힘줄은 운동을 일으키는 힘을 만들기 위하여 일을 한다. ***인대(ligaments)***는 힘줄과 비슷하지만 관절에서 뼈와 뼈를 연결한다. 근육의 운동은 그 근육이 뼈에 어떻게 붙어있는가에 달려있다. 수축은 근육의 길이를 변하게 하는 신체 운동을 위한 기본바탕이다. 자세를 유지하기 위하여 근육들은 항상 약한 수축상태에 있다. 이 가벼운 수축을 ***근육긴장(muscle tone)***이라고 한다.

이는곳(기시, ***origin***)은 움직이지 않는 뼈에 부착되어있는 곳이고 ***닿는곳***(정지, ***insertion***)은 더 많이 움직여지는 뼈에 부착되어 있는 곳이다. 예를 들면, 목빗근(흉쇄유돌근, sternocleido-mastoid)은 움직이지 않는 복장뼈(흉골, sternum)에 이는곳이 있고, 귀 뒤의 관자뼈(측두골, temporal bone)에 닿는곳이 있다. 복장뼈는 움직이지 않는 뼈이고, 머리뼈는 움직이는 뼈이다. 이 근육은 머리를 옆으로 돌리게 한다.

모든 운동은 수축하는 근육의 집단과 그 반대로 이완하는 근육들의 집단에 의하여 일어난다. 근육은 함께 아니면 반대로 일하여 몸을 움직인다. ***길항근(antagonist)***들은 반대기능을 가진 근육이다. 예를 들면, 넓적다리의 뒤넙다리근과 네갈래근은 반대작용을 한다. 이러한 근육은 관절의 각도를 증가시키거나 감소시킨다. 넓적다리 앞부분에 있는 네갈래근이 수축할 때, 아래다리가 펴지거나 관절의 각도가 증가하지만 네갈래근이 반대운동을 할 수는 없다. 넓적다리 뒷부분에 있는 뒤넙다리근이 굽히거나 관절의 각도를 감소시켜서 아래다리를 굽히게 한다.

협동근(synergist)들은 한 가지 기능을 수행하기 위하여 함께 협조적으로 작용하는 근육집단이다. 네갈래근은 4개의 근육이지만 다리를 펴기 위해 함께 일한다. 이 집단의 한 근육이 어떤 운동에서 역할을 더 많이 한다면, 그 근육을 ***주동근(prime mover)***이라고 한다. ***고정근(fixator)***은 먼쪽에 있는 뼈가 움직이는 동안, 그 뼈를 부착된 자리에 그대로 있게 잡아주는 근육이다. 즉 고정근은 관절을 안정시킨다.

신체(몸통)운동의 유형 / Types of Body Movements

각 근육은 부착되어 있는 뼈를 특별한 방향으로 움직인다(그림 4-4 참조). 사람의 한 부분을 몸통의 정중선에서 멀어지게 하는 근육들은 ***벌림(abduction)*** 작용을 하는 것이다. 위팔을 몸통으로부터 멀어지게 움직이는 것은 벌림의 한 예이다. 신체의 한 부분을 몸통의 정중선을 향하여 움직이게 하는 근육들은 모음(adduction) 작용을 하는 것이다. 위팔을 정중선으로 되돌리는 것이 ***모음(adduction)***이다.

팔다리의 몸쪽 끝은 움직이지 않고 먼쪽 끝이 원을 그리면서 돌아갈 때의 운동을 ***휘돌림(circumduction)***이라고 한다. 위팔이 어깨관절에서 둥글게 휘젓는 운동이 휘돌림이다. 뼈가 중심축에서 돌아가는 운동을 ***돌림(rotation)***이라고 한다. 아래팔의 노뼈(요골, radius)는 자뼈를 넘어 아래팔을 돌아가게 하지만 이것은 완전한 원을 그리는 것이 아니다. 이것은 노뼈의 돌림이다.

근육들이 관절에서 각도를 증가시킬 때 그것을 ***폄(extension)***이라고 하고 각도를 줄이는 것을 ***굽힘(flexion)***이라고 한다. 네갈래근이 당겨서 종아리가 앞으로 나가는 것은 폄이고, 뒤넙다리근들이 당겨주어 종아리가 뒤로 가는 것은 굽힘이다. ***젖힘(hyperextension)***은 폄의 정상 범위를 지나간 운동이다.

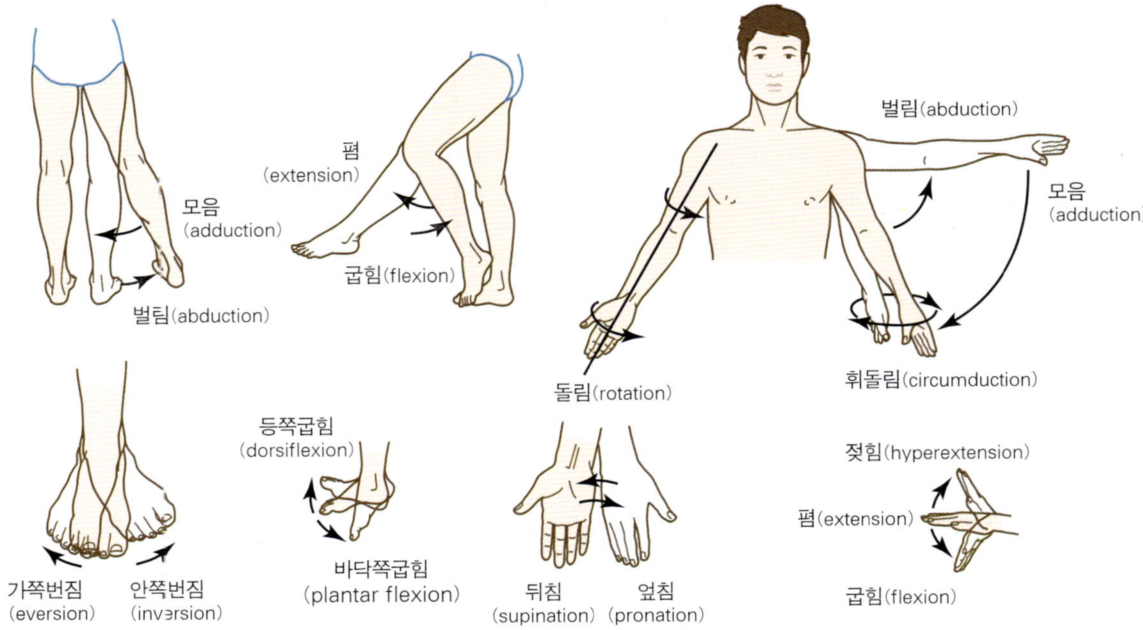

그림 4-4 근육 운동의 유형.

Flashpoint
운동의 협동작용은 원하는 운동을 만들어내는 근육들의 상호작용이다.

어떤 운동은 발, 엄지손가락, 아래팔 같은 특수한 부분에서만 일어난다. 발은 발가락들이 발목을 가리키게 들어 올릴 수 있다. 이것을 ***등쪽굽힘(dorsiflexion)***이라고 한다. 발가락으로 서 있게 발이 아래를 가리키면, 이것은 ***바닥쪽굽힘(plantar flexion)***이다. 발바닥이 안쪽으로 비틀려 올라가는 운동은 ***안쪽번짐(inversion)***이고 가쪽으로 비트는 운동은 ***가쪽번짐(eversion)***이다. 엄지손가락은 다른 손가락들의 끝부분과 닿는 운동을 할 수 있다. 이것을 ***맞섬(opposition)***이라고 한다. 아래팔은 노뼈를 움직여 손바닥이 아래로 향하게 할 수 있다. 이것을 ***엎침(pronation)***이라고 한다. 그리고 손바닥이 위로 향하게 하는 운동을 ***뒤침(supination)***이라고 한다.

표 4-1에 여러 가지 신체(몸통) 운동을 요약하였다.

근육수축을 위한 에너지원 / Energy Sources for Muscle Contraction

근육 운동은 세포의 미토콘드리아에서 생산된 에너지를 사용하여 일어날 수 있다. 일반적으로 근육섬유에 연료로 사용되는 ATP 공급은 잠깐 동안만 사용할 수 있을 정도로 충분치 않지만, ATP는 근육섬유의 수축을 위하여 반드시 필요한 에너지원이다. 저장된 ATP가 사용될 때 근육은 ATP를 보충하는 수단이 된다. ***세포호흡(cellular respiration)***은 근육수축에 동력을 공급하기 위하여 새로운 ATP를 생산하는 과정이다. 이 과정은 산소를 사용하여 또는 산소를 사용하지 않고도 진행될 수 있다.

근육섬유가 사용하는 가장 풍부한 에너지원은 포도당이다. 포도당은 기본적으로 몸 안에 당원(glycogen)으로 저장되어 있지만, ***해당작용(glycolysis)***이라는 과정을 통해서, 세포가 사용할 수 있는 포도당으로 분해된다.

표 4-1
운동 용어

운동의 유형	설명
벌림(abduction)	몸통의 정중선에서 멀어지는 운동
모음(adduction)	몸통의 정중선으로 향한 운동
휘돌림(circumduction)	팔다리의 몸쪽 끝에서 먼쪽 끝을 휘돌리는 운동
등쪽굽힘(dorsiflexion)	발을 발등쪽으로 들어 올리는 운동
가쪽번짐(eversion)	발바닥을 가쪽으로 비틀어 보이는 운동
폄(extension)	두 관절 사이의 각도를 증가시켜 뻗는 운동
굽힘(flexion)	두 관절 사이의 각도를 감소시켜 구부리는 운동
젖힘(hyperextension)	움직임의 정상 범위를 지나가는 관절의 운동
안쪽번짐(inversion)	발바닥을 안쪽으로 비틀어 보이는 운동
맞섬(opposition)	손가락들의 끝이 엄지손가락 끝에 닿게 하는 운동
바닥쪽굽힘(plantar flexion)	발을 발바닥쪽으로 굽히는 운동
엎침(pronation)	손바닥이 아래로 가게 아래팔을 돌리는 운동
돌림(rotation)	뼈의 축을 중심으로, 즉 제자리에서, 도는 운동
뒤침(supination)	손바닥이 위로 향하게 아래팔을 돌리는 운동

모든 세포들이 효율적으로 에너지를 생산하기 위해서는 산소가 필요하다. 즉, 산소는 포도당을 분해하여 ATP를 만드는데 필요하다. 산소와 포도당이 결합될 때, 포도당 한 분자는 36개의 ATP 분자를 만든다. 이것은 휘발유 1갤런이 36마일 가는 것과 같다. 세포호흡 동안 탄산가스, 물 및 열이 노폐물로 생산된다. 이러한 물질들은 노폐물로 취급될지라도 모두 몸 밖으로 배출되지 않는다. 생산된 열은 체온을 유지하고, 물은 흡수되어 재사용된다. 탄산가스는 사용되지 않고 허파를 통해 배출된다. 이러한 에너지생산과정을 ***유산소호흡(aerobic respiration)***이라고 한다. 산소를 사용해 에너지를 생산하는 유산소호흡은 쉬고 있을 때 또는 근육이 가벼운 긴장상태에 있을 때 일어나는 전형적 에너지생산과정이다.

격렬한 운동 중에 ATP 생산은 항상 수요를 유지할 수 없으며, 산소를 빠르게 근세포에 전달할 수 없다. 근육들은 남아있는 산소가 전혀 없어도, 아직 기능을 할 필요가 있기 때문에 해당작용은 계속되어 포도당을 공급한다. 산소 없이 해당작용이 계속될 때, 그것을 ***무산소호흡(anaerobic respiration)***이라고 한다. 이것은 에너지 생산에 전혀 효율적이지 않다. 아주 적은 ATP가 생산된다. 포도당 한 분자에 단지 2개의 ATP 분자가 생산된다. 무산소호흡의 노폐물은 피루빈산과 젖산이다. 이 노폐물들은 몸에서 사용될 수 없다.

무산소호흡이 장기간에 걸쳐 계속되면, 몸은 ***산소부채(oxygen debt)*** 상태에 들어간다. 이 상태는 근육섬유들에 의하여 산소는 모두 사용되었지만 근육섬유들은 일을 계속할 필요가 있을 때이다. 무산소호흡의 지속은 근육 속에 젖산을 축적한다. 근육은 적절한 에너지 없이 일을 지속함으로써 결국 젖산에 의하여 피로 또는 경련이 일어난다. 젖산은 극심한 운동에서 느끼는 아픔과 경직을 유발한다. 운동을 끝난 근육은 휴식상태가 되면 산소수준을 정상으로 돌리고 젖산을 분해하여 몸 밖으로 배출한다.

운동 / Exercise

수축은 원활한 근육 긴장도를 준비하기 위해 필요한다. 긴장성이 좋은 근육은 부드럽고, 긴장성이 낮은 근육들보다 더 빠르게 수축하고, 더 효율적이다. 근육의 긴장성은 운동이나 신체적 활동으로 개선되고 증가될 수 있다. 운동에는 등장성 수축과 등척성 수축의 2가지 수축이 일어난다.

등장성 수축(isotonic contraction)은 움직임을 만들기 위해 근 길이가 짧아지는 것이다. 역기, 달리기, 수영은 등장성 운동의 예들이다. 이런 형태의 운동은 긴장성(tone), 크기, 근력(strength), 지구력을 더 좋게 만든다. 각 근섬유의 힘과 추가무게에 따라서 근섬유가 두꺼워 지기 때문에 근육의 크기와 근력은 향상된다. 근육섬유들은 손상되기도 하고 치유될 때 더 커지기도 한다. 운동 후 하루 이틀 동안에 일어나는 통증은 근육섬유가 갈라져서 일어나는 현상이다.

심혈관계는 등장성 운동으로 기능이 향상되기도 한다. 뼈대근육의 요구에 맞추어 더 많은 산소가 필요하기 때문에 심장근육은 더 열심히 일을 해야 한다. 또한 심장은 몸의 다른 근육들과 비슷하게 더 열심히 일하기 때문에 힘이 강해지고 더 효율적이게 된다.

등척성 수축(isometric contraction)은 근육이 짧아지지 않는다. 근육에 긴장성이 증가되지만 근육이 움직이지는 않는다. 벽이나 움직이지 않는 다른 물건을 미는 것은 등척성 수축을 일으키는 것이다. 이런 형태의 운동은 긴장성이 증가하고 힘도 증가하지만, 근육섬유들이 손상되지는 않으므로 근육의 크기는 증가하지 않는다. 그리고 심혈관계의 기능도 개선되지 않는다.

Flashpoint

근육의 크기는 30세 이후에는 매년 1% 정도로 줄어들기 시작한다.

사람의 근육 / Muscles of the Body

사람에는 수백개의 근육들이 있다. 그러나 여기에서는 단지 얕은 근육들의 큰 집단들만 설명한다. 이 근육들은 예방주사를 맞는 것 같이 의학적 시술에 사용되거나 비교적 흔히 손상되는 근육들이다(그림 4-5 참조).

머리와 목의 근육 / Head and Neck

머리와 목은 전신에서 가장 많은 근육을 사용한다. 이 근육은 운동에 관여할 뿐만 아니라, 얼굴 표정을 나타낸다. ***이마근***(전두근, *frontalis*)은 머리피부의 근육으로써 귀와 눈썹의 움직임을 조절한다. 이 근육은 눈썹을 올리고 이마를 주름지게 한다. 어떤 사람은 이 근육을 사용하여 귀를 흔든다.

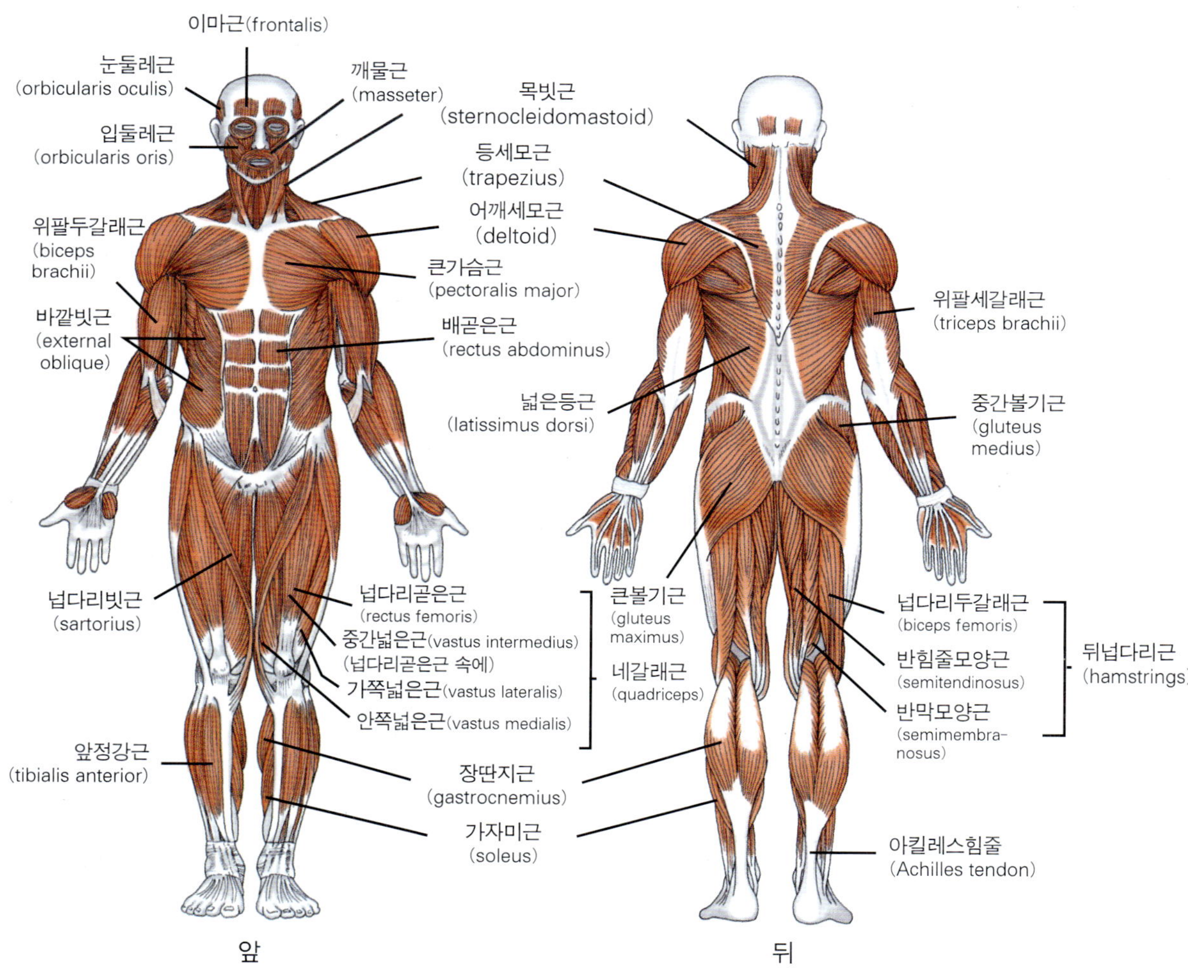

그림 4-5 인체의 얕은 근육들. 앞면과 뒷면. (Adapted from Eagle S. *Medical Terminology in a Flash!* Philadelphia, PA: FA Davis; 2006:223.)

눈확을 둘러치고 있는 것은 ***눈둘레근(orbicularis oculi)***이다. 이 근육은 위눈꺼풀의 움직임을 조절한다. ***입둘레근***(구륜근, ***orbicularis oris***)은 입을 감싸고 있고 입술을 움직여 말하게 하고 입술을 주름지게 한다. 턱뼈 바깥 면에 귀의 앞아래로 있는 ***깨물근(masseter)***은 아래턱을 올리고 옆으로도 움직인다. 이 운동은 음식을 씹는 운동이다. 관자뼈를 덮고 있는 ***관자근(temporalis)***은 아래턱의 운동을 도와준다. 입을 열고 닿는데 도움을 주는 근육은 아래턱뼈의 안쪽에 있는 ***날개근(pterygoid)***이다. 볼 속에 있는 ***볼근***(협근, ***buccinator***)은 치아로 향해서 볼을 눌러주고 불기와 빨기를 하게 한다.

목의 앞면을 덮고 있는 ***넓은목근(platysma)***은 머리를 앞쪽으로 당길 수 있다. ***목빗근***(흉쇄유돌근, ***sternocleidomastoid***)은 목의 가쪽에 있는 큰 근육이다. 복장뼈에서 일어 귀 뒤에 닿아 있어 머리를 돌리게 한다(그림 4-6 참조). 이 근육은 얼굴을 옆으로 돌릴 때 두드러지게 보인다. 표 4-2에 머리와 목의 근육들을 요약하였다.

Flashpoint

깨물근은 앞니에서는 51파운드 그리고 어금니에서는 200파운드의 힘으로 입을 다물게 한다.

어깨와 위팔의 근육 / Shoulder and Arm

어깨를 덮고 있는 ***어깨세모근***(삼각근, ***deltoids***)은 위팔을 몸통으로부터 멀어지게 벌림 작용을 한다. 어깨세모근은 흔히 백신 주사에 이용된다. 위팔에는 4개의 근육이 있다. 앞쪽에 있는 ***위팔두갈래근(biceps brachii)***은 위팔의 굽힘과 아래팔의 뒤침 작용을 한다. 뒤에 있는 ***위팔세갈래근(triceps brachii)***은 아래팔을 폄 작용을 한다. 앞아래에 있는 ***위팔근(brchialis)***과 ***위팔노근(brcchioradialis)***은 위팔뼈에 부착되어 있고 아래팔에 닿아 있다. 이 근육들은 팔굽을 굽히고 위팔노근은 아래팔을 돌리는 기능도 있다.

아래팔의 근육들은 손목의 굽힘과 폄 작용을 하고 손가락을 움직이는 작용을 한다. ***손목굽힘근(flexor carpi)***은 손목을 굽히고, ***손목폄근(xetensor carpi)***은 손목을 편다. 손가락들은 ***손가락굽힘근(flexor digitorum)***에 의하여 굽히고 ***손가락폄근(extensor digitorum)***에 의하여

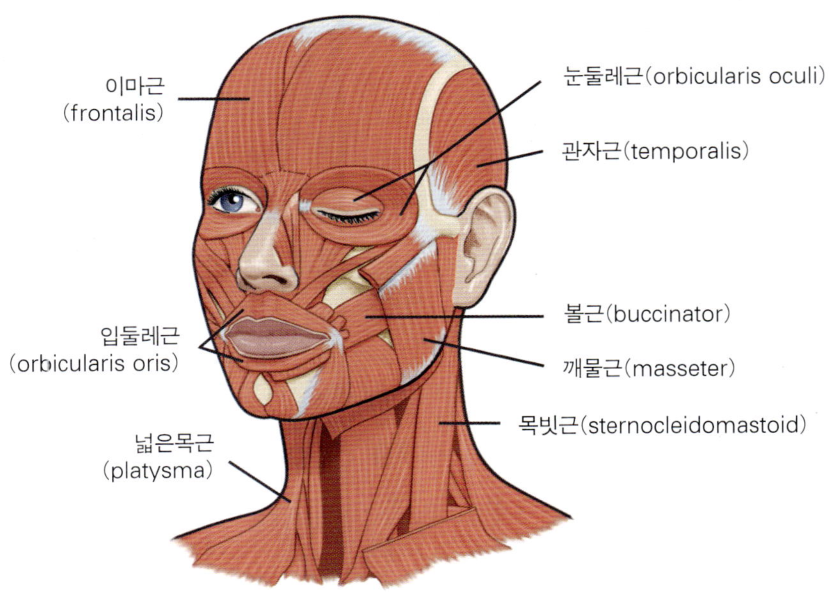

그림 4-6 머리와 목의 근육들.

표 4-2

머리와 목의 근육들

근육	기능	위치
이마근(frontalis)	귀와 눈썹 운동	머리피부
깨물근(masseter)	아래턱을 올림	귀의 앞아래
눈둘레근(orbicularis oculi)	위눈까풀 운동	눈 둘레
입둘레근(orbicularis oris)	입술 운동	입 둘레
넓은목근(platysma)	머리를 굽힘	목의 앞
볼근(buccinator)	볼을 치아에 누름	볼
목빗근(sternocleidomastiod)	머리를 돌림	목의 앞가쪽
관자근(temporalis)	아래턱을 올림	머리의 옆, 관자뼈
날개근(pterygoid)	아래턱을 올림	볼의 속

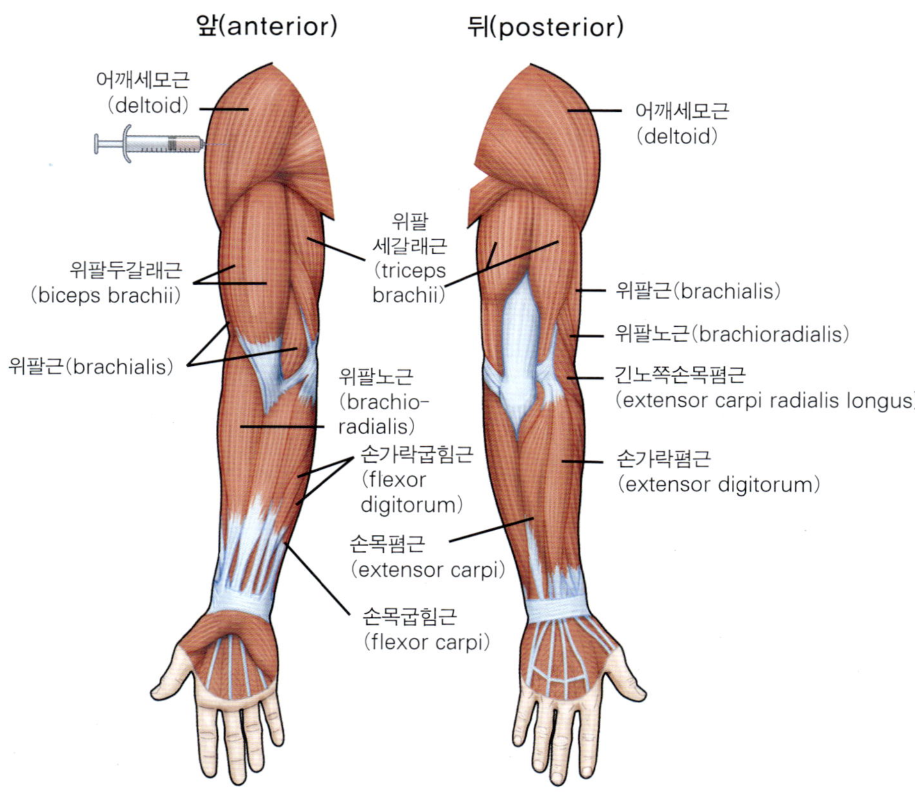

그림 4-7 어깨와 위팔의 근육들.

핀다(그림 4-7 참조). 표 4-3은 어깨와 위팔의 근육들의 개요를 설명한 것이다.

표 4-3
위팔과 어깨의 근육들

근육	기능	위치
위팔두갈래근(biceps brachii)	아래팔의 굽힘	위팔의 앞안쪽부분
위팔근(brachia is)	팔꿈치의 굽힘	위팔과 아래팔
위팔노근(brachioradialis)	아래팔의 돌림	위팔과 아래팔
어깨세모근(deltoid)	위팔의 벌림 및 돌림	어깨
손목폄근(extensor carpi)	손목의 폄	아래팔
손가락폄근(extensor digitorum)	손가락의 폄	아래팔
손목굽힘근(flexor carpi)	손목의 굽힘	아래팔
손가락굽힘근(flexor digitorum)	손가락의 굽힘	아래팔
위팔세갈래근(triceps brachii)	아래팔의 폄	위팔의 뒷부분

몸통과 등의 근육 / Torso and Back

몸통은 가슴과 배로 구성되어 있다. ***큰가슴근***(대흉근, *pectoralis major*)과 ***작은가슴근(pectoralis minor)***은 가슴에 있다. 큰가슴근은 더 큰 근육이고 위팔을 가슴 앞으로 가로질러 움직이게 한다. 큰가슴근 밑에 있는 작은가슴근은 어깨를 아래로 잡아 당기는 작용을 한다. 배는 ***배곧은근***(복직근, *rectus abdominis*)과 ***배바깥빗근(external obliques)***으로 덮여 있다. 배벽의 근육들은 ***백선(linea alba)***이라고 하는 정중선에서 만나 배벽을 이루고 있다. 이 근육들은 수축하여 몸을 앞으로 구부리게 한다. 배바깥빗근은 몸통을 돌리기도 한다.

몸통의 뒷면에는 ***등세모근***(승모근, *trapezius*)이라고 부르는 마름모꼴의 근육이 목과 가슴의 뒷면을 덮고 있다. 이 근육은 척주에 부착되어 있고 어깨를 위와 뒤로 움직여 어깨를 으쓱이게 한다. 등세모근의 아래에는 ***넓은등근(latissimus dorsi)***이 있다. 이 근육은 위팔을 아래쪽과 뒤쪽으로 당긴다. 볼기는 두 근육으로 구성되어 있다: ***중간볼기근(gluteus medius)***은 궁둥부분을 덮고 있고 ***큰볼기근***(대둔근, *gluteus maximus*)은 볼기의 근육덩이를 이루고 있다(그림 4-8 참조). 중간볼기근은 다리의 벌림 작용을 하고 큰볼기근은 다리를 뒤로 젖히는 작용을 한다. 백신이나 기타 약물을 중간볼기근에 주사한다. 표 4-4는 몸통과 등의 근육들을 요약한 것이다.

> **Flashpoint**
> 큰볼기근은 사람에서 가장 큰 근육이다.

다리의 근육 / Legs

넓적다리의 앞부분에는 가쪽넓은근(vastus lateralis), 넙다리곧은근(rectus femoris), 중간넓은근(vastus intermedius), 안쪽넓은근(vastus medialis)이 있다. 이 4개의 근육을 묶어서 ***넙다리네갈래근***(대퇴사두근, *quadriceps femoris*)이라고 부른다. 넙다리네갈래근을 가로질러 내려가는 길고 얇은 ***넙다리빗근***(봉공근, *sartorius*)이라는 근육이 있다. 이 근육은 골반에서 시작하여 정강뼈에 부착하여 다리를 가쪽으로 돌려 책상다리 자세를 하게 한다. 넓적다리 뒷부분의 근육은 반힘줄모양근(semitendinosus), 넙다리두갈래근(biceps femoris), 반막모양근

> **Flashpoint**
> 넙다리빗근은 사람에서 가장 긴 근육이다.

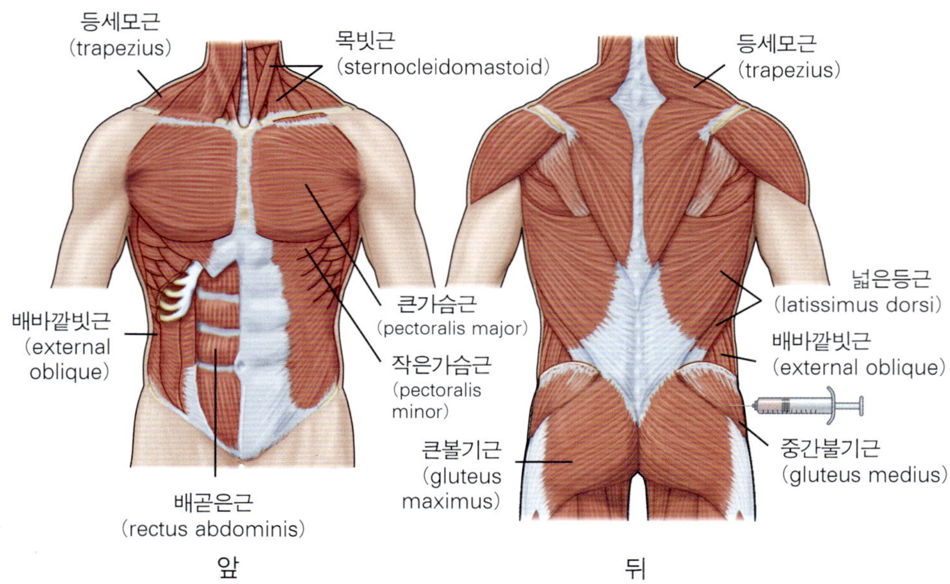

그림 4-8 몸통과 등의 근육들.

(semimembranosus)이다. 이 3근육을 합쳐서 ***뒤넙다리근***(햄스트링근, ***hamstring muscle***)이라고 한다. 네갈래근은 다리의 폄 작용을 하고 뒤넙다리근은 굽힘 작용을 한다.

종아리의 가장 큰 근육은 ***장딴지근***(비복근, ***gastrocnemius***)이다. 이 근육은 발뒤꿈치를 들어 올려 발가락으로 서 있게 한다. 이 근육은 ***아킬레스힘줄(Achillis tendon)***로 발뒤꿈치에 부착되어 있다. 장딴지근의 속에 종아리를 덮고 있는 ***가자미근(soleus)***도 아킬레스힘줄에 합쳐져 있다(그림 4-9 참조). 이 근육도 발뒤꿈치를 당겨 올린다. 아래다리의 앞부분에는 발가락들의 폄 작용을 하는 긴발가락폄근(extensor digitorum longus)이 있고, 엄지발가락의 폄 작용을 하는 긴엄지폄근(extensor hallucis longus)이 있다. 발에는 발가락을 굽히고 펴고 벌리고 모으는 ***발자체근육들(intrinsic foot muscles)***이 있다. 표 4-5에 다리근육들의 개요를 기술하였다.

표 4-4

몸통과 등 근육들

근육	기능	위치
배바깥빗근(external obliques)	몸을 돌리게 한다	배의 가쪽
큰볼기근(gluteus maximus)	다리를 뒤로 젖힌다	볼기
중간볼기근(gluteus medius)	다리를 옆으로 움직인다	엉덩이
넓은등근(latissimus dorsi)	위팔을 뒤아래로 당긴다	등의 가쪽
큰가슴근(pectoralis major)	위팔을 가슴 앞으로 당긴다	가슴
작은가슴근(pectoralis minor)	어깨를 앞아래로 당긴다	가슴
배곧은근(rectus abdominis)	몸통을 굽힌다	배의 안쪽
등세모근(trapezius)	어깨뼈를 움직인다	목, 어깨, 척주

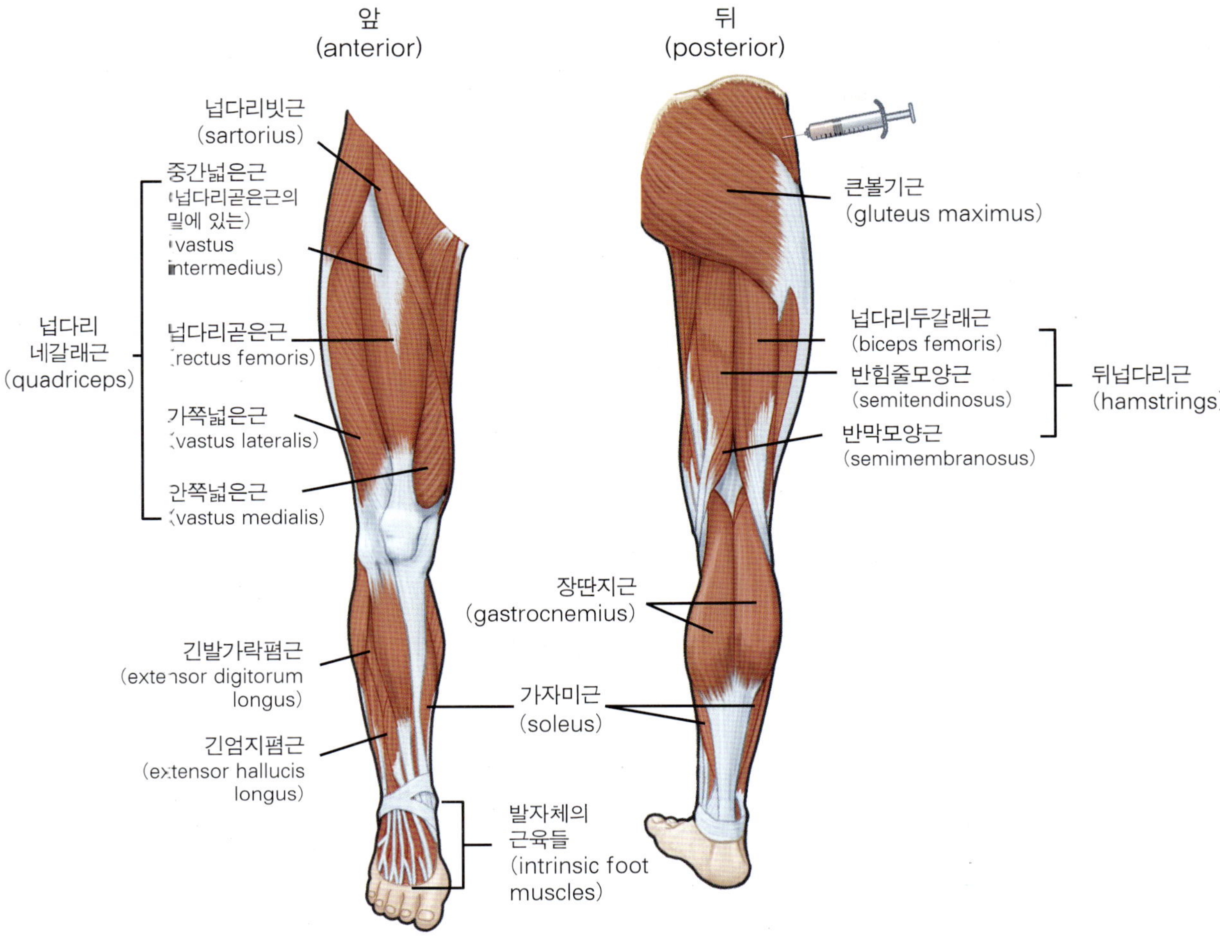

그림 4-9 다리의 앞부분과 뒷부분의 근육들.

표 4-6에는 근육계의 질환들과 장애에 관한 정보를 설명하였다.

표 4-5

다리의 근육들

근육	기능	위치
장딴지근(gastrocnemius)	뒤꿈치를 당겨 올린다	종아리
긴발가락폄근(extensor digitorum longus)	발가락들을 편다	아래다리
긴엄지폄근(extensor hallucis longus)	엄지발가락을 편다	아래다리
뒤넙다리근(햄스트링)(hamstring)	아래다리를 굽힌다	넓적다리 뒤
발자체근육(intrinsic foot muscle)	발가락을 움직인다	발
넙다리네갈래근(quadriceps femoris)	아래다리를 편다	넓적다리 앞
넙다리빗근(sartorius)	다리를 가쪽으로 돌린다	넓적다리 앞
가자미근(soleus)	발뒤꿈치를 당겨 올린다	아래다리

표 4-6

근육계에 관한 병리학 용어	
위축(atrophy)	병, 손상, 불사용 때문에 퇴보
비대(hypertrophy)	근육, 기관, 신체부분의 크기가 비정상적으로 증가
위축(hypotrophy)	근육, 기관, 신체부분의 크기가 비정상적으로 감소
근육퇴행증 (muscle dystrophy)	근육섬유들의 퇴행으로 약해지는 유전적 장애들을 이르는 일반 용어
근육통(myalgia)	근육의 통증
근육경련증(myoclonia)	신경계의 장애로 일어나는 근육의 불규칙한 수축
근육긴장증(myotonia)	근육경련이나 일시적 근육경화를 이르는 일반 용어
삠(염좌)(sprain)	인대가 꼬이거나 부분적으로 뜯어진 것
긴장(strain)	근육의 지나친 사용이나 지나친 당김
파상풍(tetanus)	근육이 경련을 일으키고 마비될 때까지 근육을 수축시키는 세균감염증 또는 지나친 수축 때문에 일어나는 근육의 마비를 이르는 일반 용어

연습 문제 / Practice Exercises

선다형 문제 / Multiple Choice

1. 턱을 움직여서 씹는 운동을 하는 근육은 ______________ 이다.
   a. 아래턱뼈
   b. 깨물근
   c. 넓은목근
   d. 관자근

2. 어깨의 ______________ 근육은 근육주사에 사용된다.
   a. 이마근
   b. 관자근
   c. 어깨세모근
   d. 가자미근

3. 다리의 벌림 작용을 하는 근육은 ________________ 이다.
   a. 큰볼기근
   b. 중간볼기근
   c. 장딴지근
   d. 넙다리빗근

4. 넓적다리의 앞부분은 ______________ 근육으로 구성되어 있다.
   a. 두갈래
   b. 세갈래
   c. 네갈래
   d. 다섯갈래

5. 아래팔을 돌리는 근육은 ______________ 이다.
   a. 두갈래근
   b. 위팔노근
   c. 중간볼기근
   d. 가자미근

6. 산소와 포도당은 ______________ 호흡과정에서 에너지를 만든다.
   a. 무산소
   b. 분해
   c. 유산소
   d. 길항

7. 입술을 주름지게 하는 근육은 ______________ 이다.
   a. 입둘레근
   b. 눈둘레근
   c. 넓은목근
   d. 날개근

8. 위팔을 가슴 앞으로 움직이게 하는 근육은 ______________ 이다.
   a. 큰볼기근
   b. 큰가슴근
   c. 중간볼기근
   d. 작은가슴근

9. 무산소호흡에서 ______________ 이 근육 속에 쌓인다.
   a. 시트린산
   b. 아세트산
   c. 살칠산
   d. 젖산

10. 아래팔을 굽히는 근육은 ______________ 이다.
   a. 위팔두갈래근
   b. 위팔세갈래근
   c. 위팔노근
   d. 관자근

괄호 넣기 문제 / Fill in the Blank

1. 근육에서 ______________이 움직이지 않는 뼈에 부착되어 있다.
2. 근육 덩어리(크기)의 증가를 ______________라고 한다.
3. 넙다리네갈래근은 ______________의 길항근이다.
4. 관절에 두 뼈의 각도가 작아지는 것을 ______________라고 한다.
5. ______________이 근육를 뼈에 부착시킨다.
6. 수의근육은 ______________근육이라고도 부른다.
7. 근육의 크기가 늘어나게 하는 운동의 유형은 ______________이다.
8. 한 운동을 위하여 함께 작용하는 근육들을 ______________ 라고 한다.
9. 몸통의 정중면에서 멀어지는 운동은 ______________이다.
10. 장딴지근을 발뒤꿈치에 부착시키는 힘줄은 ______________이다.

연결문제 / Matching

1. ________ 엄지손가락이 각 손가락 끝에 닿는 운동.
2. ________ 뼈가 중심점을 축으로 하여 돌아가는 것.
3. ________ 관절에서 두 뼈의 각도가 감소하는 운동.
4. ________ 손바닥이 위로 향하게 하는 아래팔의 운동.
5. ________ 관절에서 두 뼈 사이의 각도가 증가하는 운동.

a. 폄
b. 휘돌림
c. 맞섬
d. 안쪽번짐
e. 가쪽번짐
f. 엎침
g. 돌림
h. 굽힘
i. 뒤침
j. 바닥쪽굽힘

6. ________ 먼쪽 끝이
원을 그리면서
움직이는 것.

7. ________ 발바닥이
가쪽을 향하게
돌리는 운동.

8. ________ 손바닥이 아래쪽을
향하게 하는
아래팔의 운동.

9. ________ 발가락이 아래쪽을
가리키게 하는
운동.

10. ________ 발바닥이 안쪽을
향하게 돌리는
운동.

단답식 문제 / Short Answer

1. 근육의 3가지 종류에 대하여 설명하라.

2. 어떤 것들이 위팔에서와 넓적다리에서의 길항근들인가?

3. 근육의 구조를 설명하라.

명칭 달기 문제 / Labeling

괄호 안에 알맞은 해부학 용어를 써 넣어라.

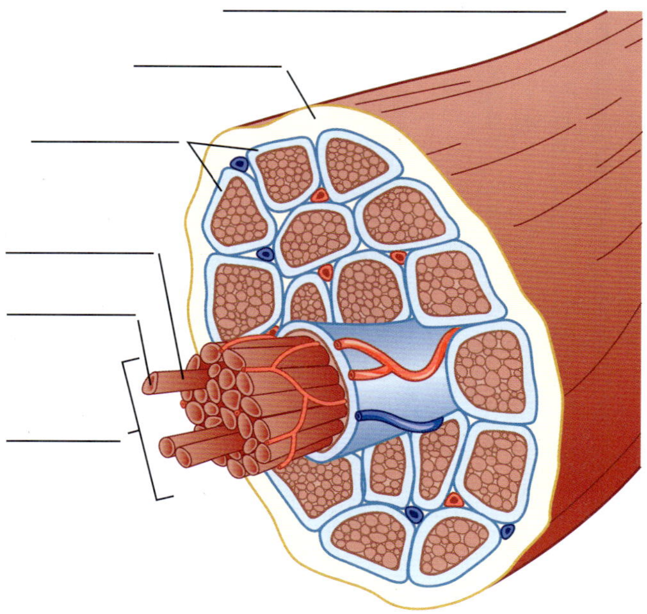

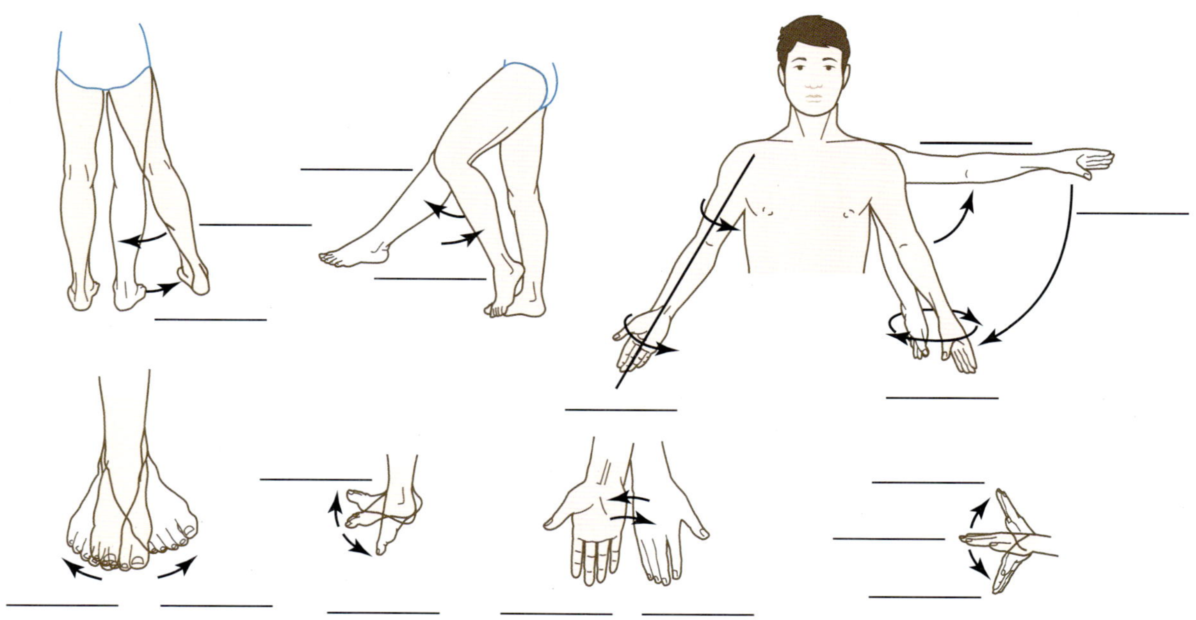

골격계
THE SKELETAL SYSTEM

제 5 장

주요 용어

연골결합(amphiarthroses)
부속뼈 (appendicular skeleton)
관절을 이루는(articulated)
몸통뼈(axial skeleton)
가골(callus)
연골(cartilage)
치밀뼈(compact bone)
뼈몸통(diaphysis)
윤활관절(diarthroses)
뼈끝(epiphysis)
숫구멍(fontanel)
관절(joint)
인대(ligament)
뼈조직(osseous tissue)
골화(ossification)
뼈모세포(osteoblast)
뼈파괴세포(osteoclast)
뼈세포(osteocytes)
뼈막(periosteum)
과정(process)

계속

골격계는 뼈, 연골 및 인대로 구성되어 있다. ***연골(cartilage)***은 뼈들을 연결하여 관절을 형성하고, 인대는 뼈들이 만나는 관절을 덮어 싸고 뼈와 뼈를 연결한다. 뼈대는 몇 가지 기능을 가지고 있다. 즉 뼈대는 형태를 이루고, 몸을 지지하고, 운동을 할 수 있게 하고, 연한 기관들을 보호하고, 미네랄을 저장하고, 혈구를 생산하는 장소를 제공한다.

뼈는 몸의 형태를 이루는 기틀을 제공한다. 사람의 몸은 곧바로 서 있기 때문에 뼈는 윗몸의 무게를 지탱해야 한다. 다리의 뼈는 체중을 견디기 위하여 더 억세고 더 커야 한다. 갈비뼈도 역시 가슴벽을 지지하여 가슴공간을 유지한다. 뼈는 근육의 부착장소이다. 근육이 수축하고 짧아짐으로써 뼈를 당겨 운동을 일으킨다. 뼈는 내부의 기관들을 둘러싸서 보호한다. 머리뼈는 뇌를 보호하고 갈비뼈들은 심장과 허파들을 보호한다. 뼈대는 미네랄들을 저장하는 장소이다. 뼈는 뼈의 성장, 근육의 수축, 신경의 전도에 필요한 칼슘과 인을 저장하고 있다. 뼈 속에 있는 뼈속질(골수)은 혈구를 생산한다.

이 장에서는 뼈의 유형, 뼈의 분류, 뼈의 구조를 설명한다. 또한 태생기와 성인기의 뼈대(골격, skeletons)를 설명하고, 성인 뼈대에서 뼈의 이름과 있는 장소를 살펴보고, 더불어 뼈의 치유과정과 여러 가지 관절들을 설명한다.

뼈 / Bones

뼈는 ***뼈조직(osseous tissue)***이라는 결합조직(connective tissue)으로 만들어져 있다. 뼈조직은 우리 몸에서 가장 튼튼한 조직들 중의 하나이다. 뼈대의 뼈는 제자리에 놓여있을 때 ***관절되어(articulated)*** 있다고 말한다(그림 5-1 참조). 뼈대의 각 뼈는 그 유형, 모양, 기능에 의하여 확인될 수 있다.

뼈의 유형 / Types of Bone

사람에서 뼈는 2가지 형이 있다. 한 가지는 치밀하고 무거운 ***치밀뼈(compact bone)***이다. 치밀뼈는 들어올리고, 운반하고, 몸을 지탱하기 위하여 힘이 받는 뼈이다. 치밀뼈는 팔다리의 뼈에서 볼 수 있다.

다른 유형은 ***해면뼈(spongy bone*** 또는 cancellous bone)이다. 해면뼈는 그 이름과 같이, 치밀뼈보다 더 가볍고 더 많은 구멍이 있다. 해면뼈는 머리뼈와 갈비뼈 같이 튼튼하거나 무거울

Flashpoint

골격계는 혈구들을 제공하고 칼슘을 저장해서 혈중 칼슘 수준이 일정하게 유지되게 함으로써 항상성을 유지한다.

주요 용어 – 계속

적색뼈속질(red marrow)
해면뼈(spongy bone)
봉합(sutures)
인대결합(synarthroses)
황색뼈속질(yellow marrow)

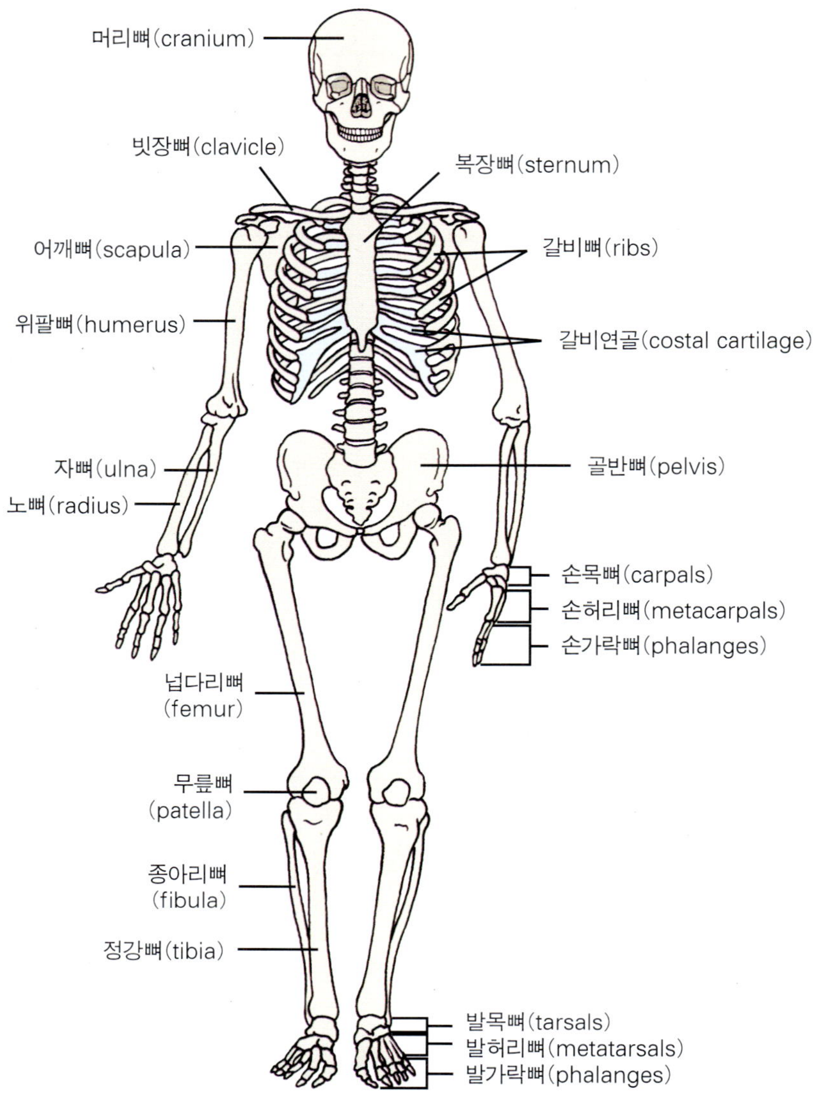

그림 5-1 관절을 이루고 있는 뼈들. (Adapted from Eagle S. *Medical Terminology in a Flash!* Philadelphia, PA: FA Davis; 2006:219.)

Flashpoint

뼈속질(골수) 이식은 빈혈, 백혈병 그리고 면역결핍질환들을 치료하거나 개선하기 위하여 사용될 수 있다. 기증에 완전히 연결되는 형제를 가진 경우에도 기회는 35%뿐이다.

필요가 없는 뼈들이다. 이 2가지 유형은 무게를 지탱하고 힘을 받을 뿐만 아니라, 뼈속질을 저장하는 장소를 제공한다.

뼈속질(bone marrow)은 적색이기도 하고 황색이기도 하다. 치밀뼈는 거의 지방조직으로 구성된 ***황색속질(yellow marrow)***을 저장하고 있고, 해면뼈는 혈구를 생산하는 ***적색속질(red marrow)***을 저장하고 있다.

뼈들의 분류 / Classification of Bones

성인 뼈대의 뼈는 모양 즉, 길고, 짧고, 납작하고, 또는 불규칙한 것에 따라 4가지로 분류할 수 있다. ***긴뼈(long bones)***는 폭보다 길이가 훨씬 길고 막대모양을 가진 것이다. 이러한 뼈는 팔과 다리에서 볼 수 있다. 손목과 발목의 뼈는 네모꼴이어서 ***짧은뼈(short bones)***로 분류한다. 얇고 매끈한 ***납작뼈(flat bones)***는 흔히 구부러져 있다. 이러한 뼈의 예로는 머리뼈, 갈비뼈, 어깨뼈, 복장뼈가 있다. ***불규칙뼈(irregular bones)***는 앞에 설명한 어떤 것들도 닮지 않은 것들이다. 예를 들면, 척추뼈와 얼굴뼈가 있다.

긴뼈의 구조 / Structure of Long Bones

긴뼈는 다른 뼈들과는 다른 구조와 기능을 가지고 있다(그림 5-2 참조). 이 뼈는 강하고 무거우며 몸통을 지지한다. 모든 뼈는 ***뼈막(periosteum)***이라고 부르는 결합조직에 싸여져 있다. 긴뼈의 몸통을 ***뼈몸통(diaphysis)***이라고 부른다. 뼈몸통은 치밀뼈로 만들어져 있고 속공간에는 황색속질이 들어 있다. 긴뼈의 양 끝부분은 둥근 모양을 이루고 있고 ***뼈끝(epiphysis)***이라고 부른다. 뼈끝은 해면뼈로 구성되어 있고 적색골수가 들어 있다. 뼈끝을 연결하는 연골판을 ***뼈끝연골판(epiphyseal plate)***라고 한다. 뼈끝연골판은 긴뼈가 성장하는 곳이다. 뼈가 최대의 성장점에 이르렀을 때 뼈끝연골판은 뼈로 변한다. 뼈끝은 해면뼈로 구성되어 있고 적색속질을 저장하고 있다.

Flashpoint

뼈끝연골판의 성장은 여자에서는 13세쯤에서 그리고 남자에서는 20세쯤에서 정지된다.

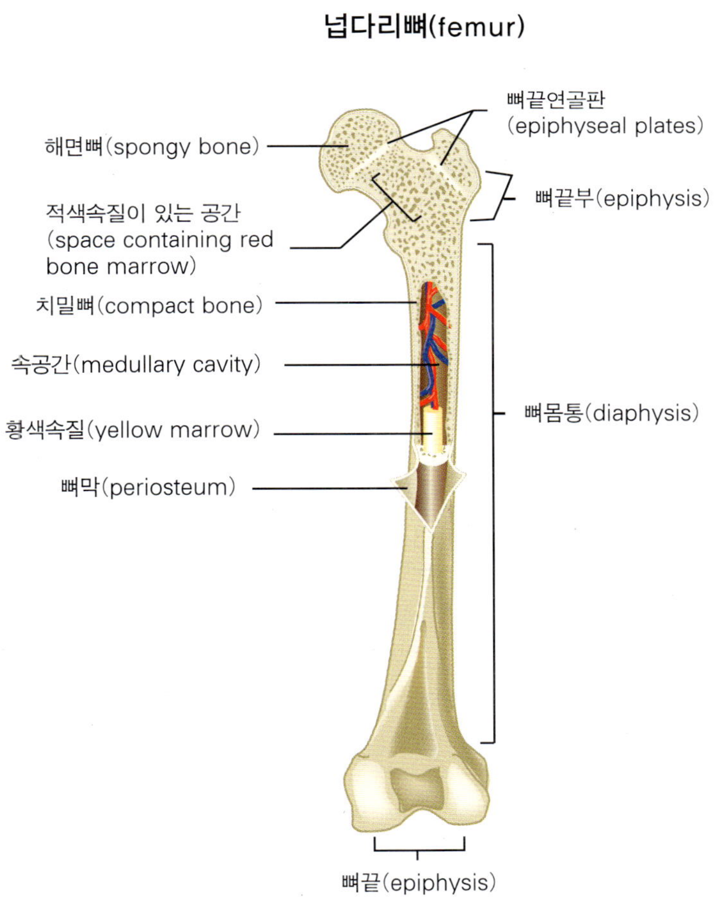

그림 5-2 긴뼈의 부분들.

뼈대(골격) / Skeleton

태생기에 뼈대는 연골로 시작된다. 연골이 단단한 뼈로 대치되면서 성장할 수 있고, 서 있을 수 있게 되고, 뼈들이 체중을 충분히 지지하게 될 때 걸을 수 있게 된다.

태아의 뼈대 / Fetal Skeleton

Flashpoint

모든 뼈의 골화는 25세 이전에 완료된다.

태아의 뼈대는 대부분이 연골과 다른 섬유성 결합조직으로 구성되어 있다. 태아의 발생 3개월쯤에 ***뼈모세포(osteoblasts)***라고 하는 뼈형성세포들이 ***골화(ossification)***라는 과정으로 연골을 뼈로 바꾼다. 뼈의 생성은 뼈의 속에서부터 바깥으로 뼈모세포들이 아교섬유들에 칼슘염을 침착시켜 일어난다. 연골이 뼈로 변할 때 이것을 골화라고 한다. 출생할 때 아기는 300개 정도의 연한 뼈조각들을 가지고 있다.

Flashpoint

숫구멍은 18개월까지 완전히 막힌다. 뒤숫구멍은 2개월에 막히고 앞숫구멍은 9~18개월에 막힌다.

태아는 출산길을 지나가야 하기 때문에 몸이 유연할 필요가 있다. 특히, 머리는 출산길을 지나가기 위해서 모양이 변할 수 있어야 한다. 이런 이유로 머리뼈는 출생 시에 완전한 관절을 이루고 있지 않고 얇은 섬유연골판으로 둘러쳐 있다. 뼈들 사이의 섬유연골 부분들 중에서 넓은 곳을 ***숫구멍***(*천문*, ***fontanel*** 또는 soft spot)이라고 한다(그림 5-3 참조). 긴뼈에서도 뼈가 성장하는 부분은 아직까지는 연골로 되어 있다. 이것을 뼈끝연골판(epiphyseal plate)이라고 한다. 이것은 긴뼈 양 끝에 있는 연골의 원반이다. 이곳에서 뼈모세포들이 뼈를 수직으로 쌓아 뼈의 길이를 증가시킨다. 사람에서 뼈의 성장은 성(gender)과 호르몬 수준에 따라, 16~25세까지 계속된다. 뼈가 골화될 때, 뼈모세포는 ***뼈세포(osteocytes)***로 성숙되어 뼈 속에 살면서 뼈의 구조를 유지시킨다.

태아의 뼈에는 ***뼈파괴세포(osteoclast)***라는 또 다른 뼈세포가 있다. 이 세포는 뼈를 파괴해나가면서 바탕질에서 미네랄을 재흡수한다. 태아의 뼈대에서 이 세포들은 긴뼈의 중심부에서 미네랄을 재흡수하여 뼈속질을 저장하기 위하여 또는 뼈 속으로 혈관들이 들어오게 하기 위해 빈 공간을 만든다. 출생 후에도 뼈파괴세포는 계속해서 뼈의 성장에 따라 모양을 변경시킨다.

어린이에 영향을 미치는 골격계의 흔한 병과 장애를 글상자 5-1에 설명하였다.

골격계의 분류 / Divisions of the Skeleton

성인의 뼈대는 206개의 뼈로 구성되어 있다. 이 뼈들은 몸통뼈대와 팔다리뼈대로 나눈다(그림 5-4 참조). ***몸통뼈대(axial skeleton)***는 몸의 축을 이루고 있는 주된 부분의 뼈이고 ***팔다리뼈대(appendicular skeleton)***은 부수된 팔과 다리의 뼈이다.

몸통뼈대(Axial Skeleton)

몸통뼈대는 80개의 뼈로 이루어져 있으며 머리뼈, 척주, 갈비우리를 구성하고 있다.

머리뼈(skull)는 머리통뼈(cranial bones)와 얼굴뼈(facial bones)로 구성되어 있으며, 모두 합하여 22개의 뼈로 형성되어 있다.

머리통(cranium)은 뇌가 들어 있는 부분이다. ***머리통뼈(cranial bones)***는 숫구멍이 골화된

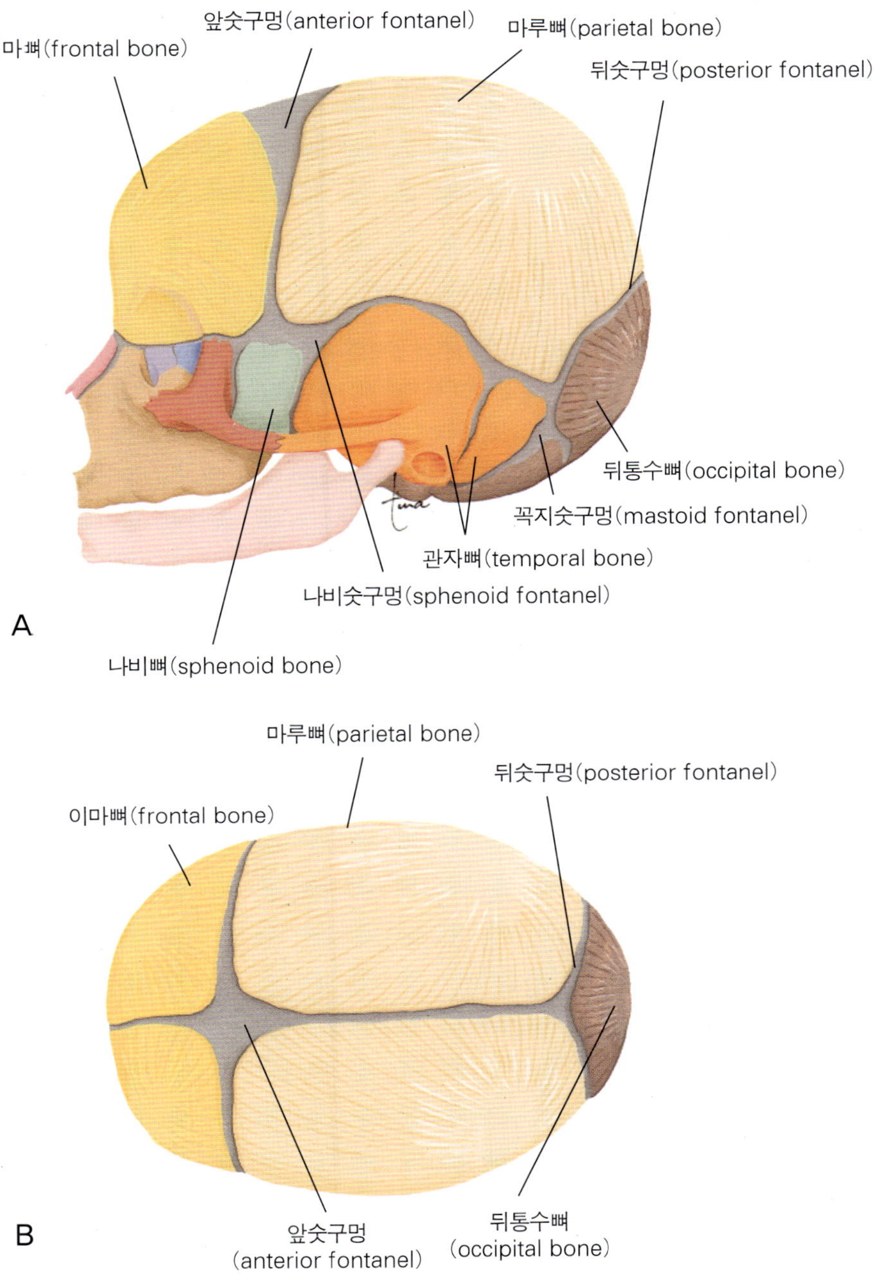

그림 5-3 태아의 머리뼈. (A) 가쪽에서 본 것. (B) 위에서 본 것. (From Scanlon VC. *Essentials of Anatomy and Physiology*. 5th ed. Philadelphia, PA: FA Davis; 2007:109.)

후에 서로 융합된 8개의 뼈이다: 한 개의 이마뼈(frontal b.)는 이마를 형성하고, 한 쌍의 마루뼈(parietal b.)는 머리의 마루를 이루고, 한 개의 뒤통수뼈(occipital b.)는 머리의 뒤와 바닥을 이루고, 한 쌍의 관자뼈(측두골, temporal b.)는 양 옆에 귀가 있는 곳에 있고, 한 개의 나비뼈(sphnoid b.)는 눈확의 한 부분을 이루고 있고, 한 개의 벌집뼈(ethmoidal)는 눈물뼈 뒤에 눈확의 한 부분을 이루고 있다(그림 5-5 참조). 머리뼈들이 관절을 이루고 있는 꼬불꼬불한 선을 ***봉합(sutures)***이라고 한다.

(본문은 84쪽에 계속)

글상자 5-1 어린이에서 골격계의 병들과 장애들 (Childhood diseases and disorders of the skeletal system)

뼈대결함들은 사람에서 흔히 볼 수 있는 장애들과 질병이다. 어떤 것들은 경미하고 다른 것들은 생명을 위협할 수 있다. 많은 뼈대장애들이 어린이들과 젊은이들에게 영향을 미친다.

구루병(rickets)은 뼈가 성장하고 있는 어린이들에서 비타민 D와 칼슘의 결핍으로 발생한다. 그 결과는 다리가 휘고 척주가 구부러지고 머리가 커지는 것이다. 칼슘과 비타민 D를 많이 먹어 예방하는 것이 최선의 치료이다.

척주옆굽음증(척추측만증, scoliosis)은 척주가 옆으로 휘어 S자 모양으로 굽은 것이다. 척주굽음은 태생기의 비정상적 발달의 결과일 수도 있고 척주를 휘게하는 다른 부분의 문제일 수도 있다. 대부분의 환자들에서 원인은 모른다. 척주옆굽음증은 거의 모든 연령에서 발생할 수 있지만, 청년기(13~18세)에 가장 많이 발생한다. 치료는 버팀대를 대주는 것이고 필요하면 척추뼈를 융합시키는 수술을 한다.

조막발(휜발, talipes)은 발이 꼬인 선천성 기형이다. 이런 어린이는 발목이나 발의 가쪽 면으로 걷는 것같이 보인다. 남자가 여자보다 많고 50%는 양쪽에 일어난다. 치료는 바르게 잡아주는 수술이다. 그 외로 기형이 교정될 때까지 일련의 깁스를 하거나 버팀대를 대거나 맞춤신발을 신기는 것이다.

뼈육종(osteosarcoma)은 성장하고 있는 뼈에 발생하는 암이다. 가장 많이 발생하는 연령은 10~25세이다. 이 암은 긴뼈의 끝부분에 발생하고 환자의 50%는 무릎 근처에 발생한다. 증상은 종양 부위의 통증과 부어오름이다. 치료는 종양 또는 다리를 잘라내는 것이다. 종양이 넓게 퍼졌다면 화학요법이나 방사선 치료를 한다. 치료 후에 5년 생존율이 60% 정도로 낮다.

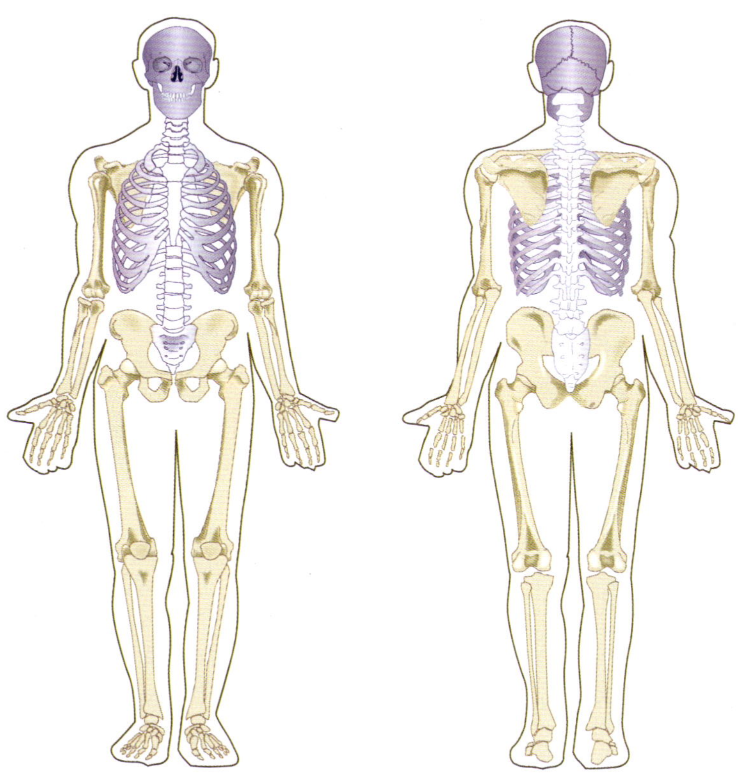

그림 5-4 팔다리뼈와 몸통뼈를 보여주는 뼈대.

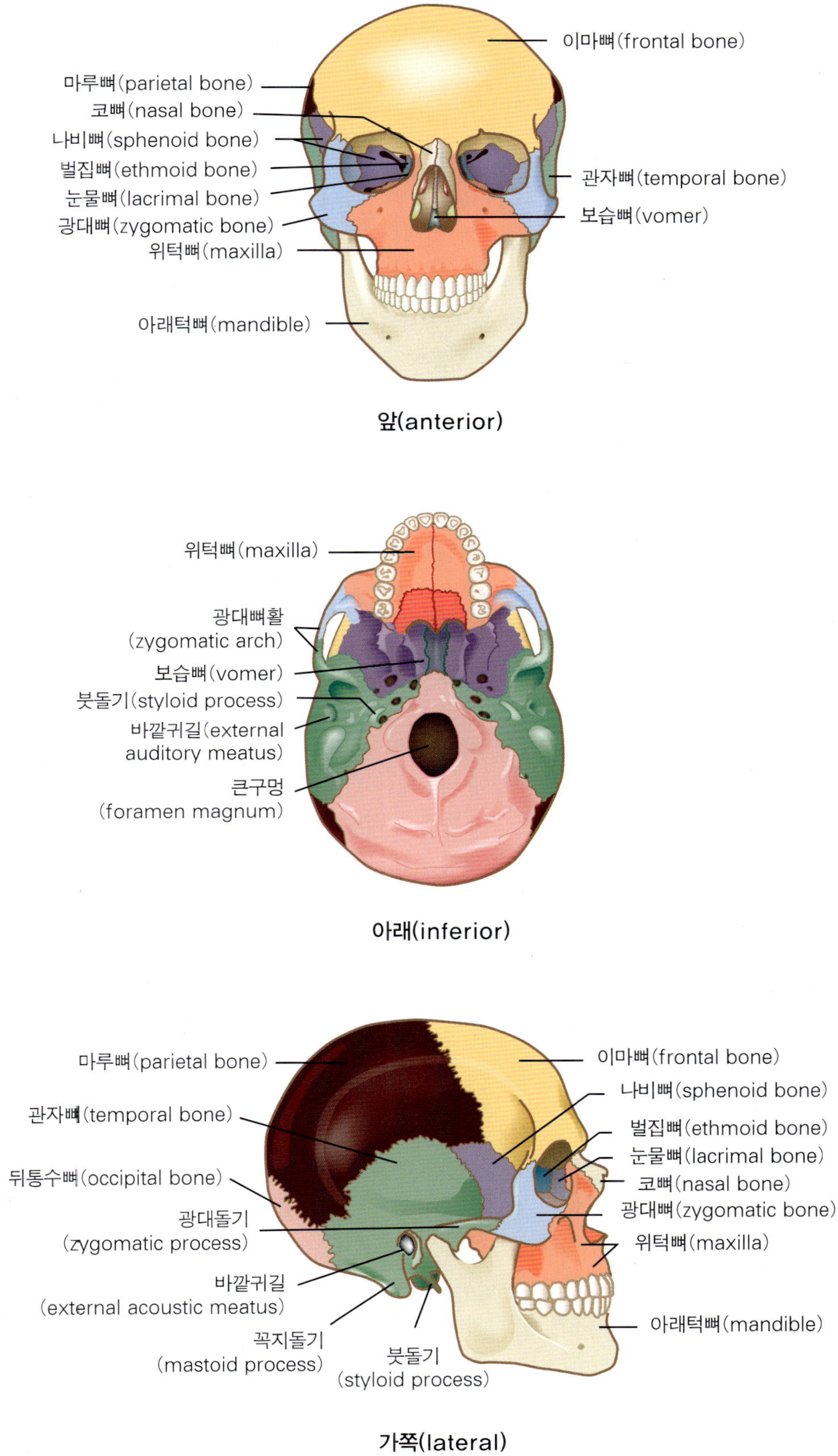
이마뼈(frontal bone)
마루뼈(parietal bone)
코뼈(nasal bone)
나비뼈(sphenoid bone)
벌집뼈(ethmoid bone)
관자뼈(temporal bone)
눈물뼈(lacrimal bone)
광대뼈(zygomatic bone)
보습뼈(vomer)
위턱뼈(maxilla)
아래턱뼈(mandible)
앞(anterior)
위턱뼈(maxilla)
광대뼈활
(zygomatic arch)
보습뼈(vomer)
붓돌기(styloid process)
바깥귀길(external
auditory meatus)
큰구멍
(foramen magnum)
아래(inferior)
마루뼈(parietal bone)
이마뼈(frontal bone)
나비뼈(sphenoid bone)
관자뼈(temporal bone)
벌집뼈(ethmoid bone)
눈물뼈(lacrimal bone)
뒤통수뼈(occipital bone)
코뼈(nasal bone)
광대뼈(zygomatic bone)
광대돌기
(zygomatic process)
위턱뼈(maxilla)
바깥귀길
(external acoustic meatus)
아래턱뼈(mandible)
꼭지돌기
(mastoid process)
붓돌기
(styloid process)
가쪽(lateral)

그림 5-5 머리뼈의 뼈들.

Flashpoint

목뿔뼈(설골 hyoid)는 존재하는 위치 때문에 골절이 드물다. 이 뼈의 손상은 목매달기나 목조르기를 나타내는 것이다.

Flashpoint

여자들이 엉덩이를 작게 보이려고 코르셋을 즐겨 입으면 일정한 조임에 의하여 뜬갈비들이 형태이상을 초래한다. 어떤 여자들은 코르셋을 더 졸라맬 수 있게 하기 위하여 외과적으로 뜬갈비들을 제거해버린다.

얼굴뼈(fascial bones)로는 콧등을 이루는 코뼈(nasal b.)가 있고 코안에서 코중격을 형성하는 보습뼈(vomer)가 있다. 코안은 공기가 지나가는 통로이고, 그 주변의 여러 뼈 속에 형성된 ***동굴들(sinuses)***은 모두 코안으로 통하게 되어 있다. 볼의 윗부분에 있는 광대뼈(zygomatic b.)는 눈확(orbit)을 이루고 뒤쪽으로 광대활(zygomatic arch)을 이루고 있다. 눈확의 안쪽에는 눈물뼈가 있고 이것에서 시작되는 눈물관을 볼 수 있다. 얼굴의 주된 뼈들은 치아들이 박혀있는 ***위턱뼈(maxilla)***와 ***아래턱뼈(mandible)***이다. 입안의 천장에 있는 뼈는 입천장뼈(palatine b.)라고 한다.

또한 머리뼈에는 귀 속에 귀속뼈(ear osslcle)라는 3개의 작은 뼈들이 있다. 이 뼈들은 사람에서 가장 작은 뼈들로써 소리의 진동을 증폭시켜서 뇌로 보낸다.

아래턱뼈 아래로 목구멍 가까이에 ***목뿔뼈***(설골, *hyoid b.*)라고 부르는 작은 뼈가 있다. 이 뼈는 사람의 뼈대에서 유일하게 관절을 이루지 않은 뼈이다. 이 뼈는 혀의 운동에 관여하는 근육들에 의하여 자리를 유지하고 있다.

사람은 일란성 쌍둥이가 아니라면, 각각 다른 얼굴을 가지고 있다. 얼굴은 다른 사람을 인식하는 일차적 방법이다. 얼굴의 차별성은 피부와 관련이 있지만 피부는 다만 얼굴의 덮개이고, 그 두께는 성과 인종에 따라 아주 약간 다르다. 이런 연한 조직들 밑에 있는 뼈들의 구조는 얼굴의 모양을 이루고 사람마다 다르고 특이하게 만든다.

머리뼈는 ***큰구멍(foramen magnum)***이라는 구멍이 뒤통수뼈의 아래부분에 나 있다. 이 구멍으로는 뇌에 붙어있는 척수가 지나가고 있다. 척수는 척주라고 부르는 척추뼈기둥 속에 보호받고 있다.

척주(spinal column)는 3부분으로 구분한다(그림 5-6 참조). 위 7개의 뼈를 ***목뼈***(경추, *cervical* vertebra)라고 하고 그 중에 위 2개는 특별한 기능을 함으로써 특별한 이름을 가지고 있다. 머리뼈를 받치고 있는 첫째 척추뼈를 ***고리뼈***(환추, *atlas*)라고 하고, 둘째 척추뼈는 ***중쇠뼈***(축추, *axis*)라고 한다. 그 다음 12개의 뼈들은 등뼈 또는 가슴척추뼈라고 하고, 마지막 5개는 ***허리뼈***(요추, *lumbar*)라고 한다. 허리뼈들은 가장 큰 척추뼈들이고 다른 척추뼈들의 무게를 지탱하고 있다. 척추와 척추사이에는 연골로 연결되어 있으며 이것을 원반 또는 ***척추사이원반(intervertebral discs)***이라고 한다. 허리뼈 밑에는 ***엉치뼈(sacrum)***라는 한 개의 뼈가 있다. 엉치뼈는 5개의 뼈들이 융합된 것이다. 엉치뼈 아래에는 ***꼬리뼈(coccyx)***가 있다. 꼬리뼈는 3~5개의 작은 뼈들이 융합된 것이다.

가슴의 형태는 ***갈비***(늑골, *ribs*)라고 부르는 24개의 뼈로 이루어져 있다(그림 5-7). 12쌍의 갈비뼈는 한 쌍씩이 각각의 등뼈에 부착되어 있다. 위 7쌍은 참갈비(true ribs)라고 부른다. 참갈비는 한 끝은 척추뼈에 붙어있고 다른 끝은 복장뼈(흉골)에 붙어 있는 것이다. 그 다음의 3쌍은 거짓갈비(false ribs)라고 한다. 거짓갈비는 한 끝이 척추뼈에 붙어있고 다른 끝은 참갈비의 연골에 붙어있다. 마지막 2쌍은 뜬갈비(floating ribs)라고 한다. 뜬갈비는 한쪽은 척추뼈에 붙어있지만 다른 쪽은 부착되지 않고 떠있는 것이다.

복장뼈(흉골, *sternum* 또는 breast bone, 그림 5-7 참조)에는 갈비뼈들이 부착되어 있다. 복장뼈는 3부분으로 구성되어 있다. 위에 있는 방패모양의 부분을 ***자루(manubrium)***라고 부르고 중간에 있는 긴네모꼴의 가장 큰 부분을 ***몸통(body)***이라고 하고 몸통 아래에 붙어 있는 작은 부분을 ***칼돌기***(검상돌기, *xiphoid process*)라고 한다.

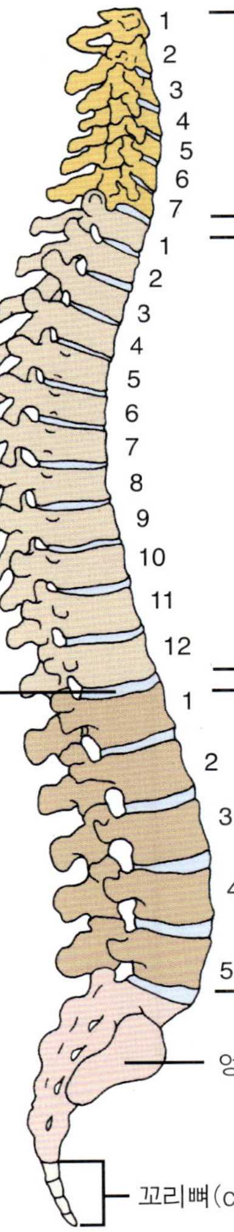

그림 5-6 척주의 가쪽면. (Adapted from Eagle S. *Medical Terminology in a Flash!* Philadelphia, PA: FA Davis; 2006:220.)

팔다리뼈대 / Appendicular Skeleton

팔다리뼈대는 126개의 뼈로 형성되어 있고 팔(arms), 다리(legs), 팔이음부(견갑대, shoulder girdle), 골반(pelvis)의 뼈들을 구성하고 있다.

팔뼈는 팔이음부를 이루고 있는 2개의 뼈로 시작한다. ***어깨뼈(scapula)***는 목뼈들의 아래로 등에 있다. 각 어깨뼈의 뒷면에는 가시(spine)라고 부르는 ***돌기(process)***가 솟아 있다. 이 돌기는 어깨의 가쪽 끝으로 향하여 휘어지면서 넓어진다. 이 넓어진 돌기를 어깨봉우리(견봉, acromion)라고 한다.

목의 아래에 가로로 놓인 긴뼈는 ***빗장뼈***(쇄골, *clavicle* 또는 collar bone)라고 한다. 빗장뼈는 펴진 "S자" 모양이고, 가쪽 끝은 어깨봉우리와 만난다. 이 두 뼈는 팔이음부를 형성한다.
팔이음뼈에는 위팔이 달려있다(그림 5-8 참조).

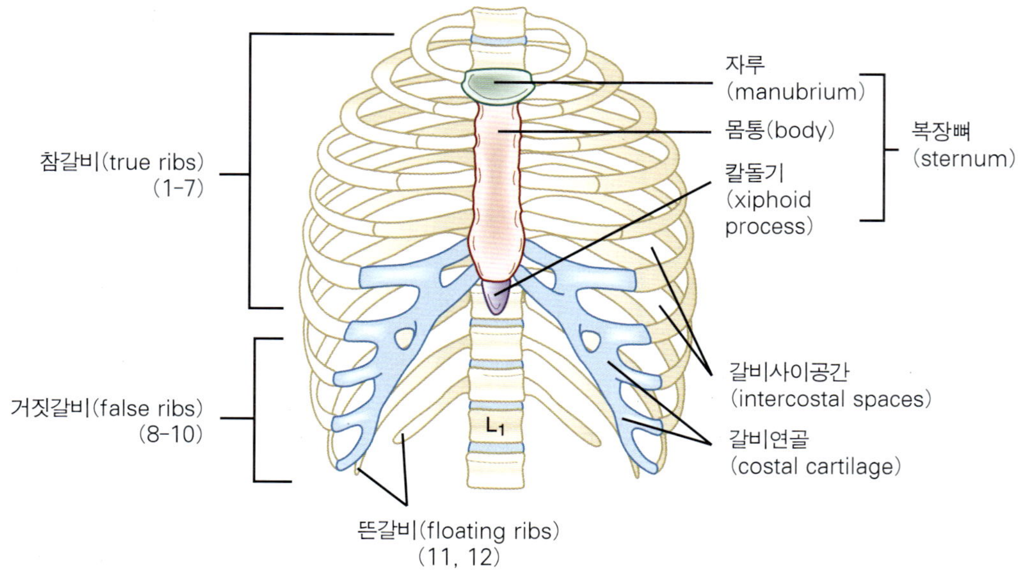

그림 5-7 몸통의 앞면.

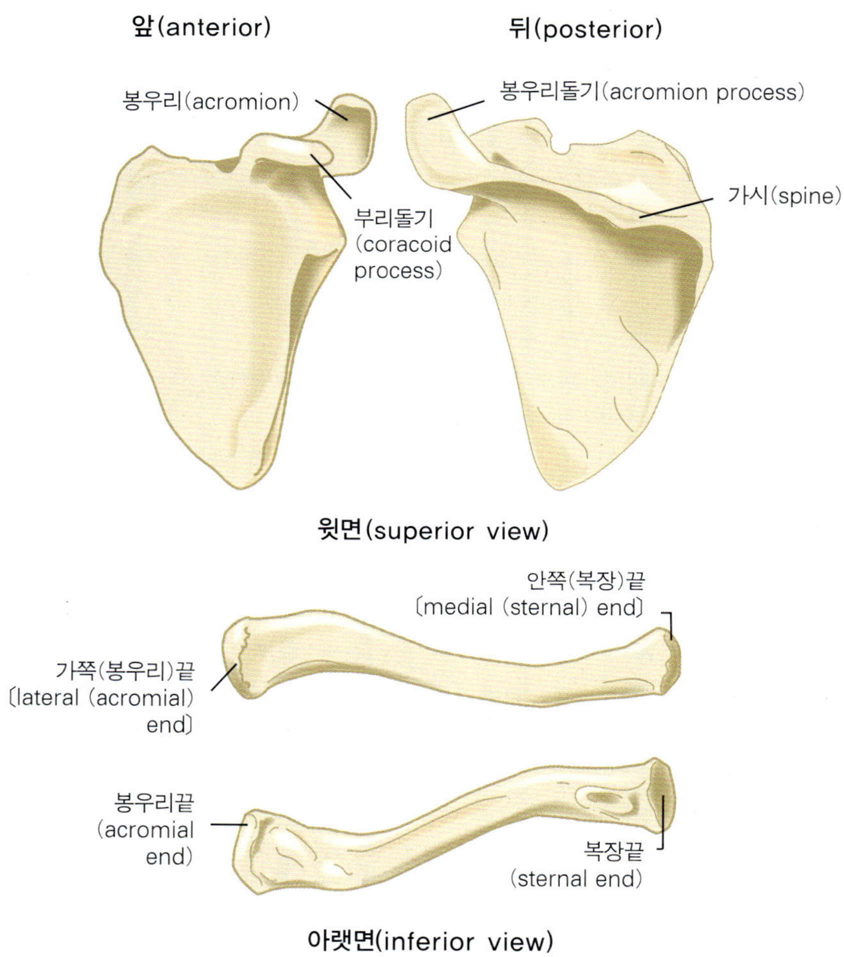

그림 5-8 어깨뼈와 빗장뼈.

위팔에 있는 뼈는 ***위팔뼈***(상완골, *humerus*)이다. 이 뼈의 몸쪽 끝의 둥근 머리(head)는 어깨뼈의 관절면에 부착되어 있다. 먼쪽 끝에는 위관절융기(epicondyle)라고 부르는 2개의 융기가 있고 두 융기 사이에 앞에는 갈고리오목이 있고 뒤에는 팔꿈치오목(olecranon fossa)이 있다.

아래팔(forearm)에는 두 개의 뼈가 있다. 손바닥의 새끼손가락 쪽으로 놓여있는 ***자뼈***(척골, *ulna*)와 엄지손가락쪽으로 놓여 있는 ***노뼈***(요골, *radius*)가 있다. 자뼈의 몸쪽 끝에는 위팔뼈가 닿는 활차패임(trochlear notch)라고 부르는 고리모양의 깊은 패임이 있고 먼쪽 끝에는 자뼈머리(head)라고 부르는 둥근 융기가 있다. 노뼈의 몸쪽 끝에는 노뼈머리라고 부르는 바퀴모양의 융기가 있고 먼쪽 끝에는 붓돌기(styloid process)가 솟아 있다. 이 두 개의 서로 평행하게 있지만 자뼈를 축으로 노뼈의 아래부분이 휘돌아가는 운동을 한다(그림 5-9 참조).

Flashpoint

"우수광뼈(funny bone)"는 진짜 뼈는 아니다. 팔꿈치 안쪽을 쳤을 때 얼얼하고 저린 느낌은 위팔뼈의 관절융기에서 자신경이 충격을 받아 일어나는 것이다.

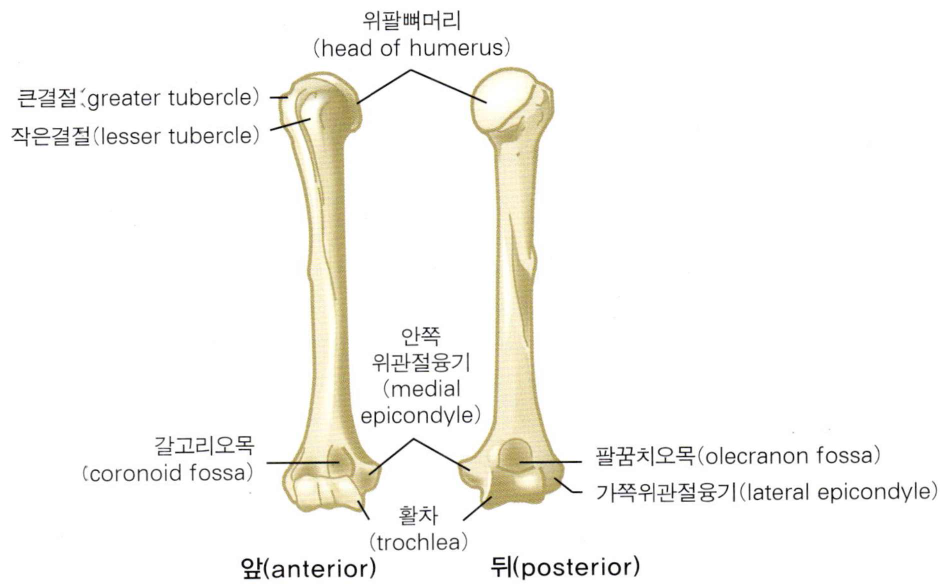

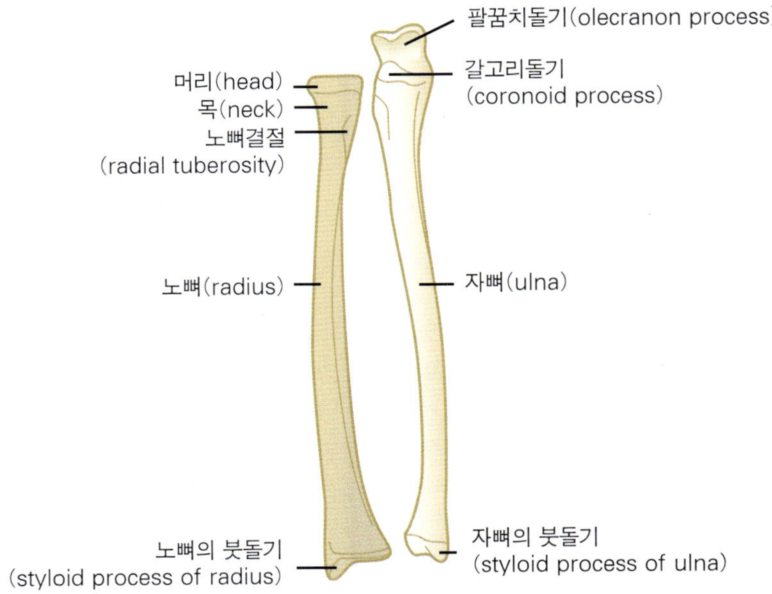

그림 5-9 위팔의 뼈들.

손목을 구성하고 있는 8개의 작은 뼈를 ***손목뼈(carpal** bone)*라고 한다. 이 뼈들은 4개씩 2줄로 배열되어 있다. 손바닥의 5개의 뼈를 ***손허리뼈(metacarpal** bone)*라고 한다. 손가락의 뼈는 ***손가락뼈(phalangeal** bone)*라고 한다. 각 손가락은 3개의 작은 뼈로 되어 있는데 엄지손가락은 2개로 되어 있다.

골반(pelvis)은 좌우 2개의 볼기뼈(hip bone, 또는 coxa)로 구성되어 있고, 척주의 아랫부분에 부착되어 있다. 각 볼기뼈는 세 부분으로 구분한다. 넓게 벌어진 윗부분은 ***엉덩뼈(ilium)***라고 한다. 엉덩뼈의 위 능선을 엉덩뼈능선(iliac crest)이라고 한다. 볼기뼈의 아랫부분은 앞뒤방향으로 비틀어져 있고 그 아래뒤부분은 ***궁둥뼈(ischium)***라고 하고 앞부분은 ***두덩뼈(pubis)***라고 한다. 궁둥뼈는 단단한 면에 앉았을 때 닿는 곳이기 때문에 좌골(sit bone)이라고도 부른다. 엉덩뼈가 궁둥뼈 위에서 휘는 부위에는 넙다리뼈와 관절을 이루는 볼기뼈절구(acetabrum)가 있다. 양 두덩뼈 앞쪽 끝에 형성된 섬유연골결합을 ***두덩결합(pubis symphysis)***이라고 한다. 양쪽의 두덩뼈가 이루는 각을 두덩활(pubic arch)이라고 한다. 글상자 5-2에 골반의 남녀차이를 설명하였다. 볼기뼈들이 앞에서는 두덩결합으로 서로 만나고 뒤에서는 엉치뼈와 관절하여 뼈들의 고리를 형성한다. 이것을 다리이음부(골반대, pelvic girdle)이라고 한다.

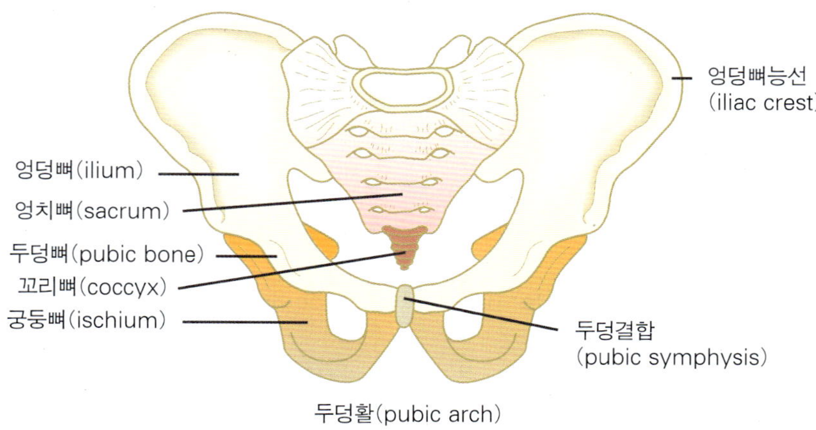

그림 5-10 골반.

글상자 5-2 골반의 남녀차이(Gender differences in the pelvis)

골반의 뼈들은 남자와 여자에서 다르지 않지만 골반의 모양은 남녀 사이에 차이가 있다.

여자의 골반은 남자의 골반보다 넓고 낮다. 남자에서는 엉덩뼈가 더 높고 폭은 더 좁다. 여자의 두덩활의 각은 넓고 둥글지만 남자에서는 좁다. 여자의 두덩활은 90° 이상이지만, 남자에서는 90° 이하이다. 골반의 속면은 여자에서는 더 둥글거나 타원인데 비하여 남자에서는 더 하트모양이다.

여자의 엉치뼈는 남자에 비해 더 넓고 모양이 더 세모꼴(triangular)이다. 또한 여자에서는 골반문에서 뒤로 휘었지만 남자에서는 안으로 휘어져 있다.

여자의 골반이 남자의 골반과 다른 점은 아기가 출산길을 통과해서 지나가는 공간을 만들기 위해서이다.

다리는 다리이음부에서 볼기뼈절구와 만난다(그림 5-11 참조). ***넙다리뼈***(대퇴골, *femur*)는 사람에서 가장 크고 가장 무거운 뼈로서 넓적다리에 있다. 넙다리뼈의 몸쪽 끝에는 넙다리뼈머리라고 부르는 둥글고 큰 융기가 있다. 이 머리는 볼기뼈절구에 관절한다. 넙다리뼈의 먼쪽 끝에는 관절융기(condyle)라고 하는 2개의 바퀴모양의 돌기가 있다. 이것들은 아래다리와 관절하는 부분이다.

아래다리는 2개의 뼈를 가지고 있다. 아래다리 앞부분에 있는 더 큰 뼈는 ***정강뼈***(경골, *tibia*)이다. 정강뼈의 몸쪽 끝은 관절융기라는 둥근 부분이 넙다리뼈의 관절융기와 관절한다. 또 하나의 뼈는 종아리근육들 속에 있는 ***종아리뼈***(비골, *fibula*)라는 가는 뼈이다. 이 뼈는 체중을 지탱하지는 않고 근육들이 부착하는 자리를 제공한다. 넓적다리와 아래다리 사이는 무릎관절이다. ***무릎뼈(patella)***라는 작은 뼈가 이 관절을 덮어주고 보호한다.

발의 뼈들은 손의 뼈들과 비슷하다. 발목은 ***발목뼈(tarsal bone)***라는 작은 뼈들로 구성되어 있다. 가장 큰 발목뼈는 ***뒤꿈치뼈***(종골, *calcaneus*)이다. 발 중간의 긴뼈들은 ***발허리뼈(metatarsal bone)***이다. 발가락은 손가락과 비슷하여 발가락뼈들이라고 하고, ***엄지발가락(hallux)***은 2개의 마디뼈를 가지고 있고 나머지는 3개씩 가지고 있다.

뼈의 재생 / Bone Repair

뼈는 사람에서 단단한 물질의 하나이지만 골절, 힘에 의한 이차적 파손, 손상 또는 병이 있을 수 있다. 뼈의 치유과정은 염증반응, 치유, 재형성의 3단계로 일어난다.

뼈가 부러질 때, 둘러싸고 있는 조직도 손상되고, 손상된 혈관들은 출혈을 일으키고, 그 곳으로 백혈구들이 몰려온다. 이 세포들의 존재로 염증이 일어나서 골절 부위가 아프고 부어오르게

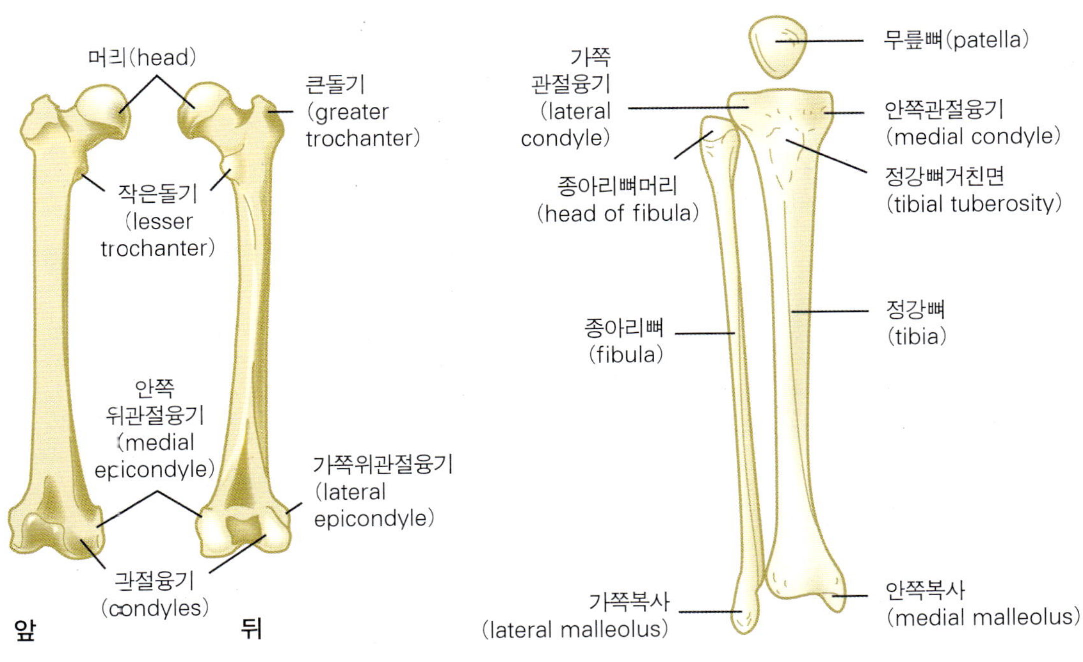

그림 5-11 다리의 뼈들.

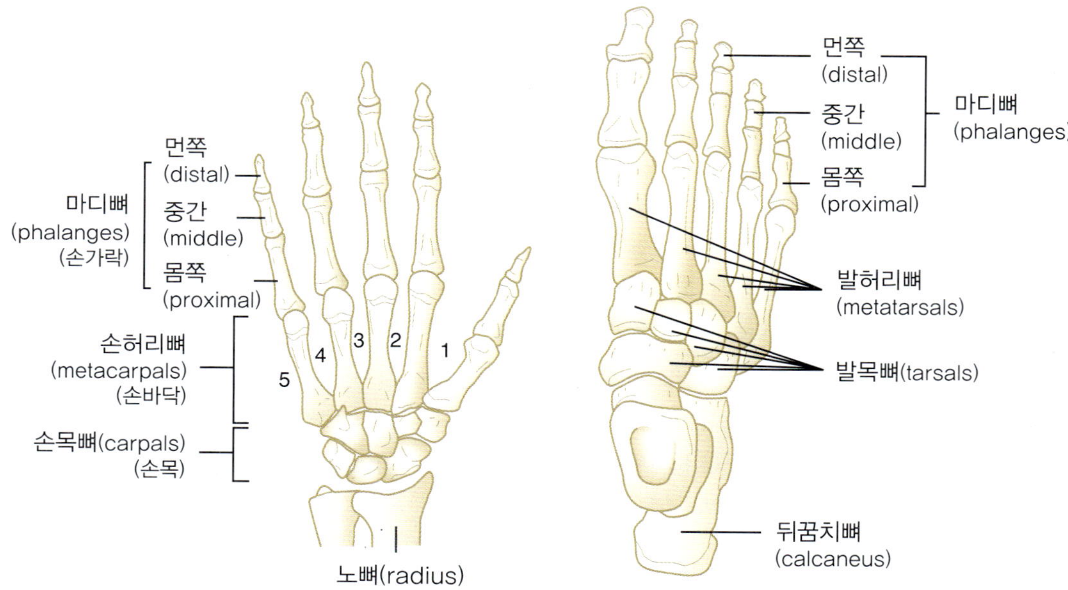

그림 5-12 손과 발의 뼈들.

된다. 혈관이 출혈을 멈추고 세포들이 죽기 시작할 때 그 곳에 ***혈종****(피떡, hematoma)*이 형성된다.

섬유모세포(fibroblast)들이 피떡을 넘어 건축물의 비계와 비슷한 구조를 형성하는 아교섬유들을 생산하여 부서진 곳의 재생을 시작한다. 뼈막에 저장되어 있는 뼈모세포들이 그 곳으로 이주한다. 이 세포들은 아교섬유들에 칼슘을 침착시켜 뼈로 바꾸어 나간다. ***가골(callus)***이라고 부르는 솟아오른 곳이 골절 둘레에 남는다. 가골은 점차 골화되어 완전하게 재생된다.

뼈가 강해지게 되면 뼈파괴세포들이 뼈를 재형성하고 여분의 뼈조직을 제거한다. 이 기간을 거치면 뼈는 원래의 모양과 힘으로 돌아가게 된다(그림 5-13 참조).

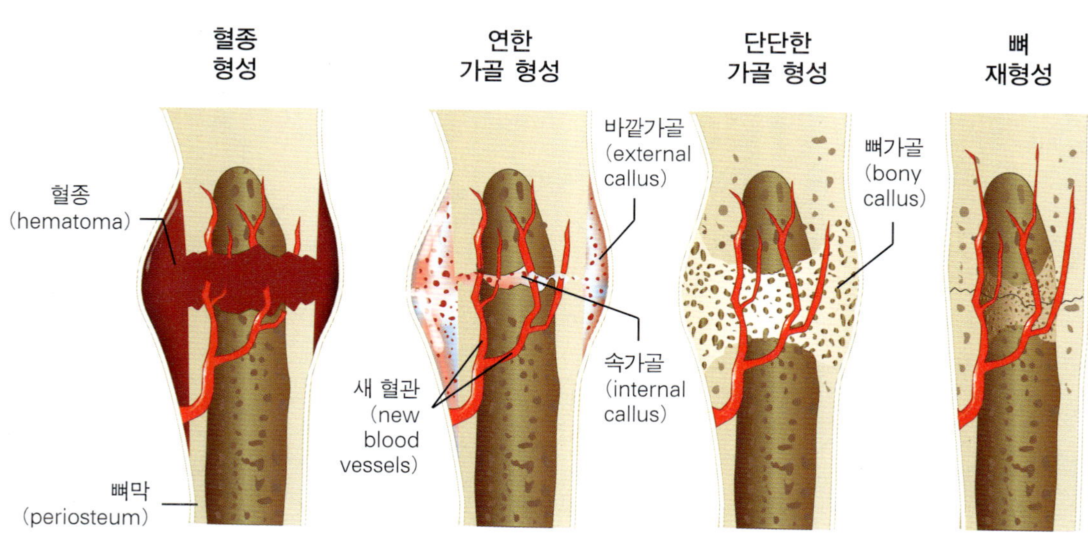

그림 5-13 뼈의 재생.

뼈의 치유는 사람의 나이, 부러진 뼈, 골절의 유형에 따라 3~6주 정도 걸린다(그림 5-14 참조). 적절하게 치유되기 위해서는 골화과정이 잘 진행되도록 손상된 뼈를 안정되게 하고 움직이지 않게 해줘야 한다. 그렇게 하지 않으면 뼈가 기형으로 되거나 치유되지 않게 된다. 골절의 여러 가지 유형을 표 5-1에 설명하였다.

Flashpoint

뼈밀도(mineral density of bone; BMD)는 DEXA scan으로 계측한다. 이 검사는 뼈나이(bone age)로 미래의 골절 위험성을 예언할 수 있다.

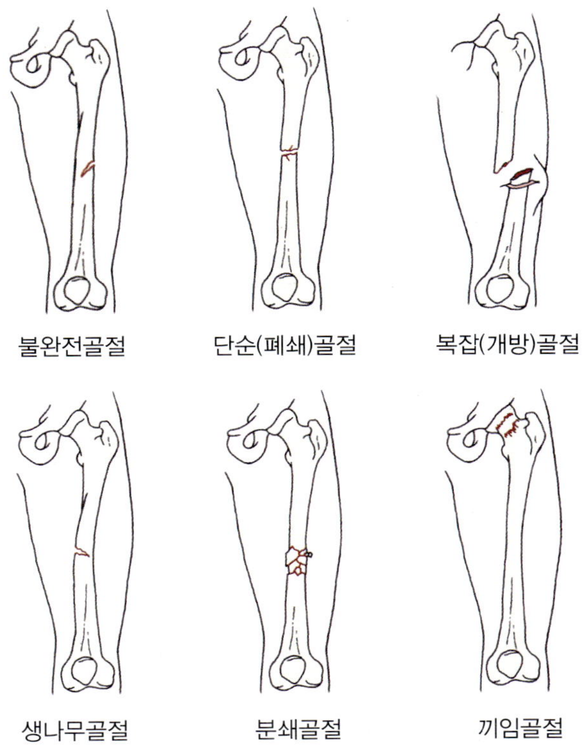

그림 5-14 골절의 종류. 불완전, 단순, 복잡, 생나무, 분쇄, 끼임. (Adapted from Eagle S. *Medical Terminology in a Flash!* Philadelphia, PA: FA Davis; 2006:231.)

표 5-1

골절의 종류	
분쇄(comminuted)	둘 이상의 엇갈린 갈라짐으로 뼈조각들이 생김
복잡(compound) (open)	부러진 뼈끝들이 피부를 뚫고 나옴
생나무(greenstick)	뼈가 부드러운 어린이에서 일어남, 뼈가 세로로 갈라짐
불완전(incomplete)	부러졌지만 완전히 분리되지 않음
끼임(impacted)	두 뼈가 서로 맞대고 힘을 받아 뼈끝들에 조각이 남.
병적(patholog cal)	뼈질환에 부수되어 뼈가 약하기 때문에 생긴 뼈의 갈라짐
단순(simple) (closed)	뼈가 갈라졌지만 움직이지 않음, 주변 조직이 손상되지 않음

관절의 종류 / Types of Joints

두 뼈가 만나는 곳을 ***관절(joint)*** 또는 articulation이라고 한다. 뼈들을 잡아매어 관절을 안정시키는 섬유띠를 ***인대(ligament)***라고 한다. 관절은 크게 섬유결합, 연골결합, 윤활관절의 3종류로 분류한다. 이것들은 기능과 구조에 따라 다시 세분할 수 있다.

섬유결합(synarthroses)은 운동이 되지 않는 관절이다. 구조적으로 이 관절들은 섬유조직으로 연결되어 있다. 가장 좋은 예로는 머리뼈의 봉합(suture)이다. ***연골결합(amphiarthroses)***(또는 synchondrosis)은 약간 움직여진다. 이 관절은 척추뼈 사이에 있는 원반(disc)에서 볼 수 있다. 제한된 유연성을 가지고 있는 연골에 의하여 약간의 운동이 일어난다. ***윤활관절(diarthroses)***은 자유롭게 움직이는 관절이다. 이 관절들에서는 액체가 들어있는 연골주머니가 두 뼈 사이에 형성되어 있다. 이것이 윤활액으로 차 있는 윤활관절(synovial joint)이다. 이 주머니의 윤활액은 두 뼈 사이에 완충물로 작용하고 운동범위를 더 크게 해준다. 윤활관절은 사람에서 여러 가지 형으로 구분한다. 즉, 절구관절, 경첩관절, 융기관절, 평면관절, 중쇠관절, 안장관절이 있다(그림 5-15 참조). 표 5-2에 이러한 관절의 유형의 예를 제시하였다.

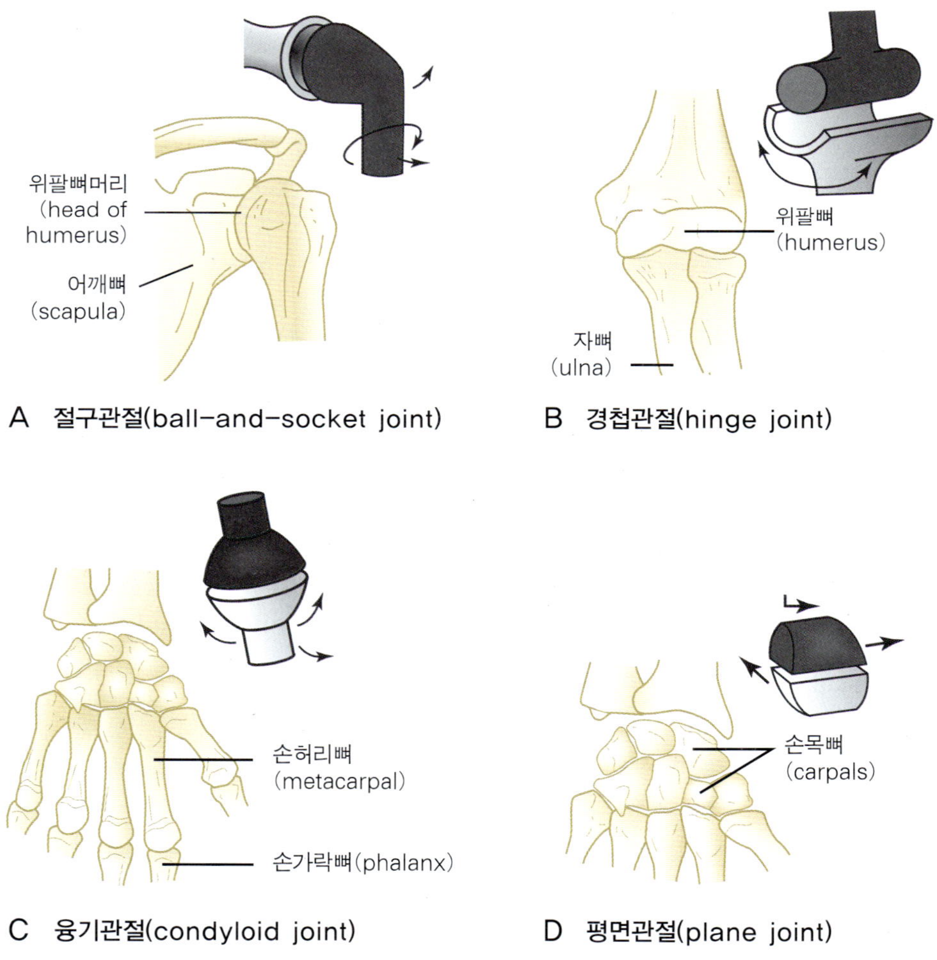

그림 5-15 윤활관절의 종류. (A) 절구. (B) 경첩. (C) 융기. (D) 평면. (E) 중쇠. (F) 안장.

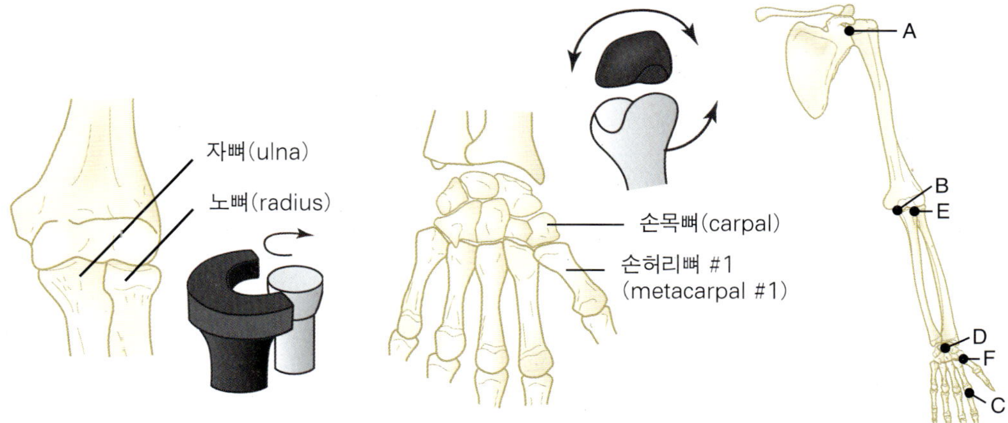

E 중쇠관절(pivot joint) F 안장관절(saddle joint)

그림 5-15 계속

표 5-2

윤활관절의 종류

용어	설명	예
절구관절 (ball-and-socket joint)	둥근 머리가 깊은 오목에 관절과 모든 운동이 가능	어깨, 엉덩이
융기관절 (condyloid joint)	타원형 융기가 낮은 오목에 결합; 사방으로 굽히는 운동	손가락, 발가락
경첩관절 (hinge joint)	막대모양 융기와 고랑모양 오목에 관절 그리고 한 방향으로만 운동	팔꿈치, 무릎
중쇠관절 (pivot joint)	둥근 뼈끝이 고리 속에 박힌 관절과 돌림운동	고리뼈와 중쇠뼈, 노뼈머리
평면관절 (plane joint)	뼈끝들이 평면임, 그리고 약간의 미끄러지는 운동	손발목뼈들 사이
안장관절 (saddle joint)	말안장모양의 관절면이 서로 맞댐, 그리고 휘돌림과 기타 운동들	엄지손가락

절구관절은 한 뼈의 둥근 머리가 다른 뼈의 소켓에 닿아있기 때문에 돌림 운동이 일어난다. 예를 들면, 어깨관절과 엉덩관절이 있다. ***경첩***관절은 무릎관절이나 팔굽관절 같이 한 방향의 운동만 가능하다. 이 관절은 ***막대모양 융기***와 고랑모양 오목에 닿아있는 것이다. ***융기***관절은 한 뼈의 타원형 융기가 다른 뼈의 낮은 오목에 결합한 것으로 손가락이나 발가락 같이 어떤 방향으로나 굽히는 운동을 한다. ***평면***관절은 두 뼈의 관절면이 평면인 것이다. 약간의 미끄러지는 운동이 일어난다. ***중쇠***관절은 한 뼈의 둥근 돌기가 고리 모양의 구멍에 박혀있는 관절이다. 예를 들면, 중쇠뼈(axis)의 치아돌기가 고리뼈(atlas)의 구멍에 박혀 머리의 돌림운동을 일으킨다. ***안장***관절은 양 뼈의 관절면이 말안장모양이다. 휘돌림 운동을 한다. 사람에서는 엄지에서만 볼 수 있다.

골격계의 일반적인 질환들과 장애들에 관한 정보를 표 5-3에 기술하였다.

Flashpoint

무릎은 외과적 수술로 가장 많이 교체되는 관절이다.

표 5-3

골격계에 관한 병리학 용어

용어	설명
무연골형성(연골발육부전증, achondroplasia)	결합조직의 유전병임. 몸통은 정상 크기이지만 팔다리가 짧음
탈골(dislocation)	관절에서 뼈가 이탈됨
척주뒤굽음증(후만증, kyphosis)	등굽이가 과도하게 앞으로 굽음. 곱사등이 또는 꼽추
척주앞굽음증(전만증, lordosis)	허리굽이가 과도하게 뒤로 굽음
뼈관절염 (골관절염, osteoarthritis)	나이 때문에 관절이 마멸 또는 손상. 증상은 아프고 경직됨. 춥거나 날씨가 나쁘면 증상이 심해짐
뼈엉성증(골다공증) (osteoporosis)	뼈에 미네랄이 줄어들어 뼈의 밀도가 감소. 뼈가 약해서 잘 부러짐. 흔히 경년기 후에 에스트로겐 결핍이 원인임
파젯병(paget disease)	비정상적인 뼈의 파괴와 재생. 뼈의 모양이 거칠어지고 일그러짐. 중년층과 노년층에 발생
척주옆굽음증(측만증, scoliosis)	척주가 옆으로 굽음. 청년기에 더 많이 생김
조막발(talipes)	발의 선천성 기형. 다리가 짧고 발이 비틀려져 있음. 휜발

연습 문제 / Practice Exercises

선다형 문제 / Multiple Choice

1. 적색골수는 긴뼈의 ______________ 에서 볼 수 있다.

   a. 뼈몸통
   b. 뼈끝
   c. 뼈막
   d. 뼈속막

2. 섬유결합의 한 예는 ______________ 이다.

   a. 절구관절
   b. 경첩관절
   c. 봉합
   d. 두덩결합

3. 아래다리 앞쪽의 뼈(shin bone)는 ____________ 이다.

   a. 자뼈
   b. 노뼈
   c. 정강뼈
   d. 종아리뼈

4. 갈비뼈는 ____________ 척추뼈에 연결되어 있다

- a. 등
- b. 가슴
- c. 허리
- d. 꼬리

5. 뼈대에 연결되어 있지 않은 뼈는 ____________ 뿐이다.

- a. 방패뼈
- b. 엉치뼈
- c. 목뿔뼈
- d. 복장뼈

6. 볼기뼈의 아랫부분은 ____________ 이다.

- a. 엉덩뼈
- b. 궁둥뼈
- c. 두덩뼈
- d. 엉치뼈

7. 뼈와 뼈를 연결하는 것은 ____________ 이다.

- a. 관절
- b. 인대
- c. 힘줄
- d. 근육

8. 사람에서 주된 부분의 뼈대는 ____________ skeleton이다.

- a. atlas
- b. appendicular
- c. anterior
- d. axial

9. 척수는 ____________ column에 보호되어 있다.

- a. vertical
- b. ventral
- c. vertebral
- d. vernal

10. Calcaneus bone은 흔히 __________ 을 이르는 말이다.
    a. 발
    b. 무릎
    c. 뒤꿈치
    d. 발가락

참/거짓 문제 / True or False

1. 참 거짓 Fibrous joint와 synarthrosis는 같은 말이다.
2. 참 거짓 Femur는 위팔에 있는 뼈이다.
3. 참 거짓 Phalanges는 손가락들과 발가락들 모두를 이르는 말이다.
4. 참 거짓 거짓갈비뼈들은 복장뼈에 연결되어 있다.
5. 참 거짓 성인의 뼈대에는 206개의 뼈들이 있다.

괄호 넣기 문제 / Fill in the Blank

1. __________ 뼈속질은 혈구를 생산하는 곳이다.
2. __________ 는 긴뼈의 보호막이다.
3. 태아 머리뼈의 넓은 연골부분을 __________ 라고 한다.
4. 아래팔의 운동을 일으키기 위해서 __________ 는 __________ 를 축으로 하여 돌아간다.
5. 사람에서 가장 큰 뼈는 __________ 이다.
6. 긴뼈에서 성장하는 곳은 __________ 이다.
7. 갈비뼈는 __________ 쌍이다.
8. 가슴뼈(breast bone)의 다른 이름은 __________ (__________) 이다.
9. __________ 는 뼈를 만드는 과정이다.
10. 볼기뼈의 넓은 부분은 __________ 이다.
11. __________ 뼈는 3~5개의 작은 뼈들이 융합하여 만들어진다.

12. 긴뼈의 ______________ 는 황색뼈속질을 저장하고 있다.

13. Mandible은 ______________ 턱뼈이다.

14. 팔꿈치를 굽히는 것은 ______________ 관절의 한 예이다.

15. ______________ 는 무릎을 보호한다.

16. ______________ 골절은 어린이에서 가장 잘 발생한다.

17. 약간의 운동성이 있는 관절을 ______________ 라고 한다.

18. 손허리(손바닥)의 뼈를 ______________ 라고 한다.

19. 뼈의 성숙한 세포는 ______________ 라고 한다.

20. Scapula는 흔히 ______________ 뼈라고 부른다.

단답식 문제 / Short Answer

1. 관절의 세 가지 종류의 명칭을 쓰고 설명하라.

2. 복잡하게 부서진 골절들의 명칭을 쓰고 간단히 설명하라.

3. 윤활관절의 유형을 나열하고 그 예를 들어라.

명칭 달기 문제 / Labeling

괄호 안에 알맞은 해부학 용어를 써 넣어라.

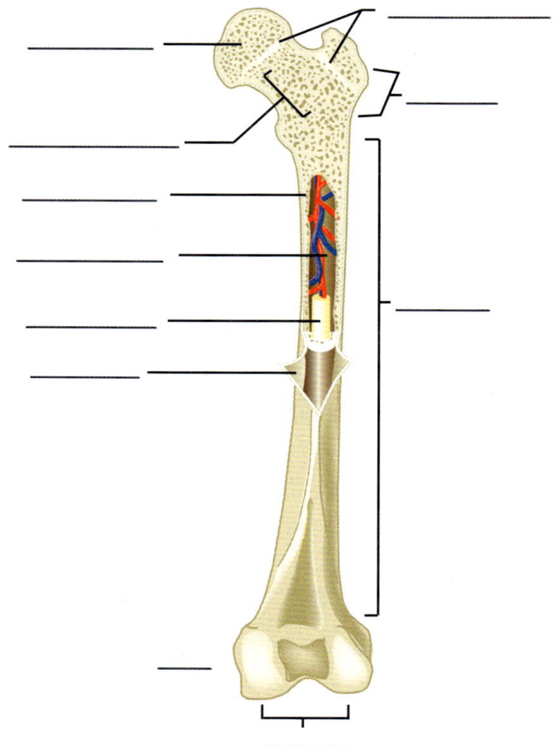

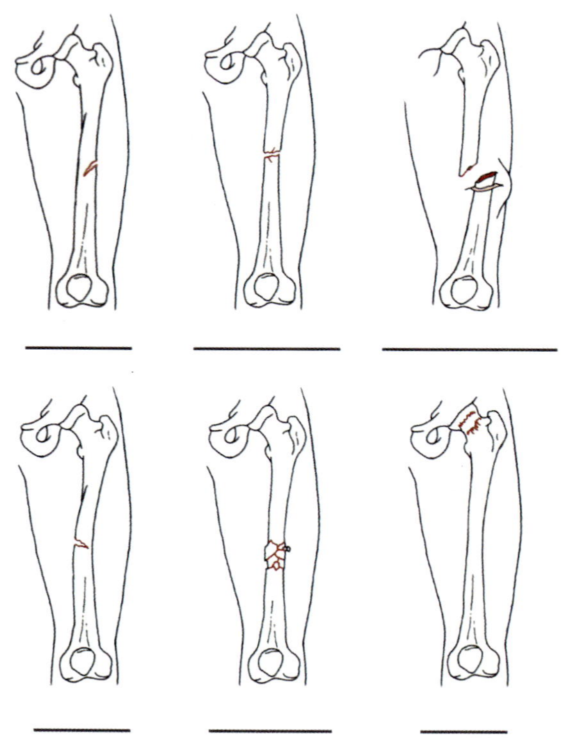

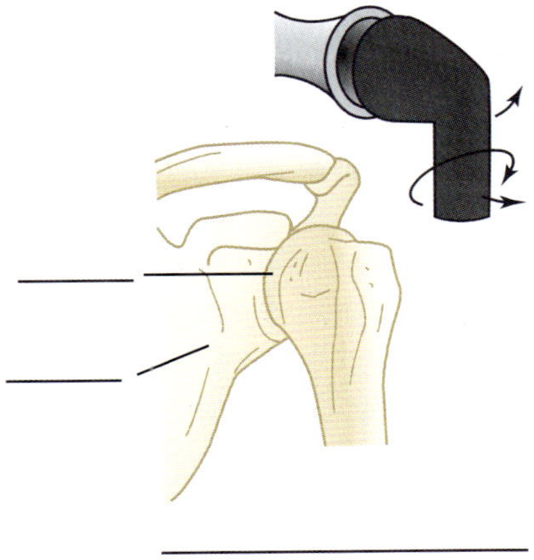

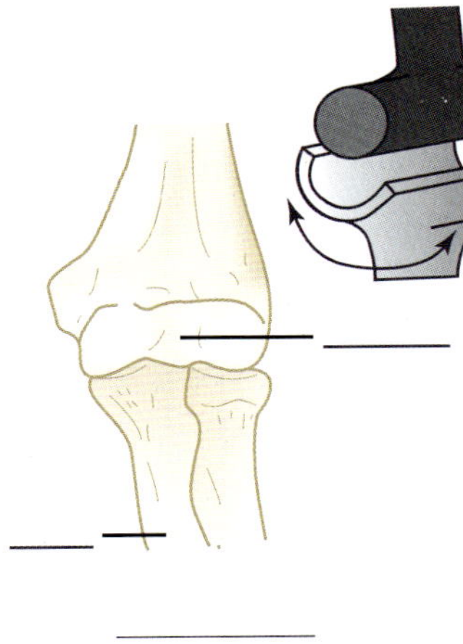

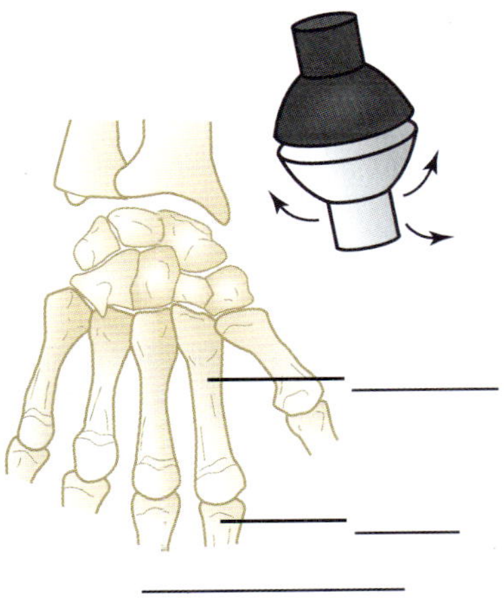

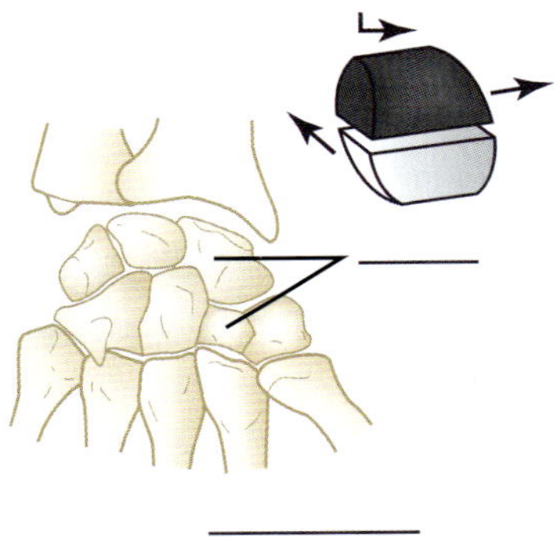

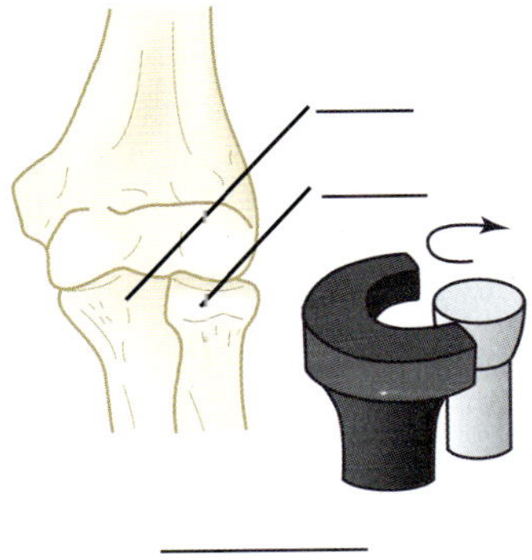

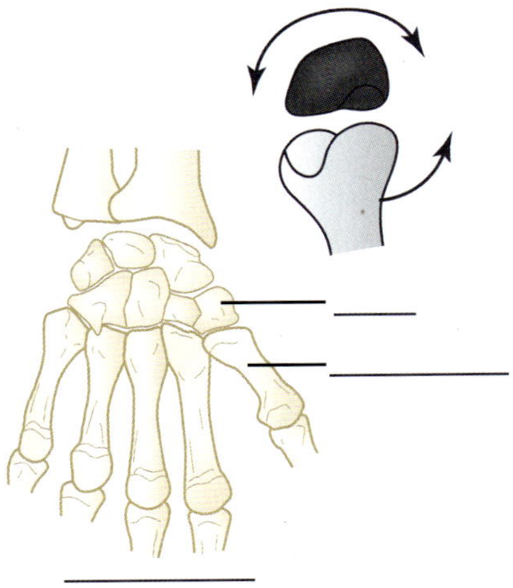

제 6 장 혈액

BLOOD

주요 용어

응집(agglutination)
집락자극인자 (colony-stimulating factors)
적혈구(erythrocyte)
적혈구생성소(erythropoietin)
조혈(hematopoiesis)
신생아용혈병 (hemolytic disease of the newborn)
지혈(hemostasis)
백혈구(leukocyte)
혈장(plasma)
혈소판(thrombocyte)
혈소판형성소 (thrombopoietin)

혈액은 실제로 액체조직이기 때문에 특수화된 체액이다. 혈액은 전신으로 순환한다. 그래서 수송, 보호, 조절 등의 기능 수행한다.

혈액은 산소와 기타 영양소들을 조직으로 수송한다. 그리고 노폐물을 몸에서 제거하기 위하여 조직으로부터 수송한다. 혈액의 어떤 세포들은 몸에 해로울지도 모르는 이물질을 검출하여 제거한다. 또한 혈액은 체액과 전해질의 평형을 조절하고 체온을 유지한다.

이 장에서는 혈액의 구성요소를 논의하고 설명한다. 그리고 사람의 혈액형과 혈액형 검사의 중요성을 논의한다.

혈액의 성분 / Blood Components

혈액은 체중의 8% 정도 된다. 양으로는 5~6ℓ 정도이다. 혈액은 일부는 액체이고, 일부는 고체이기 때문에 물보다 끈끈하고 무겁다(그림 6-1 참조). 액체부분은 혈청이라고 부르는 투명하고 노르스름한 액체이고 고체부분은 유형의 물질이나 세포이다.

혈장 / Plasma

혈액의 액체부분인 ***혈장***은 전체 혈액량의 55%를 차지하고 있다. 혈장의 주성분은 90%를 차지하는 물이다. 혈장의 다른 물질들은 수용성이거나 물에 섞일 수 있는 것들이다. 혈장은 물질을 포함하고 있는 용매이기 때문에 여러 가지 많은 물질들을 수송할 수 있다. 혈장은 산소와 전해질 같은 영양소들을 전신의 세포로 운송한다. 영양소의 사용으로 생성된 액체노폐물을 바깥으로 배출하기 위하여 콩팥으로 수송한다. 탄산가스(CO_2)라고 부르는 노폐물은 실제론 가스이지만 HCO_2^- 이온으로 혈청에 녹아 수송된다. 이 이온이 허파에 도착하면 다시 CO_2로 되어 가스로 배출된다. 호르몬은 수용성임으로 혈장을 타고 표적기관들로 이송된다.

혈장단백질은 혈장의 또 다른 물질이다. 이 단백질은 혈액응고, 혈압의 유지, 면역기능 등에 관여한다. 혈액을 응고시키는 단백질은 프로트롬빈(prothrombin)과 피브리노겐(fibrinogen)이다. 이것들은 간에서 만들어내어 손상된 혈관에서 피떡을 만들 필요가 있을 때까지 순환시킨다. 알부민(albumin)은 간에서 만들어내는 또 다른 단백질이다. 이 단백질은 혈장단백질 중에서 가장 많은 단백질로서 혈액의 삼투압을 유지시킨다. 삼투압은 농도가 다른 두 용액이 막으로 분리되어 있을 때 일어난다. 높은 삼투압에서는 혈액은 모세혈관 속으로 조직액을 끌어들여 혈액량

Flashpoint

혈액은 세포들로 산소를 보내고, 탄산가스를 제거하고 감연과 싸우고, 체액의 양을 유지하여 항상성을 유지한다.

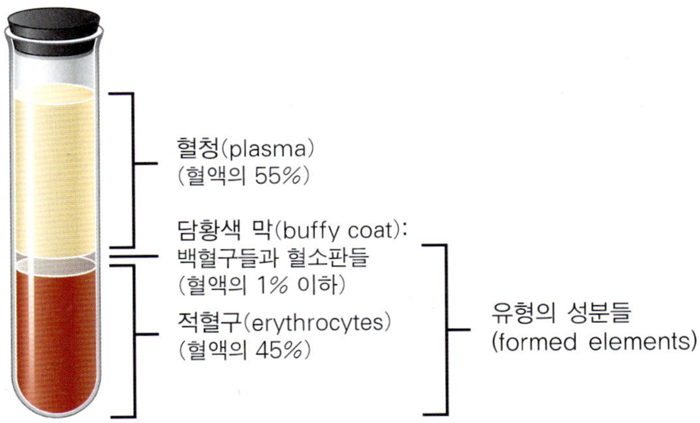

그림 6-1 혈액의 성분.

과 혈압을 유지시킨다. 글로부린(globulin)은 혈장단백질의 또 다른 형태이다. 어떤 글로부린들은 간에서 만들어지고 다른 분자들을 수송하는 운반체로 작용한다. 림프구들이 면역그로부린 또는 항체라고 부르는 글로부린을 만들어낸다. 이 면역글로부린은 사람을 이물질로부터 보호하고 면역성을 제공한다.

> **Flashpoint**
> 혈청(serum)은 응고된 혈액에서 분리된 맑은 액체이다. 그래서 혈청에는 혈장에 존재하는 응고단백질이 결여되어 있다.

형태가 있는 성분들 / Formed Elements

형태가 있는 성분은 혈액량의 45% 정도를 차지하고 있다. ***유형성분(formed elements)***, 즉 혈구는 적혈구, 백혈구, 혈소판 3가지가 있다(그림 6-2 참조). 모든 혈구들은 긴뼈의 끝부분들과 머리뼈, 갈비뼈, 척추뼈 같이 납작뼈나 불규칙뼈에 있는 적색뼈속질(적색골수)에서 생산된다.

적혈구 / Red Blood Cells

적혈구(erythrocytes 또는 red blood cells; RBCs)는 혈액의 대부분을 차지하고 있는 성분이다(그림 6-3 참조). 적혈구는 핵이 없기 때문에 중간 부분이 빈 것 같이 보인다. 이러한 소견 때문에 적혈구는 흔히 양 면이 오목한 원반이라고 한다. 적혈구는 가장자리보다 중심부가 얇기

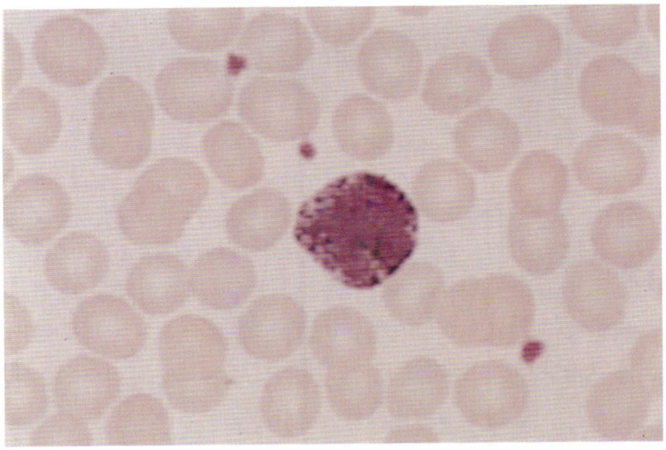

그림 6-2 적혈구들, 혈소판들, 호염기성 백혈구. (From Harmening D. *Clinical Hematology and Funcamentals of Hemostasis*, 5th ed. Philadelphia, PA: FA Davis; 2009:5.)

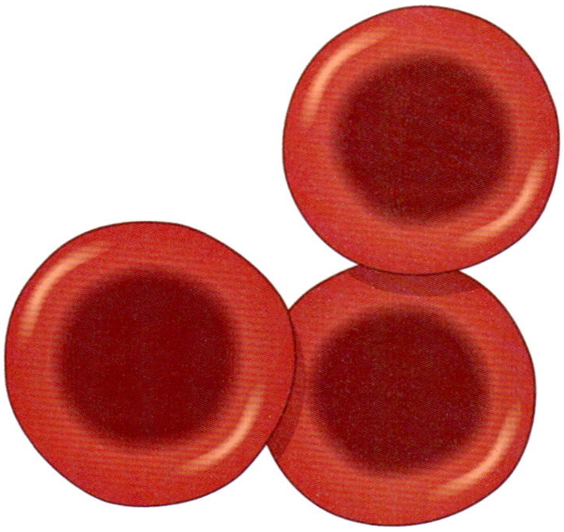

그림 6-3 적혈구(red blood cell).

때문에 중간부분이 패여 보인다. 적혈구는 사람에서 핵을 가지고 있지 않은 유일한 세포이다. 적혈구은 분열하기 위하여 유사분열과정으로 가지 않기 때문에 핵이 필요하지 않다.

> **Flashpoint**
> 적혈구가 전신을 순환하는데 걸리는 시간은 20초이다.

적혈구는 대략 120일간 산다. 그래서 늙은 세포들은 조각나게 되고, 큰포식세포(macrophage)라고 부르는 세포들에 의하여 제거된다. 이 세포은 분열하지 않기 때문에, 혈액 한 방울에 4~6백만개를 유지하기 위해서는 뼈속질에서 꾸준하게 생산해내야 한다. 1초에 2~3백만개의 새 적혈구들이 생산되는 것으로 추정된다.

적혈구들(RBCs)의 기능은 전신의 모든 세포들에게로 산소를 운반하는 것이다. 적혈구는 ***헤모글로빈(hemoglobin)***(Hb)이라는 철단백질을 함유하고 있다. 이 단백질은 산소와 결합하고 그것을 모세혈관에서 분리시켜 다른 세포들이 사용하게 한다. 핵이 없음으로 헤모글로빈을 싣고 다닐 더 많은 공간을 가지고 있다. 적혈구의 색은 헤모글로빈의 철분 때문이다. 적혈구들이 큰포식세포들에 의하여 소화될 때, 여러 가지 색소들이 유리되어 몸으로부터 배출된다. 빌리루빈은 간에서 적혈구를 제거후 나타나는 색소이다. 이 색소는 황녹색으로써 간에서 쓸개즙으로 분비된다. 쓸개즙은 소화계통에서 다른 노폐물과 함께 제거된다. 대변의 갈색은 빌리루빈의 색이다. 유로크롬이라는 색소는 콩팥에서 제거되어 액체노폐물로 배설된다. 소변에서 특유의 노란색은 이 색소이다.

철분은 적혈구가 처리된 후에 혈액으로 유리된다. 철분은 배출되지 않고 뼈속질로 되돌아가서 새 적혈구 생산에 사용된다. 철분은 계속해서 재사용된다. 새 적혈구 생산에 즉시 사용되지 않은 여분의 철분은 필요시 사용하기 위하여 간에 저장된다.

백혈구 / White Blood Cells

백혈구 [***leukocyte*** 또는 white blood cell (WBCs)]는 생체방어계통의 한 부분이다(그림 6-4 참조). 이 세포들은 적혈구(RBCs)보다 더 크지만 수는 훨씬 적다. 백혈구의 수는 혈액 한 방울에 5,000~10,000개이다. 백혈구는 혈관을 들고날 수 있고, 박테리아, 바이러스, 기생충 등을 방어하고 종양세포를 제거하기 위해 전신으로 순환한다.

백혈구는 5가지 형이 있고 각 종류는 크기, 핵의 모양, 세포질의 소견이 다르다(그림 6-5 참조). 백혈구는 세포질에 과립들을 갖고 있는 ***과립백혈구(granulocytes)***와 과립이 없는 ***무과립***

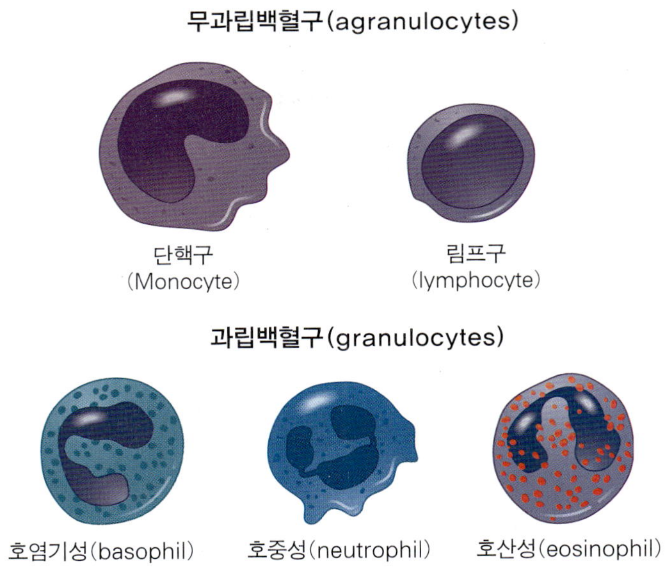

그림 6-4 백혈구.

백혈구(agranulocytes)로 분류한다.

다섯 가지 백혈구 중에 두 가지는 과립백혈구이다. 과립백혈구는 호중성백혈구, 호산성백혈구 및 호염기성백혈구이다.

- **호중성백혈구(neutrophils** leukocyte)는 백혈구 중에서 수가 가장 많다. 이 세포들은 몸 전체에서 모든 이물질을 청소하는 포식세포로 작용한다. 미성숙 호중성세포를 띠세포(band cell, 핵이 띠 모양임)라고 한다.
- **호산성백혈구(eosinophils** leukocyte)는 수가 적다. 그러나 기생충 감염이나 알레르기 반응에서는 증가한다.
- **호염기성백혈구(basophils** leukocyte)는 수가 아주 적다. 이 세포들은 헤파린과 히스타민을 분비한다. 헤파린은 비정상상적 혈액응고를 막아주는 항응고제이다. 히스타민은 조직의 손상이나 알레르기반응에 의하여 일어나는 염증반응의 일환으로 혈관에서 조직으로 액체가 빠져나가게 한다.

다른 두 가지는 무과립백혈구이다. 이것들은 단핵구와 림프구이다.

- **단핵구(monocytes)**는 백혈구 중에서 가장 크다. 이것들은 큰포식세포라고 부르는 세포로 변한다. 큰포식세포(macrophage)는 면역반응이 일어나는 곳에서 작은 물질들을 청소하고 세포조각들을 제거한다. 또한 큰포식세포들은 상처난 곳에서 죽거나 손상된 조직들을 먹어치워서 조직의 재생을 도운다.
- **림프구(lymphocytes)**는 가장 작은 백혈구이다. 림프구는 외부물질의 존재에 반응하여 증가되고 두 가지 형태의 면역성을 제공한다.

혈소판 / Platelets

혈소판(thrombocyte 또는 platelets)은 조직손상으로 인한 출혈을 멈추게 한다. 혈소판들은 실재로 세포는 아니지만 **거대핵세포(megakaryocyte)**라고 불리는 큰 세포의 조각이다(그림

> **Flashpoint**
> 혈액은 기증할 수 있다. 그러나 혈장 또는 혈소판은 제거술을 거쳐서 진행된다. 이러한 과정을 성분채집술이다.

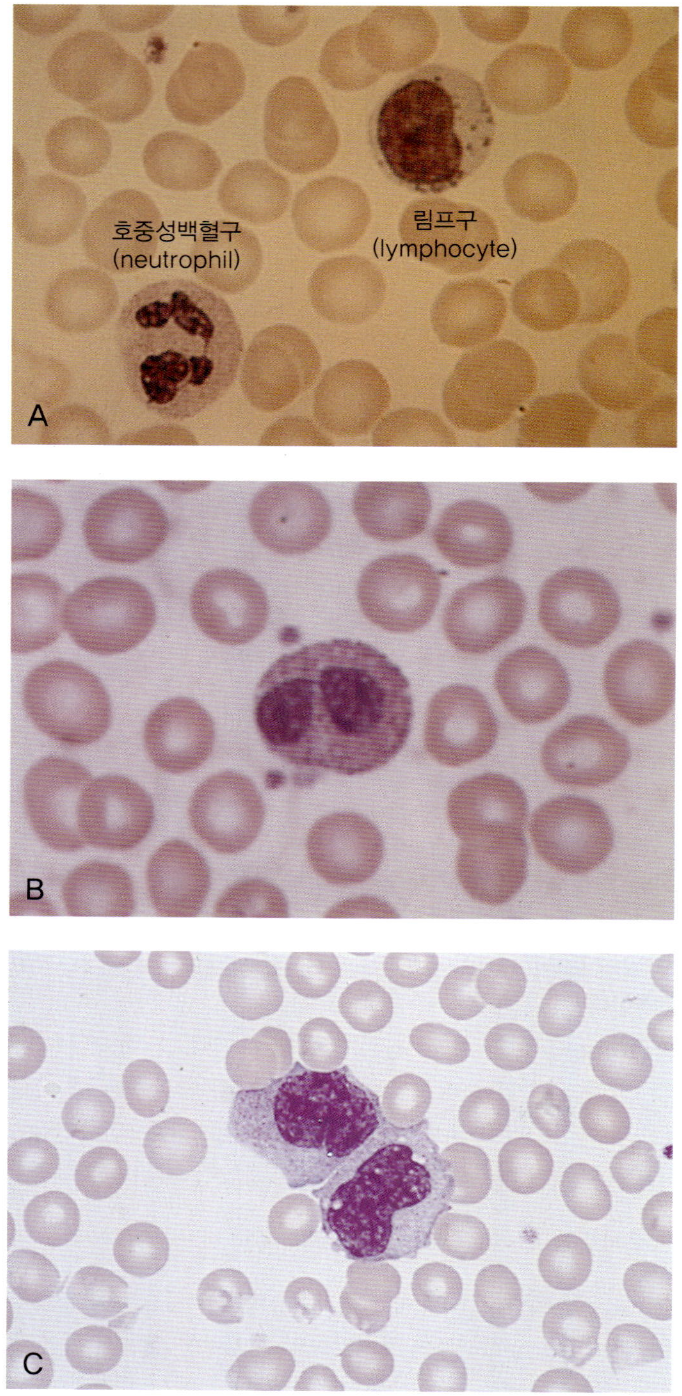

그림 6-5 (A) 림프구와 호중성백혈구. (B) 호산성백혈구. (C) 단핵구. (From Harmening D. *Clinical Hematology and Fundamentals of Hemostasis*, 5th ed. Philadelphia, PA: FA Davis; 2009: 5, 6, 7.)

6-6 참조). 조직 손상에 반응하여 거대핵세포는 갈라지기 시작하여 작은 조각들로 부서져나간다. 혈소판은 손상된 곳으로 가서 피떡을 형성하여 혈액을 응고시킨다. 혈액 한 방울에 들어 있는 혈소판의 수는 평균 150,000~400,000개이다.

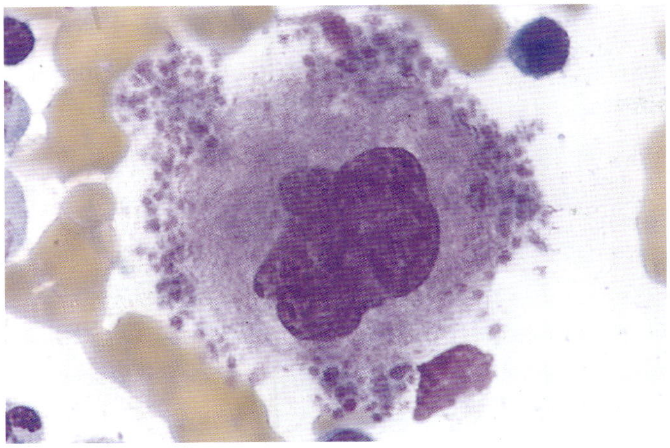

그림 6-6 거대핵세포.(From Harmening D. *Clinical Hematology and Fundamentals of Hemostasis*, 5th ed. Philadelphia, PA: FA Davis; 2009: 30.)

조혈 / Hematopoiesis

조혈 또는 hemopoiesis은 혈구들을 만드는 과정이다. 모든 혈구들은 긴뼈들의 끝부분과 갈비뼈, 머리뼈, 복장뼈 및 골반뼈에서 볼 수 있는 적색뼈속질에서 만들어진다.

혈액의 모든 세포들은 ***혈구모세포(hemocytoblast)***라고 부르는 같은 줄기세포에서 기원한다. 혈구모세포는 여러 가지 세포들로 분화되는 능력을 가지고 있다. 혈구의 생산은 각 혈구의 필요 정도에 따라 달라진다. 상처에서 혈액의 손실은 손실된 세포을 보충하도록 혈구 생산을 촉진한다. 미생물의 존재는 그 미생물들과 싸우기 위하여 백혈구의 생산을 촉구한다.

혈구모세포는 두 갈래로 분화된다. 하나는 림프줄기세포(lymphoid stem cell)이고 또 하나는 골수줄기세포(myeloid stem cell)이다. 림프줄기세포는 오직 림프구만을 생산한다. 골수줄기세포는 나머지 다른 모든 세포들을 생산한다. 골수줄기세포가 어떤 혈구가 되는 지는 골수줄기세포를 자극하는 호르몬에 달려있다(그림 6-7 참조).

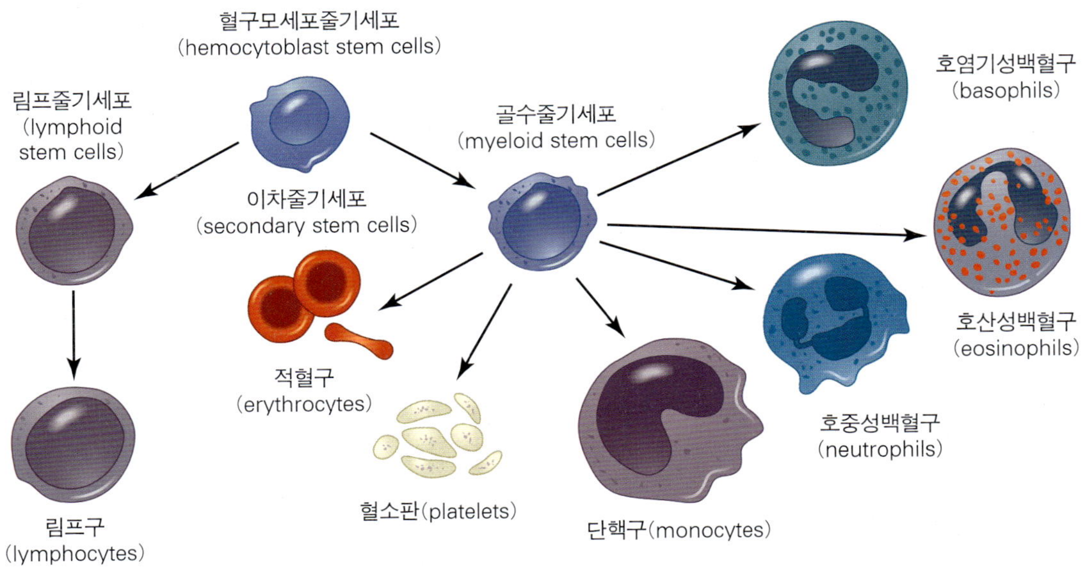

그림 6-7 조혈(혈구생산).

적혈구의 생산율은 ***적혈구생성소(erythropoietin)***라는 호르몬에 의하여 조절된다. 이 호르몬은 콩팥에서 일정하게 생산된다. 만약에 ***저산소증(hypoxia)***이 일어나면, 콩팥은 적혈구생성소의 생산을 증가시킨다. 적혈구생성소는 골수줄기세포를 자극하여 그물적혈구(세망세포, reticulocyte)로 변화된다. 그물적혈구는 미성숙 적혈구로써 혈류로 방출되기 전에 4일간 뼈속질에 머물러 있다. 혈류로 들어간 후에는 하루 동안은 그대로 순환하다가 완전히 성숙한 적혈구가 된다.

적혈구의 수가 비정상적으로 증가하는 ***적혈구증가증****(다혈구증, **polycythemia**)*은 뼈속질의 이상에 의한 것이다. ***빈혈(anemia)***은 적혈구의 수가 감소된 것, 적혈구의 형태가 이상한 것 또는 헤모글로빈의 감소나 이상으로 적절한 산소의 공급이 이루어질 수 없다. 출혈성 질환들을 요약한 글상자 6-1을 참조한다.

집락자극요소들*(colony-stimulating factors*, CSFs)은 몇 가지 조직에서 생산된다. 각각의 백혈구 생산에 관여한다. CSFs는 성숙 백혈구가 이물질들을 검색하게 하는데도 관여한다.

백혈구의 수가 증가한 것을 ***백혈구증가증(leukocytosis)***이라고 하며, 염증이 발생했다는 것이다. 백혈구가 감소된 것은 ***백혈구감소증(leukopenia)***이라고 하며, 이것은 화학물질이나 방사선에 노출된 것 또는 결핵의 초기상태를 가리키는 것이다.

혈소판형성소(thrombopoietin)는 호르몬으로써 혈소판들의 생산을 조절한다. 이 호르몬은 간과 콩팥에서 생산된다. ***혈소판증가증(thrombocytosis)***은 혈액에 혈소판들이 비정상적으로 증가한 것이다. 혈소판이 감소된 ***혈소판감소증(thrombocytopenia)***은 바이러스나 약물복용 또는 파악되지 않은 원인 때문이다.

글상자 6-1 출혈성 혈액 장애들 (Hemorrhagic blood disorders)

사람에 감염된 혈액성 병원체는 곤충들이나 동물들로부터 들어온 것이다. 그 중에서 일부 병들은 출혈성 반응을 일으키거나 심한 실혈을 초래한다.

말라리아(malaria)는 가장 보편적인 혈액 병이다. 이 병은 미국, 아시아, 아프리카 등의 열대 또는 아열대지방에 살고 있는 모기에 의하여 전파된다. 증상은 열과 오한으로 시작하고 적혈구들이 분해되어 빈혈로 진행된다. 말라리아는 발작, 혼수를 일으키고 치료하지 않으면 죽는다. 치료는 체액보조와 휴식을 취하고 약을 복용한다. 초기에 치료하면 완전히 치유된다.

뎅기열(dengue fever)은 열대지방에서 모기에 의하여 전염된다. 증상은 급작스런 열, 두통, 관절통, 근육통을 포함해서 발진이 일어난다. 발진은 팔다리에서 시작되어 전신으로 퍼진다. 열이 계속되면서 점막들에서 출혈이 일어난다. 열 증상은 6~8일간 지속된다. 많은 환자들이 살아남지만 일부는 실혈로 인한 쇼크로 죽을 수도 있다. 치료는 체액조절과 휴식이다. 출혈이 많이 일어난 환자에게는 수혈을 해야 한다. 아직까지는 백신도 없다.

에볼라바이러스(ebola virus)는 큰박쥐로부터 전염된다. 전염지역은 아프리카이고, 감염된 환자의 생존율은 단지 20%이다. 증상은 열, 구토, 설사로 시작되고, 점진적으로 속출혈과 바깥출혈(internal and external bleeding)이 진행된다. 실혈과 기관장애로 쇼크가 일어나 죽는다. 최근까지도 치료방법이나 백신이 없다.

지혈 / Hemostasis

혈액이 흘러나오는 것을 정지시키는 혈액응고작용을 ***지혈(hemostasis)***이라고 한다. 지혈은 몇 단계를 거친다. 혈관이 손상되면, 먼저 그 혈관이 수축되어 출혈을 늦춘다. 그 다음에는 거대핵세포들이 터져나가서 혈소판을 배출한다. 이 혈소판은 손상된 곳으로 가고 손상된 혈관에서 아교섬유와 결합해서 피떡을 형성한다. 혈액 섬유소라는 단백질이 그 피떡과 결합한다. 이 피떡은 섬유모세포를 자극하여 손상된 혈관을 재생시키고 혈관이 치유되면 피떡은 용해되어 없어진다.

사람의 혈액형 / Human Blood Groups

혈액의 확인 또는 혈액의 형은 적혈구 표면에 ***항원(antigens)***이 있고 없음에 달려 있다. 항원은 각각 특이한 성상을 가지고 있어 세포의 신분증이다.

확실한 혈액형을 알고 있는 것은 다른 혈액형과 접촉하지 않게 하기 위해 중요하다. ***항체(antibody)***는 이물질에 대한 방어이다. 사람에서 주로 사용하는 혈액형은 ABO형과 Rh형이다(표 6-1 참조).

Flashpoint

혈액의 항원은 600가지가 넘는 것으로 알려져 있다. 대부분은 드물거나 어떤 인종에서만 존재한다.

ABO 혈액형 / ABO Blood System

ABO형(ABO types system) 또는 ABO blood system에서, 사람들은 A형, B형, AB형 또는 O형의 혈액을 가지고 있다. A형인 사람은 적혈구 표면에 A항원을 가지고 있고, B형인 사람은 세포 표면에 B항원을 가지고 있고, AB형인 사람은 A항원과 B항원을 모두 가지고 있고, O형인 사람은 A항원과 B 항원을 모두 가지고 있지 않다.

항체들은 새 항원과 접촉할 때마다 만들어진다. 항체의 목적은 다른 항원을 파괴하는 것이다. 한 항체가 자신과 만나서 만들어진 항원과 접촉하면, 항체는 조각그림 맞추기 같이 항원에 자신을 부착시킨다. 그리고 항체는 항원을 파괴한다.

ABO형에서, A항원을 가진 적혈구들은 B항원을 이물질로 본다. 그래서 그것들은 항B-항체를 만든다. B항체를 가진 적혈구들은 A항원을 이물질로 보고, 그것들은 항A-항체를 만든다. AB형

Flashpoint

카를 란트슈타이너는 서기 1900년에 사람의 기본 4가지 혈액형을 발견하였다.

표 6-1

ABO 혈액형

혈액형	항원	항체	% 서양	한국	혈액 제공자
A	A	Anti-B	41	33	A, O
B	B	Anti-A	10	28	B, O
AB	A and B	None	4	10	A, B, AB, O
O	None	Anti-A and anti-B	45	29	O

인 사람들은 두 가지 항원을 모두 가지고 있기 때문에 항체를 만들지 않는다. O형의 혈액을 가진 사람들은 두 가지 항원을 모두 가지고 있지 않기 때문에 항A-와 항B-항체를 모두 만든다.

O형 혈액은 항원을 가지고 있지 않기 때문에, 다른 혈액형들이 이물질로 보지 않는다. 그래서 어떤 혈액형과도 섞일 수 있다. O형은 모든 사람에게 주는 사람(universal donor)이라고 한다. AB형은 모든 혈액형과 섞일 수 있다. 그래서 모든 사람으로부터 받는다.
그림 6-8에 ABO혈액형에서의 항원들과 항체들을 설명하였다.

혈액의 항체는 다른 항체들과는 다르다. 자연적으로 다른 혈액의 항원에 대항하는 항체를 만들어 항체가 생산되기 전에 외부항체와 접촉할 필요가 없기 때문이다. 역시 혈액의 항체도 다른 항체들과는 다르다. 다른 사람의 혈액을 파괴하는 대신에 혈구의 덩어리를 짓게 하기 때문이다. 이런 덩어리짓기를 ***응집(agglutination)***이라고 한다. 응집은 정확하지 않은 혈액형의 수혈에서와 같이 다른 혈액형이 섞이면서 일어난다. 혈구의 응집은 기관의 손상이나 장애 또는 죽음까지도 초래한다. 응집된 양은 다른 사람의 혈액이 얼마나 많이 들어오고 그리고 혈액의 항체가 다른 사람의 항원과 얼마나 강하게 반응하는가에 달려있다.

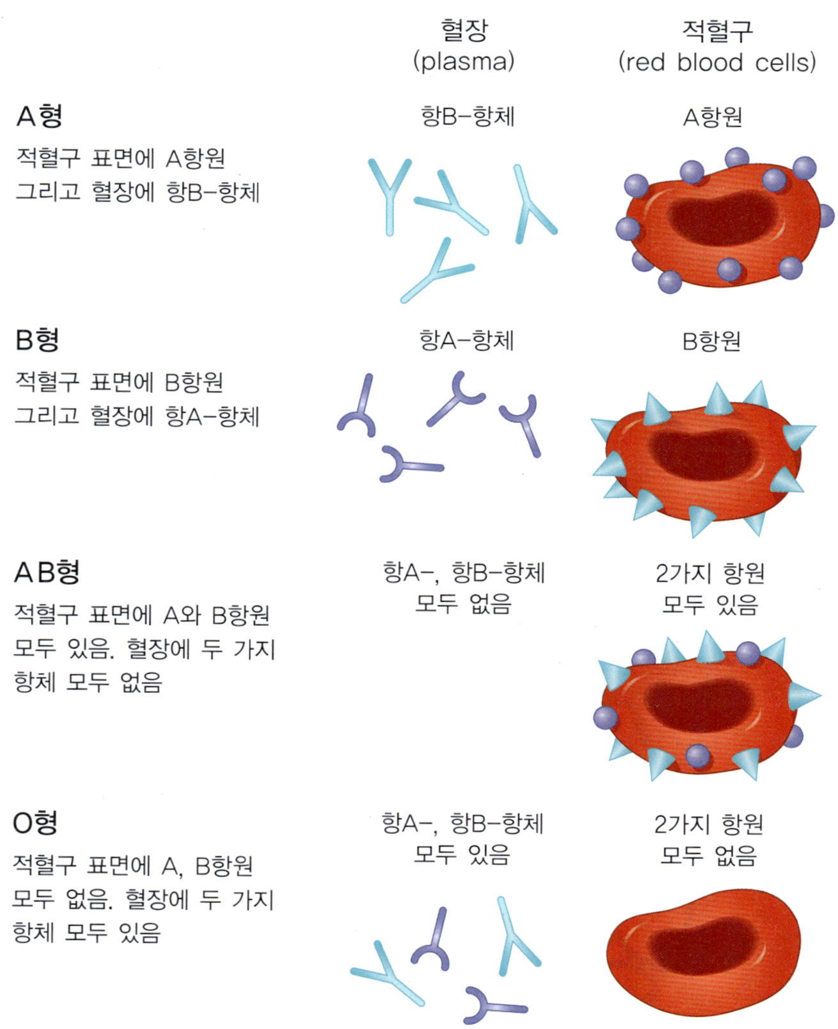

그림 6-8 ABO 항원들과 항체들.

Rh 혈액형 / Rh Blood Group

흔히 검사하는 혈액의 항체는 D항원이라고도 하는 Rh이다. Rh는 이 항원을 확인하는 데 사용하는 붉은원숭이(Rhesus monkey)의 이름이다. ***Rh형***(Rh types 또는 ***Rh blood system***)에서는 사람이 적혈구에 Rh항원을 가지고 있는지 또는 가지고 있지 않은지 확인하는 것이다. 이 항원을 가지고 있는 사람은 Rh^+이고 가지고 있지 않은 사람은 Rh^-이다.

ABO와 Rh를 함께 검사하는 것이 중요하다. 만약 ABO형이 맞더라도 Rh형이 맞지 않으면, 응고가 일어난다. Rh와 관련을 지으면, 참으로 모든 사람에게 주는이(universal donor)는 O^-이고 모든 사람으로부터 받는이(universal recipient)는 AB^+이다.

Flashpoint

전 세계적으로 O^-형의 혈액은 7% 정도이고, AB^+형의 혈액은 4% 정도이다.

신생아의 용혈성 병 / Hemolytic Disease of the Newborn

정확한 혈익형 검사는 수혈을 하기 위해서 뿐만 아니라, Rh^-인 부인이 Rh^+인 아기를 가졌을 때 일어나는, 태아적혈구모세포증식증이라고도 부르는, ***신생아용혈병***(***hemolytic disease of the newborn*** ; *HDN*)을 가진 아기의 위험성을 확인하기 위해서도 필요하다(그림 6-9 참조).

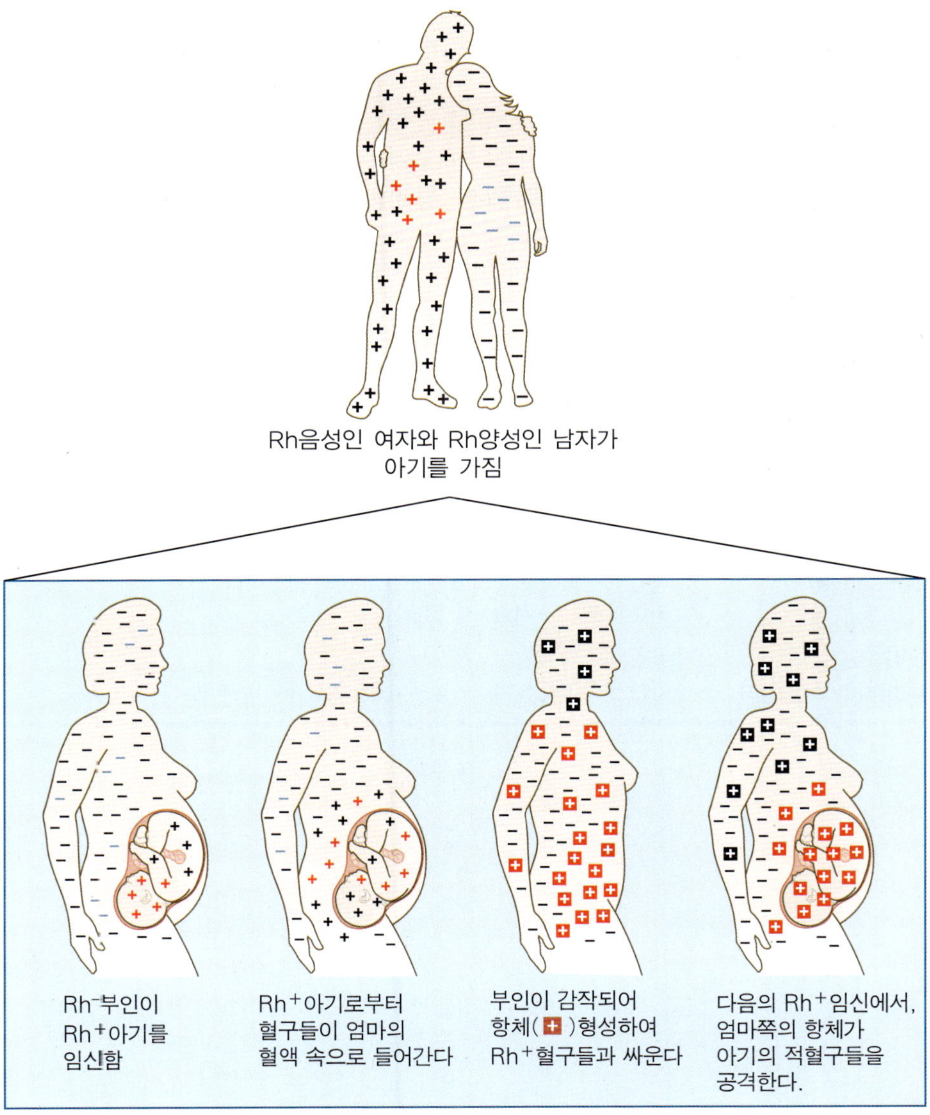

그림 6-9 Rh^-엄마와 Rh^+아빠가 신생아 용혈병을 초래한다.

태아의 혈액과 엄마의 혈액이 태반을 통해서 섞이기 때문에 부인은 다른 사람의 혈액과 접촉하는 것이다. Rh에 대한 항체는 A항원과 B항원에 대한 항체가 일으키는 방법은 몸 안에서 자연적으로 일으키지는 않는다. 그 부인은 Rh항원에 대항하는 항체를 만들어야 한다. 첫째 아기는 Rh항원에 대항하기 위하여 만들어진 항체들이 충분히 많지 않기 때문에, 일반적으로 크게 영향을 받지 않는다. 그러나 Rh^+아기는 엄마에서 생산된 항Rh항체에 의하여 그의 적혈구들이 공격을 받게 된다. 적혈구의 결핍은 죽어서 태어나게 하거나 태어난 후에 곧 죽게 한다. 이런 상태로 태어난 아기는 적혈구 결핍에 의한 피부의 ***청색증(cyanosis)*** 때문에, 흔히 푸른아기(blue baby)라고 불린다.

아기는 혈액형 검사를 할 수 없기 때문에 (출생 후일지라도 6개월까지 검사하기 곤란함) 신생아용혈병을 막기 위하여 예방조치들을 해야 한다. Rh^-인 부인은 출산하기 바로 전과 바로 후에 RhoGAM이라는 물질을 주사로 받아야 한다. 이 물질은 부인이 Rh^+아기를 가졌더라도 항체의 형성을 막아준다.

혈액의 질환들이나 장애는 표 6-2를 참조한다.

표 6-2

혈액에 관한 병리학 용어

빈혈(anemia)	몇 가지 상태에 대한 일반 용어임. 적혈구 수의 감소, 헤모글로빈 결핍, 음식의 철 결핍에 의하여 일어남.
혈우병(hemophilia)	유전병. X염색체에 있는 유전자 결함으로 남자에 더 많이 발생. 어떤 응고단백질의 결여로 혈액응고가 안 됨.
혈종(hematoma)	피부 밑에 혈액이 고여 있는 것임.
백혈병(leukemia)	백혈구의 암임. 골수세포들의 이상으로 기능을 정상으로 할 수 없음. 치료는 약물, 방사선, 뼈속질 이식
낫세포빈혈증 (sickle cell anemia)	양친으로부터의 유전병. 낫모양이고, 산소운반을 효율적으로 하지 못함. 아프리카 사람(선조)에 더 많이 발생
지중해빈혈증 (thalassemia)	양부모에서 받은 유전병. 적혈구가 정상보다 작고 헤모글로빈의 양이 적음. 지중해 연안의 사람들에 많음.
혈소판감소증 (thrombocytopenia)	혈소판 수가 감소. 원인은 바이러스, 상처, 혈액 수혈, 약물 투여, 기타 알려지지 않은 것.

연습 문제 / Practice Exercises

선다형 문제 / Multiple Choice

1. 혈액에서 형태가 있는 요소들은 ______________ 이다.
   a. 세포들
   b. 혈장
   c. 염류
   d. 호르몬

2. Erythropoietin은 ______________ 생산에 관여한다.
   a. 혈소판
   b. 백혈구
   c. 적혈구
   d. 거대핵세포

3. 형태 있는 요소들 중에서 가장 작은 것은 ______________ 이다.
   a. 적혈구
   b. 백혈구
   c. 과립세포
   d. 혈소판

4. 양립할 수 없는 적혈구들의 덩어리 짓기는 ______________ 라고 한다.
   a. clotting
   b. hemostasis
   c. agglutination
   d. hemopoiesis

5. 아래의 것들은 ______________ 를 제외하고, 모두 과립백혈구들이다.
   a. 호중성구
   b. 호염기성구
   c. 림프구
   d. 호산성구

참/거짓 문제 / True or False

1. 참 거짓 백혈구들은 감염과 싸우는데 도움을 준다.
2. 참 거짓 거대핵세포들은 갈라져서 혈소판을 분출한다.
3. 참 거짓 A형 혈액을 가진 사람은 O형 혈액을 받을 수 있다.
4. 참 거짓 적혈구는 핵을 가지고 있다.
5. 참 거짓 Rh항원은 D항원이라고도 한다.

괄호 넣기 문제 / Fill in the Blank

1. AB^+혈액을 가진 사람을 ________________ 라고 부른다.
2. ________________ 는 혈장의 주된 성분이다.
3. Red blood cell은 ________________ 라고도 부른다.
4. Rh^-엄마에서 태어난 Rh^+아기는 ________________ 라고 하는 병이 생길 수 있다.
5. ________________ 는 혈구의 생산이다.
6. 백혈구는 ________________ 와 ________________ 로 분류한다.
7. 혈구를 생상하는 줄기세포를 ________________ 라고 부른다.
8. O^-혈액을 가진 사람을 ________________ 라고 부른다.
9. 세포 표면에 있는 표식(물질)을 ________________ 라고도 부른다.
10. 혈구는 ________________ 에서 만들어진다.

단답식 문제 / Short Answer

1. **혈액(whole blood)의 성분을 설명하라.**

2. **각 백혈구들의 다른 점들을 논하라.**

3. 신생아의 출혈성 병(신생아용혈병 HDN)이 어떻게 발생하는지 설명하라.

명칭 달기 문제 / Labeling

괄호 안에 알맞은 해부학 용어를 써 넣어라.

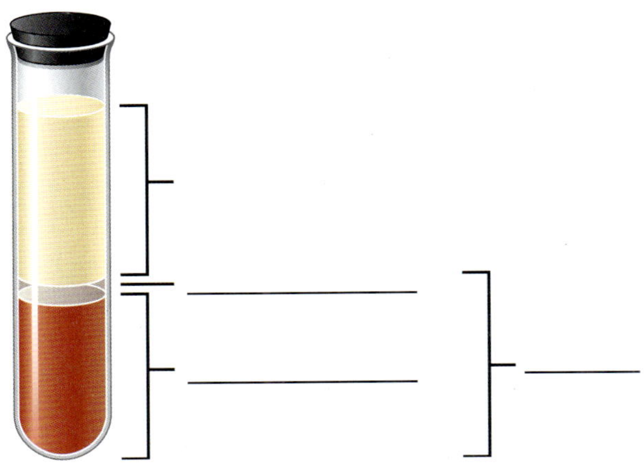

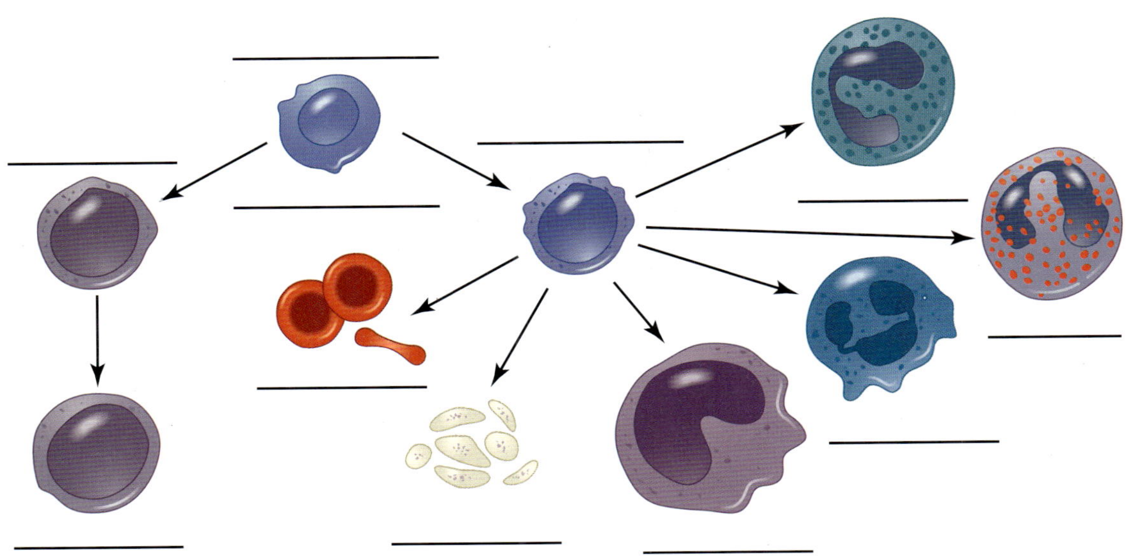

제 7 장

림프계

THE LYMPHATIC SYSTEM

주요 용어

능동면역(active immunity)
알레르기(allergy)
동종이식(allografts)
아나필락시스(anaphylaxis)
항체(antibody)
항원(antigen)
자가이식(autograft)
자가면역질환 (autoimmune disease)
세포매개면역 (cell-mediated immunity)
체액면역(humoral immunity)
면역(immunity)
면역글로부린 (immunoglobulin)
염증반응 (inflammatory response)
동계이식(isograft)
정상균무리(natural flora)
비특이면역 (nonspecific immunity)
수동면역 (passive immunity)
일차반응 (primary response)
이차반응 (secondary response)
특이면역 (specific immunity)
이종이식(xenograft)

Flashpoint

림프계는 면역성을 제공하여 우리 몸의 항상성을 유지한다.

림프계는 면역계(immune system)라고도 한다. 림프계는 맥관들, 조직들 및 기관들로 구성되어 있다. 림프계는 각 부분들이 완전히 서로 의존적이라 할 수 없기 때문에 참된 기관계라기 보다는 기능적 계통이다. 맥관들, 조직들, 그리고 기관들이 신체 전체에 흩어져 있고 맥관들은 기관들과는 독립적으로 일할 수 있다. 기관은 기능을 수행하기 위하여 맥관들이 필요하지 않다. 림프계통의 기능은 조직액의 제거와 수송, 보호 및 질병에 대한 저항이다.

림프관은 조직액을 수송한다. 림프관은 조직에서 ***사이질액(interstitial fluid)*** (또는 세포사이액, intercellular fluid)을 모은다. 사이질액은 영양소들을 조직으로 나르는 혈장의 일부이지만 모세혈관 속으로 완전히 재흡수되지 않고 남아 있는 것이다. 이러한 조직액의 축적은 조직으로부터 여분의 액체를 제거하여 부종(부어오름, edema)을 막아준다.

신체방어는 림프절(lymph node)과 림프구에 의하여 제공된다. 림프절은 림프관에 있는 액체에서 이물질과 미생물을 걸러내어 제거하는 구조를 가지고 있다. 림프구들은 전신으로 돌아다니면서 이물질들을 검출하여 제거하는 세포이다. 즉, 림프계의 구조물은 이물질에 대한 비특이 또는 특이방어반응을 일으켜서 신체방어기능을 한다. 이물질에 대한 신체방어를 ***면역(immunity)***이라고 한다.

이 장에서는 림프계의 맥관들, 조직들 및 기관들의 구조를 논의하고 신체방어와 면역의 유형과 항체들의 종류 및 면역의 역할을 설명한다.

면역계의 구조 / Structures of the Lymphatic System

면역계의 모든 맥관들, 조직들, 기관들은 사람을 바깥의 위협들에서 보호하고 질병과의 투쟁에 도움을 주는 역할을 한다. 림프관들과 림프절들은 체액으로부터 미생물들을 걸러낸다. 그 외의 림프조직들과 림프기관들로는 뼈속질(골수), 가슴샘(흉선), 지라(췌장), 편도(편도선)들 및 페이어반들이 있다. 각 구조물은 신체의 방어계통들을 만들고 유지하는 역할을 수행하여 신체보호에 기여한다.

림프관들과 림프절들 / Lymph Vessels and Nodes

림프관(lymphatic vessels)들은 신체의 조직들 속에서 림프모세관들로 시작한다. 림프모세혈관은 조직에서 림프관으로 갈수록 굵어진다. 림프관들은 혈관들 곁에 있고 전신에서 비슷한

경로를 지난다. 림프관들은 부종을 막기 위해 조직으로부터 여분의 조직액을 제거한다. 조직액이 림프관으로 들어갔을 때 ***림프(lymph)***라고 부른다. 이 림프에 따라가는 것들은 모세혈관으로 들어가지 못한 큰 단백질들, 바이러스들, 박테리아들 및 세포조각들이다. 림프관들은 혈관들이 심장을 가지고 있는 것과 같이, 림프를 밀어주는 펌프를 가지고 있지 않다. 그래서 림프는 주변 조직들의 수축과 이완에 의하여 움직이는 것이다. 전신에서 모아들인 림프는 깨끗하게 청소하고 미생물들을 제거하기 위하여, 림프절을 통과하면서 걸러낸다.

림프절(lymph nodes)은 조직덩어리로써 작은 콩알 크기에서 조약돌 크기이고, 림프관들 근처에 흩어져있다(그림 7-1 참고). 림프절들은 일반적으로 목, 겨드랑이, 배꼽, 샅고랑 부위들에 많이 있다. 림프절은 림프액에 들어있는 모든 이물질들, 종양세포들, 미생물들을 걸러내는 작용을 한다.

Flashpoint

사람에는 500~700개의 림프절들이 있다.

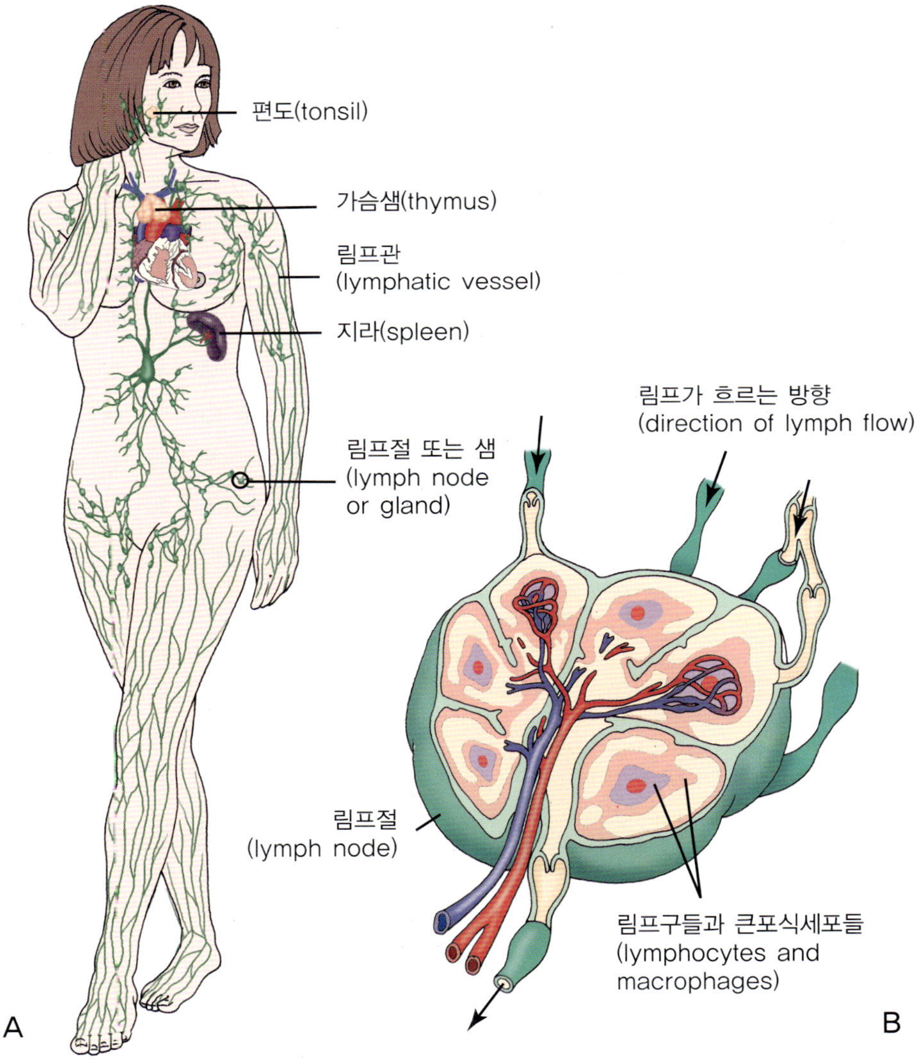

그림 7-1 (A) 림프절들과 림프기관들의 위치. (B) 림프절의 절단면. (From Eagle S. *Medical Terminology in a Flash!* Philadelphia, PA: FA Davis; 2006:71.)

림프가 림프절에 들어가면, 림프는 림프절의 동굴(sinus) 속으로 흘러간다. 동굴에 있는 2종류의 세포들이 이물질들을 검색하여 제거한다. ***큰포식세포(macrophages)***들은 이물질들과 세포조각들을 잡아먹는 세포들이다. ***림프구(lymphocytes)***들은 림프절에서 큰포식세포들이 이물질들을 검색하는 일을 도와준다. 림프가 림프절에서 나가면 세포조각들이나 미생물들이 제거된 것이다. 걸러진 림프는 어떤 해를 끼칠 가능성도 없는 물질이 되어 혈류로 흡수된다.

림프조직과 림프기관 / Tissues and Organs

림프계의 조직과 기관은 일차와 이차로 나눈다. ***일차림프조직(primary lymphoid tissues)***은 면역에 반응하는 세포를 생산한다. 이런 조직으로는 뼈속질과 가슴샘이 있다. ***이차림프조직(secondary lymphoid tissues)***은 면역계에 도움을 주며, 지라, 편도, 페이어반이다(그림 7-2 참조).

일차림프조직 / Primary Lymphoid Tissues

일차림프기관들은 뼈속질과 가슴샘(흉선, thymus)이다. 이 조직은 림프계의 세포를 생산하고 조절한다. ***뼈속질(bone marrow)***—즉, 적색속질은 모든 혈구를 만들어 낸다. 적색속질은 긴뼈의 끝과 갈비뼈와 복장뼈 같은 납작뼈들에 있다.

뼈속질에서 생산되는 세포 중에 한 가지는 백혈구(leukocyte 또는 WBCs)이다. 백혈구는 해로운 물질들로부터 몸을 보호하는 기능에 관여한다. 백혈구들은 5가지 종류가 있다. 그 중에서 가장 작은 림프구는 면역계를 조절한다. 림프구들에는 B림프구와 T림프구가 있다. B림프구(또

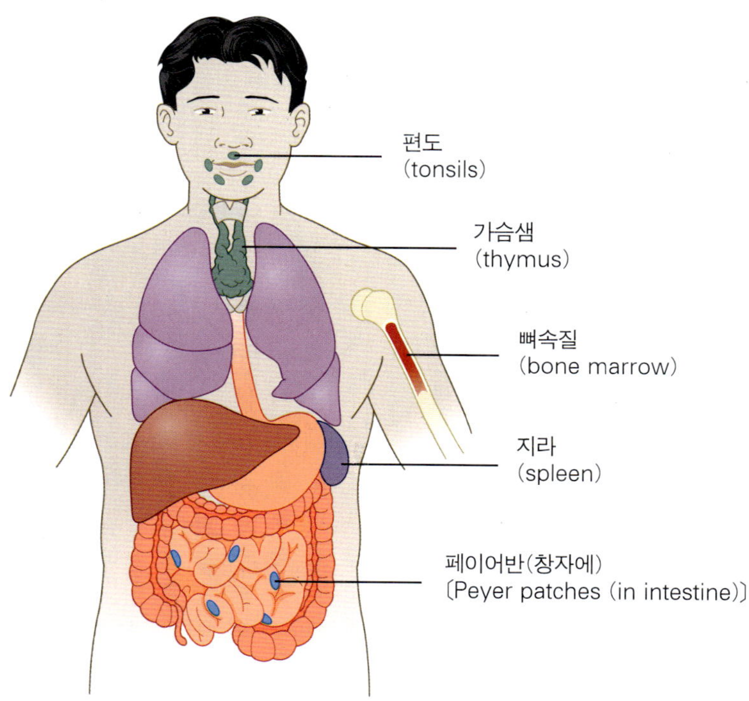

그림 7-2 림프조직들과 림프기관들.

는 B세포)는 혈류로 배출되기 전에 뼈속질에서 만들어지고 거기에서 성숙한다. T림프구(또는 T세포)는 뼈속질을 떠나서 또 하나의 일차기관인 가슴샘으로 간다.

가슴샘(thymus gland)은 가슴 윗부분에 갑상샘 아래로 심장의 앞위로 있다. 이 샘은 미성숙 림프구를 저장하고 이것들을 T림프구들로 성숙시키는 호르몬을 생산한다. T림프구는 면역력을 만드는 것을 도와준다. 그래서 가슴샘은 소년기에 가장 활발하다. 어린이가 새로운 물질과 접촉할 때마다 더 많은 세포가 면역반응에 관여한다. 면역계통은 2살이면 완전한 기능을 한다. 사람은 나이가 덕어감에 따라 새로운 물질과의 접촉이 적어짐으로 가슴샘도 크기와 용도가 줄어든다.

이차림프조직 / Secondary Lymphoid Tissues

이차림프조직은 지라, 편도, 그리고 페이어반이다. 이차림프조직은 세포를 만들거나 조절하지 않는다. 이 조직과 기관은 일차림프조직들에서 생산된 림프구를 도와준다.

지라(spleen)는 배안의 위왼쪽 구역에 있다. 지라는 여러 가지 기능을 한다. 지라는 혈액에서 박테리아 바이러스 및 기타 세포조각들을 걸러내어 깨끗하게 한다. 또한 지라는 늙은 적혈구들을 부셔버리고 그 부산물들을 간으로 보낸다. 혈액응고에 관여하는 혈소판들은 지라에 저장된다. 지라는 혈액저장고로써 작용한다. 그래서, 만약 사람이 어떤 이유로 혈액을 잃게 되면, 지라는 혈액량을 유지하기 위하여 저장된 여분의 혈액을 배출할 수 있다. 태아에서는 뼈속질이 출생 전에는 기능을 못하기 때문에 적혈구를 지라에서 생산한다.

지라는 필수기관으로 취급되지 않는다. 그래서 적출하기도 한다. 지라의 기능은 다른 기관에 의해 보상할 수 있다. 예를 들면, 지라가 쓸모없게 되면 간은 늙은 적혈구들을 처리할 수 있다.

편도(tonsils)는 목구멍 입구에 물렁입천장에 있는 작은 조직덩어리이다. 편도는 입으로 들어오는 어떤 이물질이던지 덫으로 잡고 파괴할 수 있다. 편도들은 아주 많은 박테리아들을 걸러내기 때문에 장애를 일으킬 수 있다. 그렇게 되면 편도들은 빨갛게 부어오르고 아프게 된다. 이런 상태를 **편도염**(편도선염, *tonsilitis*)이라고 한다. 편도가 반복적으로 부어오르고 빨갛게 되는 사람은 수술로 제거하기도 한다. 편도의 제거는, 목구멍 근처에 다른 림프조직들 때문에, 자신을 보호하는 능력에 크게 방해되지 않는다.

페이어반(Peyer patches)은 편도와 비슷한 조직덩어리들로 작은창자에 있다. 이 조직들은 창자로 들어오는 미생물들을 잡아서 파괴한다. 이 미생물들은 삼킴작용으로 들어간 후에 위에서 내려간 것이거나 바깥환경으로 통하는 큰창자에서 올라온 것이다.

신체 방어 / Body Defenses

사람은 바이러스, 박테리아, 곰팡이와 같은 미생물들로부터 항상 공격을 받고 있는 상태에 있다. 또한 사람의 세포는 능력상태가 변한다. 이에 미생물은 건강에 위협이 된다. 이러한 바깥과 안의 침입자에 대항해서 자신을 방어하는데 여러 방법이 있다. 이 방어장치를 면역이라고 하며, 면역에는 비특이던역과 특이면역이 있다(표 7-1 참조).

표 7-1
신체방어의 유형

비특이방어		특이방어
첫째 단계	둘째 단계	셋째 단계
• 피부(skin) • 점막(mucous membrane) • 정상기생균(normal flora)	• 생리학적 변화(physiological changes) • 포식세포들(phagocytes) • 자연세포독성세포들(natural killer cells) • 염증반응(inflammatory response)	• 림프구들(lymphocytes) • 항체(antibodies)

비특이면역 / Nonspecific Immunity

먼저 사람은 ***비특이면역(nonspecific immunity)*** 에 의해 자신을 방어한다. 비특이면역은 선천면역(innate immunity)이라고도 한다. 이것은 사람이 가지고 태어난 방어장치이다. 비특이면역에는 4가지 즉, 해부학적, 생리학적, 포식적 및 감염적 방어장치가 있다.

해부학적 방어장치(anatomical defense 또는 방어벽, barriers)은 해로운 물질에 대항하는 첫 단계이다. 이 방어벽은 바깥환경과 접촉하는 피부와 점막이다. 사람에서 가장 훌륭한 방어장치는 피부이다. 피부가 완전하게 남아있는 한, 어떤 물질도 들어올 수 없다. 피부샘에서 분비되는 땀과 기름은 몸으로 들어오려는 미생물을 막는데 도움이 된다.

점막은 또 다른 방어장치이다. 점막은 코와 입으로 들어온 먼지들과 미생물들을 걸러낸다. 이 먼지들은 점액과 함께 삼켜서 위에서 파괴시킨다.

더불어, 사람은 ***정상균무리(natureal flora*** 또는 normal flora)을 가지고 있다. 이것들은 정상적으로 몸의 표면에나 속에 살고 있는 미생물들로써 이물질들에 대한 저항에 도움이 된다. 정상균무리의 몇 가지 예를 들면, 큰창자의 *대장균*, 소화관에 있는 *유산균*, 그리고 입이나 여성생식관에 있는 *칸디다(진균)*가 있다.

*생리학적 방어장치(physiological defense)*는 몸의 화학적 구성을 변경하는 것이다. 그렇게 하는 것은 온도의 변화와 pH의 변화이다. 미생물들이 몸을 파고들어갈 때, 백혈구들은 그것들을 검색해 낸다. 그 다음에 백혈구들은 화학물질을 생산하여 뇌로 보내서 체온을 올린다. 이것은 대부분의 미생물들이 정상 체온에서 살기를 좋아하기 때문이다. 체온이 오르더라도 미생물들이 죽지는 않지만, 활동은 약해진다.

위의 pH는 낮아서 강한 산성이다. 만약에 해로운 물질이 입이나 코로 들어가면 그것들은 음식, 음료수, 점액을 따라서 삼켜진다. 위의 산성은 소화에 도움을 준다. 드물지만, 강한 산성 환경에서도 살 수 있는 미생물들이 있기는 하다.

또 다른 선천방어기전은 *포식반응(phagocytic response)*이다. *포식(phagocytes)* 세포는 세포조각이나 미생물를 찾으러 다니는 순찰자들이다. 포식세포가 이물질을 발견했을 때 그 세포막이 주변에 있는 입자들을 싸서 속으로 끌어들인다. 그 입자들은 세포 속에 있는 효소들에 의해 파괴된다.

또 다른 보호세포는 자연세포독성(natural killer, NK) 세포이다. NK세포는 일정하게 몸을 순찰하는 특수한 백혈구이다. NK세포는 바이러스에 감염된 세포들과 암세포를 찾는다. 이 세포들은 외부항원을 소화시켜 죽이지 않는다. NK 세포는 외부항원을 발견하면 그것들의 세포막을 파괴하는 화학물질을 생산한다.

염증반응은 피부를 뚫고 들어온 어떤 물질에나 작용하는 자연방어기전이다. 만약 피부가 손상되면, 우리 몸은 어떤 정상균무리나 어떤 물질도 들어오지 못하게 한다. 손상이나 상처에 대한 신체반응을 ***염증반응(inflammatory response)***이라고 한다. 염증반응의 주요 증상들은 홍반, 열, 부어오름 및 통증의 4가지이다.

염증반응의 첫 단계에서, 손상된 조직은 조직액을 증가시켜 부어오른다. 그리고 모세혈관이 이완되어 *홍반(erythema)*이라 부르는 붉은 반점이 생긴다. 피부의 손상은 통각수용기를 자극하여 통증이 생긴다. 마지막으로 백혈구와 포식세포가 침투자들과 싸우기 위해 손상부위에 빽빽이 들어찬다.

때때로 상처 부위가 너무 작으면 혈액의 열을 느낄 수 없고 세포들의 활성이 증가하지 않는다. 그러나 아주 얕은 상처에서도 염증반응의 부어오름, 통증, 홍반을 보이기도 한다(그림 7-3 참조). 염증반응의 목적은 침입한 미생물들로부터 보호하고 그 곳을 청소하는 것이다. 염증도 치유과정의 시작이다.

특이면역 / Specific Immunity

특이면역은 사람을 보호하는 면역의 또 다른 유형(type)이다. 특이면역은 후천면역(acquired immunity)이라고도 한다. 우리 몸은 먼저 이물질과 접촉을 해야만 그 이물질에 대한 방어장치를 만들 수 있다. 특이면역은 아래와 같은 능력을 가지고 있다:

- *인식(recognition)*은 항원들의 차이점을 인식하고 어떤 항원이 자신에게 속하는 것이고, 어떤 항원이 아닌지를 알아내는 면역계의 능력이다.
- *특이성(specificity)*은 유사한 항체들은 버려두고 오직 특이한 항체들에만 반응하게 하는 능력을 면역계통에 준다.
- *기억(memory)*은 어떤 항체에 한번 노출되면 그 후에는 그것을 기억하는 면역계의 능력이다.

특이면역은 2가지 종류의 림프구들에 의하여 조절된다. 두 종류는 B림프구과 T림프구(또는 B세포, T세포)이다. 이 세포들은 특이면역의 2가지 유형인 체액면역과 세포매개면역을 담당하고 있다.

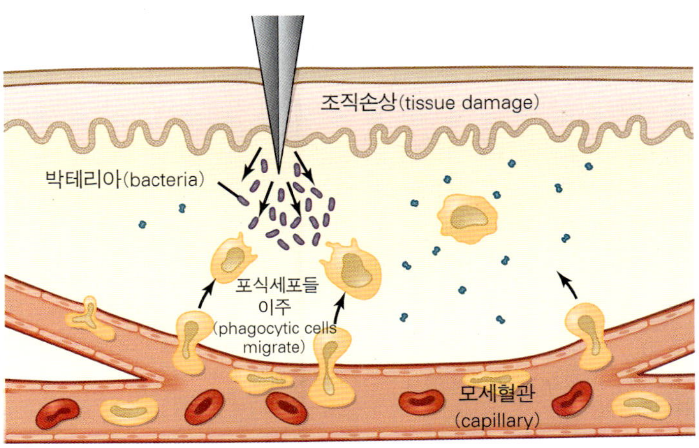

그림 7-3 염증반응.

체액면역 / Humoral Immunity

B림프구는 ***체액면역(humoral immunity)***을 조절한다. **B림프구(B lymphocyte)**는 다른 혈구와 마찬가지로 뼈속질에서 만들어진다. B림프구는 성숙한 후에, 박테리아나 곰팡이와 같은 외부 항체들을 찾아 혈액에서 자유로이 돌아다닌다. ***항원(antigen)***은 세포 표면에 있는 한 세포의 신분증이다. B림프구가 외부항원과 접촉하면 형질세포(plasma cell)라는 세포로 변한다. 형질세포들은 ***항체(antibody)***를 만드는 능력을 가지고 있다(그림 7-4 참조). 이 항체는 면역계가 신체방어에 사용하는 무기이다. 항체는 조각 그림 맞추기와 비슷하게 외부물질의 항원에 맞출 수 있게 만들어진다. 항체는 항원과 결합되면 그 항원을 파괴시키게 만들어져 있다. 항체가 만

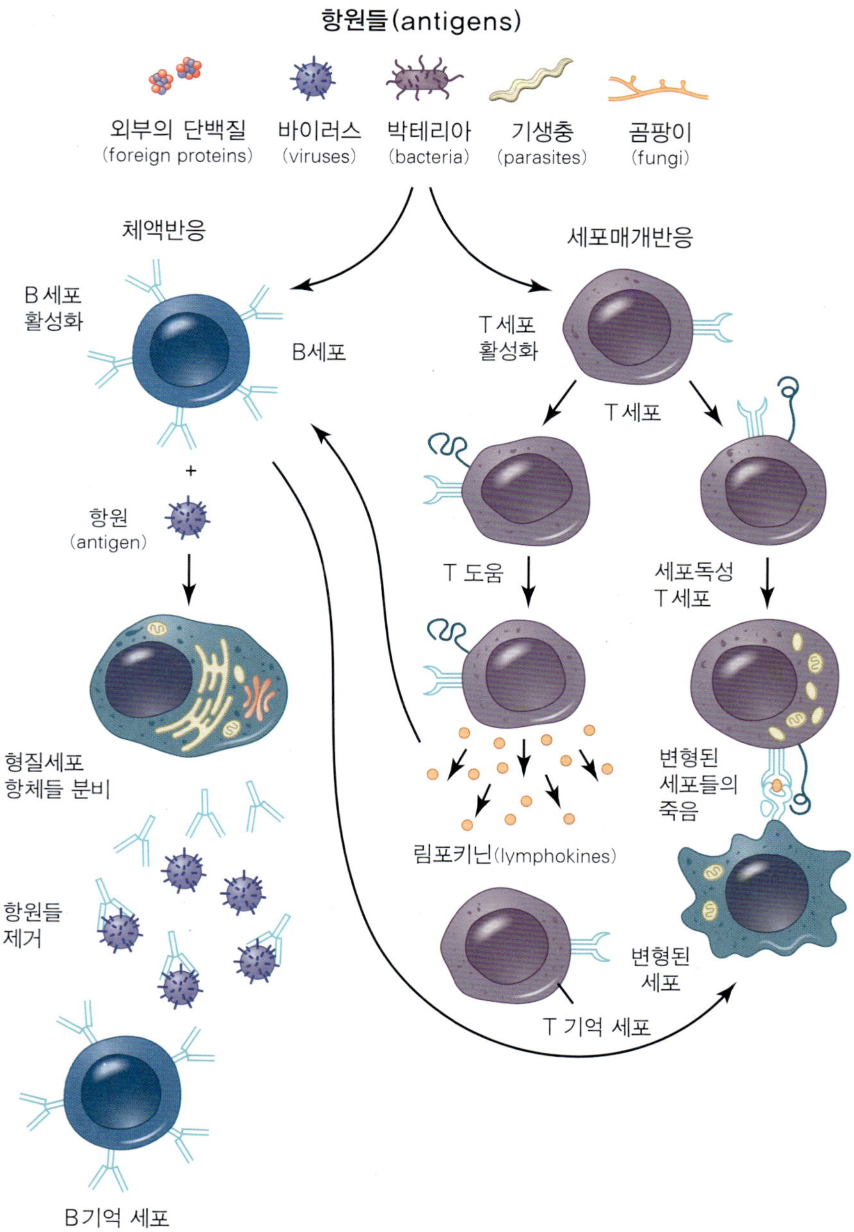

그림 7-4 체액면역의 요약.

들어 진후에 B기억세포라는 세포가 만들어진다. B기억세포는 외부 항원을 기억한다. 그래서 그것이 다시 발견되면, 이미 만든 항체들이 항원과 싸우기 위해 사용된다.

항체는 ***면역글로부린(immunoglobulin)***이라고도 한다. 면역글로부린은 IgG, IgM, IgA, IgD, 그리고 IgE의 5등급이 있다(표 7-2 참조). 각 항체는 면역반응에서 크기, 모양 및 기능이 다르다.

- *IgM*은 외부항원과 접촉했을 때 처음 만들어 진 항체이다.
- *IgG*는 외부항원을 검출했을 때 두 번째로 만들어진 항체이다. 이 항체는 외부항체와 접촉한 후에 몇 주에서 몇 년 동안 남아있기 때문에 우리 몸에서 가장 많은 것이다. 또한 IgG는 태반을 통과해서 아기에게 면역을 주는 능력을 가지고 있다.
- *IgA*는 점막에서 발견되고 모유, 침, 눈물 같은 분비물들에서 발견된다.
- *IgE*는 기생충 감염에 반응하여 증가하고 어떤 물질에 대한 알레르기반응을 할 때 증가한다.
- *IgD*는 우리 몸에서 아주 적은 양이 존재한다. 이 항체의 기능은 아직까지 알려지지 않았다.

그림 7-5에 각 면역글로부린의 구조를 나타내었다.

Flashpoint

혈청전환(seroconversion)은 특별한 항원에 대한 항체들이 환자의 혈청에서 검출될 때 사용되는 용어이다.

세포매개면역 / Cell-mediated Immunity

*T림프구*는 ***세포매개면역(cell-mediated immunity)*** 기능이 있다. T림프구는 뼈속질에서 만들어지지만, 곧 떠나서 가슴샘으로 가고 그곳에서 성숙된다. 성숙된 후에는 가슴샘을 떠나서 혈류를 타고 전신으로 순환한다. 이 림프구는 외부항원들과 구별하여 자체의 항원들을 인식하는 일에 관여한다. 이것은 다른 개체의 것으로부터 자체를 인정하는 것이다. 또한 T림프구들은 바이러스나 돌연변이에 의하여 바뀐 우리 몸의 세포들을 확인하는 능력을 가지고 있다.

T림프구들은 항체를 만들지 않는다. 만약 변형된 세포가 감지되면 T림프구는 B림프구에게 항체를 만들어서 항원을 파괴하라는 협조를 요구한다.

T림프구들은 5가지 형이 있다. 각 형은 다른 개체의 것으로부터 자체의 것을 인정하는 역할을 가지고 있다(그림 7-6 참조). T림프구들은 항체들을 만들지 않기 때문에, 비정상의 세포를 발견하면, 그것을 파괴할 수 없다. T림프구는 외부세포나 변형된 자체세포에 들러붙는다. T도

Flashpoint

면역글로부린 결핍증들은 환자가 항체의 일부 또는 전체를 가지고 있지 않은 면역결핍증에 더한 일반적인 용어이다.

표 7-2

면역글로부린(immunoglobulins)

유형	기능
IgG	외부항체에 대하여 두 번째로 반응. 태반을 통과 태아에게 면역을 줌.
IgM	외부항체에 대하여 첫 번째로 반응하여 생산됨.
IgD	극히 미량임. 그 역할은 모름.
IgE	알레르기 반응과 관련이 있음. 기생충 감염에서도 증가됨.
IgA	모유, 침, 눈물 같은 분비물에 존재함.

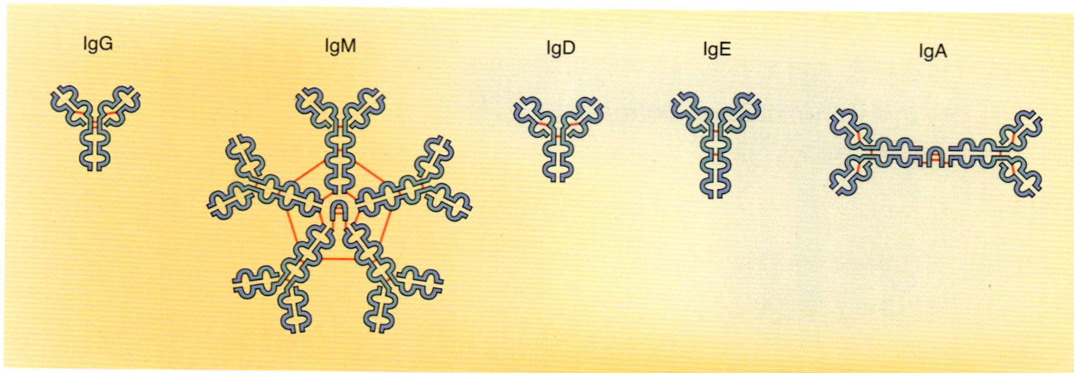

그림 7-5 면역글로부린의 구조.

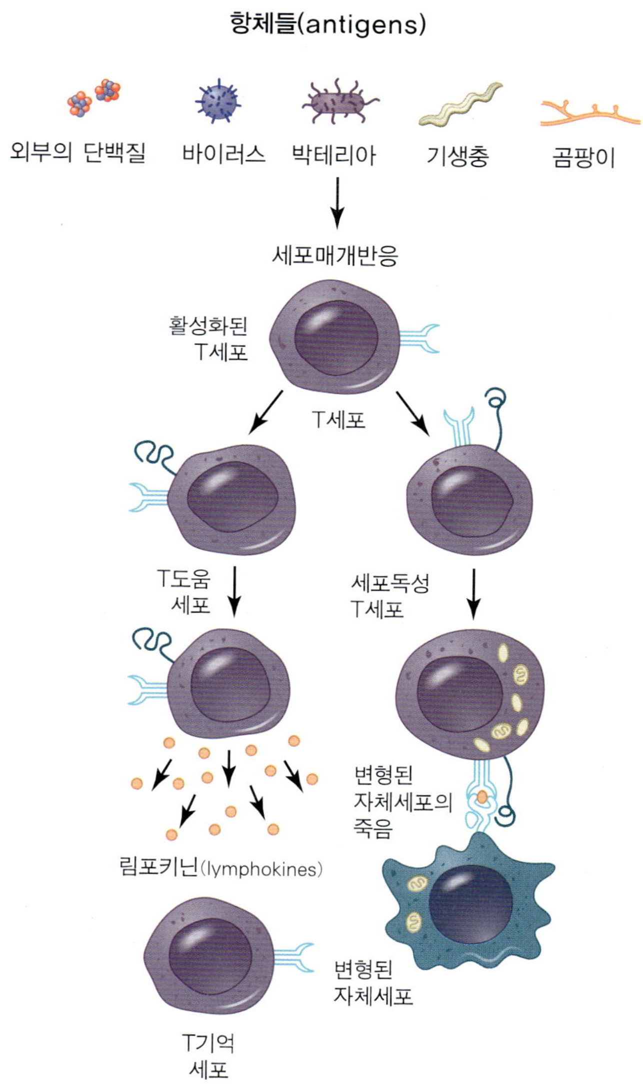

그림 7-6 세포매개면역의 요약.

움세포는 림포킨(lymphokines)이라는 화학물질을 외부항원을 발견한 B림프구에게 신호를 보냄으로써 B림프구와 상호작용을 한다. B림프구는 사로잡힌 세포로 가서 그것을 파괴하기 위한 항체를 만든다. T억제세포는 충분한 항체들이 생산되었을 때에 면역반응을 정지시킨다. 세포독성 T세포는 암세포들과 다른 사람의 조직(이식된 조직)을 찾아서 파괴한다. T림프구들의 마지막 유형은 T기억세포이다. B기억세포들과 비슷하게 외부항원이 다시 돌아온 경우에 각 항원을 기억한다.

Flashpoint

주조직적합복합체 (major histocompatibility complex; MHC)는 외부항원으로부터 자체항원을 인지하는 T림프구의 능력에 대한의학용어이다.

면역반응 / Immune Response

외부항원에 대한 신체의 반응을 면역반응이라고 한다. 면역반응은 일차와 이차의 두 가지가 있다. 두 가지 반응은 모두 체액면역의 부분으로써 B림프구들에 의하여 조절된다.

일차반응 / Primary Response

우리 몸이 외부항원과 처음 접촉할 때 ***일차반응(primary response)***이 일어난다. B림프구는 항원이 외부의 것이라는 것을 확인해야 면역반응을 시작한다. 그렇게 되면, B림프구는 형질세포로 바뀌어 항체를 만들기 시작한다. 형질세포들이 항원과 싸우기 위해 충분한 항체를 만들어 내는데 몇 일이 걸릴 수 있다. 만들어낸 첫 항체는 IgM이다. 이 항체는 생산된 후에 단지 몇 일간 지속된다. 그래서 다른 항체를 만들어야 한다. 두 번째 항체는 IgG이다. 이 항체는 IgM 이후에 몇 일 동안에 만들어지지만 IgM 세포들이 죽은 후에도 외부항원과 싸움을 계속한다. IgG는 처음 접촉한 후에 몇 주에서 몇 달간 지속된다. B기억세포는 처음 반응으로 만들어져서 외부항원이 돌아오면 그것을 인지하기 위해 혈류에 남는다.

이차반응 / Second Response

외부항원이 돌아오면, B기억세포들는 그것을 인식하여 더 빠르게 반응을 준비한다. ***이차반응(secondary response)***에서, 항원에 대한 항체들는 이미 만들어져 있고, 그래서 그 IgM은 1, 2일내에 반응한다. IgM은 2, 3주 동안 돌아온 항원과 활발하게 싸운다. IgM과 IgG는 빠르게 반응할 뿐만 아니라, 일차반응에서 보다 수가 더 많다. IgG는 이차반응 후에 몇 달에서 몇 년 동안 혈액에 남아 있을 수 있다. 그림 7-7은 일차와 이차면역반응의 차이점을 보여준다.

Flashpoint

기억촉진반응(anamnestic response) 또는 기억반응 (memory response)은 면역화를 받쳐주는 원리이다 어떤 죽은 또는 변형된 항원은 몸 안으로 주사될 수 있고, 그래서 병원체에 노출되지 않고도 기억세포들이 만들어질 수 있다. 다음에 기억세포들이 실제 항원을 만나 반응한다.

면역의 유형 / Types of Immunity

면역에는 수동면역과 능동면역의 2가지 유형이 있다(그림 7-8 참조). ***수동면역(passive immunity)***에서, 우리 몸은 면역반응이 일어나기 전에 외부항원을 검색하여 항체를 만들 필요가 없다. 수동면역의 한 가지는 ***자연수동면역(natural passive immunity)***이다. 이 면역은 IgG가 태반을 통과하여 태아에게 면역을 제공할 때와 IgA가 모유로부터 아기에게 전달될 때 일어난

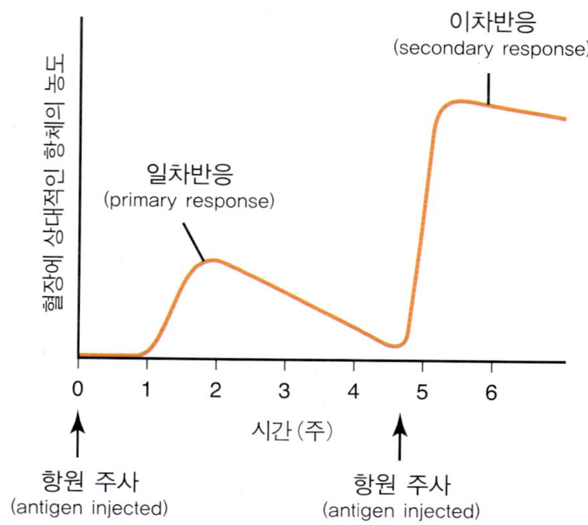

그림 7-7 일차면역반응과 이차면역반응.

다. 신생아의 면역계는 가동되지 않음으로 보호를 위하여 엄마의 항체들을 사용하는 것이다.

인공수동면역(artificially passive immunity)은 면역글로부린을 주사하여 얻게 된다. 림프구가 결핍되어 있거나 억제된 면역계를 가지고 태어난 사람은 기증된 면역글로부린을 받는다. 항체들은 짧은 기간 동안 사용되기 때문에 반복해서 주사해야 한다.

능동면역(active immunity)은 우리 몸이 외부항원을 찾아서 인식하고 그것에 대한 항체를 생산한다. ***자연능동면역(naturally active immunity)***은 항체들과 기억세포들이 외부항원에 반응하여 만들어질 때 일어난다.

인공능동면역(artificially active immunity)은 죽었거나 변형된 병원체을 가지고 있는 백신을 주사하여 생긴다. 이 병원체는 받은 사람에게 병을 일으키지 않고, 항체가 외부의 것이기 때문에 우리 몸은 항체들과 기억세포들을 만든다.

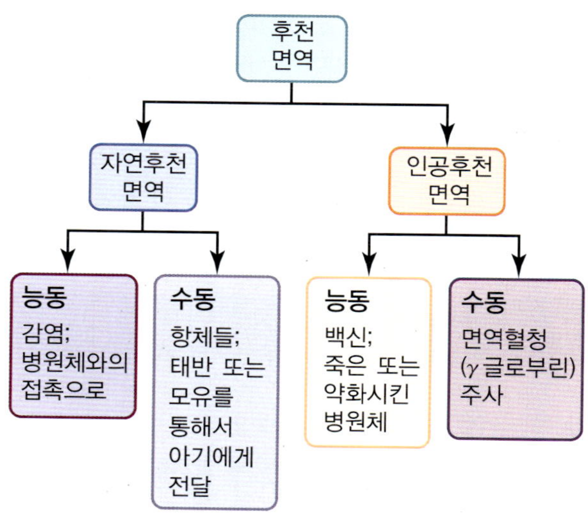

그림 7-8 면역의 유형.

기관과 조직의 거부반응 / Organ and Tissue Rejection

질병이나 손상으로 장애가 생긴 사람들을 위하여 기관과 조직의 이식이 시행되고 있다. 거의 모든 기관이나 조직이 이식된다. 콩팥과 심장은 가장 흔히 이식되는 기관이다. 이식된 기관의 조직은 외부항원을 가지고 있기 때문에 받는이의 T림프구들은 그것들을 외부의 것으로 인식한다. T림프구는 조직을 공격하기 위해 면역반응을 시작한다.

사람이 할 수 있는 이식에는 자가이식, 동계이식, 동종이식, 이종이식의 4가지 유형이 있다.

- ***자가이식(autograft)***은 한 사람에서 조직을 한 곳에서 다른 곳으로 옮기는 것이다. 이런 이식은 손상되지 않은 곳에서 절취한 피부를 화상 부위의 피부에 이식할 필요가 있는, 3도 화상을 입은 사람에서 시행한다. 조직의 항체들이 받는이 자신의 것임으로 거부반응이 없다.
- ***동계이식(isografts)***은 일란성 쌍둥이 사이에서 이루어지는 이식이다. 조직의 유형이 같기 때문에 조직의 항체들도 같다. 거부반응이 거의 없다.
- ***동종이식(allografts)***은 친척관계가 아닌 사람으로 받은 이식이다. 조직들은 다른 항체들을 가지고 있기 때문에 면역반응을 초래하거나 받은 조직이 죽을 수 있다. 동계이식에서 받은 조직을 보호하기 위해서는 그 조직의 생존을 안정시키는 면역억제약들을 써야 한다.
- ***이종이식(xenografts)***은 다른 동물들에서 받는 이식이다. 돼지의 심장판막들은 사람의 것과 교체하기 위하여 흔히 사용되고 있다. 이러한 이식도 역시 면역반응을 유발한다. 그래서 동종이식에서와 같이 받은이에게 면역억제약들이 필요하다.

면역반응 억제제 약물을 할지라도 약물의 사용으로 면역체계가 완전히 해결될 수 없다. 몸은 능동 면역반응을 만들지 않고 천천히 조직을 공격한다. 시간이 지남에 따라서 조직은 이식에 실패하고 거부하게 된다. 기증장기에 따라 달라지겠지만 평균 8~12년이 소요되기도 한다. 신장기증의 경우 적응하는데 오랜시간이 소요된다. 기증장기의 거부가 발생하면 다른 사람의 장기를 기증받아야 한다.

자가면역질환 / Autoimmune Disease

어떤 경우에는 T림프구가 자체의 항원들을 인식하는 능력을 잃는다. 그 다음에 T림프구는 그런 자체의 세포를 공격한다. 이러한 자신이 아닌 것으로부터 자신을 구별하는 기능의 상실을 ***자가면역질환(autoimmune disease)***이라고 한다. 어떤 세포나 조직이라도 자신의 것을 외부의 것으로 잘못 인식하면 공격상태에 놓일 수 있다. ***류마티스관절염(rheumatoid arthritis)***에서, T림프구들은 관절에 있는 항원들을 더 이상 인식하지 못하고 공격을 한다. 그 결과 통증, 부어오름, 그리고 팔과 다리에 변형이 온다(그림 7-9 참조). 또 다른 자가면역질환은 ***전신홍반루푸스(systemic lupus erythematosus;*** SLE)이다. T림프구들이 전신의 결합조직에 대하여 면역반응을 일으킨다. 이 환자는 관절통증, 허약, 피부발진, 피로를 갖는다.

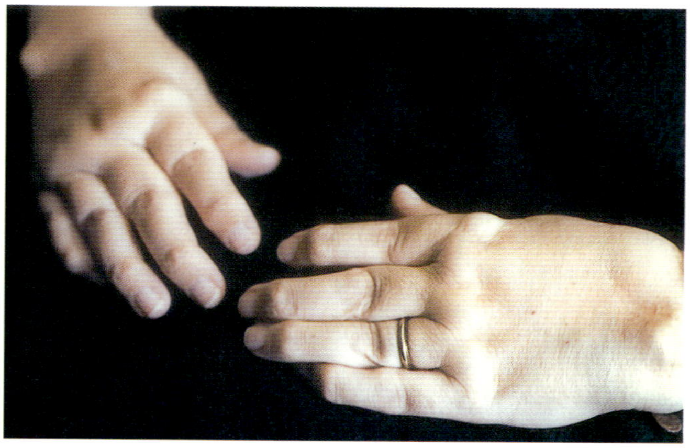

그림 7-9 류마티스관절염. (From Williams, Hopper. *Understanding Medical Surgical Nursing*. 3rd. Philadelphia, PA: FA Davis; 2007: 1021.)

어떤 자가면역질환도 치료방법은 없다. 단지 증상 치료만 한다. 자가면역질환의 영향은 환자마다 다르고 한 환자에서도 다르기 때문에 치료도 다양하다. 일반적으로, 호르몬치료, 항염증약, 스테로이드, 항말라리아약이 사용된다.

자가면역질환이 일어나는 이유는 알려져 있지 않다. 여자들에 더 많이 일어나는 경향이 있다. 이러한 이유로 유전적 관련이 제시된다. 기생충 감염과 어떤 약들과 같은 환경적 요소들도 자가면역질환과 관련짓고 있다.

알레르기 / Allergy

Flashpoint

미국인 중에 5천만명 이상이 알레르기를 가지고 있다. 알레르기는 미국에서 여섯째로 많은 만성질환이다.

Flashpoint

미국에서, 음식 알레르기에 의한 아나필락시스로 죽는 사람은 매년 150명 정도로 추정된다. 땅콩이 알레르기의 가장 강력한 원인이다. 페니실린으로 유발된 아나필락시스로 죽는 사람은 400명 정도로 추정된다. 페니실린은 약에 의한 알레르기를 가장 많이 일으킨다.

과민반응(hypersensitivity)이라고도 하는 ***알레르기(allergy)***는 실제로는 해롭지 않은 것이지만, 위협으로 받아드린 물질에 대한 과도한 반응이다. 한 물질에 대한 알레르기반응이 일어날 때, 몸에서 면역글로부린 IgE를 증가시키고 호산성백혈구(eosinophil)라는 백혈구들이 증가된다. IgE와 호산성백혈구들은 히스타민(histamine)의 유리를 자극한다. 히스타민은 혈관을 새어나오게 하여 콧물이 나오고, 눈물이 나고, 피부가 붉어지고, 가렵게 된다. 호흡기계통에서 알레르기반응은 기도의 근육들을 수축시켜 공기의 흐름을 제한한다.

대부분의 알레르기는 히스타민 생산을 중단시켜 증상을 막아주는 항히스타민제라는 약으로 조절된다. 어떤 물질은 알레르기반응을 일으킨다. 꽃가루, 동물의 비듬이나 털, 먼지, 향료들, 그리고 땅콩이나 딸기와 같은 음식들은 대표적인 알레르기항원(allergen)이다(글상자 7-1 참조).

일부 알레르기항원은 아나필락시스라고 부르는 극심한 전신적 반응을 일으킨다. 이러한 반응은 알레르기항원이 혈류로 들어가서 빠른 반응을 일으킬 때 일어난다. ***아나필락시스(anaphylaxis)***는 기도의 수축과 혈관들의 확장을 일으킨다. 혈관들의 확장으로 순환의 허탈을 초래하여 혈압을 급격히 떨어트린다. 죽음이 몇 분 내에 급짝스럽게 일어날 수 있다. 이러한 상태를 되돌리기 위해, 에피네프린을 혈관 속으로 주사하여 심장박동률과 혈압을 올려준다. 아나필락시스를 일으키는 일반 알레르기항원들은 거미과 벌의 독소, 페나실린 같은 약, 땅콩이나 조개류와 같은 음식들이다.

글상자 7-1 알레르기(Allergies)

미국인의 20% 정도는 동일한 알레르기 장애로 고통을 받는다. 알레르기는 크게 해롭지도 않은 알레르기항원에 대한 면역계통의 과잉반응이다. 항원에 대한 반응으로 림프계는 백혈구, IgE, 그리고 히스타민을 증가시키는 염증반응을 밟는다.

거의 모든 물질이 알레르기 반응을 일으킬 수 있다. 보편적 알레르기항원들로는 꽃가루, 동물의 털, 땅콩, 조개들, 벌의 독, 우유, 라텍스, 페니실린, 먼지가 있다. 알레르기를 갖인 사람은 장기간의 민감도를 가지고 있지만 단 한 번의 알레르기 반응은 향수, 비누, 약, 백신 같이 사람이 접촉할 수 있는 어떤 새로운 물질들에 의해서도 일어날 수 있다.

알레르기의 가장 흔한 증상들은 가려움증, 재채기, 붉고 눈물고인 눈, 콧물, 기침 등이다. 더 심한 반응으로는 발진, 두드러기, 호흡곤란이 있다. 가장 심한 알레르기반응은 아나필락시스이다.

아나필락시스는 기도가 수축하여 숨울 쉬지 못하고 혈압이 떨어져서 목숨이 위험한 상태이다. 아나필락시스반응에 걸린 사람은 혼수상태와 죽음으로 이어질 수 있다.

알레르기의 치료는 항히스타민제, 먹는 또는 바르는 스테로이드, 그리고 알레르기항원에 대한 민감도를 낮추는 면역치료(immunotherapy)가 포함된다.

표 7-3에 면역계의 질환들과 장애들에 관한 더 많은 정보를 기술하였다.

표 7-3
림프계에 관한 병리학 용어

후천성면역결핍증(aquired immnodeficiency syndrom; AIDs)	HIV에 의한 세포매개면역계의 파괴. 환자는 기회가 나는 데로 감염되어 죽는다.
알레르기(allergy)	몸에 해롭지 않은 항원에 대한 면역계의 과민반응. 일반적 증상은 재채기, 눈물, 가려움, 두드러기 임.
호지킨병(Hodgkin disease)	림프절, 지라 및 뼈속질의 종양. 15~35세에 호발. 치료하면 90% 정도 생존.
사람면역결핍바이러스(human immunodeficiency virus; HIV)	T림프구들만 파괴하여 AIDs를 일으키는 바이러스. 정액, 혈액, 질분비물, 모유에 나타남. 감염된 체액과의 접촉, 주사, 손상된 피부, 성행위로 전파됨.
림프부종(lymphedema)	림프절을 외과적으로 절제해낸 곳에서 조직에 림프액의 축적.
다발경화증(mutiple sclerosis)	운동신경의 미엘린집을 공격하는 자가면역질환. 느리게 진행함으로 증상이 다양함. 평형유지와 협동작용 장애, 근육허약, 통증, 시각장애, 언어장애.
비호지킨림프종 (non-Hodgkin lymphoma)	30가지 이상의 림프종의 일반용어. B림프구나 T림프구의 악성종양. 40~70세에 호발. 유형에 따라 다르지만 진단받고, 1년 후에 생존율이 70% 정도.
류마티스관절염 (rheumatoid arthristis)	팔다리의 관절들이 공격받는 자가면역질환. 관절의 변형을 초래. 40~60세 여성에 호발.
복합면역결핍바이러스 (severe combined immunodeficiency virus; SCID)	세포매개면역과 체액면역의 결함. 감염된 후에 첫 2, 3주 내에 사망.
전신홍반루프스(systemic lupus erythematosus; SLE)	면역계가 결합조직을 공격하는 자가면역질환. 아기를 낳는 연령의 부인들에 호발.

연습문제 / Practice Exercises

선다형 문제 / Multiple Choice

1. B림프구는 ______________ 면역에 관여한다.
   a. 세포매개
   b. 체액
   c. 선천
   d. 자연

2. ______________ 의 기능은 알려지지 않았다.
   a. IgA
   b. IgG
   c. IgM
   d. IgD

3. B림프구가 외부물질과 접촉할 때, B림프구는 ______________ 로 변한다.
   a. T세포
   b. 혈소판
   c. 형질세포
   d. 백혈구

4. ______________ 는 침이나 모유 같은 사람의 분비물에서 발견된다.
   a. IgA
   b. IgG
   c. IgM
   d. IgD

5. 페이어반(Peyer patch)은 ______________ 에 자리 잡고 있다.
   a. 목구멍
   b. 지라
   c. 작은창자
   d. 가슴샘

참/거짓 문제 / True or False

1. 참 거짓 B림프구는 갑상샘에서 성숙한다.
2. 참 거짓 모든 면역글로부린은 태반을 통과한다.
3. 참 거짓 세포매개면역은 다른 사람의 것으로부터 자신의 것을 인식하는 일에 관여한다.
4. 참 거짓 림프절은 혈액을 걸러낸다.
5. 참 거짓 T림프구들은 뼈속질에서 만들어진다.
6. 참 거짓 편도는 작은창자에서 볼 수 있다.
7. 참 거짓 자가면역질환은 B림프구들의 기능이상으로 일어난다.
8. 참 거짓 세포매개면역은 비특이면역이다.
9. 참 거짓 IgD는 분비물들에서 발견된다.
10. 참 거짓 자연면역은 그것을 가지고 태어난 면역의 유형이다.

괄호 넣기 문제 / Fill in the Blank

1. 첫 번째로 반응하는 면역글로부린은 ______________ 이다.
2. ______________ 림프구는 세포매개면역을 조절한다.
3. ______________ 는 외부항원들에 대하여 첫째 자연방어장치이다.
4. ______________ 는 입으로 들어가는 물질에 대하여 보호한다.
5. 통증, 적색반, 열 및 부어오름은 ____________________ 반응의 일부이다.
6. B림프구는 ________________ 면역에 관여한다.
7. 항체들은 _______________ 세포들에 의하여 만들어진다.
8. 지라는 ______________ 에서 외부물질을 걸러낸다.
9. 여분의 조직액은 림프관들로 들어가면 _______________ 라고 부른다.
10. _______________ 반응은 외부항원이 돌아왔을 때 더 빠르고 더 강력하다.

단답식 문제 / Short Answer

1. 여러 가지 면역글로부린들을 나열하고 설명하라.

2. 여러 가지 T림프구들을 나열하고 설명하라.

명칭 달기 문제 / Labeling

괄호 안에 알맞은 해부학 용어를 써 넣어라.

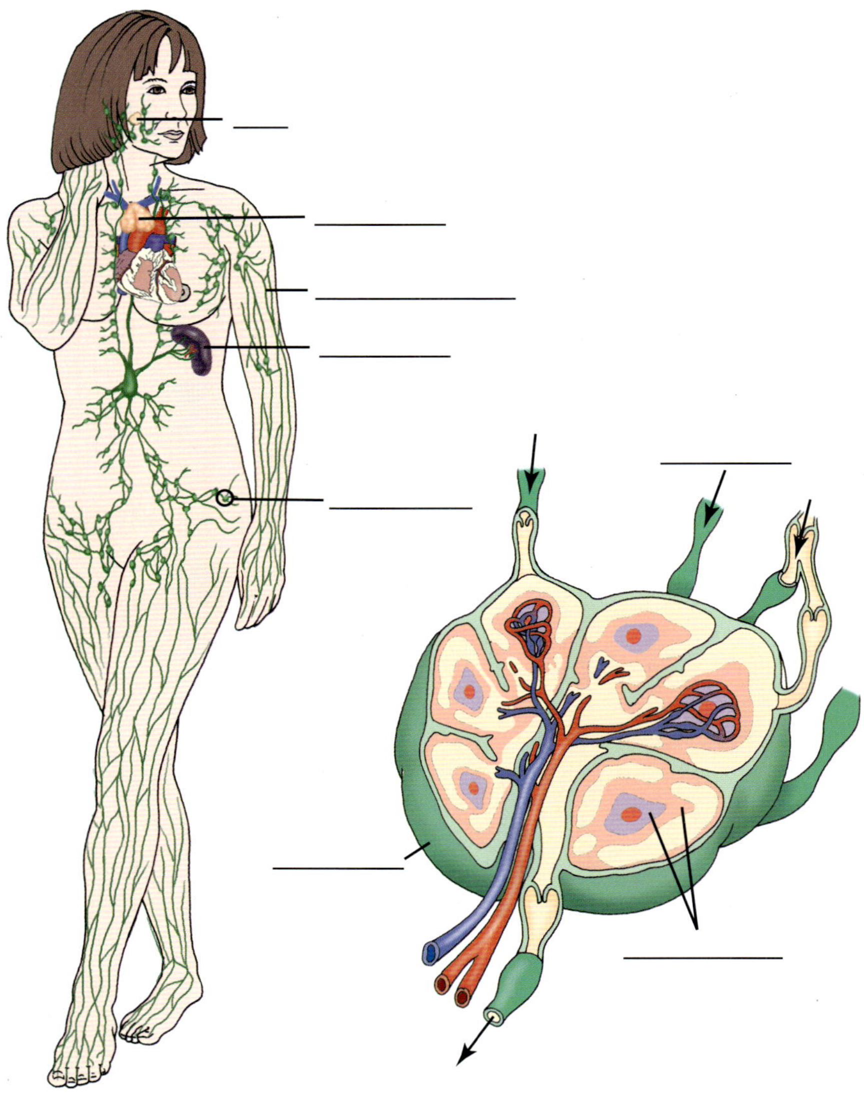

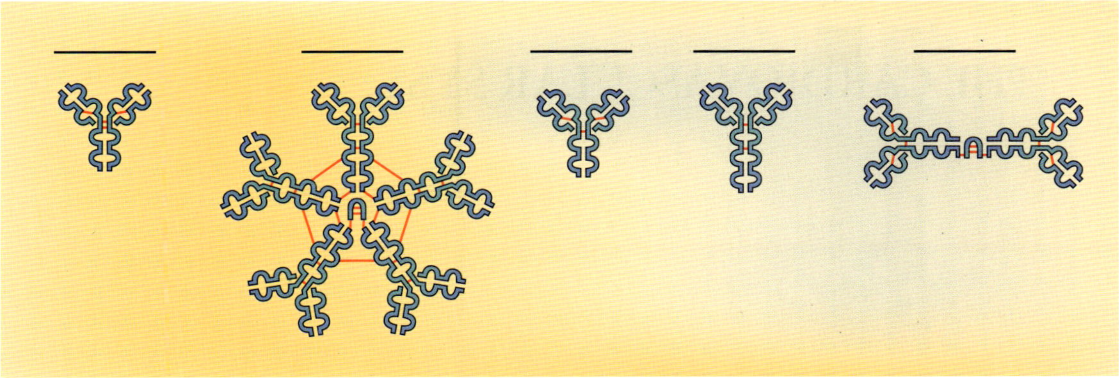

제 **8** 장

심혈관계

THE CARDIOVASCULAR SYSTEM

주요 용어

대동맥(aorta)
대동맥판막(aortic semilunar valve)
동맥(artery)
심방(atria)
방실결절〔atrioventricular (AV) node〕
이첨판(bicuspid valve)
방실다발(bundle of His)
심장주기(cardiac cycle)
이완기(diastole)
심장속막(endocardium)
심장바깥막(epicardium)
자체전도계(intrinsic conduction system)
심장근육층(myocardium)
심장막(pericardium)
허파동맥(pulmonary artery)
허파동맥판막(pulmonary semilunar valve)
허파정맥(pulmonary vein)
푸르킨에섬유(Purkinje fibers)
사이막(septum)
동방결절〔sinoartrial (SA) node〕
수축기(systole)

계속

심혈관계는 심장, 혈액 그리고 전신에 혈액을 순환시키는 혈관들을 포함한다. 혈관만을 종종 순환계(circulate system) 또는 혈관계(vascular system)라고 드물게 부른다. 수송은 심혈관계의 주된 기능이다.

이 계통은 심장을 펌프로 사용한다. 심장은 혈관을 통해서 혈액을 움직이게 하여 산소, 포도당, 염류, 호르몬 그리고 기타 영양소를 세포에게 제공한다. 동시에 혈관은 세포에서 노폐물을 끌어내어 몸에서 제거할 수 있게 한다.

이 장에서는 심혈관계의 심장과 혈관의 구조들을 보편적으로 설명한다. 더불어 심장이 어떻게 전기를 전도하는지 그리고 성인과 태아의 순환이 어떻게 다른지를 설명한다.

심혈관계의 구조 / Structures of the Cardiovascular System

심혈관계는 심장과 혈관들로 구성되어 있다. 혈관들은 전신으로 혈액을 수송하는 동맥과 정맥들이다. 심장은 혈관을 통해 혈액이 흘러가게 한다. 혈액은 정맥들에 의해 세포와 조직으로부터 심장으로 운반되고, 동맥은 혈액을 심장에서부터 조직과 세포로 돌려보낸다.

심장 / Heart

심혈관계에서 주된 기관은 심장이다. 심장은 혈액을 품어내어 전신으로 순환시키는 근육펌프이다. 심장은 가슴안의 ***가슴세로칸(mediastinum)***이라고 부르는 허파 사이의 공간에서 가로막(횡격막, diaphragm) 위에 붙어 있다(그림 8-1 참조). 심장은 앞쪽으로 복장뼈와 갈비뼈에 의해 보호된다.

심장은 타원형의 모양이고 남자의 주먹 크기로써 가슴안에 약간 비스듬이 놓여있다. 심장의 납작한 윗부분은 ***바닥(base)***이라고 한다. 이 심장바닥은 오른쪽 어깨를 향해 있고 거대한 혈관이 부착되어 있는 곳이다. 아래쪽의 심장의 좁은 부분을 심장의 ***끝(apex)***이라고 한다. 심장끝은 왼쪽을 향하고 가로막에 놓여있다.

심장은 3층 조직으로 구성되어 있다. 바깥층은 ***심장바깥막(epicardium)***이라고 하는 결합조직으로 된 보호막이다. 중간층은 ***심장근육층(myocardium)***이라고 하며, 이 층은 두꺼운 심장근육으로 되어 있다. 즉, 혈액을 순환시키는 펌프작용을 하는 심장의 실질이다. 심장의 속층은 ***심장속막(endcardium)***이라고 하며 매끈한 상피조직으로 되어 있다.

Flashpoint

심혈관계는 세포들에 산소를 제공하고 탄산가스를 제거하여 우리 몸의 항상성을 유지한다.

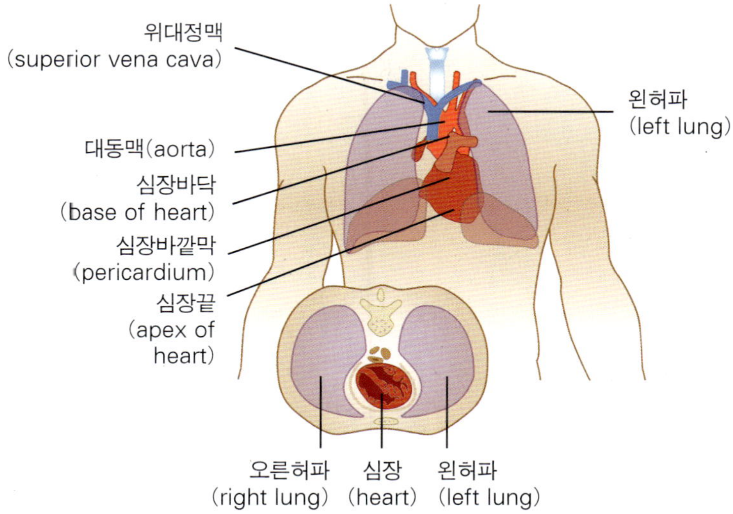

그림 8-1 가슴세로칸(mesiastinum)에 있는 심장.

주요 용어-계속

삼첨판막(tricuspid valve)
정맥(vein)
대정맥(vena cava)
심실(ventricles)

심장 바깥에는 주머니 같이 심장을 둘러싸고 있는 장액막이 있다. 이 막을 ***심장막(pericardium)***이라고 부른다. 심장막과 심장바깥막 사이에는 심장막액이라고 부르는 장액이 들어 있다. 이 액체는 심장이 움직일 때 심장과 막 사이의 마찰을 막아주는 윤활유로 작용한다.

성인의 심장박동률은 평균 1분에 60~80회이다. 이것은 하루에 100,000회 이상에 해당한다. 태아에서는 심장박동률(heart rate)이 더 빨라서 1분에 120~160회 정도이고, 출생 후에는 심장박동률이 1분에 130회 정도로 느려지고 나이가 들어감에 따라 계속해서 느려진다. 4세에서는 100회 정도로 되고 청년기에 정상 성인의 횟수로 안정된다.

심장의 방과 판막 / Chambers and Valves

심장에는 4개의 방이 있다(그림 8-2 참조). 방의 내부는 심장속막이라는 상피조직으로 싸져 있다. 심장은 오른심장과 왼심장으로 나뉘어 있다. ***사이막(septum)***이라는 두꺼운 벽이 양 부분을 분리시키고 있다. 심장의 각 부분은 윗방과 아랫방을 가지고 있다. 두 개의 윗방은 ***심방(atrium)***이라고 하고, 두 개의 아랫방은 ***심실(ventricles)***이라고 한다.

심장에는 4개의 판막들이 있다. 그것들은 모양과 첨판(cusp)의 수에 따라 이름이 부쳐져 있다. 이 판막들은 방들 사이의 문으로 작용한다. 오른심방과 오른심실 사이에는 ***삼첨판막(tricuspid valve)***이 있고 왼심방과 왼심실 사이에는 ***이첨판막(bicuspid vale)*** 또는 승모판막(mitral valve)이 있다. 이 판막은 심장의 수축과 더불어 혈액을 심실 속으로 들어가게 열리고 혈액이 심실에 차면 닫친다. 혈액의 흐름은 한 방향이기 때문에 이 판막들은 혈액이 심방으로 되돌아가지 못하게 막는다.

> **Flashpoint**
> 심장에서 들리는 "툭-탁"소리는 심장의 판막이 열리고 닫치는 소리이다.

허파동맥의 입구에는 ***허파동맥판막(pulmonary semilunar valve)***이 있다. 이 판막은 혈액이 허파동맥에 머물게 하고 오른심실으로 들어오지 못하게 막는다. 대동맥의 입구에는 ***대동맥판막(aortic semilunar valve)***이 있다. 이 동맥은 혈액이 대동맥에 있게 하고 왼심실로 들어오지 못하게 한다. 다른 심장판막에서와 비슷하게, 동맥판막도 심장수축에서 열리고 동맥에 혈액이 차면 닫친다.

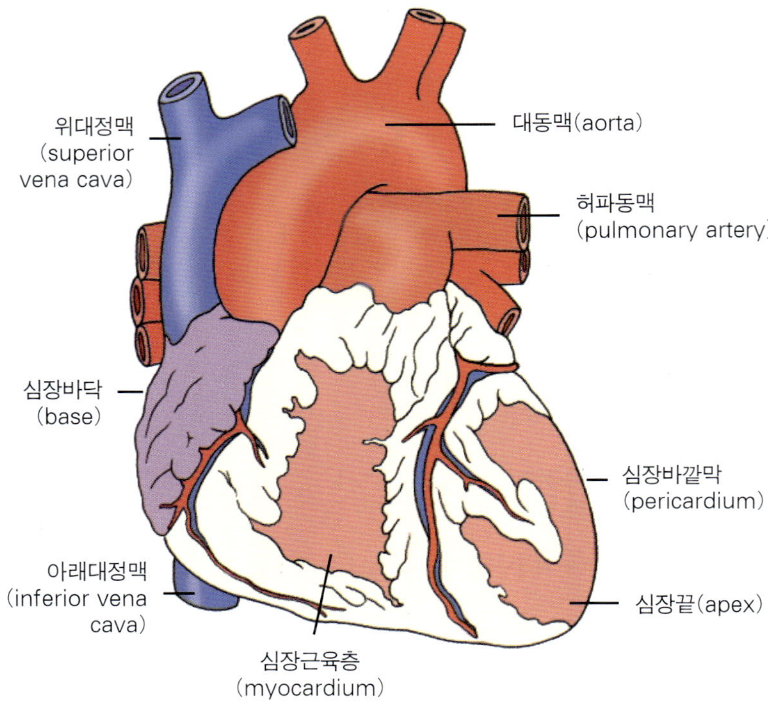

A

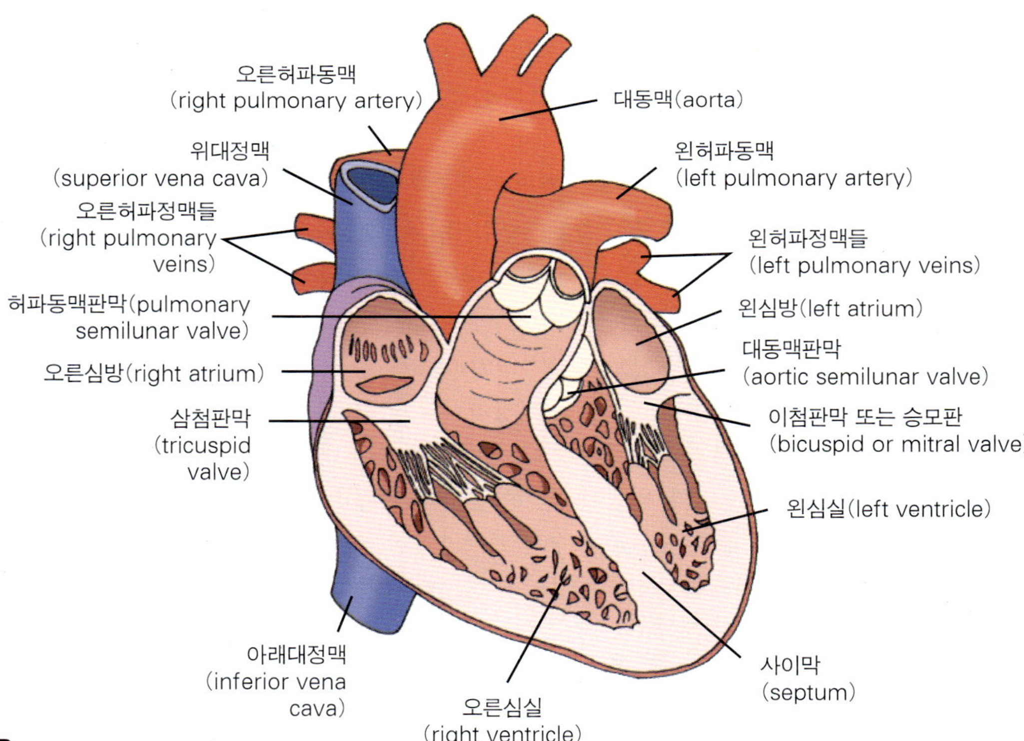

B

그림 8-2 (A) 앞에서 본 심장의 바깥면. (B) 심장 속의 구조. 〔Adapted from Eagle S. *Medical Terminology in a Flash!* Philadelphia, PA: FA Davis; 2006:81 (A), 69 (B).〕

혈관 / Blood Vessels

심혈관계의 혈관은 혈액을 수송하는 관이다. 성인에서 모든 혈관을 한 줄로 늘어놓으면 길이가 100,000마일 길이에 도달할 것이라고 추정된다. 주된 혈관의 2가지 형은 정맥과 동맥이다. 정맥과 동맥은 고속도로의 반대차선 같이 같은 길로 간다(그림 8-3 참조). 2가지 모두 수송에 사용되지만 구조가 다르고 운반하는 혈액의 조성이 다르다.

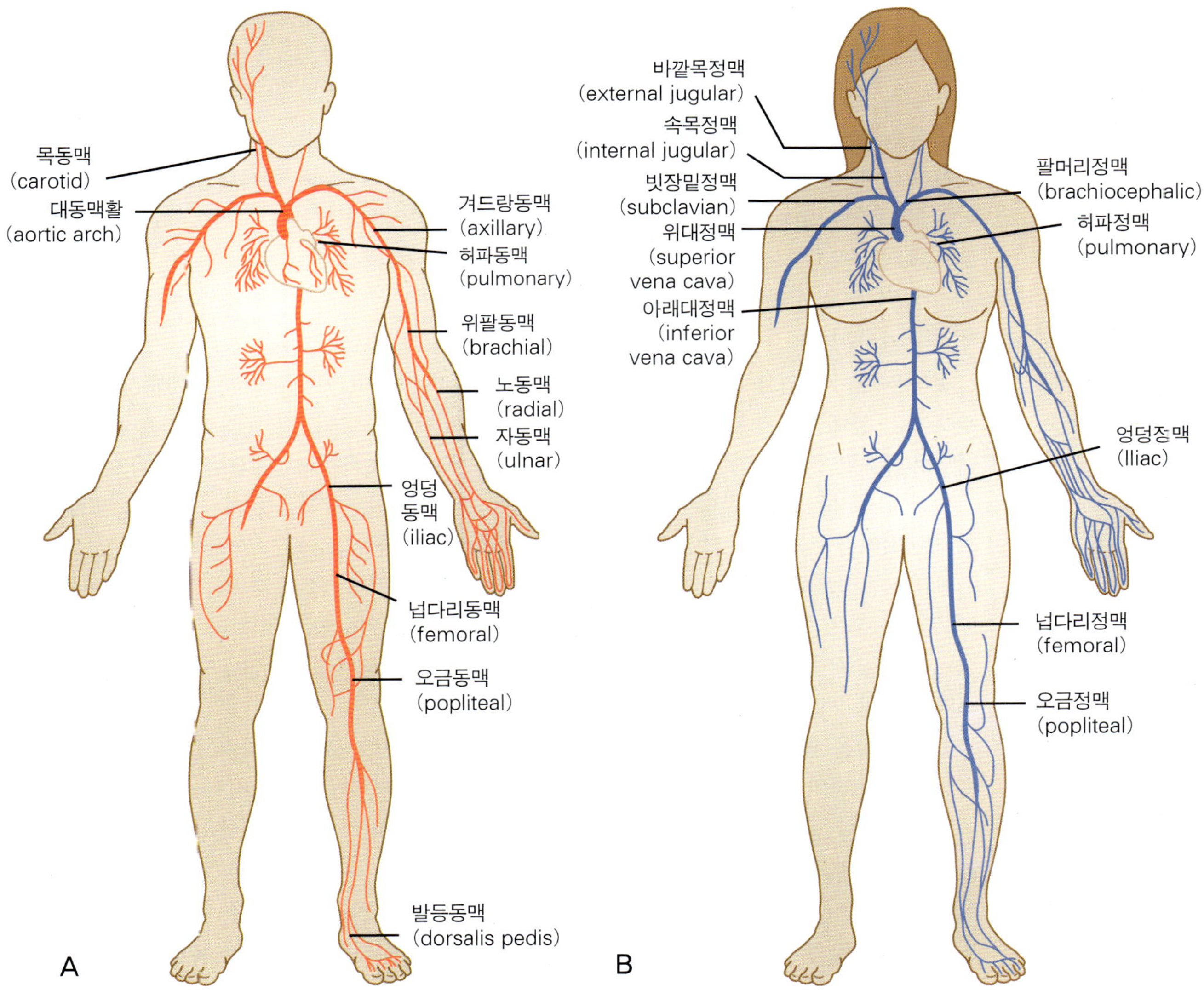

그림 8-3 (A) 사람의 동맥들. (B) 사람의 정맥들.

정맥 / Veins

정맥은 벽이 얇은 혈관들로써 심장으로 되돌아오는 혈액운송계통의 한 부분이다. 정맥의 목적은 무산소혈액을 조직들로부터 심장으로 돌려보내는 것이다. 대부분의 정맥은 혈액이 중력에 끌려서 반대방향으로 흐르지 못하게 하는 날개모양의 정맥판막(venous valve)을 갖고 있다. 정맥에 있는 혈액은 세포에서 산소가 에너지로 전환된 후에 남긴 노폐물인 탄산가스로 차있다. 정맥

은 혈액에 산소가 결핍되어 있어 푸르게 보인다. 실제로 정맥에서 혈액을 빼냈을 때, 혈액에 들어 있는 탄산가스의 양에 따라 혈액의 색은 어두운 적색 또는 푸른색을 띠기도 한다.

정맥은 조직에 있는 모세혈관(capillary)에서 시작된다. 모세혈관은 가장 작은 혈관으로써 현미경으로만 볼 수 있다. 모세혈관은 너무 작아서 성인에서 관찰할 수 있는 그 수는 400억개 정도로 추정된다. 모세혈관은 단지 얇은 한 개의 편평세포 두께이다. 그래서 산소와 탄산가스가 통과할 수 있다. 이 두 가지 가스는 모세혈관의 벽을 통해서 자유롭게 확산된다. 많은 모세혈관이 모세혈관바탕(capillary bed)이라고 불리는 그물을 형성하고 있다. 이 모세혈관바탕은 거의 모든 조직에서 볼 수 있다. 여기에서 산소는 세포에 의하여 끌어들여지게 되고 동시에 탄산가스는 밀어내지게 된다. 탄산가스가 모세혈관으로 확산되면 그것을 몸 밖으로 내보내기 위하여 허파로 가는 길을 찾아야 한다. 허파로 가기 위해서, 혈액은 먼저 심장으로 가야 한다.

Flashpoint

모세혈관은 메우 가늘어서 10개의 폭이 한 가닥의 털의 폭과 맞먹는다.

조직을 떠난 후에 모세혈관은 세정맥(venule)이라는 더 큰 혈관이 된다. 그리고 세정맥은 정맥이라고 부르는 더 큰 혈관이 된다. 사람에서 가장 큰 정맥은 위와 아래 ***대정맥***(superior and inferior ***vena cava***)이다. 위대정맥은 신체의 윗부분으로부터 혈액을 모아들이고 아래대정맥은 신체의 아래부분에서 혈액을 모아들인다. 두 대정맥은 심장의 오른심방에 연결되어 있다.

동맥 / Arteries

동맥은 벽이 두껍고 튼튼하고 산소가 있는 혈액을 운반한다. 동맥도 역시 혈액운송계통의 한 부분이다. 동맥들은 적혈구에 실려 있는 산소로 인해 적색을 나타내기 때문에 붉게 보인다. 동맥에서 채취한 혈액은 밝은 적색이다. 비교해보면, 어두운 색의 정맥혈액과는 확연히 다르다.

동맥의 목적은 허파로부터 심장으로 들어오는 산소가 있는 혈액을 받아서 전신의 조직으로 보내는 것이다. 사람에서 가장 큰 동맥은 ***대동맥(aorta)***이다. 대동맥은 왼심실에 붙어있고 유산소혈액을 심장으로부터 전신으로 보내는데 관여한다. 대동맥으로부터 혈액은 동맥(artery)이라고 부르는 작은 혈관으로 흘러간다. 동맥은 펌프 같이 세동맥(arteriole)이라는 더 작을 혈관들로 밀어내는 작용을 한다. 세동맥은 모세혈관바탕으로 연결되어 있다. 이곳에서 산소는 탄산가스와 교환되고 혈액은 심장으로 돌아가는 여행을 시작한다.

동맥은 작은 펌프들이기 때문에 심장과 동시에 뛰는 맥박(pulse)을 가지고 있다. 한 동맥이 손상되면, 심장박동에 의하여 만들어진 압력 때문에 혈액이 찢어진 구멍에서 솟아나온다. 심장박동이 얼마나 빨리 뛰는가를 심장박동률(heart rate)이라고 하고 심장박동의 힘을 혈압(blood pressure)이라고 한다(그림 8-4 참조). 심장박동률의 검사는 손목의 엄지손가락쪽에 있는 노동맥(radial artery)에서 가장 많이 한다. 혈압의 측정은 위팔의 안쪽에 있는 위팔동맥(brachial artery)을 가장 흔히 사용한다. 심장허파소생술(CPR)을 할 때는 목에 있는 목동맥이 심장박동률 검사에 사용된다.

허파의 혈관 / Pulmonary Vessels

정맥은 무산소혈액을 운반하고 동맥은 유산소혈액을 운반한다는 규칙에 예외가 있다.
이 예외는 심장과 허파를 연결하는 허파동맥과 허파정맥이다.

허파정맥(pulmonary vein)은 허파들에서 왼심방으로 돌아오는 산소가 있는 혈액을 운반한다. ***허파동맥(pulmonary artery)***은 오른심실에서 허파들로 산소가 없는 혈액을 운반한다. 허파혈관은 구조가 다른 혈관들과 구조가 다르다. 허파동맥은 벽이 두껍고 탄력성이 있고 허파정맥

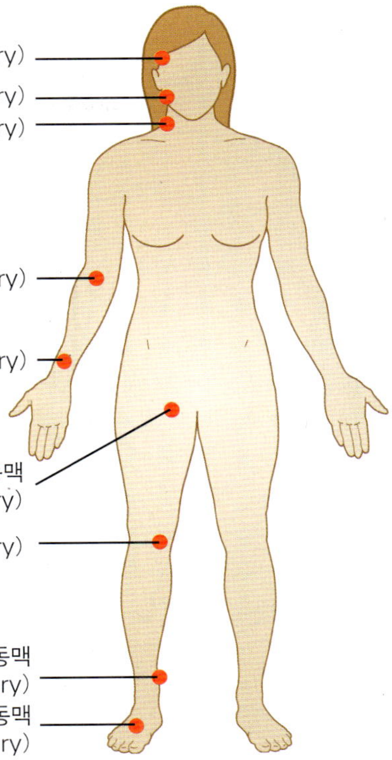

그림 8-4 맥박이 잘 잡히는 지점.

은 벽이 더 얇고 더 약하다. 허파동맥들은 심장의 강력한 수축이 혈액을 밀어내어 얇은 혈관벽을 부셔버릴 수 있기 때문에 정맥일 수가 없다. 마찬가지로, 허파정맥도 동맥이 아니다. 허파에서 심장으로 유산소혈액이 중력에 의하여 흐르기 때문에 혈관이 두꺼운 벽을 가질 필요가 없다.

심장의 혈관 / Cardiac Vessels

심장도 혈액이 제공되어 조직들이 살아가는데 필요한 영양소들을 받는다. 심장조직에도 같은 영양소가 필요하다. 심장은 자신의 혈관을 가지고 있다. 노폐물을 제거하는 심장정맥(cardiac vein)이 있고 영양을 공급하는 심장동맥(관상동맥, coronary artery)이 있다(그림 8-5 참조). 아래와 같은 동맥이 있다:

- ***왼앞내림동맥(left anterior descending***; *LAD)*은 왼심실의 앞벽에 분포한다.
- ***휘돌이동맥(circumflex)***은 왼심실의 가쪽벽에 분포한다.
- ***오른심장동맥(right coronary artery***; *RCA)*은 오른심실과 왼심실의 아래벽에 분포한다.

심장이 수축할 때 혈액을 공급받는 다른 조직들과는 다르게, 심장은 수축하는 동안에 혈액을 밀어내고 심장이 이완할 때, 혈액이 심장조직으로 흘러들어간다. 어떤 이유로 조직으로 들어가는 혈액이 감소되면, 그것을 ***허혈(ischemia)***이라고 한다. 혈류의 결핍은 심장이나 다른 조직들에게 산소의 결핍을 의미한다. 산소의 결핍은 조직의 죽음을 초래할 수 있다. 이렇게 조직이 죽게 되는 것을 ***경색(infarction)***이라고 부른다. 심장의 조직이 너무 많이 죽게 되면 ***심장근육경색증****(심근경색, myocardial infarction)* 또는 심장발작(heart attack)이 일어난 것이다(글상자 8-1 참조).

(본문은 140쪽에 계속)

Flashpoint

심장동맥병(CAD)은 동맥의 벽에 죽상판(플라크)이 형성될 때 일어난다. 플라크는 콜레스테롤, 지방, 세포들 및 칼슘으로 형성되어 심장으로 들어가는 혈류를 늦춘다.

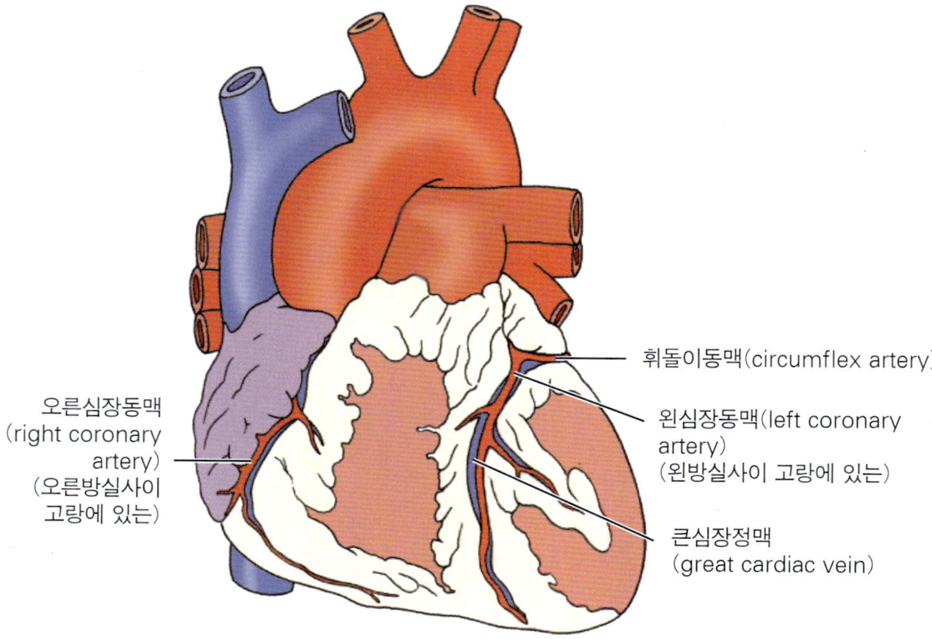

그림 8-5 심장동맥들. (Adapted from Eagle S. *Medical Terminology in a Flash!* Philadelphia, PA: FA Davis: 2006:81.)

글상자 8-1 심장근육경색증(심근경색, myocardial infarction)

미국에서 심장병은 남자와 여자 모두에게 죽음을 이끄는 원인이다. 거의 1,400만명이 심장병의 이력을 가지고 있다.

나쁜 식사와 운동의 부족은 심장병으로 이끄는 고혈압과 고콜레스테롤증을 일으킨다. 플라크라고 부르는 지방과 콜레스테롤이 동맥에 모여들어 잠깐 사이에 축적된다. 이것을 죽상경화증(atherosclerosis)이라고 부른다. 플라크가 축적됨으로써 결국 동맥들이 막히고, 혈류가 정지된다. 칼슘도 동맥에 침착되어 동맥들을 굳어지게 하고 두꺼워지게 하는 동맥경화증(arteriosclerosis)을 일으킨다. 이런 동맥경화증은 죽상경화증과 같은 결과를 가지고 온다.

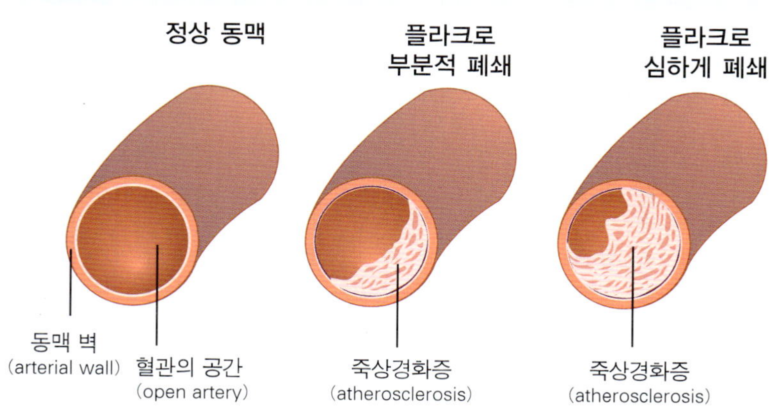

글상자 8-1 심장근육경색증(심근경색, myocardial infarction) – 계속

혈류의 부족을 허혈이라고 한다. 혈류가 감소함으로써 조직에 공급되는 산소도 감소된다. 산소 결핍 때문에 심장은 서서히 질식한다. 심장은 더 많은 혈액과 산소를 끌어들이기 위하여 노력한다. 이것이 협심증(가슴조임증, angina pectoralis)라고 부르는 통증의 원인이다. 앙기나는 심장이 생존에 필요한 것을 받지 못하고 있다는 경고이다. 결과적으로, 허혈은 경색(infarction)이라고 부르는 조직의 죽음을 이끈다. 심장으로 가는 혈류가 너무 적으면, 심장근육경색증(심근경색, myocardial infarction) 또는 심장발작(heart attack)이 일어난다.

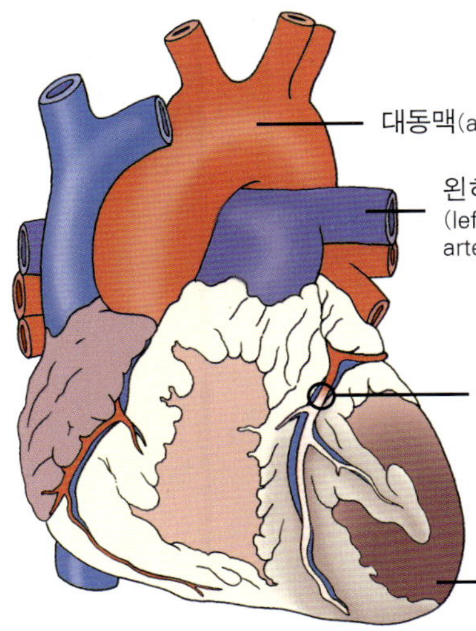

심장근육경색. (From Eagle S. *Medical Terminology in a Flash!* Philadelphia, PA: FA Davis; 2006:81.)

심장발작의 증상은 가슴을 조이는 통증이다. 이 통증은 왼쪽 팔과 왼쪽 턱에 연관통을 일으키고 더불어, 가쁜 숨, 구역질, 소화불량, 창백한 피부, 진땀 그리고 죽을지도 모른다는 느낌이 든다. 이것들은 심장발작의 전형적인 증상들이다. 사람에 따라 이 증상들 전체 또는 2~3가지가 일어난다. 여자들에서는 가슴과 팔에 조이는 통증이 나타나지 않는 경향이 있다. 일반적으로 여자들은 구역질을 일으키고 누워있을 때 더 심한 호흡곤란을 일으킨다. 이러한 증상들은 심장발작으로 생각되는 증상들이 아니기 때문에 많은 여자들은 그들이 심장발작을 갖고 있다고 생각하지 못한다. 또한 그들이 전형적인 증상들을 보이고 있지 않기 때문에 의료인들도 무시할 수 있다.

심장발작 증상들이 나타나면, 즉시 응급도움을 찾아야 한다. 의식이 있으면, 아스피린(aspirin) 한 알을 집어서 혈류에 더 빨리 도달하도록 씹어서 먹는 것이 좋다. 아스피린은 항응고제로써 막힌 곳에 혈액의 흐름을 도운다. 만약 과거에 협심증의 경력이 있었다면, 니트로글리세린 정을 먹어야 할 것이다. 이 약은 혈관을 넓혀주어 더 많은 혈액이 흐르게 한다. 니트로글리세린 정은 혀 밑에 넣어주면 점막에서 흡수된다. 이 약은 금속 뚜껑으로 덮은 유리병에만 넣어 보관해야 하고 맨손에 닿지 않게 해야 한다. 니트로글리세린을 먹이려면, 니트로글리세린이 피부에 침투되지 않도록 장갑을 끼어야 한다. 장갑을 사용할 수 없으면, 병을 기우려 한 알을 뚜껑에 담아 환자의 혀 밑에 넣어주면 된다. 환자 스스로 할 수 없을 정도이면, 무엇이든지 환자의 입에 넣으려고 해서는 안 된다.

심장에 어떤 손상이 있는지 보기 위하여 ECG를 시행한다. 환자는 원격측정모니터 앞에 있기도 한다. 막힌 동맥은 통하게 할 필요가 있다. 이것은 심장카테터삽입술(heart catherization)로 수행된다.

계속

글상자 8-1 심장근육경색증(심근경색, myocardial infarction) – 계속

카테터삽입술은 작은 관을 심장에 분포하는 동맥의 속으로 집어넣어 수행하는 것이다. 동맥을 재생시키는 혈관성형술(angioplasty)도 시행한다. 플라크가 있는 부분을 넓히고 제거하는 것이다. 막힌 곳에 벽을 튼튼하게 하기 위하여 Stent(부목)라는 철사토막이 넣어두기도 한다.

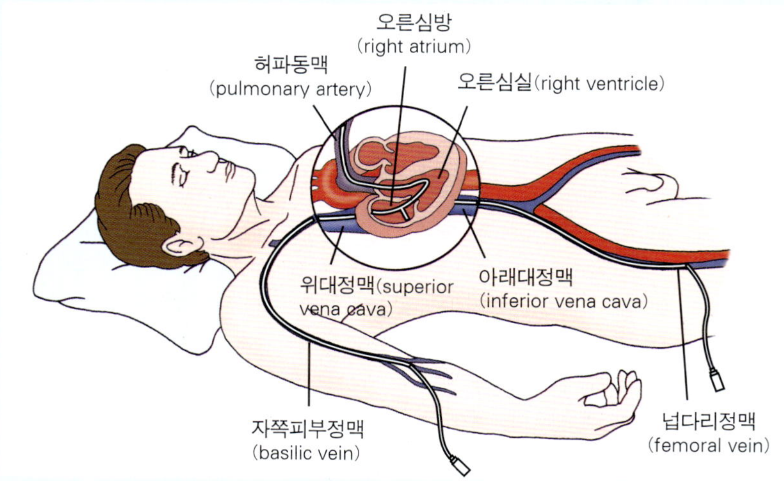

심장카테터삽입술. (From Eagle S. *Medical Terminology in a Flash!* Philadelphia, PA: FA Davis; 2006:83.)

심장수술 후에 환자는 생존에 안정을 위하여 계속해서 항응고제와 콜레스테롤저하제를 계속해서 먹어야 한다. 또한 환자는 운동과 건강식이의 유지에 대하여 조언을 받아야 한다.

심장근육경색이 심하면 죽게 된다. 심장발작은 매 20초마다 발생한다. 심장발작을 일어난 사람들에서 치료하지 않으면 50%는 1시간 내에 죽는다. 치료를 받아도 돌이킬 수 없는 심장의 손상으로 인하여 8%~10%는 죽는다.

순환의 유형 / Types of Circulation

성인의 혈액순환은 전신순환과 허파순환의 2가지 유형이 있다. ***전신순환(systemic circulation)***은 전신으로 순환하는 것이다. 전신순환의 통로는 심장으로부터 조직으로 계속해서 흘러가고 조직을 통과해서 심장으로 되돌아오는 것이다.

전신순환은 왼심방에서 시작된다. 혈액은 이첨판막을 통해서 왼심실로 들어간다. 왼심실에서부터 혈액은 대동맥판막을 통해서 대동맥으로 들어간다. 혈액은 대동맥을 떠나 동맥으로 들어가고 그런 다음에 세동맥으로 간다. 마지막으로, 혈액은 모세혈관바탕으로 가서 산소와 탄산가스를 교환한다. 그리고 되돌아가는 과정이 시작된다. 혈액은 모세혈관바탕에서 세정맥으로 또 다시 세정맥에서 정맥으로 흘러가게 된다. 모든 정맥은 위대정맥과 아래대정맥으로 연결된다. 이들 대정맥들은 오른심방으로 연결된다. 그 다음에 혈액은 삼첨판막을 통해서 오른심실로 들어간다.

허파순환(pulmonary circulation)은 혈액이 심장으로부터 허파로 가고 다시 심장으로 돌아온 것이다. 오른심실에서 혈액은 허파동맥판막을 통해 허파동맥줄기로 들어간다. 이곳에서 오른과 왼허파동맥으로 나뉘어 허파로 들어간다. 허파에서 탄산가스와 산소는 교환된다. 허파에서 산소를 공급받은 혈액은 허파정맥으로 흘러가고 이들 허파정맥은 왼심방으로 연결되어 있다.

순환은 연속된 고리이며, 혈액은 항상 심장의 모든 방들과 모든 혈관에 존재한다. 혈액이 두 심방에서 동시에 떠나서 동시에 두 심실을 채운다. 혈액은 흐름에 차이 없이 동시에 허파동맥과 대동맥으로 흘러간다. 그림 8-6은 전신순환과 허파순환에서 혈액흐름의 모든 단계들을 나타낸 것이다.

Flashpoint

심장정지 또는 심장허파정지는 순환을 유지할 수 있는 충분한 힘으로 수축하는 심장의 능력이 없어진 것이다.
심장정지가 5분 이상 회복되지 않으면 모든 조직들은 산소를 빼앗기고 뇌는 손상을 입는다.

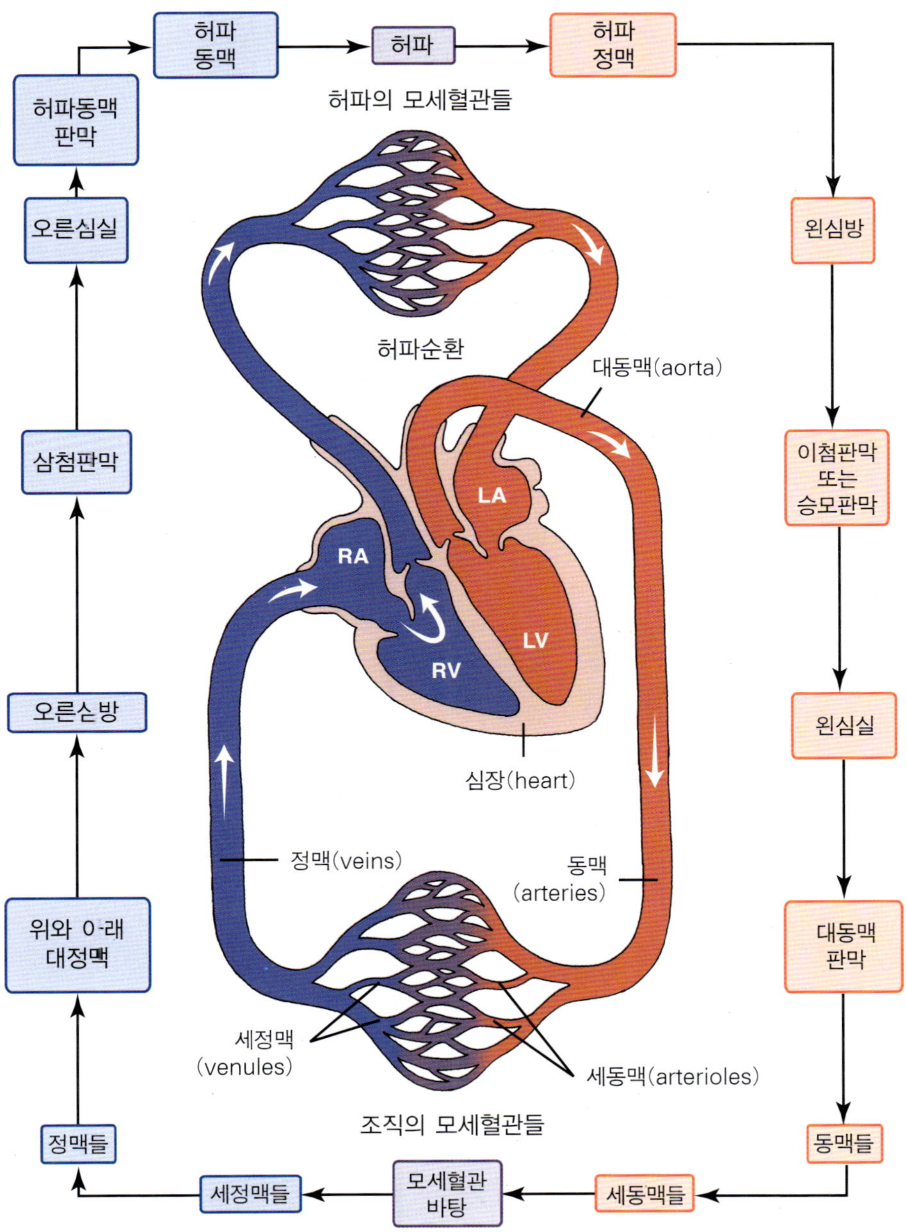

그림 8-6 전신과 허파순환의 흐름표. (Adapted from Eagle S. *Medical Terminology in a Flash!* Philadelphia, PA: FA Davis, 2006:70.)

심장근육세포의 특징 / Characteristics of Cardiac Cells

심장근육세포(심근세포)는 수축성(contractility), 전도성(conductivity), 흥분성(excitability), 자동성(automaticity)의 4가지 특성을 가지고 있다. 뼈대근육(골격근)에서와 비슷하게, 심장근육은 수축하여 짧아지는 능력을 가지고 있다. 또한 심장세포는 뼈대근육세포 같이 전기적 자극을 받으면 흥분하는 능력을 가지고 있다. 이 세포는 자극을 다른 세포로 전도시킬 수 있다. 심장세포가 뼈대근육과 다른 점은 자동성이다. 심장근육은 신경계로부터 전기적 자극을 받을 필요 없이 스스로 수축을 일으킬 수 있는 자체의 기전을 가지고 있다.

각 심장세포(cardiac cell)도 역시 그 자체기전으로 수축할 수 있기 때문에 자동이다. 심장을 각 세포로 나눈다면 각 세포는 수축할 것이다. 또한 이러한 심장세포들은 동시에 수축하는 능력을 가지고 있다.

자체전도계 / Intrinsic Conducting System

전기자극은 모든 세포들의 활동에 관련된다. 심장에서 전기자극은 ***자체전도계*** 또는 cardiac conducting system에 의해서 수축을 조절한다(그림 8-7 참조).

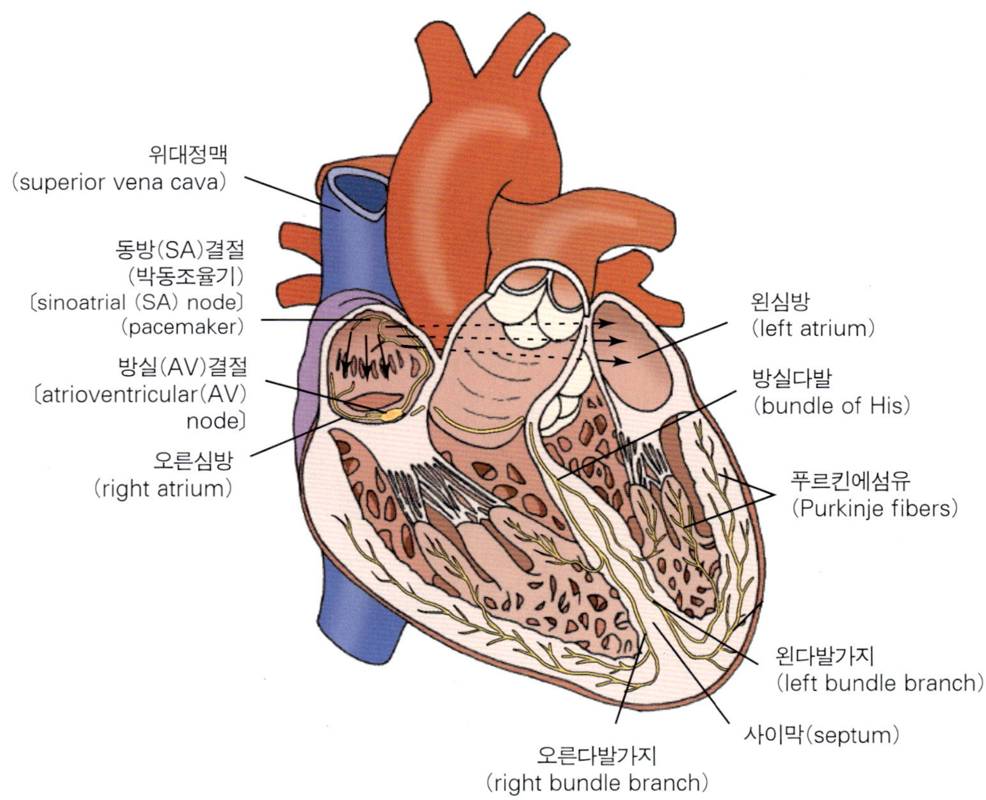

그림 8-7 심장의 자체전도계통.

전도는 ***동방결절[sinoatrial node (SA) node]***에서 시작된다. 이 결절은 오른심방의 윗부분에 위대정맥이 부착되는 곳 근처에 있다. 동방결절은 자극유발장치로 작용하는 심장조직의 작은 조각으로서 심장박동을 조절한다. 그래서 "자연박동조율기"(natural pacemaker)라고도 부른다. 혈액이 오른심방으로 흘러들어 갈 때, 동방결절은 전기적 자극을 왼심방과 ***방실결절[atrioventricular node (AV) node]***로 보낸다. 방실결절은 오른심실로 들어가는 입구에 오른심방의 바닥 가까이에 있다. 동방결절에서의 신호는 양 심방의 약한 수축을 일으켜 혈액을 심실로 밀어 넣는다.

사이막에 있는 ***방실다발(bundle of His)***이라고 부르는 전도성 조직의 다발은 방실결절에 연결되어 있다. 이 다발은 오른과 왼 다발가지(bundle branch)들로 갈라져 심장사이막의 오른쪽과 왼쪽에 붙어 있다. 이 다발가지들은 방실결결로부터 자극을 받아 그 자극을 ***푸르킨에섬유(Perkinje fibers)***에 전달한다. 이 푸르킨에섬유는 심실을 그물같이 싸고 있다. 자극이 푸르킨에섬유에 도달하면, 이 섬유는 흥분되어 심실에 강력한 수축을 일으키게 된다. 강력한 수축은 혈액을 대동맥과 허파동맥으로 밀어낸다. ***수축기(systole)***라고 부르는 이 강력한 수축은 혈압을 측정할 때와 심장박동 수를 측정할 때 나타난다. 흥분이 있은 후에 푸르킨에섬유는 휴식기로 되돌아간다. 이러한 심장의 휴식기 또는 이완기를 ***이완기(diastole)***라고 부른다.

Flashpoint
심장전도계의 변화는 부정맥(arrhythmia)이라고 부르는 심장박동의 비정상적 상태를 초래한다.

활동전압 / Action Potential

심장전도계를 유발한 전기적 자극은 활동전압(action potential)에 의해 조절된다. 활동전압은 이완상태에서 활동상태로 가는 과정이다. 활동상태에 있는 세포는 세포내부에서 변화가 일어난다. 이러한 세포의 변화상태는 분극, 탈분극, 재분극이라 한다(그림 8-8 참조).

세포의 바깥환경은 더 많은 소디움이온(Na^+)을 가지고 있기 때문에 양전하를 나타내고 세포의 속에는 음전하를 나타내고 포타시움이온(K^+)이 더 많다. 이 상태에서 세포는 ***분극기(polarized)*** 또는 휴지기에 있는 것이다. 전기흐름의 자극이 세포를 흥분시키면, 세포의 상태가 변해서 K^+은 흘러나가고 Na^+은 들어온다. 세포의 속은 양전하를 나타내고 이것은 이제 흥분되어 활동을 만들 수 있다. 세포는 ***탈분극(depolarized)***되었다고 한다. 세포가 흥분되었을 때, 이 세포는 휴지기로 되돌아가기 전까지는 다시 흥분될 수 없다. 세포 속은 다시 음전하가 되고 바깥

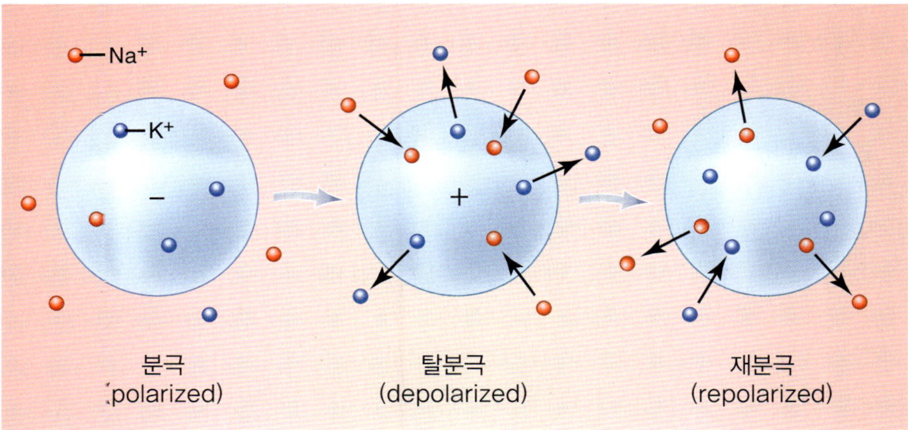

그림 8-8 활동전압.

은 양전하가 되도록 세포 속에 있는 Na^+은 흘러나가고 K^+은 다시 흘러나가야 한다. 휴지기로 되돌아가는 세포의 작용을 ***재분극(repolarization)***이라고 한다.

활동전압의 전기적 활동은 심전도(electrocardiogram; ECG or EKG)라는 장치로 볼 수 있다. 이것은 전기의 흐름을 도표로 전환한 것이다(그림 8-9 참조). 이 도표는 심장의 어떤 이상들이나 부정맥(arrhythmia)이나 율동장애(dysrhythmia)와 같은 리듬의 변화를 찾는데 사용된다(글상자 8-2 참조).

심장주기 / Cardiac Cycle

심장전도계통은 심장의 율동능력과 관련이 있다. 심장의 율동은 수축과 이완의 두 시기를 가지고 있다. 한 수축과 한 이완을 ***심장주기***라고 한다. 심장주기는 평균 분당 60~80이고, 각 심장주기는 0.8초간 지속된다.

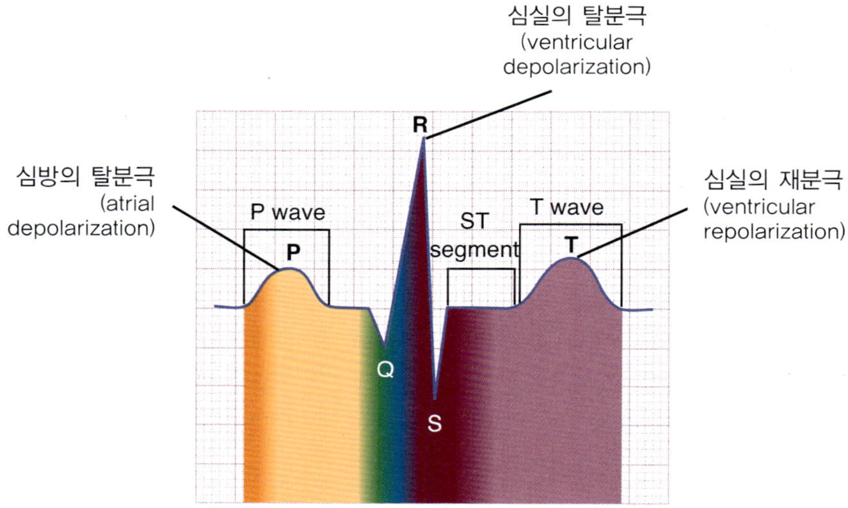

그림 8-9 심전도(ECG) 기록.

글상자 8-2 심장 모니터(heart monitors)

심장혈관병(심혈관질환, cardiovascular disease; CVD)은 미국에서 죽음으로 가는 병들 중에 하나이다. 심장모니터는 심장혈관병 또는 심장병과 같은 위험한 상태에 있는 환자를 검사할 수 있다.

심전도는 심장병 위험에 있는 사람부터 심장근육경색에 의한 손상을 검사하는 데에 가장 보편적으로 사용하는 장치이다. 심전도는 1903년에 윌헬름 에인트호번에 의하여 발명되었다. 이 장치는 심장전도계통의 전기흐름의 활동을 도표로 전환한 것이다.

계속적으로 주시할 필요가 있는 환자는 원격측정모니터라는 심전도를 부착시킨다. 의료인은 그 기록들을 살펴보고 그 패턴에 어떤 이상이 있는지를 관찰한다.

또 다른 장치는 홀터모니터이다. 이 장치는 정상적인 활동에서 24~48시간 동안 환자의 허리에 부착된 작은 상자이다. 검사기간이 끝난 후에는 이 장치는 회수하여 기록된 것을 분석한다.

심장박동률의 변화는 나이(age), 성별(gender), 몸무게(weight), 정서(emotion), 약물(medications) 등에 걸려 있다. 심장박동률이 변화함으로써 심장의 수축력도 변화되고 혈압 역시 변하게 된다. 또한 심장박동률은 전신으로 품어내는 혈액의 양을 변화시킨다. 박동률이 증가되면 혈액이 정상에서 보다 더 빠르게 움직인다.

심장박출량(cardiac output)은 1분 동안에 심장에서 퍼내는 혈액의 양이다. 심장박출량은 심장박동수에 일회박출량(stroke volume)을 곱하여 산출할 수 있다. 일회박출량은 수축할 때 마다 심실에서 품어내는 혈액의 양이다. 예를 들면, 심장박동률이 1분에 75회이고, 일회박출량이 70㎖이면 심장박출량은 분당 5250 ㎖이다. 성인의 심장박출량은 휴식에서 평균 분당 5ℓ 또는 5000㎖이다.

심장주기의 조절 / Regulation of the Cardiac Cycle

심장박동과 호흡은 자율신경계(autonomic nervous system)에 의해 조절된다. 자율신경계는 교감신경계과 부교감신경계로 나눈다. 교감신경계(sympathetic nervous system)은 놀라거나 두렵거나 또는 급한 반응이 요구될 때, 에피네프린(아드레날린, epinephrine 또는 adrenalin)이라는 물질을 분비하여 심혈관계의 속도를 올린다. 에피네프린에 반응하여, 심장박동률과 혈압은 올라가고, 동공은 확장되고, 소화는 느려지고, 산소 요구의 증가로 호흡은 빨라진다. 이러한 교감신경계의 반응은 짧은 기간에 끝나고, 부교감신경계에 의하여 가라앉는다.

부교감신경계(parasympathetic nervous system)는 에피네프린에 반대작용을 하는 아세틸콜린(acetylcholine)이라는 물질을 분비한다. 아세틸콜린은 쉬고 있을 때 심장박동과 호흡을 느리게 한다. 부교감신경인 **미주신경(vagus nerve)**은 뇌신경 중에 하나로서 심장의 동방결절, 허파, 소화관을 포함해서 여러 기관들과 조직들에 연결되어 있다.

심장박동은 너무 지나치게 떨어질 수 있다. 숨죽임, 긴장, 또는 출산에서 교감신경의 반작용으로 부교감신경인 미주신경이 흥분되어 아세틸코린이 분비될 때 그것에 반응하여 심장박동이 너무 떨어지면 **실신(syncope)**하게 된다. 일반적으로 긴장이 끝나면 아세틸코린의 생산이 중단되고 심장박동과 호흡이 정상으로 되돌아온다. 실신이 극심한 경우에는 심장이 정지될 수 있다. 다시 심장을 뛰게 하기 위해서 의학적 조치가 필요하다.

혈압 / Blood Pressure

혈액의 양은 손상에 의한 혈액의 손실이 없다면, 항상 일정하게 유지된다. 혈압과 심장박동률은 일정치 않다. 혈압과 심장박동률이 변할 때 순환계에서 혈액은 더 빠르거나 더 느리게 움직일 것이지만 혈액량은 변함이 없다.

혈압은 수축기혈압과 이완기혈압을 측정한다. 정상수축기혈압은 90~120 mmHg이고 정상이완기혈압은 60~80 mmHg이다. 혈압이 140/90 mmHg 이상이면 **고혈압(hypertension)**이라고 하고, 90/60 mmHg 이하이면, **저혈압(hypotension)**이라고 한다.

> **Flashpoint**
> 미국에서 성인 3명 중에 1명은 고혈압이다.
> 고혈압은 심장동맥병, 신부전 그리고 심장부전를 일으킬 수 있다.

아래와 같이 많은 생리학적 요인들이 혈압에 영향을 미친다:

- ***심장박동률(heart rate)***: 심장박동률이 증가하면, 혈류에 힘이 올라서 혈압이 올라 간다. 심장박동률이 극도로 빨라지면 심실들은 혈액을 품어내기 전에 가득 채워지지 않는다. 이것은 심장에서 나가는 혈액량을 적게 하여 혈압을 떨어뜨린다.
- ***말초의 저항(peripheral resistance)***: 동맥과 정맥은 항상 혈관의 힘을 유지하기 위하여 약간 수축된 상태를 유지한다. 혈관이 정상보다 더 작으면 같은 양의 혈액을 더 작아진 공간으로 밀어 넣기 위해서 더 많은 힘이 필요하기 때문에 혈압이 올라간다.
- ***동맥의 탄력성(elasticity of the arteries)***: 동맥은 작은 펌프이다. 혈액이 동맥에 들어갈 때 동맥은 혈액량에 적응하여 늘어난다. 이러한 탄력성은 혈압의 일부를 흡수한다. 동맥이 ***동맥경화증(arteriosclerosis)***이라고 하는 굳어진 상태 때문에 늘어날 수 없다면 같은 양의 혈액을 동맥으로 밀어 넣기 위하여 혈압이 올라간다.
- ***혈액의 손실(loss of blood)***: 상처 때문에 혈액이 손실되면 혈압이 내려간다. 우리 몸은 혈압을 더 높이기 위하여 심장박동률을 증가시키고 혈관을 수축하여 보상한다. 심한 혈액손실 후에, 우리 몸이 보상하지 못하게 되면 혈압과 혈류는 떨어진다. 이러한 결과는 뇌로 가는 혈류를 떨어뜨린다. 뇌로 가는 혈류의 장기간의 감소는 뇌에 손상을 일으키기도 한다.
- ***혈액의 점성(blood viscosity)***: 혈액의 점성(viscosity)은 혈구와 단백질의 함량에 달려 있다. 적혈구가 ***적혈구증가증(polycythemia)*** 에서와 같이, 증가되면 혈액은 조직으로 움직이기가 더 어렵게 된다. 점성의 증가는 혈액을 움직이기 위하여 혈압을 올린다. 적혈구가 ***빈혈(anemia)*** 의 형태와 같이, 감소하면 혈압이 떨어진다. 혈압의 감소를 막기 위해서 혈관이 수축하여 혈압을 유지시킨다.
- ***호르몬(hormones)***: 몇 가지 호르몬은 혈압을 변화시킨다. 교감신경반응으로 분비되는 에피네프린은 혈압을 올리고 혈관을 수축시켜 심장박동률을 증가시킨다. 뇌하수체에서 분비되는 항이뇨호르몬(antidiuretic hormone; ADH)은 몸의 탈수상태에서 증가한다. 이 호르몬은 콩팥에서 더 많은 물을 흡수하게 하여 혈압의 저하를 막아준다. 곁콩팥(부신)에서 분비되는 알도스테론도 탈수에 따른 혈압의 저하를 막아준다. 알도스테론은 소디움(Na)의 재흡수를 촉진한다. 물은 소디움과 함께 혈관으로 되돌아가서 혈압을 유지한다.

태아의 순환 / Fetal Circulation

엄마의 심장은 산소와 영양소를 운반하는 혈액을 성장하고 있는 태아에게 보낼 필요가 있다. 태아는 숨을 쉴 수 없어서 태아의 순환은 허파를 우회한다. 태아에서는 허파의 사용이 이뤄지지 않기 때문에 태아발달에서 임신 6개월 정도로 가장 늦게 발달하는 기관이다.

따라서, 태아의 심장은 성인에서와는 약간의 다른 구조를 가지고 있다(그림 8-10 참조). 태아는 탯줄로 엄마의 심혈관계에 연결되어 있다. 혈액의 산소와 영양소가 엄마의 몸으로부터 자궁벽에 부착되어 있는 태반을 통해서 탯줄로 보내진다. 탯줄에는 태아로부터 태반으로 연결된 배꼽동맥과 배꼽정맥(umbilical arteries and vein)이 있다. 배꼽정맥은 간정맥이 되어 간 밑에서 정맥관(ductus venosus)을 통해서 아래대정맥으로 연결되어 있다. 오른심방으로 들어간 혈액은 ***타원구멍(foramen ovale)***이라고 부르는 구멍을 통해서 왼심방으로 들어가고 동시에 오른심실로도 내려간다. 왼심방으로 들어간 혈액은 왼심실을 켜쳐 전신으로 가고 오른심방으르 간 혈액은 허파동맥으로 나가서 허파동맥과 대동맥을 연결하고 있는 ***동맥관(ductus arteriosus)***을 통해서 대동맥으로 들어간다. 대동맥의 혈액은 엉덩동맥을 거쳐 배꼽동맥으로 태반으로 간다. 태아는 태반에서 산소와 영양소를 끌어들이고 탄산가스와 노폐물을 내버린다. 출생 후에 이들 4가지 통로가 막히고 정상적인 순환통로가 시작된다.

표 8-1 심혈관계의 흔한 질환들과 장애에 관한 정보를 기술하였다.

Flashpoint

태아에서 심장은 가장 먼저 발달되는 기관으로써 임신 후 22일 경에 수축을 시작한다.

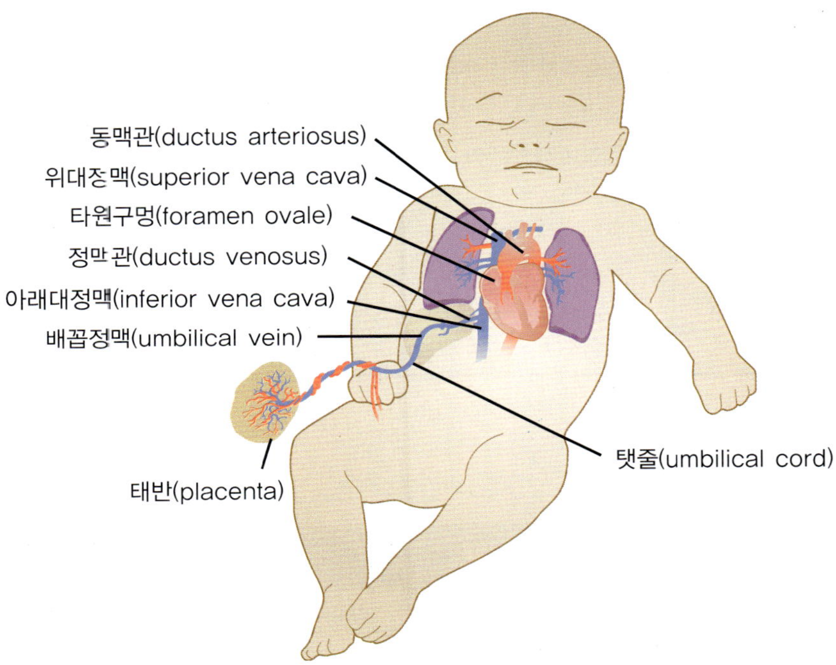

그림 8-10 태아 심장의 혈액순환.

표 8-1

심혈관계의 병리학 용어

협심증(angina pectoris)	가슴에 통증과 불편. 동맥경화증이나 죽상경화증으로 심장에 혈액공급이 불충분치 않을 때 생김.
부정맥(arrhythmia)	비정상적이거나 불규칙한 심장의 운동.
동맥경화증 (arteroscIerosis)	동맥의 벽이 두꺼워지고 단단해져서 혈액의 흐름이 늦어짐.
죽상경화증 (atherosclerosis)	동맥들의 속면에 죽상반(atheroma)라는 플라크들이 형성되어 혈류가 느려짐.
느린맥(bradycardia)	분당 60회 이하의 심장움동.
심장동맥병 (coronary artery disease)	동맥경화나 죽상경화로 심장에 혈액공급이 감소하는 병들의 일반적인 용어.
잔떨림(세동) (fibrillation)	부정맥의 한 종류. 심장의 경련을 일으켜 혈액을 품어낼 수 없음.
된떨림(조동) (flutter)	잔떨림의 약한 형태.
고혈압(hypertension)	혈압이 140/90 이상으로 올라간 상태.
심장근육경색증 (myocardial infarction)	심장에 혈류가 막혀서 심장근육이 죽음. 심장발작.
정맥염(phlebitis)	정맥에 일어난 염증
빠른맥(tachycardia)	분당 100회 이상의 빠른 심장운동.
정맥류(varicose veins)	부어오르고 고인 정맥. 정맥판막의 장애로 다리에 잘 생김. 나이 많은 사람에 많음.

연습 문제 / Practice Exercises

선다형 문제 / Multiple Choice

1. ______________신경은 심장박동률, 혈압 및 호흡을 조절한다.

   a. 심장
   b. 미주
   c. 콩팥
   d. 목

2. 타원구멍은 ______________순환의 한 부분이다.

   a. 허파
   b. 심장
   c. 태아
   d. 계통

3. 독립적으로 일하기 위한 심장의 능력은 ____________이다.

a. contractility
b. conductivity
c. excitability
d. automaticity

4. 한 수축기와 한 이완기는 한 ____________cycle과 같다.

a. cardiac
b. heart
c. pulmonary
d. blood

5. 위와 아래 vena cava는 사람에서 가장 큰 ____________이다.

a. 동먹들
b. 정먹들
c. 모서혈관들
d. 세정맥들

참/거짓 문제 / True or False

1. 참 거짓 이첨판과 승모판은 같은 것이다.
2. 참 거짓 정맥들은 무산소혈액을 운반한다.
3. 참 거짓 전신순환은 심장에서 허파로 가서 다시 돌아온다.
4. 참 거짓 aorta는 사람에서 가장 큰 정맥이다.
5. 참 거짓 심장의 오른 쪽은 무산소혈액을 가지고 있다.

괄호 넣기 문제 / Fill in the Blank

1. ______________ 은 심장을 오른쪽 반과 왼쪽 반으로 나눈다.
2. 오른심방과 오른심실은 ____________ 판막에 의하여 분리되어 있다.
3. 원어로 _________________ 는 심장의 이완기이다.
4. 동맥들에서는 _____________ 을 감지할 수 있다.
5. 혈액은 노폐물인 ______________ 을 허파들로 운반한다.

6. 심장은 가슴안에 ________________ 라고 부르는 공간에 있다.

7. ________________ 는 심장안을 싸고 있는 매끈한 상피조직이다.

8. 태아에서 허파를 우회하여 지나가는 구멍(관)을 ____________________ 라고 한다.

9. 사람에서 가장 큰 정맥들은 _______________ 와 ______________ 이다.

10. 심장의 박동조율기는 ________________이다.

단답식 문제 / Short Answer

1. **전신에 혈액흐름의 경로를 설명하라.**

2. **심장이 3층들의 명칭을 쓰고 설명하라.**

명칭 달기 문제 / Labeling

괄호 안에 알맞은 해부학 용어를 써 넣어라.

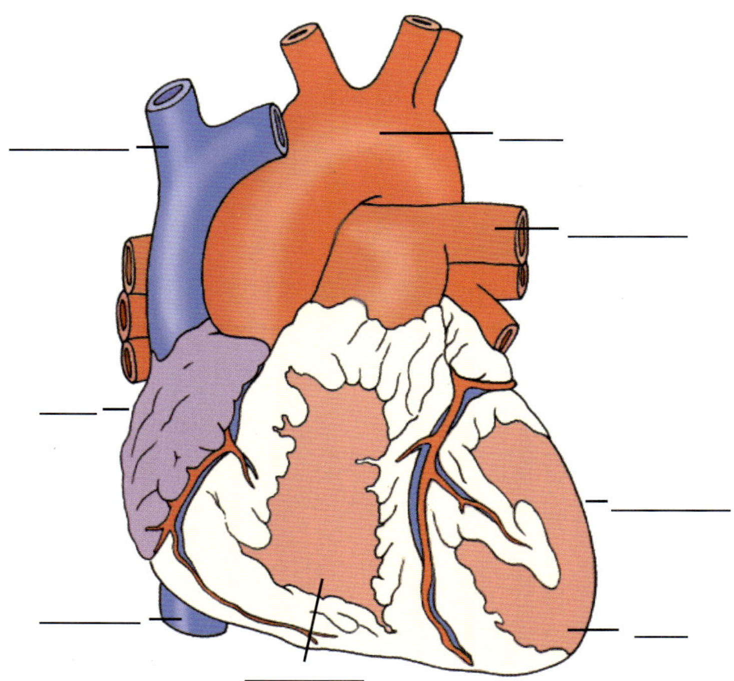

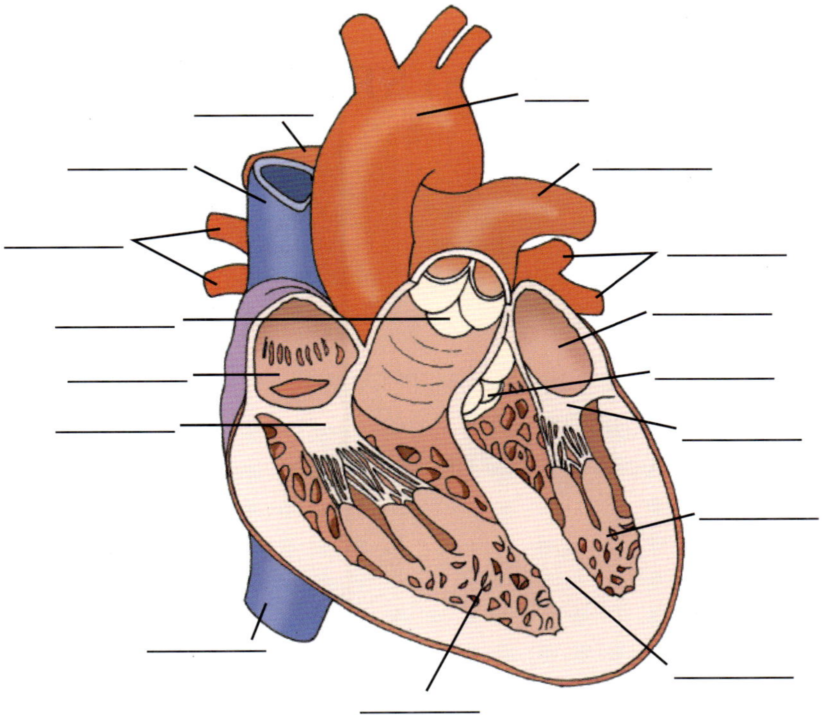

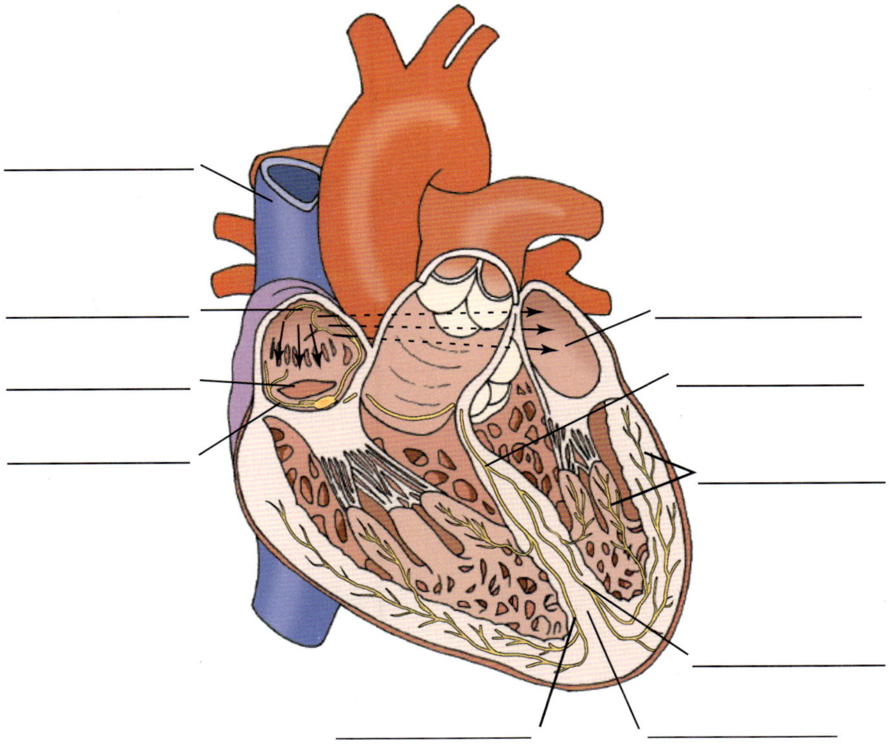

제 9 장

호흡계
THE RESPIRATORY SYSTEM

주요 용어

호기(expiration)
예비호기량 (expiratory reserve volume)
외호흡 (external respiration)
흡기(inspiration)
예비흡기량 (inspiratory reserve volume)
내호흡(internal respiration)
허파환기 (pulmonary ventilation)
잔기량(residual volume)
호흡주기(respiratory cycle)
표면활성제(surfactant)
전체허파용량(total capacity)
호흡량(tidal volume)
허파용량(폐활량) (vital capacity)

호흡계는 사람에게 가스교환의 방법을 제공한다. 즉 조직으로 산소를 운반해주고 탄산가스를 내보내게 한다. 산소는 생명유지에 필요하다. 산소는 모든 세포가 살아가기 위하여 에너지인 ATP를 만드는데 필요하다. 사람은 물 없이는 몇 일을 살고 음식이 없이는 몇 주를 살지만 산소 없이는 단 몇 분 밖에 살 수 없다.

호흡계와 심혈관계는 연결되어 있다. 산소는 호흡기계에 의하여 몸 안으로 들어오고 심혈관계에 의해 전신으로 운반된다. 탄산가스는 ATP생산의 부산물로 나온 노폐물이다. 탄산가스는 허파로 운반되어 몸 밖으로 내보낸다.

이 장에서는 호흡계의 구조를 설명한다. 또한 호흡의 여러 가지 유형들, 호흡이 일어나는 방법, 그리고 호흡의 변이들을 설명한다.

호흡계의 구조 / Structures of the Respiratory System

호흡계는 허파로 공기가 들어가고 나가면서 산소는 몸 안으로 끌어들이고 탄산가스는 몸 밖으로 내보낸다. 이런 작용을 가스교환이라고 한다. 호흡계의 기관이나 구조물로는 코, 인두, 후두, 기관 및 허파가 있다(그림 9-1 참조). 가스교환은 허파의 모세혈관에서 일어나고 다른 구조는 허파로 들고나는 공기의 통로이다.

코 / Nose

코는 호흡계의 단 하나의 바깥구조물이다. 공기는 ***콧구멍(nares)*** 또는 nostril로 들어간다. 콧구멍 바로 안에는 먼지를 걸러내는 털이 있다. 코안(nasal cavity)은 뼈와 연골로 된 코사이막(nasal septum)에 의하여 나뉘어져 있다. 코안 가쪽면에는 코선반(concha)이라고 부르는 작은 조개껍질모양의 뼈돌기가 나 있다. 이것은 코안 속면의 면적을 넓히기 위한 것이다. 코는 단단입천장이라고 부르는 뼈와 물렁입천장(hard)이라고 부르는 구조물에 의하여 입과 분리되어 있다.

코안은 호흡점막(respiratory mucosa)이라고 부르는 점막으로 덮여있다. 이 막은 점액(mucus)을 분비할 뿐만 아니라, 표면 바로 밑에 모세혈관그물을 가지고 있다. 지나가는 혈액의 열이 공기를 따듯하게 데워준다. 또한 점막은 공기에 습기를 더해주고 공기와 더불어 들어오는 먼지와 이물질을 막는다. 점막의 세포는 섬모를 가지고 있어 점액을 목구멍으로 밀어낸다. 점액과 점액에 잡혀있는 모든 것은 목구멍에서 삼켜지고 위산에 의하여 분해된다.

Flashpoint

호흡기계는 산소와 탄산가스의 수준을 유지함으로써 항상성을 유지한다.

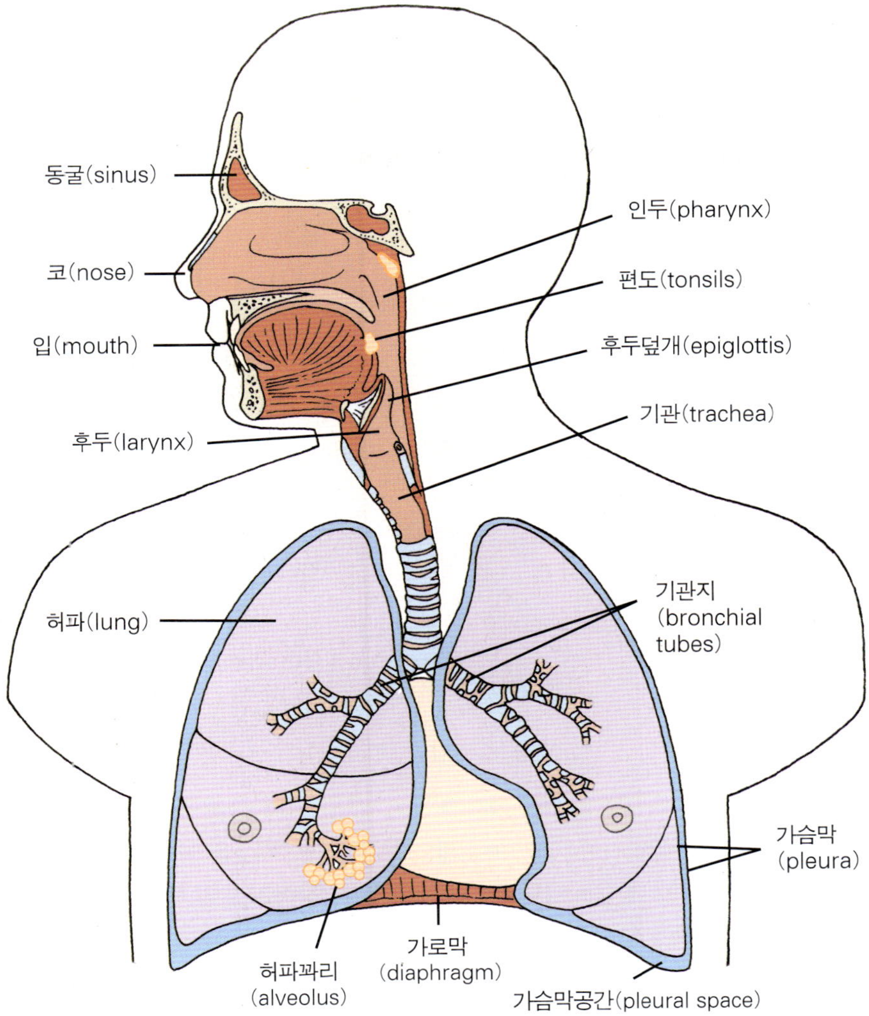

그림 9-1 호흡계. (From Eagle S. *Medical Terminology in a Flash!* Philadelphia, PA: FA Davis; 2006:98.)

또한 코안에는 윗부분의 점막에 후각수용기(olfactory receptor)가 있다. 이 수용기는 냄새를 탐색한다. 코안 위에는 머리뼈들에 코곁동굴(paranaal sinus)이 있다. 이 동굴은 섬모상피로 싸져있어 분비된 점액은 코안으로 밀어낸다.

인두 / Pharynx

공기는 코안으로부터 ***인두(pharynx)*** 또는 throat로 들어간다(그림 9-2 참조). 공기는 입을 통해서 인두로 들어갈 수도 있다.

인두는 길이 12 ㎝ 정도의 근육관으로써 음식과 공기의 통로이다. 음식이 지나가기 때문에 인두는 입과 더불어 소화기계의 일부이다.

인두는 3부분으로 구분한다. 코안의 뒤는 ***코인두(nasopharynx)***이고, 입안의 뒤는 ***입인두(oropharynx)***이고 목에 있는 부분은 ***후두인두(laryngopharynx)***라고 한다. 입천장의 뒤 끝에

> **Flashpoint**
> 코와 입 사이에 있는 윗입술의 수직고랑은 인중(philtrum)이라고 한다.

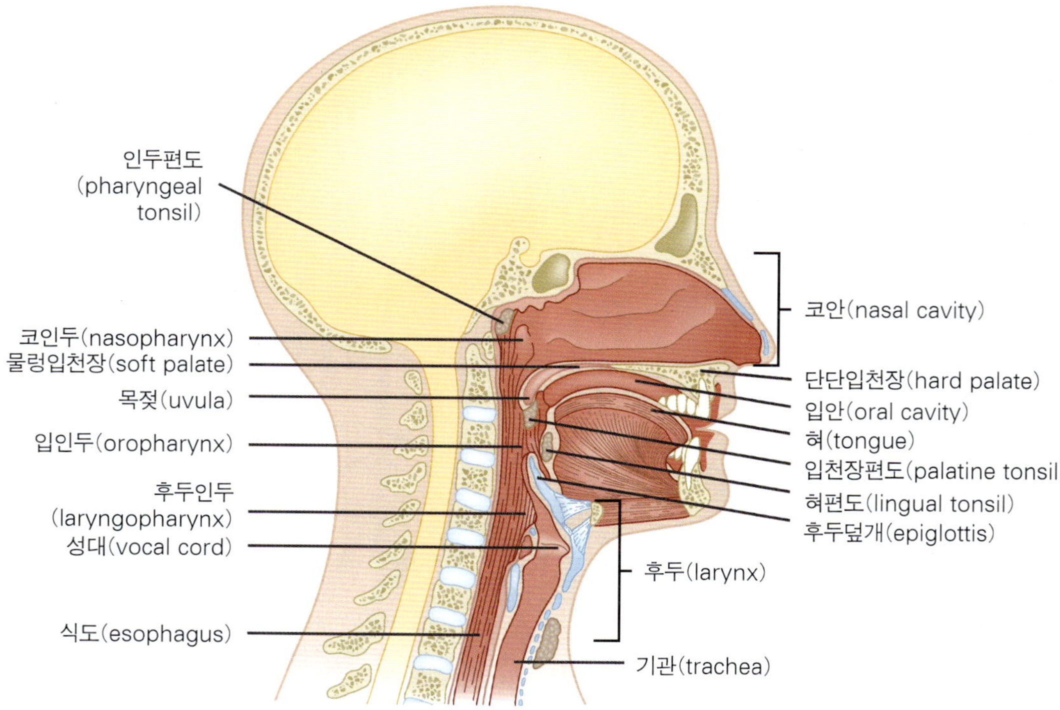

그림 9-2 입안, 인두, 후두.

매달려 있는 손가락모양의 돌기는 ***목젖(uvula)***이라고 한다. 목젖은 물렁입천장과 함께 코인두의 입구를 막아서 삼킴질할 때 음식이나 액체가 코안으로 들어가지 않게 막는다.

입안 뒤로 입인두 입구에 ***편도(tonsils)***가 있다. 이것은 인두로 들어오는 미생물을 막아주는 림프조직의 덩어리이다. 편도는 인두 몇 곳에 더 있다. 코인두에 있는 편도는 인두편도(pharyngeal tonsil) 또는 아데노이드(adenoid)라고 한다. 입천장편도(palatine tonsil)는 물렁입천장의 아래 끝에 있고 혀편도(lingual tonsil)는 혀뿌리에 있다.

인두의 셋째 부분은 후두인두로써 기관으로 연속되어 있다. 공기와 음식은 이 지점까지 간다. 음식은 인두에서 식도(esophagus)로 내려가고 공기는 후두로 들어간다.

후두 / Larynx

공기는 인두로부터 ***후두(larynx)*** 또는 voice box로 간다. 후두는 공기의 통로일 뿐만 아니라, 소리를 내는 능력을 가지고 있다. 후두는 방패연골(갑상연골, thyroid cartilage)을 비롯하여 8개의 연골로 만들어진 관으로써 인두 앞에 있다. 후두 속에는 ***성대(vocal cord)***라고 부르는 주름들이 있다(그림 9-3 참조). 공기가 양 주름의 사이로 지나갈 때 진동을 하여 소리가 난다. 남자는 여자보다 큰 연골을 가지고 있다. 방패연골이 앞으로 솟아난 부분을 흔히 아담의 사과(Adam' s apple)라고 부르며 큰 연골을 가진 사람은 낮은 소리를 낸다.

후두 입구에는 ***후두덮개(epiglottis)***라는 혀모양의 뚜껑이 달려있다. 이 구조물은 삼킴질을 할 때 음식이나 액체가 후두로 들어가지 않고 식도로 내려가도록 후두를 닫는다. 성대덮개가 삼킴질할 때 적절하게 닫치지 못하여 무엇이든 성대로 들어가면 그것이 허파로 들어가기 전에 뱉

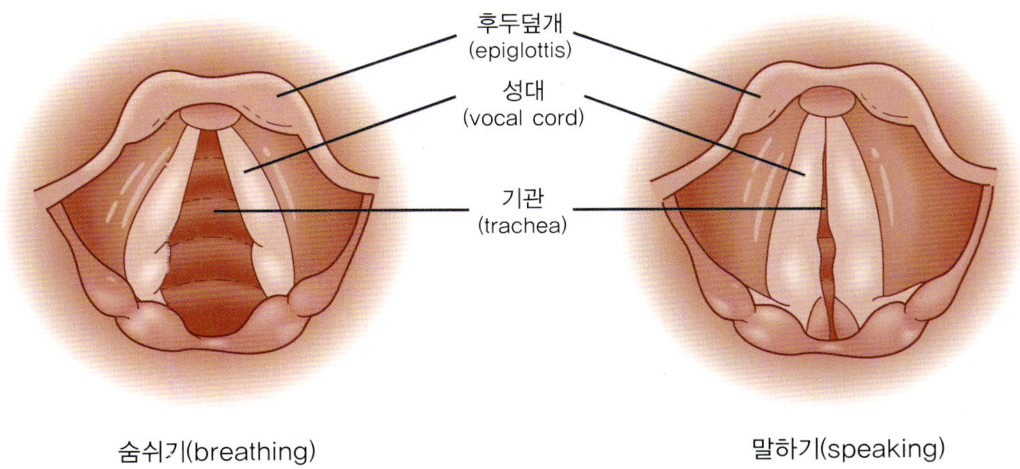

그림 9-3 성대.

어내기 위하여 기침이 일어난다. 공기는 후두를 통해서 기관이라고 부르는 관으로 계속 간다.

기관 / Trachea

기관(trachea) 또는 windpipe는 길이 10㎝ 정도의 단단한 관이다. 기관은 항상 열려있도록 지지하는 유리연골고리로 둘러져 있다. 기관은 섬모를 가지고 있는 점막으로 덮여있다. 이 섬모는 물결운동을 일으켜 먼지와 이물질로 차 있는 점액을 허파에서 인두로 밀어낸다. 인두에 모인 점액은 삼킴질로 내려가서 위에서 분해된다.

기관은 오른과 왼, 두 갈래로 나뉜다. 각 갈래는 ***기관지(bronchus)***라고 부르며, 허파로 들어간다.

Flashpoint

기관절제술(tracheostomy)은 막힌 기관에 공기통로를 열어주기 위하여 기관을 자르는 수술이다.

허파 / Lungs

허파(lungs)는 가슴우리에 들어있다(그림 9-4 참조). 오른허파는 세 엽(lobe)으로 구성되어 있고 왼허파는 두 엽으로 구성되어 있다. 왼허파의 안쪽면에는 심장에 의하여 움푹하게 들어간 ***심장패임(cardiac notch)***이 있다.

가슴안은 두겹의 가슴막(늑막, pleura)으로 덮여 있다. 허파를 싸고 있는 막은 허파쪽 또는 내장쪽가슴막(pulmonary 또는 visceral pleura)이라고 하고, 가슴벽을 싸고 있는 막을 벽쪽가슴막(parietal pleura)이라고 한다. 두 막들 사이에는 숨을 쉴 때 늘고 줄면서 문질러지는 마찰을 방지하는 장액(serous fluid)이 들어 있다.

허파 속에 있는 각 기관지는 계속 갈라져 ***세기관지(bronchioles)***라는 작은 가지들이 된다. 각 세기관지의 끝에는 ***허파꽈리(폐포, alveoli)***라고 부르는 작은 둥근주머니가 있다(그림 9-5 참조). 기관지와 세기관지는 나무를 거꾸로 세워놓은 것 같고 허파꽈리는 세기관지의 끝을 덮고 있는 나뭇잎 같다. 허파꽈리는 모세혈관그물에서 산소는 들어가고 탄산가스는 밀려나오는 가스 교환장소이다. 허파꽈리는 ***표면활성제(surfactant)***라는 물질로 덮여 있다. 표면활성제는 숨을 내쉰 후에 허파꽈리는 찌그러져서 붙지 않게 한다. 허파꽈리는 바람이 빠지고 나면 들러붙어서

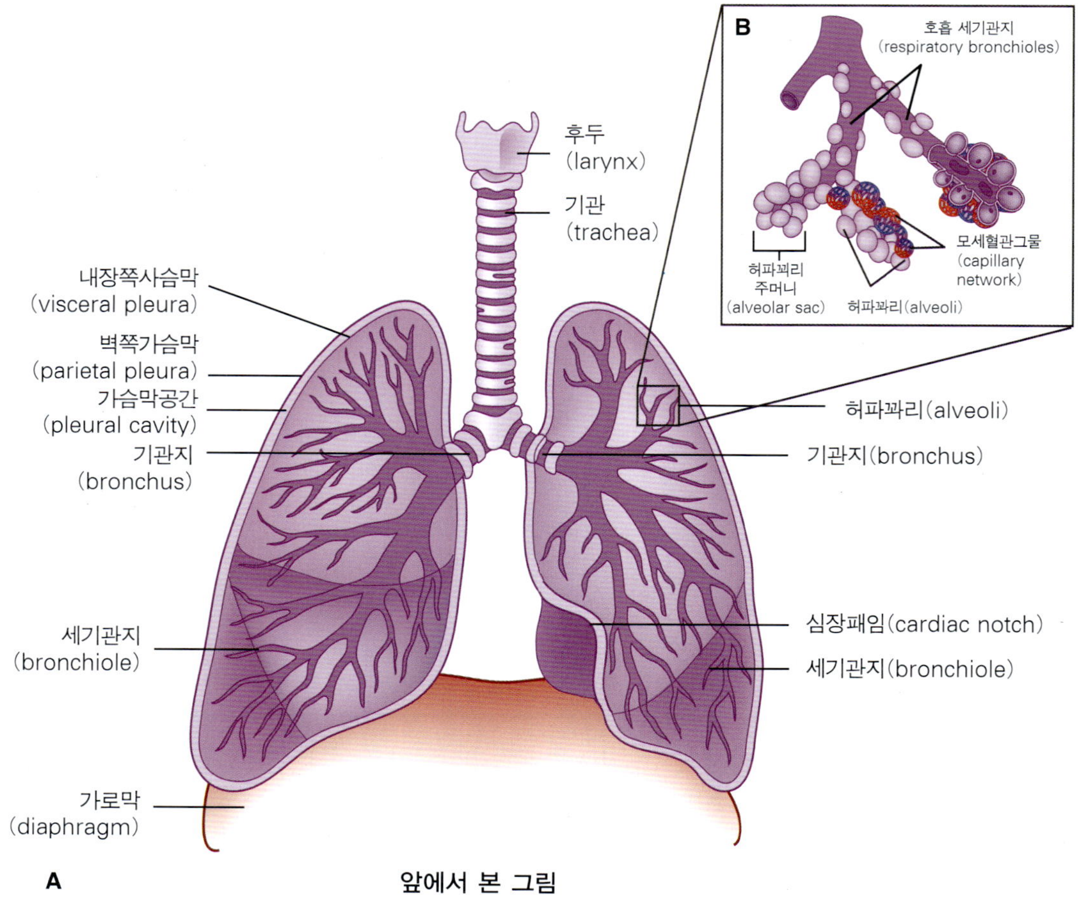

그림 9-4 허파 속의 기관지나무.

Flashpoint
허파에 있는 허파꽈리의 수는 3억개 정도이다.

다시 펴지기 않는 것은 풍선과 비슷하게, 숨을 내쉬어 찌그러지면 다시 펴지지 않기 때문에 표면활성제가 필요한 것이다.

태아에서, 허파는 가장 늦게 발달되는 기관이다. 미성숙태아는 허파가 빈약하거나 거의 발달

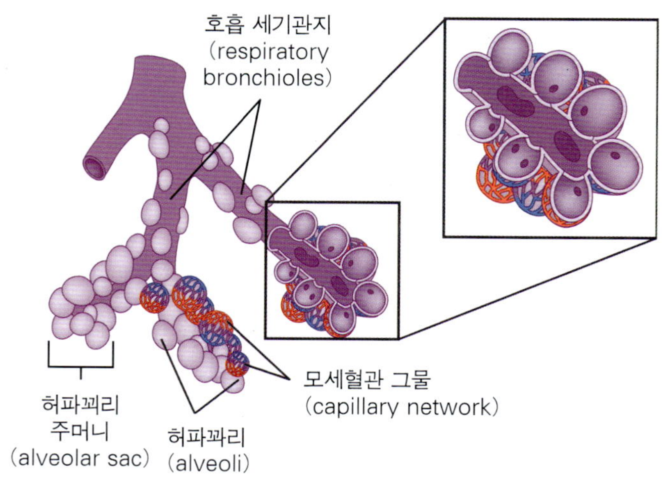

그림 9-5 허파꽈리의 구조.

되지 않기도 한다. 허파가 완전히 발달되지 않으면, 표면활성제가 없을 수 있다. 표면활성제가 결핍되면 태아는 스스로 숨을 쉴 수 없다. 합성표면활성제는 유용하다. 미성숙아의 허파가 발달되어 자신의 표면활성제를 만들어 낼 때까지 투여할 수 있다.

그림 9-6은 호흡계에서 공기가 지나가는 통로를 보여주는 흐름표이다.

호흡주기 / Respiratory Cycle

공기를 끌어들이는 것을 ***흡기(inspitation*** 또는 inhalation)라고 하고, 공기를 내보내는 것을 ***호기(expiration*** 또는 exhalation)라고 한다. 한 흡기와 한 호기를 합쳐 한 ***호흡주기(respiratory cycle)***라고 한다. 성인에서 평균 호흡은 1분에 12~20회이다.

호흡의 유형 / Types of Respiration

산소를 끌어들이고 탄산가스를 내보내기 위하여 호흡주기는 4과정으로 진행된다. 첫째 과정은 공기가 허파로 들어가고 나가야 하고, 계속해서 가스교환이 일어나게 하는 것이다. 이 과정을 ***허파환기(pulmonary ventilation)*** 또는 호흡(breathing)이라고 한다.

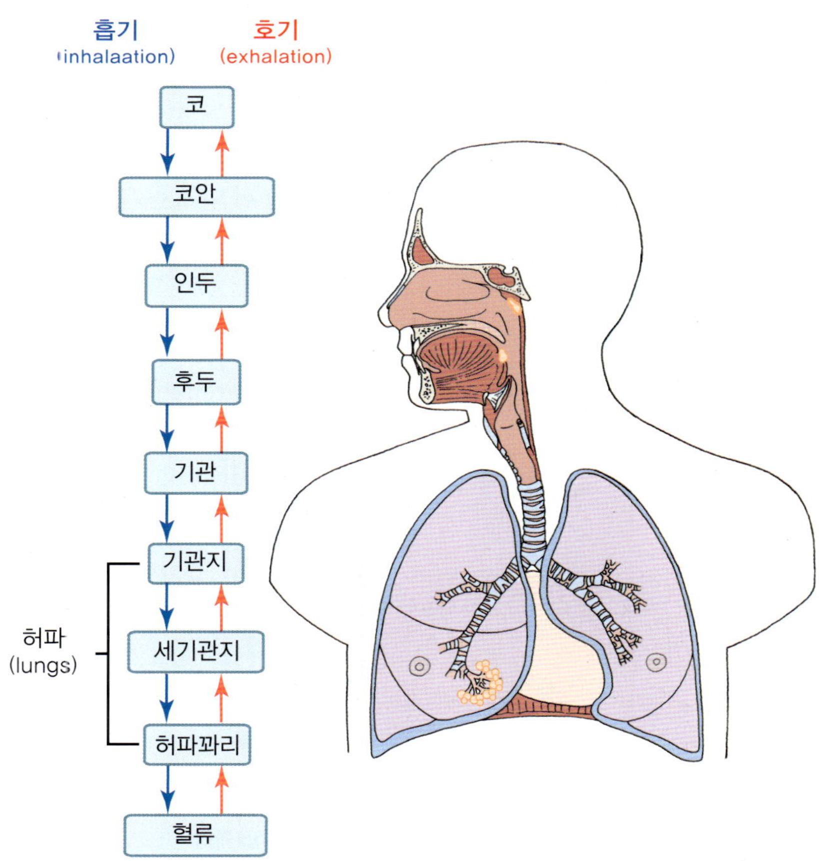

그림 9-6 공기가 허파들로 들고나는 흐름표.

Flashpoint

식물들은 동물들과 반대되는 호흡을 한다. 식물들은 산소를 내보내고 탄산가스를 끌어들인다.

둘째 과정은 허파에서만 일어나는 ***외호흡(external respiration)***이다. 외호흡은 탄산가스를 내보내는 호기와 산소를 끌어들이는 흡기 때 일어난다. 즉 공기가 바깥환경으로부터 들어오고 바깥환경으로 되돌아 나가는 것이다.

가스교환이 허파꽈리에서 일어난 후에, 산소와 탄산가스는 혈류를 타고 조직으로 수송된다. 이 과정을 ***호흡가스수송(respitatory gas transport)***이라고 한다.

호흡의 넷째 과정은 ***내호흡(internal respiration)***이다. 이 과정은 모세혈관에서 산소와 탄산가스가 교환되어 세포로 들어갔을 때 세포 속에서 일어난다.

호흡의 기전 / Mechanics of Breathing

호흡은 가슴벽에 있는 근육의 수축과 이완에 따라서 허파속의 공기량의 변화가 일어나는 것이기 때문에 기계적 과정이다. 이 운동은 공기의 압력을 높이거나 낮춘다. 그래서 가슴 속에 압력이 높아지면 허파 속 공기의 양은 감소하고 압력이 낮아지면 공기의 양을 증가한다.

허파환기(호흡)는 가슴의 근육과 가로막의 운동에 의하여 일어난다. 가로막(diaphragm)은 가슴안과 배안을 가로막고 있는 두꺼운 근육이다. 호흡의 과정은 흡기와 호기의 두 과정이다 (그림 9-7 참조).

흡기 동안에, 가로막은 아래로 당겨지고 가슴벽의 갈비사이근(intercostal muscle)은 위와 바깥으로 당겨진다. 허파는 가슴안의 벽에 닿아 있음으로 가슴안이 커짐에 따라 허파가 늘어난다. 그래서 허파의 압력이 낮아져서 공기가 허파 속으로 들어간다. 공기는 고농도인 곳으로부터 저농도인 곳으로 움직이기 때문에 압력이 내려가면 부분적인 진공상태를 만들어서 허파 속으로 공기를 빨아들인다, 허파는 안팎의 압력이 같아질 때까지 공기를 끌어들인다.

호기는 허파로부터 공기를 내보내는 것이다. 가로막이 이완하면, 위로 밀려올라가고 갈비사이근이 이완하면 가슴이 좁아지면서 가슴벽이 아래로 내려간다. 이 운동은 양쪽 허파가 근접하도록 좁은 공간을 만들어 준다. 좁은 공간이 되면서 내부의 압력이 증가하여 공기를 밀어낸다. 이 호흡주기는 매 호흡마다 반복되고 있다.

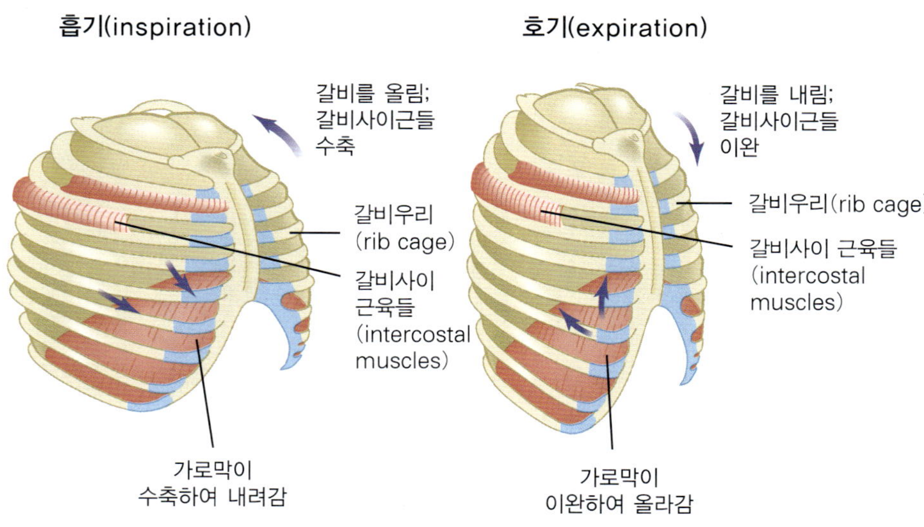

그림 9-7 기계적 호흡.

호흡 용량과 양 / Respiratory Capacities and Volumes

허파들에 들어 있는 공기의 양을 ***허파용량**(폐활량, vital capacity)*이라고 한다. 허파용량은 4000~6000 ㎖이다. 실제로 허파용량은 나이, 성, 몸무게 및 활동수준에 달려 있다. 허파에 얼마나 많은 공기를 담을 수 있는지가 허파용량이다. 한 번의 정상호흡에서 허파로 들고나는 공기의 양을 ***호흡량(tidal volume)***이라고 한다. 이 양은 500㎖ 정도이다. 허파는 정상호흡량에서보다 더 많은 공기를 받아들일 수 있다. 이것을 ***예비흡기량(inspiratory reserve volume)***이라고 하는데 그 양은 2000~3200㎖이다.

정상 호흡량에서보다 더 많이 내보낼 수 있는 공기의 양을 ***예비호기량(expiratory reserve volume)***이라고 한다. 즉, 한 번의 최대호흡에서 내보내는 공기의 양에서 정상 호기량을 제한 것이다. 그 양은 평균 1200㎖이다.

가스교환은 계속해서 일어나야 하기 때문에 공기가 얼마나 많이 나가던 간에 일부는 허파에 남아있어야 한다. 항상 허파에 존재하는 공기의 양을 ***잔기량(residual volume)***이라고 한다. 잔기량은 1200㎖ 정도이다.

허파에 존재하는 모든 공기 즉, 잔기량과 폐활량의 합을 ***온허파용량**(전폐용량, total capacity of lung)*이라고 한다. 호흡용량는 허파에서 일어나는 가스교환량을 측정하기 위하여 천식 환자나 기타 허파의 폐쇄성 장애인들을 위하여 측정한다.

호흡계의 감염질환들도 호흡용량의 변화를 초래할 수 있다(글상자 9-1 참조).

표 9-1은 허파에서 보이는 여러 가지 용량을 설명한 것이다.

Flashpoint

폐기능검사(pulmonary ffunction test; PFTs)는 허파가 공기를 얼마나 잘 들이고 내는지를 검사하는 것이다. 폐활량측정법은 폐활량계(spirometer)을 사용하여 공기가 얼마나 많이 그리고 얼마나 빠르게 들고나는지를 검사하는 것이다.

호흡의 변이들 / Variations of Respiration

호흡률과 깊이는 나이, 성, 운동, 날씨, 스트레스, 정서, 복용약들에 따라 변한다(표 9-2 참조). 정상호흡이 아닌, 즉 호흡의 비정상적인 변화나 장애를 *호흡곤란(dyspnea)*이라고 한다.

과다호흡(호흡항진, hyperpnea)은 호흡률과 호흡깊이가 증가한 것이다. 과다호흡은 운동을 할 때 같이, 근육들을 뒷받침하려고 ATP를 생산하기 위해 산소가 더 많이 필요할 때에 일어난다. *과소호흡(hypopnea)*는 호흡률과 깊이가 감소한 것이다. 과소호흡은 호흡이 느리고 약해서 산소의 결핍을 초래한다.

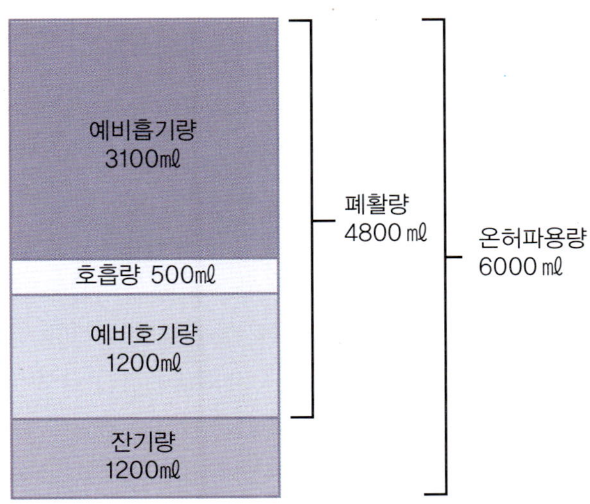

그림 9-8 평균 호흡의 용량들.

글상자 9-1 감염성 호흡기장애(Infectious respiratory disorders)

감염성 호흡기질환들은 감염된 사람들의 기침이나 재채기로 튀어나온 미세방울들을 흡입하여 전염된다. 이 병들은 대부분이 집, 직장 또는 학교 같은 막힌 환경에서 가장 잘 퍼진다.

결핵(tuberculosis)은 박테리아에 의한 것으로 허파에 가장 잘 생기지만 신체의 어떤 부분에도 생길 수 있다. 많은 사람들이 박테리아와 접촉을 해도 증상이 생기지 않지만 이 병을 전파할 수 있는 보균자들이 된다. 결핵의 증상들은 가슴의 통증을 포함해서 피가나오는 기침, 림프절들의 비대, 체중의 감소 등이다. 박테리아가 허파에 있으면, 허파조직을 파괴하여 결과적으로 호흡장애를 일으켜 죽을 수 있다. 치료는 박테리아가 죽을 때까지 오랜(6~12개월)시간 동안 항생제를 투여한다.

인플루엔자(독감, flu)는 인플루엔자 바이러스에 감염된 것이다. 증상은 열, 목구멍통증, 근육통, 두통, 기침, 허약 등이다. 독감은 어느 연령층에나 감염되지만 노인이나 어린이가 가장 위험하다. 대부분은 회복되지만, 특히 고위험군의 사람들은 죽을 수도 있다. 치료는 체액을 받쳐주고, 휴식을 취하고 통증을 가라앉치는 약을 먹는 것이다. 백신이 있지만 인플루엔자 바이러스는 빠르게 변종되기 때문에 매년 새 백신이 필요하다.

백일해(pertussis)는 박테리아에 의한 병이고 6세 이하의 어린이가 가장 많이 걸리지만 더 큰 어린이와 어른도 걸릴 수 있다. 주된 증상은 숨을 들이쉴 때 씩씩거리는 소리를 내는 심한 기침이다. 감염의 후유증으로 폐렴을 일으키기도 하고 호흡장애로 죽기도 한다. 치료는 박테리아를 죽이는 항생제이다. 백신은 효과적이고 어린이 예방접종의 일환으로 관례화되어 있다.

표 9-1

허파의 공기량

용어	설명
호흡량 (tidal volume)	한 호흡에서 사용되는 공기의 양
예비호기량 (expiratory reserve v.)	정상 호기 후의 최대 호기량
잔기량 (residual volume)	최대 호기 후에 남은 공기의 양
온허파용량 (total capacity)	잔기량과 폐활량을 합친 공기의 양
폐활량 (vital capacity)	정상호흡에서 교환되는 공기의 양
예비흡기량 (inspiratory reserve v.)	정상흡기 후에 더 끌어들이는 공기의 양

과소호흡은 일반적으로 공기통로의 폐쇄로 공기의 흐림이 줄어 들었을 때 발생한다. 어떤 이유로든 조직에 산소가 결핍된 것을 ***저산소증(hypoxia)***이라고 한다.

과다환기(hyperventilation)는 호흡률이 증가되지만 호흡의 깊이는 증가되지 않기 때문에 과다호흡(hyperpnea)과는 다르다. 이러한 호흡은 빠르고 얕다. 짧은 호흡은 혈액에 산소를 증가시키고 탄산가스는 감소시킨다. 과다환기를 하는 사람은 어찔어찔하게 느낄 것이다. 탄산가스를 증가시키기 위해서는 자루 내에서의 호흡으로 탄산가스를 되돌리게 하여 농도를 증가시키게 하는 것이다. 특히 어린이에서, 소리쳐 우는 것은 공기가 급속이 들어와 과다환기를 유발한다(글상자 9-2 참조). ***과소환기(hypovetilation)***는 역시 호흡률과 깊이는 감소하지만, 과소호흡(hypopnea)과는 다르게, 허파로 가는 공기량의 감소로 허파꽈리에서의 가스교환을 감소시킨다. 그 결과는 혈액에 탄산가스의 양이 증가되고 산소의 양은 감소되는 것이다. 즉, 저산소증이

Flashpoint

35만명 보다 더 많은 미국인이 만성폐질환을 가지고 있다

표 9-2

호흡의 유형

용어	설명
무호흡 (apnea)	호흡 정지
호흡곤란 (dyspnea)	고통스러운 또는 곤란한 호흡
정상호흡 (eupnea)	정상 호흡
과도호흡 (hyperpnea)	호흡깊이와 호흡률이 증가, 흔히 운동의 결과임
과도환기 (hyperventilation)	호흡률과 호흡깊이가 증가, 혈액의 탄산가스 감소 초래; 팔다리의 얼얼함이나 어찔어찔함을 느낄 수 있음
과소호흡 (hypopnea)	느리고 얕은 호흡, 일반적으로 공기통로의 폐쇄에 의하여 발생
과소환기 (hypoventilation)	허파꽈리들에서 가스교환을 감소시키는 느리고 얕은 호흡, 혈액에 탄산가스 증가를 초래함

글상자 9-2 흔히 볼 수 있는 호흡 중단

호흡률과 깊이는 호흡계의 병이나 장애 또는 증가된 활동의 결과로 변할 수 있다. 또한 호흡도 병과 상관없는 어떤 움직임에 의하여 바뀔 수 있다.

하품(yawning)은 자기의 의지와는 상관없이 입이 벌리고 허파로 공기를 끌어들여 가득 채우고 곧바로 내뿜는다. 사람이 왜 하품을 하는지는 확실하게 알려지지 않았지만, 흔히 받아들이는 학설들 중에 하나는, 더 많은 산소를 끌어들이고 쌓인 탄산가스를 뱉어내기 위한 것이다. 또한 하품은 피로나 지루함을 덜어준다. 하품에 대한 별난 특질은 전염성이다. 어떤 사람이 하품하는 것을 보거나 또는 하품에 대한 말을 하기만 해도 여러 사람들이 하품을 하게 된다. (지금 바로 당신이 하품을 하고 있군.)

기침(coughing 또는 tissis)은 허파에서 공기를 강력하게 내보내는 가로막에 의한, 가슴우리의 급작스런 경련이다. 일반적으로 기침은 공기통로인 기관에서 자극물질이나 점액을 청소해내기 위한 것이다.

재채기(sneezing)는 허파로부터 공기를 경련성 폭발로 내보낸다. 재채기는 코안에 들어간 자극물질의 자극이 뇌로 전달되어 자극을 제거하기 위하여 재채기가 만들어지기 때문에 일어난다. 재채기로 나오는 공기의 속도는 시속 150마일이나 된다. 재채기는 코안이 관련되어 있을 뿐만 아니라, 입, 목구멍, 가슴의 근육들이 모두 관여하기 때문에 아주 강력하다.

딸국질(hiccoughs 또는 hiccups)은 가로막의 경련으로 일어나는 것이다. 딸국질의 소리는 허파 안으로 공기가 급히 들어가면서 후두덮개를 닫는 소리이다. 딸국질은 누구에게나 생길 수 있다. 딸국질은 소리치며 울기, 큰소리로 웃기. 급히 먹기, 자극물질 흡입 등에 의하여 일어난다. 일반적으로 딸국질은 저절로 정지된다.

소리내어 울기(crying)는 일련의 짧은 날숨(호기)으로 나간 공기를 한 번의 들숨(흡기)으로 끌어 들이는 행위이다. 이 호흡변화는 정서적으로 유발되는 것이다.

소리내어 웃기(laughing)는 짧은 호흡들의 폭발에 뒤따르는 한 번의 들숨으로써 울기에서와 같은 호흡의 변화이다. 웃음도 역시 정서적으로 유발되는 호흡의 변화이다.

일어난다. 과소환기는 여러 폐쇄성 폐질환의 증상이다.

호흡이 정지된 것은 ***무호흡(apnea)***이다. 무호흡은 호흡을 참고 있는 것 같이 의지에 의한 것일 수도 있고 또는 의지와 상관없이 일어날 수도 있다. 무호흡이 길어지면 조직에 산소부족을 일으켜 피부가 퍼렇게 보이는 ***청색증(cyanosis)***이 일어난다.

호흡계의 질환과 장애의 요점을 표 9-3에 정리하였다.

표 9-3

호흡계에 대한 병리학 용어

용어	설명
천식(asthma)	기관지 수축에 의한 만성 호흡장애, 증상은 쌕쌕거림을 포함해서 가슴 조임, 짧은 호흡. 대부분 어린이에서 시작하지만 어느 나이에서나 시작됨. 정확한 원인은 모르고, 유전적, 감염, 먼지나 담배연기 같은 자극물질에 의해서 발병.
기관지염(bronchitis)	기관지들의 감염. 박테리아나 바이러스에 의한 감염. 만성기관지염은 담배 같은 자극제에 의하여 발생.
만성폐쇄성폐질환(COPD) (chronic obstructive pulmonary disease)	공기의 흐름을 차단하는 폐쇄성 폐질환의 일반용어.
낭종성섬유증 (cystic fibrosis)	양부모로부터 받은 유전병. 호흡계와 소화기계에서 점액을 지나치게 분비하여 막히게 함. 감염이나 호흡장애로 죽게 됨. 이전에는 어릴 때 죽었지만 지금은 항생제와 다른 치료제를 써서 성인이 되어서도 잘 살아감.
폐공기증(공기증) (emphysema)	기관지 확장증, 담배가 가장 흔한 원인임. 흡기작용이 제한되어 산소와 탄산가스의 교환이 불량함. 증상은 COPD를 포함하여 만성 기침, 피로, 짧은 호흡.
허파염(폐렴) (pneumonia)	감염으로 인하여 허파꽈리들이 액체로 차 있음. 원인은 박테리아, 바이러스, 손상, 곰팡이, 증상은 열, 오한, 가래가 나오는 기침, 그리고 기침과 짧은 호흡에 의한 가슴통증.

연습 문제 / Practice Exercises

선다형 문제 / Multiple Choice

1. 정상 호흡에서 들고나는 공기의 양은 ______________이다.
   a. 잔기량
   b. 폐활량
   c. 온허파용량
   d. 호흡량

2. 음식과 액체가 코안으로 들어가지 못하게 막아주는 역할을 하는 조직조각은 ______________이다.
   a. 후두덮개
   b. 아데노이드
   c. 목젖
   d. 편도

3. 소리상자(voice box)는 ______________ 에 대한 일반적 용어이다.
    a. 후두
    b. 인두
    c. 기관
    d. 기관지
4. ______________ 호흡은 허파에서 산소와 탄산가스가 교환되는 것이다.
    a. 내(internal)
    b. 외(external)
    c. 흡기
    d. 호기

5. 가슴안의 벽에 덮여있는 장액막을 ______________ pleura라고 한다.
    a. pulmonary
    b. parietal
    c. visceral
    d. thoracic

괄호 넣기 문제 / Fill in the Blank

1. 호흡계는 ______________ 을 끌어들이고, ______________ 을 내보내는데 관여한다.
2. ______________ 는 정상적인 호흡을 이르는 의학용어이다.
3. 한 번의 흡기와 한 번의 호기는 ______________라고 부른다.
4. 소리는 공기가 ______________ 라고 부르는 주름들 사이를 지나갈 때에 만들어진다.
5. ______________ 와 ______________ 는 소화기계와 호흡계 두 계통 모두의 일부이다.
6. 허파에서의 가스교환은 ______________ 라고 부르는 작은 구조물에 의하여 이루어진다.
7. 산소는 ______________ 라고 부르는 에너지원을 만들기 위하여 세포들에서 사용된다.
8. 세포들에 의하여 만들어진 노폐물을 ______________ 라고 한다.

9. ____________________ 는 호기 후에 허파에 남아있는 공기이다.

10. 오른허파는 ____________________ 엽(lobe)을 가지고 있고,

왼허파는 ____________________ 엽을 가지고 있다.

연결 문제 / Matching

1. ________ 콧구멍에 대한 의학용어
2. ________ 곤란한 호흡
3. ________ 호기의 다른 용어
4. ________ 얕은 호흡으로 탄산가스가 너무 많아짐
5. ________ 허파꽈리들이 찌그러지지 않게 하는 물질
6. ________ 느리고 얕은 호흡
7. ________ 목구멍의 의학용어
8. ________ 증가된 호흡률과 호흡깊이
9. ________ 흡기의 또 다른 용어
10. ________ 호흡을 하지 않음

a. hyperventilation
b. dyspnea
c. hypopnea
d. surfactant
e. expiration
f. apnea
g. pharynx
h. nares
i. inspiration
j. hyperpnea

단답식 문제 / Short Answer

1. **여러 가지 호흡량과 허파용량에 대하여 설명하라.**

명칭 달기 문제 / Labeling

괄호 안에 알맞은 해부학 용어를 써 넣어라.

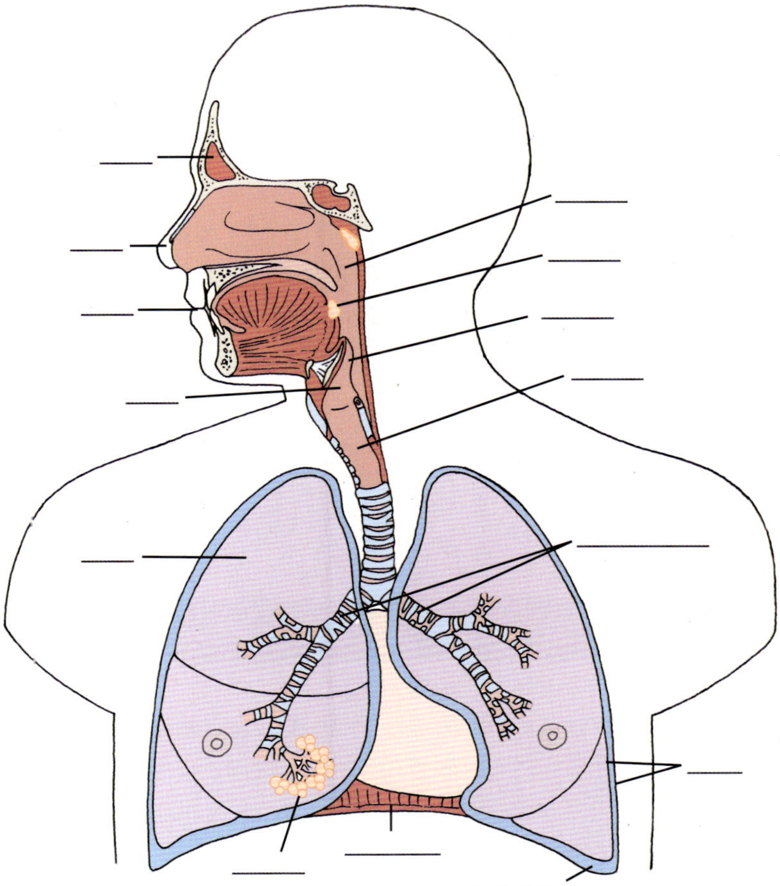

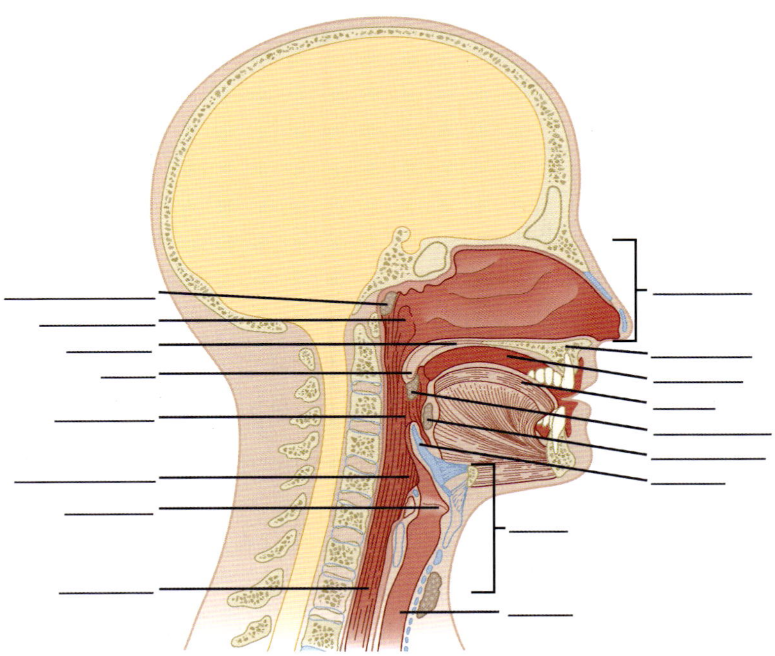

제 10 장 소화기계

THE DIGESTIVE SYSTEM

주요 용어

흡수(absorption)
소화관(alimentary canal)
동화작용(anabolism)
쓸개즙(bile)
음식덩이(bolus)
탄수화물(carbohydrate)
이화작용(catabolism)
콜레스테롤(cholesterol)
미즙(암죽) (chyme)
배변(defecation)
소화(digestion)
배설(excretion)
유화(emulsification)
지방(fat)
섭취(ingestion)
씹기(mastication)
대사(metabolism)

계속

생명을 유지하는데 필요한 것 중에 하나는 음식이다. 음식은 세포에게 성장(grow), 재생(repair), 수선(reproduce) 및 조직생산에 필요한 영양소를 제공한다. 소화기계통은 섭취, 소화, 흡수 및 배설 기능에 관여한다. 이 기능은 입으로 음식을 섭취하고, 그 음식을 위와 창자에서 분해하여 기본 분자로 변화시키고, 이 분자은 세포에서 사용하기 위하여 작은창자에서 흡수하고, 남은 노폐물들은 큰창자를 통해서 밖으로 내보내는 과정이다.

이 장에서는 소화기계통의 구조와 기능을 설명하고, 대사와 영양소에 대하여 요약해서 설명한다.

소화기계의 구조 / Structure of the Digestive System

소화기계는 ***소화관(alimentary canal)*** 또는 위창자관[gastrointestinal (GI) tract]이라고도 부른다. 이것은 입에서 항문까지 연속된 하나의 관이다(그림 10-1 참조). 이 관은 입에서 시작되어 인두(pharynx)로 연장되고, 식도(esophagus)를 거쳐 위(stomach)로 이어진다. 위에서부터 계속해서 작은창자(small intestine), 그 다음에는 큰창자(large intestine)를 거치고, 항문(anus)에서 끝난다. 소화관을 이룬 기관들이고 더불어, 몇 개의 부속기관이 소화관을 도와준다. 소화기계통의 부속기관으로는 치아, 혀, 침샘, 막창자꼬리, 이자, 쓸개주머니, 간이 있다.

입 / Mouth

음식을 기본 분자로 변화시키는 과정은 입으로 음식과 액체를 끌어들이는 ***섭취(ingestion)***로 시작한다. ***입(mouth)*** 또는 입안(oral cavity)은 점막으로 덮여 있다. 앞쪽은 입술(lips 또는 labia)로 가려져 있고, 가쪽은 볼(cheek)이라고 한다. 입안의 덮개는 앞쪽의 단단입천장(hard palate)과 뒤쪽의 물렁입천장으로 구성되어 있다.

입은 음식을 분해하는 ***소화(digestion)***가 일어나는 첫 장소이다. 음식을 부시는 작용은 ***씹기***(저작, ***mastication***)라고 한다. 혀와 치아는 소화를 도와준다. ***침샘(salivary glands)***은 소화효소가 포함된 침(saliva)을 분비한다. ***혀(tongue)***는 뼈대근육으로 되어 있어 씹기를 도우고 맛 감각수용기를 가지고 있다.

음식이 치아에 의하여 씹힐 때 혀는 음식을 밀어 넣어주고 침은 잘 섞이게 한다. 그 결과는 ***음식덩이(bolus)***라는 음식과 침이 섞인 덩어리가 된다.

Flashpoint

소화기계는 영양소들을 제공하여 항상성을 유지한다.

Flashpoint

침샘들은 하루에 0.5~1 *l* 의 침을 만들어낸다.

주요 용어-계속

무기질(mineral)
영양소(nutrient)
연동(peristalsis)
단백질(protein)
비타민(vitamin)

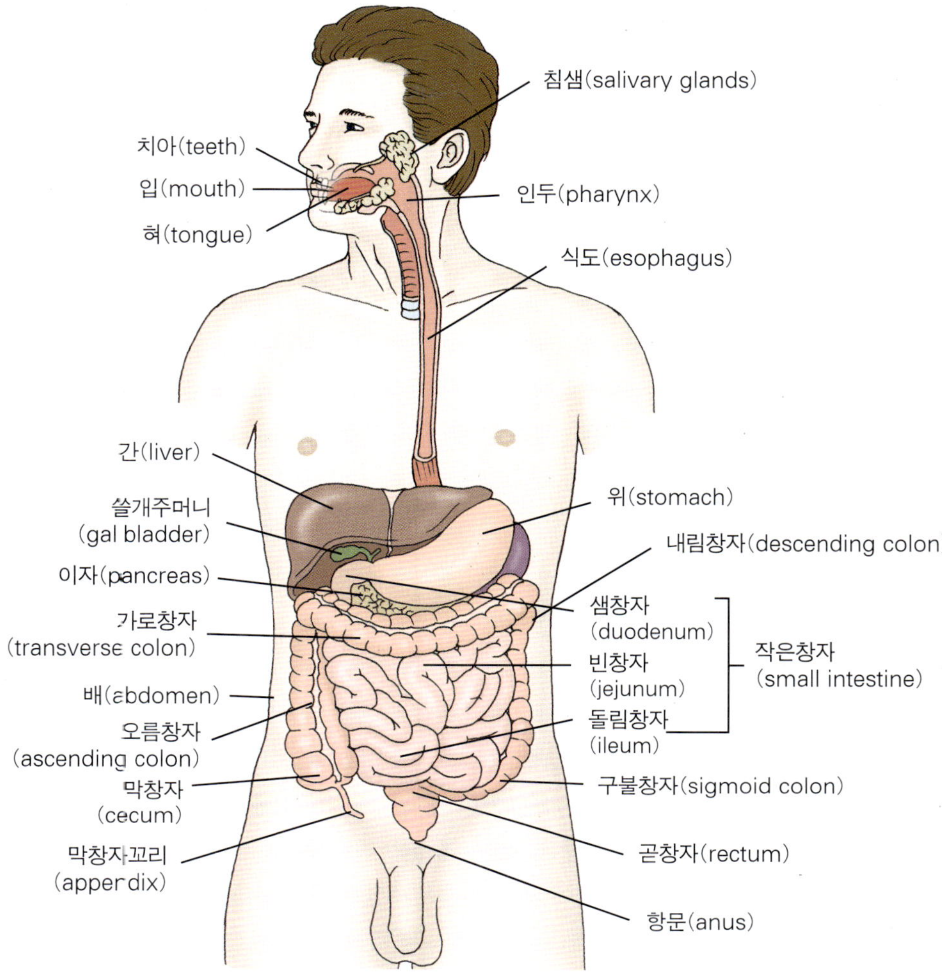

그림 10-1 소화관의 구조물들과 기관들. (From Eagle S. *Medical Terminology in a Flash!* Philadelphia: FA Davis; 2006:121.)

치아 / Teeth

치아(teeth)는 음식을 찢고 씹는데 사용된다. 치아의 ***머리(crown)***는 잇몸 밖에 나와 있는 부분으로써 사람에서 가장 단단한 ***사기질(enamel)***로 되어 있다. 치아의 속은 혈관과 신경이 들어있는 ***치수공간(pulp cavity)***이다. 치아의 바닥부분인 ***뿌리(root)***는 위와 아래턱뼈의 오목에 박혀 있다. 뿌리는 ***시멘트질(cementum)***이라는 물질로 싸여 있다.

처음에 나오는 치아는 탈락치아 또는 ***유치(deciduous** teeth)*라고 한다. 유치는 3개월에 나오기 시작하여 2년에 끝난다. 어린이는 치아가 모두 나왔을 때 20개를 가지고 있다. 유치는 자라나오는 영구치에 의하여 밀려나서 턱뼈에서 빠져나간다. 영구치(permanent teeth)는 6세쯤에 나기 시작하여 대부분에서 18세이면 32개의 치아가 모두 나온다. 32개의 치아는 큰어금니 12개, 작은어금니 8개, 송곳니 4개, 앞니 8개이다(그림 10-2 참조).

마지막 어금니는 '사랑니(wisdom teeth)' 라고 하며, 흔히 다른 치아를 밀거나 잘못 나와서 수술로 제거하는 경우가 많다.

Flashpoint

충치(dental carries)는 박테리아에 의해 치아의 에나멜과 그 속의 구조물이 손상된 것이다. 이 박테리아는 잇몸의 질환과 고름집의 원인이 되고, 심장병과 혈전증을 일으키는 원인이 되기도 한다.

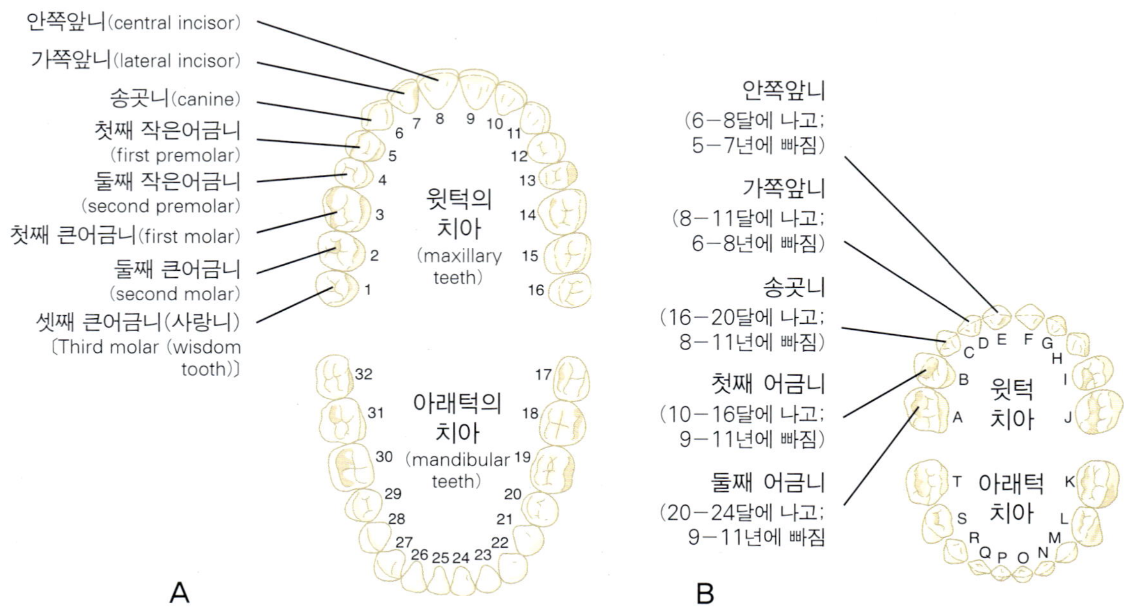

그림 10-2 (A) 영구치. (B) 유치.

인두 / Pharynx

음식덩이는 혀에 의해 ***인두(pharynx)***로 밀어 넣어진다. 호흡계의 일부이기도 한 인두는 세 부분으로 나눈다. 코 뒤에 있는 윗부분은 ***코인두(nasopharynx)***이고, 입 뒤에 있는 중간부분은 ***입인두(oropharynx)***이고, 그리고 목에 있는 아랫부분은 ***후두인두(laryngopharynx)***이다.

음식덩이는 입안으로부터 입인두로 들어가고, 후두인두로 내려간다. 입뒤에는 ***목젖(uvula)***이라고 하는 샌드백 같이 생긴 움직이는 돌기가 있다. 목젖은 삼킴질을 할 때 음식이 코안으로 들어가지 않게 코인두 입구를 가려준다. 인두는 식도라고 부르는 근육관으로 연결되어 있다. 식도는 음식덩이를 위로 보낸다. 그림 10-3은 입안과 인두를 나타낸 것이다.

식도 / Esophagus

식도(esophagus) 또는 gellet은 약 25㎝ 길이의 관으로 후두인두에서 위로 이어져 있다. 식도는 ***연동(peristalsis)***이라는 물결운동으로 음식덩이를 내려 보낸다. 음식의 움직임은 한 방향이지만 음식이나 액체가 식도로 올라올 때가 있다. 이런 일은 역연동에 의해 일어나며, 이것을 ***역류(regurgitation)*** 또는 구토(vomiting)라고 한다.

위 / Stomach

식도로부터 음식덩이가 위의 입구로 밀려들어 온다. 이 입구는 조임근이라는 근육고리이다. 이 조임근을 ***위들문조임근(cardiac sphincter)*** 또는 위들문식도조임근(cardioesophagial sphincter)이라고 한다. 위에 있는 조임근은 위액이 식도나 작은창자로 들어가지 못하게 하고 음식이 너무 빠르게 위로 들어가거나 또는 위에서 나가지 못하게 한다.

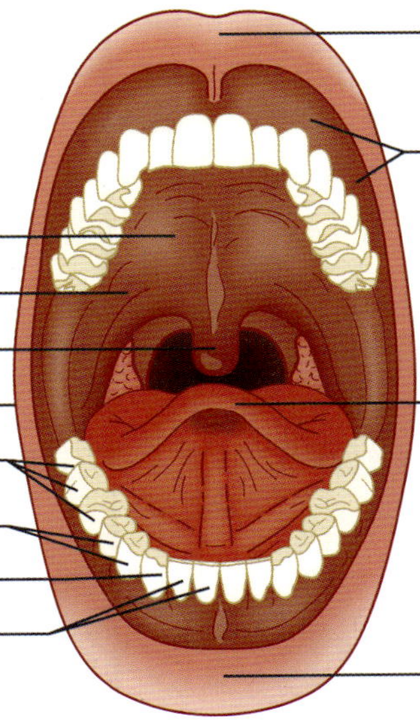

그림 10-3 입안과 인두.

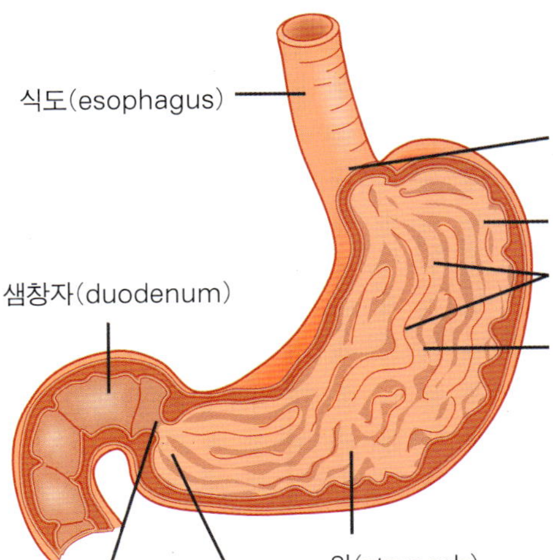

그림 10-4 식도와 위.

조임근을 통해서 밀려 들어간 후, 음식덩이는 이제 ***위(stmach)***에 위치한다. 위는 소화되는 주된 장소이다. 위는 길이가 30㎝ 정도이고 가장 넓은 곳이 15㎝ 정도이다. 위는 3부분으로 구분한다. 식도로 연결된 윗부분은 ***바닥(fundus)***이고, 중간부분은 ***몸통(body)***이고, 그리고 아랫부분은 위날문부분(pylorus)이다. 빈 위의 속은 바람이 빠진 풍선같이 점막이 주름져 있다. 이 주름을 ***위주름(rugae)***이라고 부른다. 위주름은 음식량에 적응하여 상당히 많이 늘어날 수 있게 한다. 위는 1.5ℓ 정도를 담을 수 있다. 위를 정상 크기 이상으로 채우게 되면, 배에 거북한 증상을 느끼게 된다.

Flashpoint

외과적으로 위의 크기를 줄이는 수술이 위우회로형성술이다. 위를 잘라내고 작은창자를 붙인다. 그래서 작은창자의 첫째 부분인 샘창자를 우회하게 된다. 음식량을 적게 먹어 더 적은 열량을 흡수하기 때문에 체중이 줄어든다.

위에서 음식덩이는 위액과 함께 휘저어 ***미즙(chyme)***이라고 하는 반액체상태가 된다. 위액(gastric juice)은 산(acid)과 효소(enzyme)가 섞인 것이다. 위는 pH 2.0~3.0의 강한 산성의 환경이다. 위의 분비물은 아래와 같다:

- 염산(hydrochloric acid; HCl)은 위점막의 벽세포에서 생산된다. 위산은 고기를 비롯하여 여러 가지 물질을 부서트린다.
- 펩신(pepsin)은 펩시노겐으로 분비되어 위산에 의하여 펩신으로 되는 효소이다. 이 효소는 단백질을 분해시킨다.
- 레닌(renin)은 우유의 단백질을 분해하는 효소이다. 레닌은 아기에서는 많이 분비되지만 나이가 들어가면서 감소한다.
- 이자에서 분비되는 이자즙(pancreatic juice)은 여러 가지 효소가 배합되어 있다. 이 효소는 단백질을 비롯하여 지방과 탄수화물을 분해한다.

위액의 생산은 시각적으로, 후각적으로 또는 음식 생각만으로도 촉진된다. 이것은 부교감신경의 반응으로써 소화관에서 가스트린이라는 호르몬이 분비된다. 이 호르몬은 위액의 분비를 촉진한다. 그래서 위는 음식이 소화될 때 필요한 충분한 위액을 갖게 되는 것이다.

위는 점액을 분비하는 세포로 덮여 있다. 이 세포는 점액을 분비하여 위벽을 덮어주어 위액에 의한 위벽의 손상을 방지한다. 때론 위산은 지나치게 많이 분비되고 점액은 너무 적게 분비되어 위벽이 위액과 직접 접촉하여 손상되고 침식당하게 된다. 이러한 상태를 ***위괴양(gastric ulcer)***이라고 한다(그림 10-5 참조). 위괴양은 아스피린 같은 비스테로이드성 항염증약(NSAIDs)에 의하여, *헬리코박터 파이로리(helicobacter pylori)*라는 박테리아에 의하여, 또는 위산의 생산이 증가하여 일어날 수 있다. 이러한 조건은 모두 위창자관을 약하게 한다. 위괴양은 보통 항생제치료로 2, 3주에 치료된다. 만약 치료하지 않으면, 괴양은 파고들어가서 혈관을 파열시켜 출혈이 일어나게 된다. 괴양이 위벽 전층을 침식하면, 위내용물이 배안으로 새어나가 ***배막염증***(복막염, ***peritonitis***)이라고 하는 심각한 상태에 이른다.

글상자 10-1에는 음식물에 의한 몇 가지 소화관장애를 설명하였다.

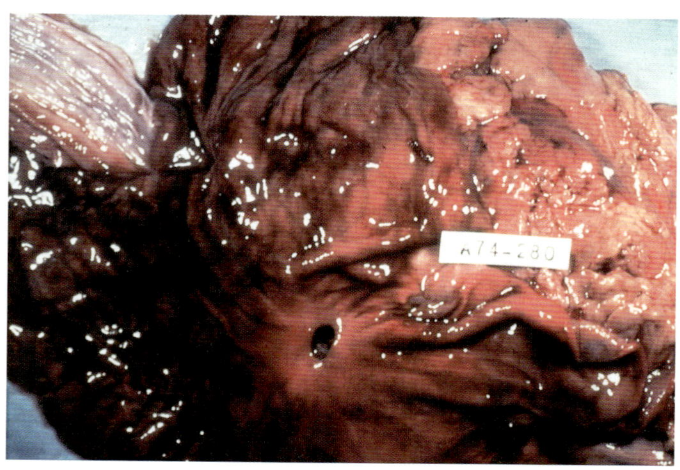

그림 10-5 위괴양. (From Masters RA, Gylys BA. *Medical Terminology Specialties.* Philadelphia: FA Davis; 2003:195.)

글상자 10-1 음식물에 의한 소화관의 장애들

소화기계의 많은 장애와 병은 음식물이나 생활양식에 달려 있다. 대부분은 소화기계의 영구적인 손상이 없이 쉽게 치료될 수 있다.

위창자염증(gastroenteritis)은 독감하고는 상관이 없지만 '위독감(stomach flu)' 이라고도 부른다. 이 병은 섭취한 음식이나 음료에 독소나 미생물이 원인이다. 이러한 미생물은 부적절하게 요리된 음식 또는 오염된 물에서 올 수 있다. 증상은 구역질, 설사, 복통, 경련 등이다. 누구나 걸릴 수 있지만 노인이나 어린이에서 감염되기 쉽고, 탈수나 쇼크로 죽을 수도 있다. 치료는 수분과 전해질을 보충해주는 것이다. 필요하면 지사제와 구역질억제약이 처방될 수 있다.

소화불량(indigestion) 또는 'upset stomach' 은 너무 많이 먹거나 너무 빨리 먹어서 생긴다. 증상은 구역질, 포만, 가스, 가슴쓰림 등이다. 치료는 제산제와 소화제이다. 계속되는 소화불량은 또 다른 소화관장애의 증상일 수 있음으로 다른 검사와 치료가 필요하다.

'가슴쓰림(heartburn)' 이라고도 하는 위산역류(acid reflux)는 위들문조임근이 제대로 닫치지 않아 위산이 식도로 올라오는 것이다. 증상은 명치 부위에 작열통이 일고, 삼킴질이 곤란하다. 커피, 산성 음식, 우유 및 과식이 원인이 될 수 있다. 단기치료는 식사 전에 또는 증상이 있을 때 제산제를 먹는 것이다. 장기치료는 생산되는 위산의 양을 줄이고 음식물을 바꾸는 처방치료이다.

변비(constipation)는 건조되고 단단한 대변 때문에 창자운동이 일어나지 않는 것이다. 증상은 배변을 할 때의 통증과 더불어 포만감 그리고 창자에 가득 차 있는 느낌이다. 가장 흔한 이유는 음식에 섬유가 결여된 것이다. 치료는 더 많은 야채, 과일, 알곡식 그리고 더 많은 물을 먹는 것이다. 섬유보충제를 음식에 첨가할 수 있고 일시적으로는 변비약을 사용할 수 있다.

작은창자 / Small Intestine

미즙은 ***날문조임근(pyloric sphincter)***이라고 하는 나가는 구멍을 통해서 위에서 작은창자로 들어간다(그림 10-6 참조). 작은창자는 길이가 6 m 정도나 되고 샘창자(duodenum), 빈창자(jejunum), 돌창자(ileum)의 3부분으로 구분한다. 작은창자는 소화시키고 ***흡수(absorption)***하는 곳이다. 작은창자의 점막에는 융모(villus, villi는 복수)라는 손가락모양의 돌기들이 빽빽하게 솟아있고 상피세포들에는 융모라고 하는 돌기가 솟아 있다. 이 융모와 ***미세융모(microvilli)***를 통해서 미즙에 있는 영양소를 흡수한다. 영양소가 흡수되고 나서 남은 찌꺼기는 작은창자를 떠나서 큰창자로 들어간다.

작은창자의 시작부분인 샘창자로는 ***쓸개주머니(gallbladder)***가 연결되어 있다. 쓸개주머니는 간에서 만들어진 ***쓸개즙(bile)***을 저장하는 창고이다. *샘창자(십이지장, duodenum)*로 분비된 쓸개즙은 미즙에 들어 있는 지방을 작은 덩어리로 나누는 ***유화(emulcification)*** 작용을 한다.

글상자 10-2에는 탈장에 대하여 설명하였다.

Flashpoint

미즙(chyme)이 작은창자를 지나가는 시간은 대략 4시간이다.

쓸개주머니 / Gallbladder

*쓸개주머니(담낭, gallbladder)*는 간의 아랫면에 붙어 있는 녹색의 작은 주머니로써 간의 부속기관이고, 소화기계의 부속기관이다. 간에서 생산된 쓸개즙(bile juice 또는 gall)을 저장하는

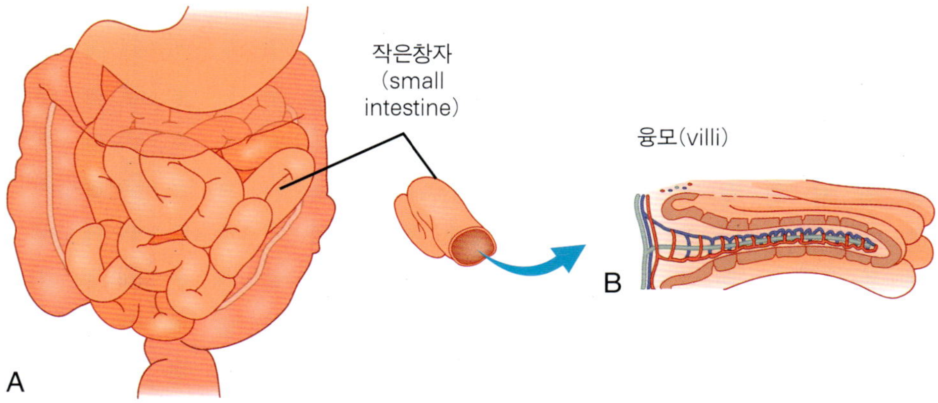

그림 10-6 (A) 작은창자. (B) 융모.

글상자 10-2 간에 생기는 병 (Disorders affecting the liver)

여러 가지 많은 장애나 병이 간에 부당한 기능을 초래하거나 또는 모든 기능을 정지시킨다. 다른 기능불량기관에서와 같이, 감염, 손상 및 유전적 이상이 원인이 될 수 있으며, 간은 해독기관이기 때문에 약물치료, 알코올 및 약도 원인으로 고려되어야 한다.

간경화증(liver cirrhosis)은 간조직의 퇴화와 상처살형성의 결과인 만성간질환이다. 간조직이 상처살로 대체됨으로써 혈류가 정지되어 결국 간기능이 상실된다. 간경화증의 가장 흔한 원인은 알코올중독과 C형간염이다. 비만도 간경화증의 원인이 된다. 증상은 식욕상실, 구역질, 피로, 허약, 체중감소이다. 간의 손상은 회복될 수 없다. 간경화가 진행됨으로써 황달, 지라의 비대, 인슐린 저항, 제2형 당뇨병, 복수(ascites, 배안에 물이 참) 같은 다른 합병증이 생긴다. 치료는 술을 끊고 건강식을 먹는 것이다. 약물치료는 간경화증의 합병증에 도움이 되기도 한다. 합병증이 조절될 수 없다면, 간 이식이 필요하다.

간염(hepatitis)은 세균감염, 독소 또는 가장 흔한 바이러스 감염에 의한 간의 염증이다. 바이러스에 의한 간염은 A형간염, B형간염 및 C형간염이다.

A형간염은 대변의 오염에 의한 물과 음식으로 전파된다. 증상들은 황달, 구역질, 설사, 피로, 검은 소변 등이다. A형간염은 간염 중에 순한 형이고 만성으로 되지 않는다. 참된 치료는 없고 쉬면서 건강식을 먹고, 필요하면 증상치료제를 사용한다. 일반적으로 3~6개월이면 바이러스가 없어진다.

B형간염은 미국에서 가장 흔한 형이다. 이 바이러스는 혈액, 분비물, 성행위, 문신, 피부꿰뚫기 등으로 전파된다. 그리고 엄마로부터 태어나지 않은 태아에게로 전파되기도 한다.
B형간염의 증상들은 다양하다. 어떤 사람은 아무런 증상도 보이지 않는다. 또 다른 사람은 감기와 비슷한 증상들이 2, 3주 간다. 이 바이러스는 4~6개월 쯤에 간에서 없어진다. 대부분의 사람들은 아무런 치료도 받지 않고 회복된다. 또 어떤 사람들은 바이러스의 보균자가 되어 다른 사람들을 감염시킨다. 이러한 보균자에서 1%~3%는 만성 간손상으로 진행된다. 급성간염 환자를 위하여 제시된 치료는 완전휴식과 저단백식사이다. 만성 간손상으로 발전된 환자는 항바이러스 약물치료를 받는 것이 당연하고, 결국 간 이식이 필요하게 된다.

글상자 10-2 간에 생기는 병들 - 계속

C형간염은 오염된 혈액을 받아서 전염된다. 이러한 전염은 공동으로 사용된 주사바늘, 문신, 피부꿰뚫기, 성행위 그리고 엄마로부터 태아에게 전파되는 것이다. C형간염은 B형간염보다 드물게 발생하지만 감염된 대부분의 사람들은 만성 간손상으로 발전한다. 감염된 사람은 몇 년 동안 증상을 보이지 않다가 간경화증으로 발전되고 나서 증상이 나타나게 된다. C형간염은 리바비린(ribavirin)과 알파인터페론(interferon-alfa)을 주사하여 치료한다.

A형간염과 B형간염에 대한 백신이 있다. A형간염 백신은 2살 이하의 어린이와 중국, 남아메리카, 아프리카로 여행하는 성인들에게 권유된다. B형간염 백신은 모든 건강 관련인에게 이어서 3번 접종한다. 지금은 기본적으로 출생 시에 아기에게 첫 주사로 제공되고 있다.

일부의 약물치료는 간손상이나 간장애의 원인이 될 수 있다. 간독성약 또는 간염유발약으로 알려진 약물치료는 성인에서의 감염환자의 10%로 나타나 있다. 약물치료는 황달, 간종양, 간장애를 포함해서 급성 또는 만성 증상의 원인이 될 수 있다.

약물치료를 받은 사람의 1000명 이상의 간독성이 있는 것으로 알려져 있고 이들의 일부는 음주를 하고 있어 우험을 증가시키고 있다. 대부분의 약은 약물치료를 시작한 후에 5일에서 90일 이내에 독성이 나타난다. 간에 기능장애의 원인이 될 수도 있는 약 중에서 흔히 처방되는 것으로는 아세트아미느펜, 나프록센, 페니실린, 일부 항우울제와 스테로이드 및 먹는 피임약이다.

가장 효과적인 치료는 문제의 원인이 되고 있는 약물치료를 중단하는 것이다. 대부분의 경우에서 간은 스스로 손상을 해결한다. 간이식은 간에 손상이 너무 심하거나 회복될 수 없는 경우에 필요한 것이다.

곳이다. 위에서 기름음식이 샘창자로 들어오면, 쓸개주머니는 수축하여 쓸개관을 통해서 작은창자로 쓸개즙을 배출한다. 쓸개즙은 위에서 소화될 수 없는 지방질을 잘게 나눈다. 쓸개즙은 물, 쓸개염, 콜레스테롤, 빌리루빈으로 구성되어 있다. 쓸개즙은 빌리루빈 때문에 노르스름한 녹색으로 보인다. 빌리루빈은 지라에서 적혈구의 분해로 생긴 산물로써 간에서 배출시키는 색소이다.

쓸개돌증(담석증, ***cholelithiasis***)은 쓸개즙산염과 콜레스테롤이 축적되어 쓸개관을 막는 돌이된 것이다. 쓸개즙이 배출되지 않으면, 지방이 소화되지 않는다. 쓸개관폐쇄는 배의 위오른구역에 통증과 불쾌감을 일으키고, 이 증상은 등과 오른쪽 어깨로 전이된다. 쓸개관이 폐쇄되면 구역질, 소화불량, ***황달(jaundice)***, 회색대변이 일어난다.

큰창자 / Large Intestine

작은창자와 큰창자 사이의 구멍을 돌막창자판막(ileocecal valve)이라고 한다. ***큰창자(large intestine)*** (그림 10-7 참조)는 길이가 1.5m이고, 물을 흡수하여 전신으로 보내고 고체의 노폐물을 내보낸다. 큰창자의 박테리아는 비타민 K를 생산하여 사람에게 도움을 준다.

돌창자에 부착되어 있는 큰창자의 첫째 부분은 ***막창자(cecum)***이다. 막창자는 소화될 수 없거나 흡수될 수 없는 노폐물을 모으는 주머니이다. 막창자에는 벌레모양의 ***막창자꼬리(appendix)***가 붙어 있다.

Flashpoint

비타민 K는 동맥으로부터 물질의 침착을 제거하는데 도움을 주고, 간에서 혈액응고단백질을 만드는데 필요하다.

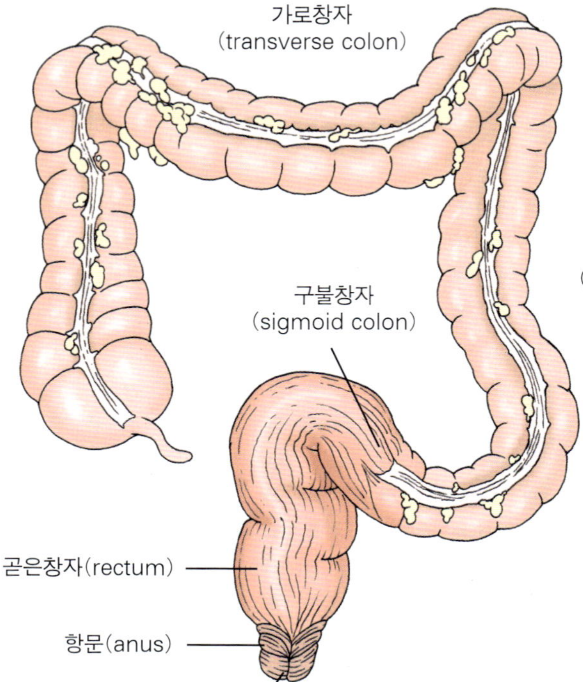

그림 10-7 큰창자. (From Eagle S. *Medical Terminology in a Flash!* Philadelphia: FA Davis; 2006:129.)

노폐물은 막창자를 떠나서 ***오름창자(ascending colon)***로 가고 그 다음에는 ***가로창자(transverse colon)***를 거쳐서 ***내림창자(descending colon)***로 간다. 이 부분은 계속해서 구불창자(sigmoid colon)와 ***곧은창자(rectum)***로 이어져 있다. 노폐물은 내보낼 준비가 될 때까지 곧은창자에 머문다. 노폐물은 배출될 때, ***항문(anus)***이라고 부르는 큰창자의 마지막 부분으로 내려간다. 고체가 된 노폐물은 큰창자에서 ***배변(defecation)***이라는 과정으로 배설된다. ***항문조임근(anal sphincter)***은 소화관의 마지막 구조물로써 의지에 따라 조절하여 노폐물을 배출한다.

Flashpoint

사람의 큰창자에는 400종의 박테리아가 살고 있다.

막창자꼬리 / Appendix

막창자꼬리는 막창자 입구 가까이에 부착되어 있는 벌레모양의 주머니이다. 이 기관은 흔적기관이고 작고 더 이상 기능을 하지 않지만 소화기계의 부속기관이긴 하다. 막창자꼬리는 사람이 생고기나 덜 익은 고기를 먹는 시절에는 한 때, 소화를 도와주는 기능을 하는 기관이었다고 알려져 있다.

지금은 막창자꼬리가 도움이 된다는 것은 없지만 완전히 무시할 수는 없다. 박테리아가 막아서 염증을 일으켜 부어오르는 장애를 일으킬 수 있다. ***막창자꼬리염(appendicitis)*** (흔히, 맹장염이라고 함)이 일어나면 막창자꼬리는 수술로 제거된다. 만약 제거하지 않으면 터져서 박테리아가 뱃속 전체에 퍼진다.

이자 / Pancreas

*이자*는 길이가 15 ㎝ 정도이고, 배안의 위오른쪽에 샘창자(duodenum)와 지라(spleen) 사이에 놓여 있다. 이자는 몇 가지 특이한 기능들을 하고 두 계통: 즉, 소화기계와 내분비계의 한 부분이다. 내분비계 부분에서는 내분비샘과 비슷하게 혈류로 인슐린을 분비한다. 소화기계 부분에는 물질의 ***배출(excretion)***에 관여한다. 즉, 이자관을 통해서 샘창자로 이자즙(pancreatic juice)을 배출하여 소화에 도움을 준다. 이자에서 생산되는 효소들은 아래와 같다:

- 아밀라제(amylase)는 전분을 말토스(maltose)를 분해한다.
- 리파제(lipase)는 쓸개즙산염류의 도움을 받아 빠르게 지방을 분해한다. 리파제는 지방을 지방산과 글리세린으로 분해한다.
- 트립신(trypsin)은 트립시노겐으로 배출되어 샘창자에서 트립신으로 되어 단백질과 단백질의 조각인 폴리펩티드를 아미노산으로 분해한다.
- 중탄산염(bicarbonate)은 샘창자로 들오는 산성의 미즙을 중화시켜 작은창자의 점막이 손상되지 않게 하고 효소들을 활성화시킨다.

간 / Liver

*간*은 여러 가지 다양한 기능을 하는 기관이다. 간은 내부의 기관으로는 가장 크다. 간은 오른과 왼의 2엽으로 구성되어 있다. 간의 모양은 세모꼴이고 색은 적갈색이다. 간은 배의 위오른구역의 가로막 밑에 있다. 사람에서 간은 스스로 재생할 수 있는 유일한 기관이다. 간은 아주 많은 기능을 가지고 있기 때문에 여러 계통의 부속기관이라고도 할 수 있다(표 10-1 참조). 소화기계통에서는 쓸개즙을 생산하여 쓸개주머니에 저장하고 샘창자로 배설하여 지방을 유화시킨다. 간의 다른 기능은 아래에 나열하였다:

- 아미노산 대사: 간은 혈액의 아미노산들의 수준을 조절한다. 아미노산 20가지 중에서 12가지를 간에서 생산한다. 나머지 8가지는 음식을 통해서 보충한다. 아미노산은 새 단백질을 만드는데 사용된다.

표 10-1

간의 기능

아미노산 대사 (amino acid metabolism)	혈액에 아미노산 농도를 조절함- 20가지 아미노산 중에 12가지를 생산함
탄수화물 대사 (carbohydrate metabolism)	혈액의 포도당 대사를 조절함- 포도당을 글리코겐으로 전환하고 글리코겐을 포도당으로 되돌림
지방 대사 (lipid metabolism)	콜레스테롤을 합성과 다른 물질의 운반체로 작용하는 당단백질을 형성함
혈장단백질 합성 (plasma protein synthesis)	혈량을 유지하고, 피떡을 형성하고, 그리고 운반체로 작용하는 혈장단백질들을 생산함
빌리루빈 생성 (formation of bilirubin)	적혈구들을 위하여 bilirubin을 제거해주고, 그것을 쓸개즙으로 배설함
저장(storage)	비타민 A, D, E, K 및 B_{12}, 미네랄, 그리고 물을 저장함
해독(detoxification)	알코올이나 약 같은 해로운 물질들을 해독시킴

- **탄수화물 대사:** 간은 혈액의 포도당 조절에 관여한다. 혈당이 높으면 여분의 포도당을 당원으로 전환하고 혈당이 낮으면 당원을 되돌려 포도당으로 전환한다.
- **지방대사:** 혈액과 조직으로부터 이동된 지방을 콜레스테롤과 지방단백질로 간에서 형성한다.
- **혈장단백질 생산:** 간은 여러 가지 단백질을 생산하여 혈액으로 보낸다. 알부민은 가장 많은 혈장단백질로 모세혈관으로부터 조직액을 이동시켜 혈량을 유지한다. 간에서 생산되는 프로트롬빈과 피브리노겐은 출혈을 막아주는 응고단백질이다. 또한 간에서 생산되는 글로부린은 다른 분자를 실어 나르는 운반체이다.
- **빌리루빈 형성:** 간은 늙은 적혈구를 분해하여 생긴 빌리루빈 색소를 제거한다. 이 색소는 황녹색을 나타내고 쓸개즙으로 배출된다. 결국 대변을 통해서 박으로 배출된다.
- **저장:** 간은 지용성 비타민 A, D, E, K와 수용성 비타민 B_{12}를 저장한다. 또 간은 헤모글로빈을 생산하기 위하여 철(iron)과 구리(copper) 같은 무기염을 저장한다.
- **해독:** 간은 해로운 물질을 해독시키는 효소를 생산한다. 알코올은 우리몸에서 사용될 수 있는 아세테이트로 바꾼다. 약물도 간에서 분해되어 치료효과가 있게 변화시킨다. 큰창자에서 박테리아에 의하여 생산된 독성물질인 암모니아는 간에서 요소(urea)로 전환되어 콩팥으로 배설된다.

Flashpoint
간은 분당 1 l 의 혈액을 걸러낸다.

그림 10-8에는 이자, 쓸개주머니 및 간을 그림으로 설명하였고, 그림 10-9에는 소화관을 구성하고 있는 구조물의 흐름을 제시하였다.

글상자 10-3에는 탈장에 관한 지식을 제공하였다.

대사 / Metabolism

대사(metabolism)는 세포에서 일어나고 있는 모든 화학반응을 이르는 일반적 용어이다. 이 대사과정은 물질을 더 작은 것으로 분해하는 ***이화작용(catabolism)***과 작은 분자를 서로 합치거나 연결하여 크고 복잡한 물질로 만드는 ***동화작용(anabolism)***이 있다.

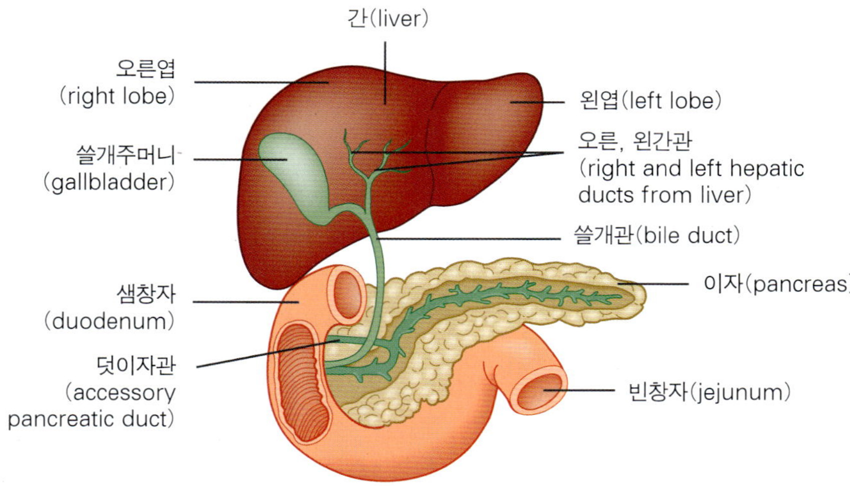

그림 10-8 간, 쓸개주머니 및 이자.

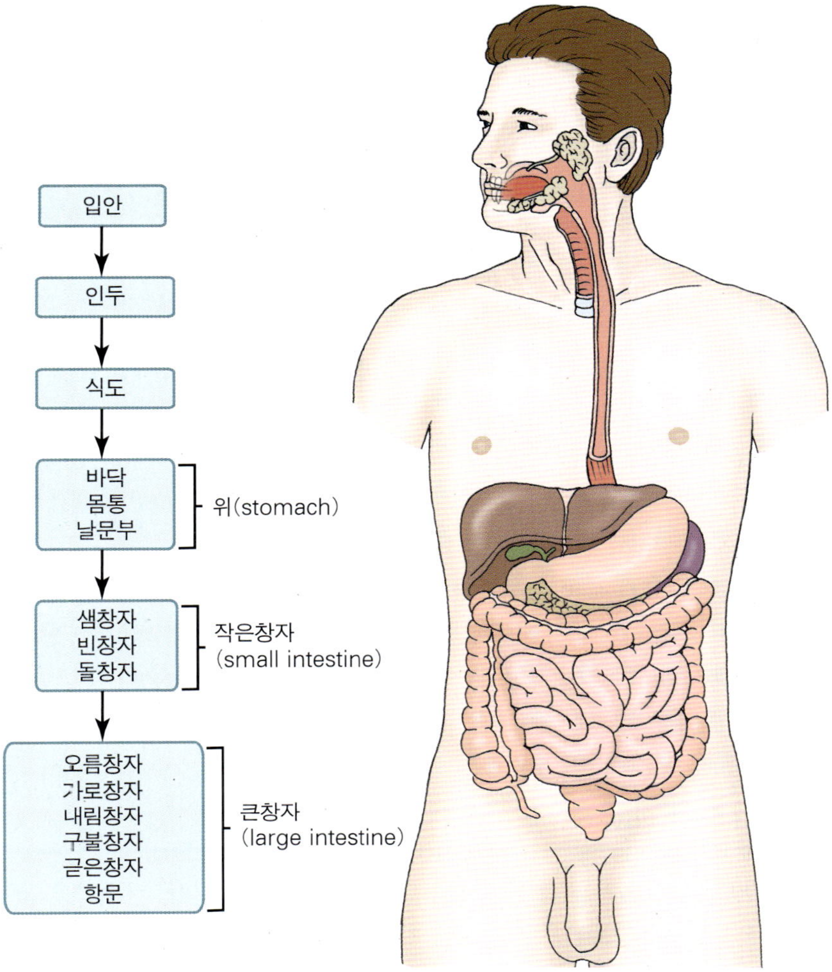

그림 10-9 소화기계의 통로.

글상자 10-3 탈장(Hernias)

탈장(hernia)은 정상에서 들어있지 않은 조직 속으로 기관의 한 부분이 돌출된 것이다. 탈장이라는 용어는 일반적으로 배벽에서 일어나는 것의 설명이다. 배벽의 탈장으로는 샅굴탈장, 배꼽탈장, 넙다리탈장이 있고 배벽이 아닌 곳에서의 탈장으로는 틈새탈장과 절개탈장을 들 수 있다.

배벽탈장 중에서 샅굴탈장(inguinal hernia)은 가장 흔히 볼 수 있는 것으로 창자나 방광이 샅고랑 바로 위에 샅굴(inguinal canal)로 불룩하게 밀고나가는 것이다. 배꼽탈장(umbilical hernia)은 신생아에서 잘 일어나는 것으로 창자가 배꼽부위에서 튀어나오는 것이다. 넙다리탈장(femoral hernia)은 샅고랑 바로 아래의 넙다리동맥 옆으로 창자가 밀려나오는 것으로 임신이나 비대증의 여자들에서 잘 발생된다.

틈새탈장(hiatal hernia)은 가로막에 식도가 지나가는 구멍을 통해서 위가 밀고나가는 것이다. 절개탈장(incisional hernia)은 배안을 수술할 때 절개했던 자리로 창자가 밀고나가는 것이다. 이러한 절개탈장은 나이가 많은 사람들과 수술 후에 앉자서 일하는 환자들에서 많이 발생한다.

치료방법은 수술뿐이다. 대부분의 치료는 외래환자의 입장에서 복강경으로 할 수 있다. 탈장을 치료하지 않으면, 통증유발, 활동제한, 또는 창자의 폐쇄나 괴사를 일으키게 된다.

이화작용의 한 예는 단백질을 개개의 아미노산으로 분해하는 것이다. 각 아미노산은 새 단백질을 만드는 동화작용에 사용된다.

대사는 세포에 의하여 ATP로 전환시킬 수 있는 에너지의 이동이다. 갖가지의 음식은 각기 에너지함량이 다르다. 에너지 값을 ***칼로리(calorie)***라고 한다. 칼로리는 탄수화물들, 단백질들 그리고 지방으로부터 얻는다. 일반적으로 음식이 분해된 형태를 영양소라고 한다.

영양소 / Nutrients

영양소는 성장, 재생 그리고 생명기능의 유지에 필수물질이다. 이 필수물질들의 대부분은 음식이나 보충제로부터 온다. 영양소는 크기와 분자구조에 따라 분류된다. 크기에 따라서는 대영양소와 소영양소로 구분한다. ***대영양소(macronutrients)***는 단백질(protein)과 포도당(glucose)을 포함해서 대량으로 필요한 것들이고, ***소영양소(micronutrients)***는 미네랄을 포함해서 적은 양이 필요한 것들이다.

영양소는 구조적으로 유기적 또는 무기적으로 구분한다. ***유기영양소(organic nutrient)***는 탄소와 수소가 포함된 복잡한 분자이다. 예들 들면, 탄수화물들, 단백질 그리고 지방들이 있다.
무기영양소(inorganic nutrient)는 대부분이 한두 분자로 구성된 단순한 구조물들이다. 물과 산소는 필요한 무기영양소의 가장 좋은 예이다.

탄수화물 / Carbohydrates

Flashpoint

미국농산부는 전체 칼로리의 45%~60%는 탄수화물로부터 섭취하라고 권유한다.

탄수화물(carbohydrates)은 ATP를 만들기 위한 세포의 연료이다. 탄수화물 1g으로는 4칼로리를 만들 수 있다. 탄수화물들은 소화되어 가장 작은 형태인 포도당이 된다. 인슐린은 포도당을 세포로 운반하게 한다. 세포는 포도당분해(glycolysis) 작용으로 포도당을 분해한다. 에너지를 만드는 포도당분해과정은 산소가 합쳐지는 세포호흡과정이다. 포도당에 산소가 더해지면 ATP가 생산되고 물과 탄산가스가 노폐물로 나온다. 물은 재사용되고, 탄산가스는 혈류로 들어가서 허파에서 배출된다.

단백질 / Proteins

단백질(proeins)은 몸 전체에서 볼 수 있다. 단백질은 피부, 근육 및 인대를 구성하고, 혈액에서 혈량을 유지하고, 혈액을 응고시키고, 헤모글로빈을 구성하고, 항체와 효소를 이루고, 그리고 소화를 도우고, 효소를 변경하는 모든 반응을 조절한다. 단백질의 가장 단순한 형태는 아미노산(amino acid)이다. 아미노산 20가지 중에서 12가지는 간에서 만들어진다. 이것은 음식에서 소화되어 들어올 필요가 없기 때문에 비필수아미노산으로 취급하고, 다른 8가지는 소화되어 들어와야 함으로 필수아미산(essential amino acids)이라고 한다. 아미노산은 주로 새 단백질생산에 사용된다. 새 단백질이 필요하지 않으면 대사되어 에너지생산에 사용된다.
1g의 단백질은 4칼로리를 생산한다. 여분의 아미노산은 탄수화물로 변형되어 당원으로 저장된다. 사용되지 않은 탄수화물은 지방으로 변형되어 지방조직(adipose tissue)에 저장된다.

Flashpoint

사람은 체중 1kg당(2.2 lb) 단백질 1g이 필요하다.

지방 / Fats

지방은 에너지생산에 사용된다. 또한 세포막의 성분이고 단열과 완충을 위하여 저장되어 있다. 지방은 포도당이 충분치 않으면 포도당 대신으로 사용될 수 있다. 지방 1g이 소모되면 9칼로리가 생산된다. 지방은 지질(lipid)의 한 유형으로써 중성지방으로 분해된다. 이 중성지방은 세포의 에너지원으로써 간에서 사용되고 세포막형성에도 사용된다. 여분의 중성지방은 단열을 위하여 또는 충격으로부터 뼈나 기관을 보호하기 위하여 지방조직으로 저장된다.

지방은 포화된 포화지방과 포화되지 않은 불포화지방이 있다. 포화지방은 버터, 라드(돼지기름), 살코기 등이다. 포화지방을 많이 먹으면 혈액에 콜레스테롤 농도가 올라간다. 불포화지방은 식물기름, 올리브기름, 견과류기름 및 씨앗의 기름이다. 이것은 콜레스테롤을 증가시키지 않는다.

콜레스테롤(cholesterol)은 간에서 생산되거나 음식으로 들어오는 지방의 한 종류로서 간에서 만들어진 것은 내인성이라고 하고 음식에서 얻은 것은 외인성이라고 한다. 또한 콜레스테롤은 간에서 사용된다. 콜레스테롤은 혈액에 녹아 있으며 2가지 유형이 있다. 한 가지 형은 "좋은(good)" 지방인 고밀도지단백(HDL)이다. 이것은 여분의 콜레스테롤을 간으로 보내어 배출되게 하고 일부 콜레스테롤을 동맥들로부터 제거한다. 또 다른 형은 저밀도지단백(LDL)이다. 이것은 "나쁜(bad)" 지방으로써 몸 안에 저장되고 동맥에 축적되어 심장동맥병과 심장근육경색의 위험을 증가시킨다.

비타민 / Vitamins

비타민은 우리 몸에 아주 적은 양이 필요한 유기분자들이다. 비타민은 수용성이기도 하고 지용성이기도 하다. 수용성 비타민은 비타민 B_1(thiamin), 비타민 B_2(riboflavin), 비타민 C, 폴릭산 등이 있다. 이 비타민은 몸 안에 저장될 수 없고 사용되지 않은 것은 소변으로 배설된다.
지용성 비타민들은 비타민 A, D, E, K이다. 이것은 지방조직에 녹아 있고 일부는 몸 안에 저장되어 있다(표 10-2 참조).

사람에서 비타민의 기능은 보조효소나 항산화제로 기능한다. 보조효소는 효소의 기능을 보조한다. 항산화제는 자유기(free radical)에 의한 손상을 막아준다. 자유기는 DNA, 세포막 및 기타 세포소기관을 퇴화시킨다.

각 비타민은 사람에서 유지할 필요가 있는 양이 있다. 비타민의 결핍은 흔히 병을 초래한다. 비타민 C의 결핍은 피부와 점막을 퇴축시키는 ***괴혈병(scurvy)***을 일으킨다. 비타민 D의 결핍은 뼈가 비정상적으로 성장하는 ***구루병(rickets)***을 일으킨다. 비타민 B_{12}의 결핍은 ***악성빈혈(pernicious anemia)***이라는 혈액병을 일으킨다.

비타민은 정상적으로 필요한 양을 넘어도 손상이나 병을 초래한다. 비타민 A가 많으면 간이 손상되고 머리털이 빠진다. 비타민 D가 많으면 칼슘흡수가 증가되어 기관에 돌(담석, 요석)이 형성된다. 비타민 B_6가 너무 많으면 신경이 손상될 수 있다.

표 10-2

비타민들

비타민	기능	들어있는 음식
수용성(water-soluble)		
B_1 (thiamin)	포도당과 아세틸콜린 합성	살코기, 콩류, 계란, 녹색잎채소
B_2 (riboflavin)	세포호흡을 도움	우유, 치즈, 살코기, 알곡식
B_3 (niacin)	세포호흡과 지방 대사를 도움	살코기, 물고기, 알곡식, 콩류
B_5 (pantothenic acid)	지방과 단백질로부터 에너지생산에 도움	살코기, 물고기, 알곡식, 콩류
B_6 (pyridoxin)	아미노산 대사, 단백질 합성	살코기, 물고기, 알곡식, 요구르트, 효모(이스트)
B_7 (biotin)	핵산 합성	간, 계란, 효모
B_9 (folic acid)	혈구 발달에 도움, 태아의 신경계 발달에 도움	간, 알곡식, 콩류, 녹색잎채소
B_{12} (cobalamin)	DNA 합성, 아미노산 대사	간, 물고기, 살코기, 치즈, 우유
C (ascorbic acid)	상처 치유를 위하여 아교섬유 합성, 철 흡수에 도움, 항산화제	신맛과일, 토마토, 감자
지용성(fat-soluble)		
A	상피조직 유지, 뼈의 골화에 도움	황녹색채소, 간, 우유, 계란
D	칼슘과 인 흡수에 도움, 면역반응에 도움	보강우유, 계란노른자, 물고기기름
E	상처 치유에 도움, 간의 해독작용에 도움, 항산화제	견과류, 맥아, 씨앗
K	혈액응고 요소들 합성	간, 시금치, 양배추

미네랄 / Minerals

미네랄(minerals)은 사람에 있어 아주 적은 양이 필요한 무기물질이다. 그것은 뼈와 치아의 형성, DNA의 합성(synthesis), 대사(metabolism) 그리고 신경의 전도(nerve conduction) 등에 필요하다. 사람에 필요한 일부 미네랄들은 칼슘, 인, 포타시움(칼륨), 유황, 소디움(나토리움), 염소, 그리고 마그네슘이 있다(표 10-3 참조).

표 10-4에는 소화기계의 병리학적 상태들을 요약하였다.

표 10-3

미네랄들

미네랄	기능	들어있는 음식
칼슘(calcium)	뼈와 치아 형성, 혈액 응고	우유, 치즈, 조개류, 녹색잎채소
염소(chlorine)	염산의 부분	먹는 소금
코발트(cobalt)	비타민 B_{12}의 부분	간, 살코기, 계란
구리(copper)	헤모글로빈과 멜라닌 합성	간, 알곡식, 견과류, 콩류
요오드(iodine)	갑상샘호르몬 합성에 필요	먹는 소금, 해산물
철(iron)	헤모글로빈의 성분	살코기, 조개류, 콩류, 계란
마그네슘(magnesium)	뼈 형성	녹색잎채소, 콩류, 해산물, 우유
망간(manganese)	지방산과 콜레스테롤 합성, 뼈 형성에 도움	녹색잎채소, 콩류, 견과류
인(phosphorus)	뼈와 치아 형성	우유, 치즈, 살코기, 물고기
포타시움(potassium)	신경자극전도와 근육 수축에 도움	대부분의 음식들
소디움(sodium)	신경자극전도와 근육 수축에 도움	먹는 소금
유황(sulfur)	비타민 B_1과 B_2의 부분	살코기, 계란
아연(zinc)	단백질을 소화시키는 효소들의 부분, 상처 치유에 도움	살코기, 알곡식, 콩류, 해산물

표 10-4

소화기계에 관한 병리학 용어

용어	설명
쓸개주머니염(담낭염) (cholecystitis)	쓸개주머니의 염증, 가장 흔한 원인은 담석증, 증상은 구역질, 배의 위오른구역의 통증, 황달, 열.
쓸개돌증(담석증, cholelithiasis)	담석증(gallstone), 원인은 콜레스테롤과 쓸개색소의 축적, 돌의 크기는 좁쌀알에서 골프공, 쓸개즙의 생산과 흐름을 막고, 염증과 통증을 일으킴.
크론병(Crohn disease)	돌창자가 부어올라 설사, 복통, 곧은창자 출혈, 체중 감소, 20대와 30대에 가장 많이 발생.
설사증(diarrhea)	묽거나 물 같은 대변, 원인으로는 박테리아, 바이러스, 약물치료, 기타 창자들의 장애.
곁주머니염(게실염) (diverticulitis)	큰창자의 벽에 형성된 곁주머니의 염증, 증상은 심한 복통, 구역질, 열, 변비 또는 설사, 만약에 터지면 배막염(복막염)이 일어날 수 있음.

계속

표 10-4

소화기계에 관한 병리학 용어 - 계속

곁주머니증 (diverticulosis)	큰창자의 벽에 주머니들이 생긴 것임. 저섬유식사를 하는 사람에서 대변의 이동에 힘을 주어 압력이 올라가서 큰창자의 약한 곳이 늘어남. 복통과 배 왼쪽 부위에 급격한 복통이 일어 발견됨. 보통 40대 이후에 발생. 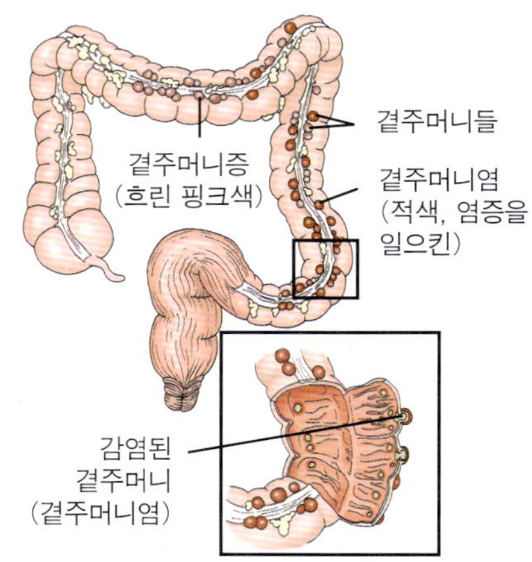 곁주머니들. (From Eagle S. *Medical Terfminology in a Flash!* Philadelphia, PA: FA Davis; 2006:129.)
위창자염(gastroenteritis)	증상은 물같은 설사, 급격한 복통, 구역질, 구토, 낮은 열. 일반적으로 음식이나 물에서 온 미생물들에 의하여 발생.
위창자역류병(GERD) (gastrointestinal reflux disease)	위들문조임근이 제대로 닫치지 않아 위산이 식도로 올라오는 것이다. 증상은 가슴 쓰림, 기침, 쉰 목소리, 구역질, 그리고 어린이는 구토, 체중감소, 성장지연, 거식증이 생김.
치질(hemorrhoid)	항문관 또는 항문조임근 근처에 정맥들이 늘어난 것. 변비, 임신, 비만에 의한 압력으로 발생. 증상은 정맥주머니, 통증, 가려움증, 출혈.
자극성창자증(IBS) (irritable bowel syndrom)	증상은 아랫배 통증, 설사와 변비. 그리고 경련성 대장운동, 35세 이하의 부인에 호발.
날문협착증 (pyloric stenosis)	어린이에서 위날문이 좁아진 것, 증상은 음식물이 내려가지 못하여 품어내는 구토, 체중감소, 탈수. 치료는 수술.
괴양(ulcer)	위산이 증가되어 위벽, 식도, 샘창자에 부식, *헬리코박터*에 의하여 일어날 가능성 있음.

연습 문제 / Practice Exercises

선다형 문제 / Multiple Choice

1. 몸 안으로 음식을 운반하는 행위는 ______________이다.
   a. digestion
   b. mastication
   c. ingestion
   d. defecation

2. 탄수화물의 가장 단순한 형은 ______________ 이다.
   a. glucose
   b. maltose
   c. lactose
   d. glycogen

3. 쓸개주머니는 ______________ 에서 생산된 쓸개즙을 저장한다.
   a. 간
   b. 이자
   c. 막창자꼬리
   d. 위

4. ______________ 는 위의 주름들이다.
   a. microvilli
   b. rugae
   c. uvula
   d. sphincter

5. 아기의 치아는 ______________ 치아라고도 부른다.
   a. 어른
   b. 작은
   c. 탈락
   d. 반영구

6. 작은창자에 손가락모양의 돌기들은 ______________ 라고 한다.
   a. 융모
   b. 주름
   c. 부가물
   d. 목젖

7. ______________ 은 수용성 또는 지용성의 영양소들이다.
   a. 미네랄들
   b. 비타민들
   c. 단백질들
   d. 탄수화물들

8. 음식이나 액체가 코로 들어가지 않게 막아주는 기능을 하는 움직이는 돌기는 ______________ 이다.
   a. 목젖
   b. 후두덮개
   c. 융모
   d. 인두

9. 알코올과 약물의 해독은 ________________에 의하여 일어난다.

   a. 쓸개주머니
   b. 위
   c. 간
   d. 막창자꼬리

10. 아미노산들은 ________________을 형성한다.

   a. 지방
   b. 당류
   c. 탄수화물
   d. 단백질

참/거짓 문제 / True or False

1. 참 거짓 bile의 또 다른 명칭은 gall이다.
2. 참 거짓 유기영양소들은 대분자들이다.
3. 참 거짓 영구치는 탈락치아라고도 한다.
4. 참 거짓 mastication은 음식을 씹는 과정을 말하는 것이다.
5. 참 거짓 지방(fat)은 지질(lipid)로 인체에 저축된다.
6. 참 거짓 HDL은 건강에 도움이 되는 콜레스테롤이다.
7. 참 거짓 융모들은 작은창자 점막에 솟은 손가락모양의 돌기들이다.
8. 참 거짓 영양소들은 사람에 필요한 필수물질이다.
9. 참 거짓 간은 사람에서 가장 작은 기관이다.
10. 참 거짓 이자는 소화를 돕는다.

괄호 넣기 문제 / Fill in the Blank

1. 위는 많이 늘어날 수 있게 하는 ________________ 을 가지고 있다.
2. 작은창자는 ________________ 을 흡수하기 위한 융모들을 가지고 있다.
3. 음식과 침을 씹어서 ________________ 라고 부르는 덩어리를 만든다.
4. ________________ 는 지방을 잔방울들로 분해하는 것이다.
5. ________________ 는 더 이상 기능을 하지 않는 기관이다.

6. 쓸개즙은 ________________ 에서 생산되어 ________________ 에 저장한다.

7. 식도는 ________________ 라고 하는 작용으로 음식을 내려 보낸다.

8. 작은창자로 들어가는 소화된 음식을 ________________ 라고 부른다.

9. ________________ 조임근은 위와 작은창자 사이의 문 역할을 한다.

10. 우리 몸으로 음식을 끌어들이는 작용을 ________________ 라고 한다.

연결 문제 / Matching

1. ________ 작은창자의 중간부분
2. ________ 위의 첫째 부분
3. ________ 큰창자의 마지막 부분
4. ________ 작은창자의 첫째 부분
5. ________ 큰창자의 중간 부분
6. ________ 위의 마지막 부분
7. ________ 위의 중간 부분
8. ________ 작은창자의 마지막 부분
9. ________ 큰창자의 첫째 부분
10. ________ 큰창자의 입구 가까이 부착된 주머니

a. 바닥
b. 가로창자
c. 돌창자
d. 오름창자
e. 몸통
f. 내림창자
g. 빈창자
h. 막창자
i. 날문부
j. 샘창자

단답식 문제 / Short Answer

1. 소화기계의 부속기관들의 명칭을 써라.

2. 소화기계의 4가지 기능들을 써라.

명칭 달기 문제 / Labeling

괄호 안에 알맞은 해부학 용어를 써 넣어라.

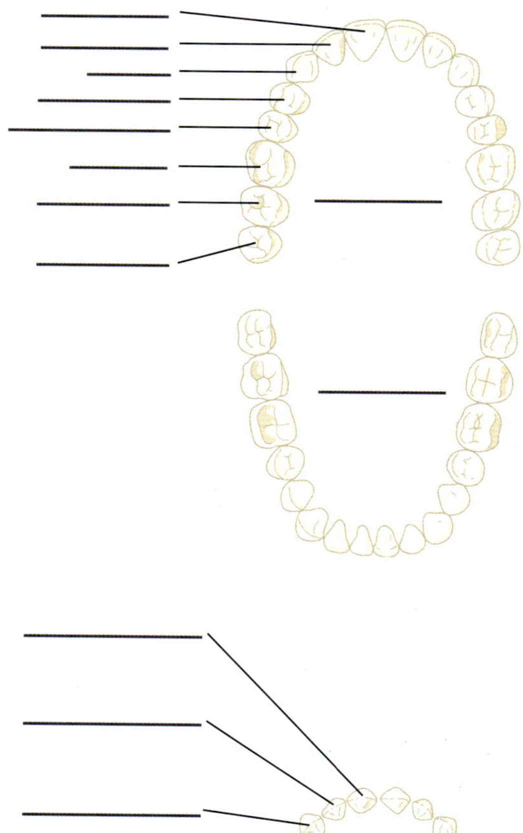

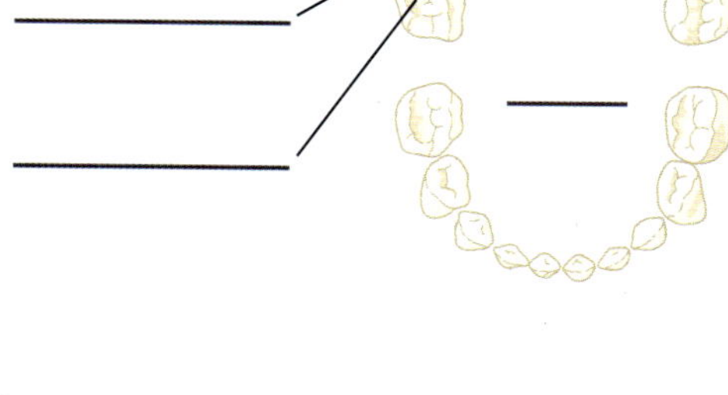

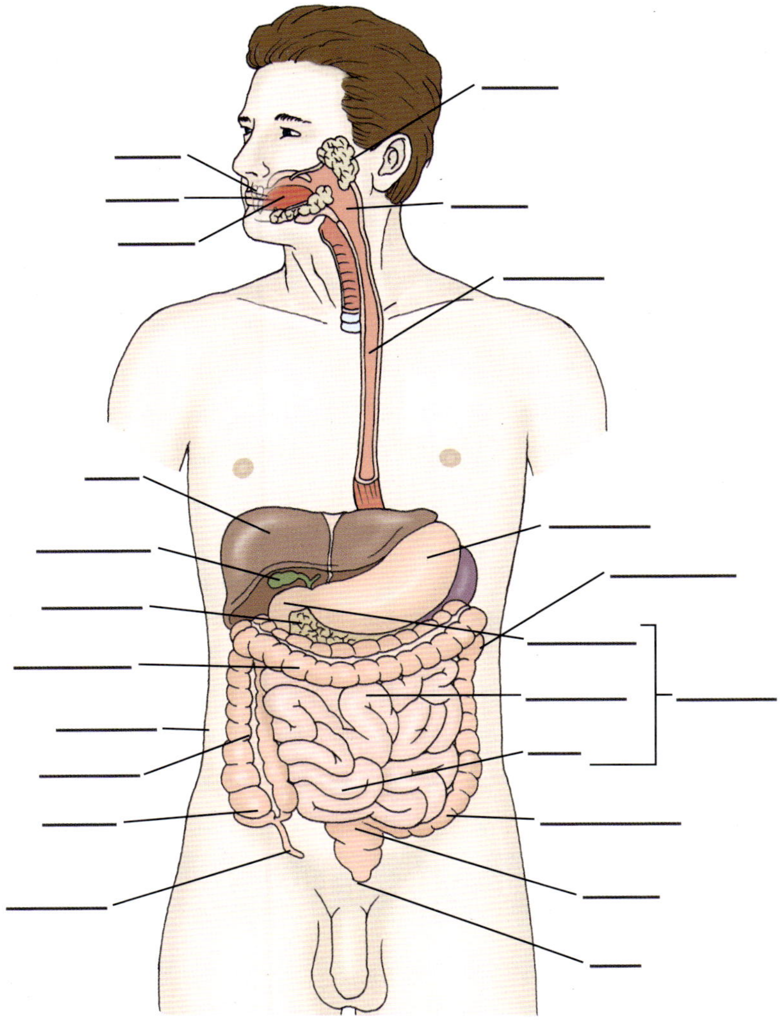

제 11 장 신경계
THE NERVOUS SYSTEM

주요 용어

자율신경계 (autonomic nervous system)
뇌(brain)
중추신경계 (central nervous system)
뇌척수액(cerebrospinal fluid)
뇌신경(cranial nerves)
이랑(gyri)
엽(lobe)
뇌막(meninges)
신경아교(neuroglia)
신경원(neuron)
신경전달물질 (neurotransmitters)
부교감신경계(parasympathetic nervous system)
말초신경계 (peripheral nervous system)

계속

Flashpoint

신경계는 탐지하고 해석하는 교신의 방법과 내부 및 외부환경의 변화에 반응하는 방법으로 신체의 항상성을 유지한다.

Flashpoint

신경원(신경세포)은 너무 작아서 핀의 머리로 처서 30,000 깡통에 해당한다.

신경계는 거의 모든 활동에서 역할을 수행한다. 신경계는 뇌, 척수 그리고 모든 신경조직들로 구성되어 있다. 신경계의 기능은 해석하고 처리하고 반응한다. 감각은, 또는 입력된 감각은 뇌로 들어가고 뇌는 감각의 정보를 이해하기 위하여 해석하거나 확인한다. 뇌는 감각의 의미를 이해하기 위하여 정보를 처리하고 어떻게 반응해야 할지를 찾는다. 그런 다음에 뇌는 그 감각에 대한 적절한 반응이나 작용을 결정한다. 예를 들면, 피부에 간지럼 감각은 뇌에서 곤충이 기어가는 것으로 해석될 수 있다. 뇌는 이 정보를 처리하여 곤충을 제거할 행동을 결정한다. 그래서 팔을 흔드는 반응으로 그 곤충을 날려버린다. 신경계는 해석, 처리 및 반응에 더하여 근육들의 협동작용과 기관의 기능을 조절한다.

이 장에서는 신경계의 여러 가지 세포와 이들의 기능을 검토하고, 더불어, 신경계의 여러 구조물와 기능을 탐구한다.

신경계의 세포 / Cells of the Nervous System

신경계는 신경세포와 신경아교세포의 2종류로 구성되어 있다. 신경세포는 신체의 한 곳에서 다른 곳으로 흥분을 전도한다. 흥분의 세기는 각 신경세포에 미치는 자극의 효과에 따라 다르다. 이 효과는 활동전압이라고 하는 과정에 의해 조절된다. 신경아교세포는 뇌와 척수를 지지하는 기능을 한다. 이 지지세포는 신경계의 세포들 중 가장 많다.

신경세포 / Neurons

신경세포(nerve cell)는 ***신경원***이라고도 부른다. 모든 신경세포는 흥분이 일어난 지점에서 시작하여 자극을 한 방향으로 보낸다. 흥분의 유형에 따라서 그 흥분은 뇌나 척수에서 끝난다.

신경세포는 구조와 크기와 기능이 다르다. 신경세포는 감각(sensory), 운동(motor) 및 혼합(mixed)의 3가지가 있다.

신경세포의 유형 / Types of Neurons

감각신경세포 또는 들신경세포(afferent neuron)는 자극을 중추신경계를 향해 한 방향으로 중계한다. *운동신경세포(motor neurons)*는 날신경세포(efferent neuron)라고도 부르며, 자극을 중추신경으로부터 먼 곳으로 보낸다. *혼합신경세포(mixed neurons)* 또는 사이신경세포

(interneuron)는 같은 신경로에서 자극을 중추신경계로 들여보내거나 또는 반대로 내보낸다.

감각신경세포와 운동신경세포는 기본적으로 비슷하게 생겨 있다(그림 11-1 참조). 각 세포는 핵과 대부분의 소기관들을 가지고 있는 ***몸통(cell body)***이 있고, 운동신경은 자극을 받아들이는 안테나 같은 ***가지돌기(dendrites)***들이 몸통에서 뻗어나가 있다. 그리고 2가지 신경세포 모두 자극을 전도하는 긴 꼬리 같은 ***축삭(axon)***을 가지고 있다. 축삭은 ***말이집***(미엘린, *myelin*)

주요 용어

반사(reflex)
몸신경계 (somatic nervous system)
척수(spinal cord)
척수신경(spinal nerves)
고랑들(sulci)
교감신경계 (sympathetic nervous system)
뇌실(ventricles)

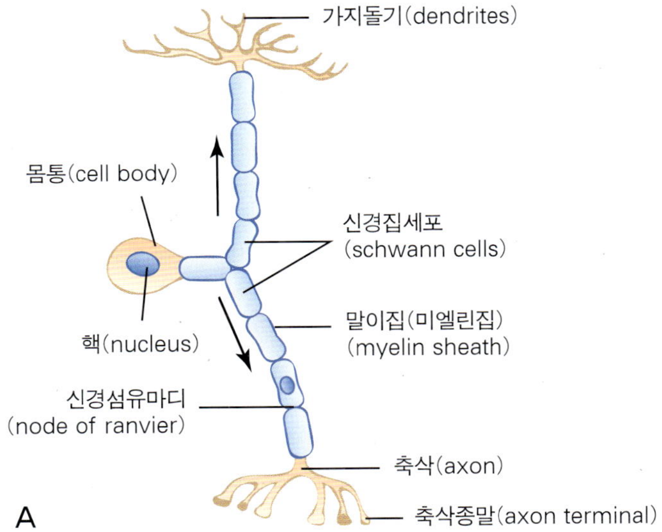

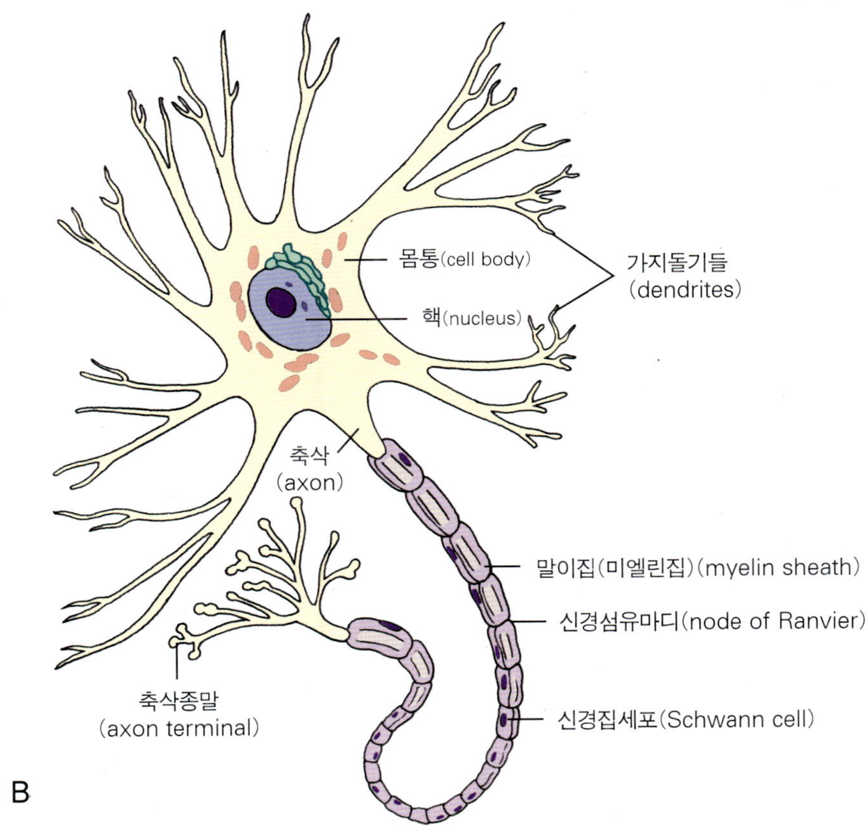

그림 11-1 신경세포의 구조. (A) 감각신경세포. (B) 운동신경세포. (B adapted from Eagle S. *Medical Terminology in a Flash!* Philadelphia: FA Davis; 2006:49.)

Flashpoint

자극이 신경을 따라 전도하는데 걸리는 시간은 여러 가지다. 전도시간은 대략 1초에 0.5~120m이다. 초당 120m는 시간당 430km와 같다.

이라는 보호막에 싸여 있다. 말이집은 연속된 막이 아니고, 염주 같은 양상으로 형성되어 있다. 이 염주알은 ***신경집세포(Schwann cell)***이다. 그리고 이 신경집세포들 사이에 축삭이 노출된 부분을 ***신경섬유마디(node of Ranvier)***라고 한다. 말이집에 싸여진 축삭은 흰색을 보이며, 이러한 집단을 백색질(white matter)이라고 하고, 그리고 말이집에 싸이지 않은 축삭과 몸통 및 가지돌기는 회색으로 보여 이것들이 모여 있는 부분을 회색질(gray matter)이라고 한다.

신경세포는 서로 연결되어 있지는 않고 ***연접(synapse)***이라는 좁은 공간에 의하여 분리되어 있다. 축삭의 끝은 화학물질을 가지고 있는 공모양의 ***축삭종말(axon terminals)***이다. 이 화학물질은 ***신경전달물질(neurotransmitter)***이라고 부른다(표 11-1 참조). 이 축삭종말은 신경자극에 흥분되어 신경전달물질을 배출한다. 이것들은 연접을 건너 다음 신경세포의 가지돌기들로 가서 신경로를 따라 자극이 연속되게 한다(그림 11-2 참조).

각 신경전달물질은 다른 반응을 일으킬 수 있다. 신경전달물질의 결핍 또는 뇌에서 신경전

표 11-1
신경전달물질

신경전달물질	기능
아세틸콜린(acetylcholine)	근육 활성화시킴, 자율신경의 한 부분임
에피네프린(epinephrine) (adrenalin)	심장박동, 호흡 및 혈압을 증가시킴; 더 많은 포도당이 뼈대근육들로 가게 함. 교감신경계의 한 부분임
노어에피네프린(norepinephrine)	경계와 활기를 일으킴, 교감신경의 반응을 도움
감마아미노부티릭산(GABA) (γ-aminobutyric acid)	신경의 흥분성을 조절
도파민(dopamine)	운동, 기억, 정서, 주의, 학습 기능을 조절
세로토닌(serotonin)	대사, 분위기, 분노, 공격, 수면을 조절
엔도르핀(endorphin)	즐거움과 고통을 조절

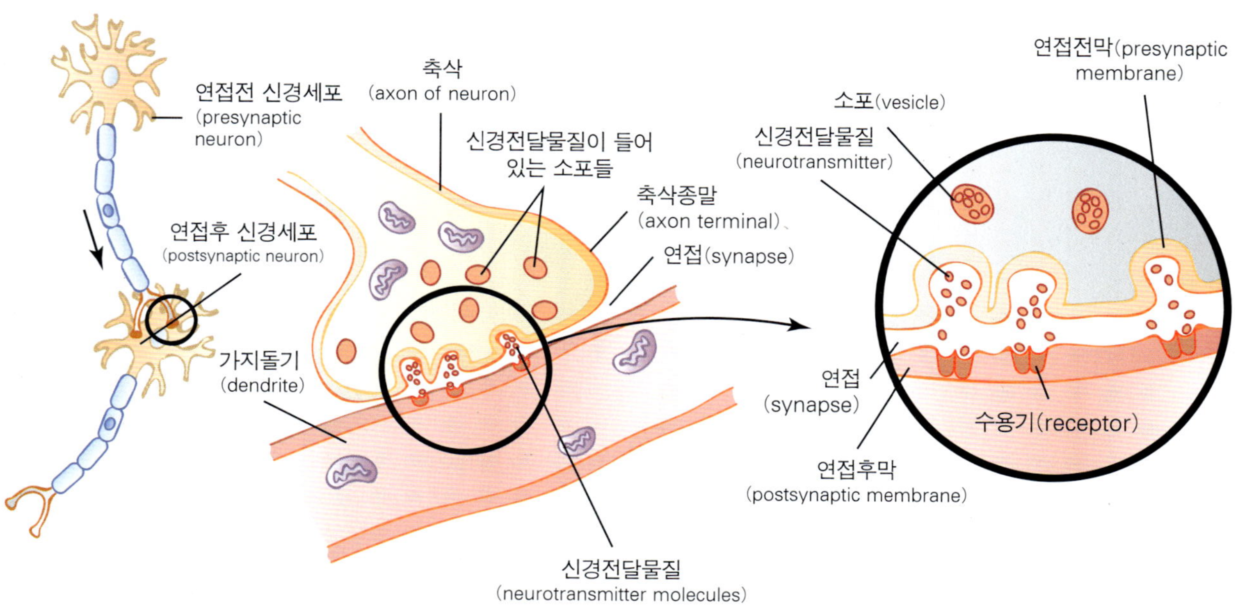

그림 11-2 연접을 보여주는 운동신경세포.

달물질의 배출이나 흡수의 변화는 우울증, 열광증(조증), 비만을 초래할 수 있다(글상자 11-1 참조).

신경아교 / Neuroglia

신경계는 신경세포를 도와주는 ***신경아교세포(neuroglia)***라고 부르는 여러 세포들을 가지고 있다(그림 11-3 참조). 이 신경아교세포는 별아교세포, 미세아교세포, 희소돌기아교세포 그리고 뇌막세포가 있다(표 11-2 참조).

- ***별아교세포(astrocytes)***는 별을 닮았고 복잡하게 갈라진 가지를 갖고 있다. 이 세포는 신경세포를 지지하고 혈액뇌장벽(blood-brain barrier)을 형성하고 있다. 이 장벽은 미생물

글상자 11-1 신경전달물질의 변화에 의한 장애

신경전달물질은 반응을 유발하거나 억제하는 방법으로, 정보를 전달하기 위하여 신경세포가 분비한 화학물질이다. 뇌에서 신경전달물질의 증가와 감소는 정서, 중독 또는 질병의 변화를 초래할 수 있다. 이러한 상태의 대다수는 신경전달물질의 분비 또는 신경전달물질의 흡수와 이용을 조절하는 약물치료로 전환시킬 수 있다.

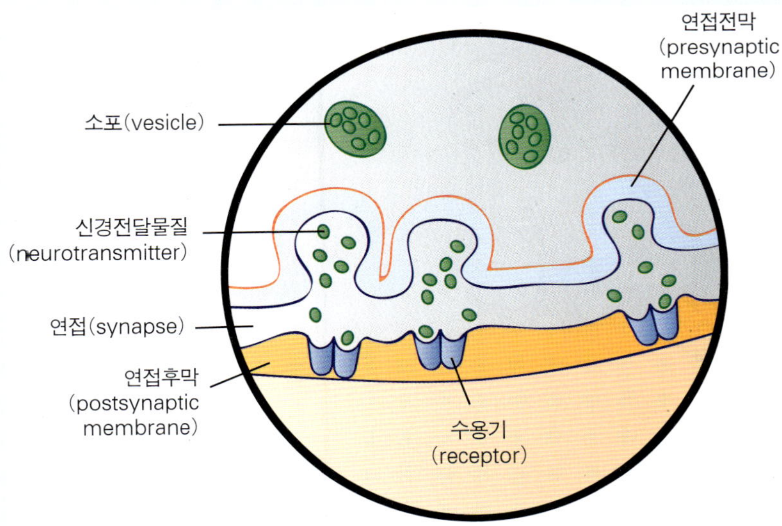

감마아미노부티릭산(γ-aminobutyric acid; GABA)는 신경의 흥분성을 조절한다. 뇌에서 저농도의 GABA는 울화병을 초래할 수 있다. 또 뇌의 어떤 구역에 GABA가 결핍되면 간질이 일어난다. 디아제팜(발리움)은 GABA의 효능을 높여주기 때문에 울화병 치료에 사용된다. 알코올과 발비투레이트도 GABA의 효능을 증가시킨다.

아세틸콜린(acetylcholine)은 근육의 운동을 조절한다. 아세틸콜린이 결핍되면 마비를 초래한다. A형 보툴리눔독소(보톡스)는 피부주름을 일으키는 근육을 이완시키는 미안용으로 또는 편두통이 완화되도록 머리와 목에 근육들을 이완시키기 치료용으로 사용될 수 있다. 보톡스는 아세틸콜린을 차단함으로, 주사하면 근육들을 마비시킨다. 알즈하이머병(치매) 환자는 뇌에 아세틸콜린이 결여되어 있다.

도파민(dopamine)은 정서와 기억을 조절하고 뇌의 연합중추들을 흥분시킨다. 도파민의 증가는 정신분열증과 관련이 있다. 그래서 이 병을 치료하기 위하여 도파민의 분비를 차단하는 약들이 사용된다. 파킨슨병 환자에서는 도파민이 결여되어 있다. 레보도파(L-Dopa)라는 합성도파민은 파킨슨병과 다른

계속

글상자 11-1 신경전달물질의 변화에 의한 장애 – 계속

도파민결핍환자들의 치료에 사용되고 있다. 코카인, 헤로인 아편 및 알코올은 도파민의 분비를 증가시켜 연합중추들을 흥분시킨다. 중독증은 수용기들을 지나치게 자극하기 때문에 일어난다. 수용기들이 감수성을 잃거나 더 많이 만들어져서 도파민을 더 많이 요구하기 때문이다.
같은 수준으로 흥분되게 하려면 더 많은 양의 도파민을 끌어내기 위하여 더 많은 약이 요구된다.

세로토닌(serotonin)은 기분을 조절하고 분노와 공격을 조절한다. 세로토닌이 부족하면 우울증이 생기고, 분노가 조절되지 않고, 강박장애가 생기고, 자살을 시도하게 된다. 우울과 기분장애들을 위해서 여러 가지 약들이 있다. 트라닐사이프로민(arnate) 같은 모노아민옥시다제(MAO)는 세로토닌과 기분을 조절하는 또 다른 신경전달물질인 노어에피네프린의 분해를 차단한다. 또 다른 약은 세로토닌 흡수를 차단하는 선택적 세로토닌재흡수억제제들(SSRIs)이다. 그 예는 플룩세틴(prozac)과 파록세틴(paxil)이다. 이 약들은 공황장애와 분노의 치료에 사용된다. 트리사이클릭스도 세로토닌과 노어에피네프린 재흡수를 막는데 사용된다. 가장 흔히 사용되는 트리사이클릭 약은 아미트리프틸린(elavil)이다.
버프로피온(wellbutrin)이라는 새로운 약은 노어에피네프린, 에피네프린 및 세로토닌의 재흡수를 차단한다. 또한 이 약은 담배중독 치료에도 사용된다.

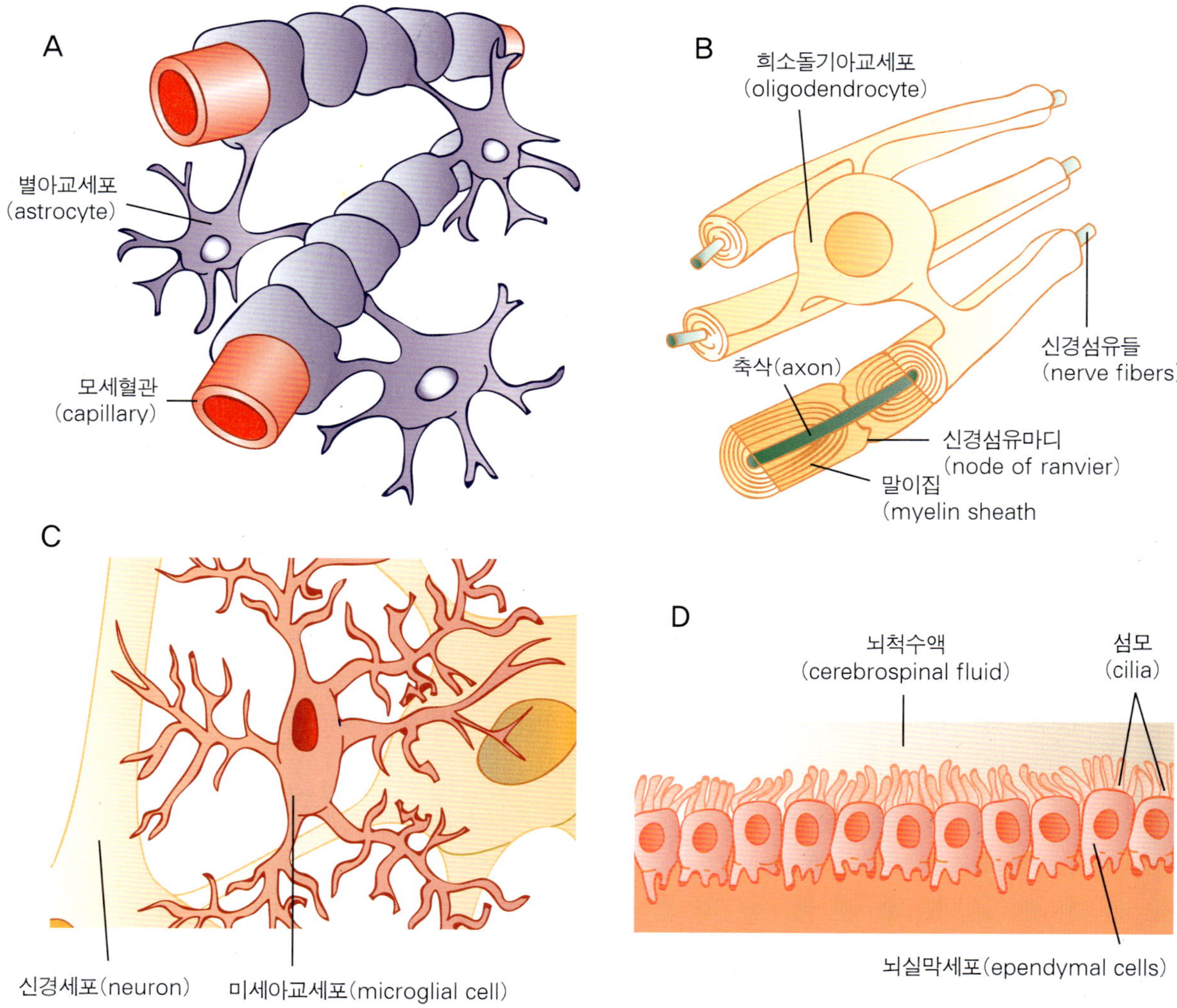

그림 11-3 신경아교세포들. (A) 별아교세포. (B) 희소돌기아교세포. (C) 미세아교세포. (D) 뇌실막세포.

표 11-2
신경아교세포

세포	기능
별아교세포(astrocytes)	신경세포들을 지지함. 혈액뇌장벽에 기여함
미세아교세포(microglia)	포식세포임. 손상된 세포나 조각들을 청소함
희소돌기아교세포(oligodendrocytes)	미에린을 생산하여 축삭을 감싸서 보호함
뇌실막세포(ependymal cells)	뇌실들의 속면을 싸고 섬모를 가지고 있고 뇌척수액을 순환시킴

들이나 독소들 같은 해로운 물질들이 뇌로 들어오지 못하게 하는 모세혈관들의 그물이다.

- ***미세아교세포(microglia)***는 신경조직에서 나가고 들어갈 수 있다. 이 세포는 신경조직이나 뇌척수액에서 박테리아나 세포조각을 수집하여 분해하는 포식세포들이다.
- ***희소돌기아교세포(oligodendrocytes)***는 적은 수의 돌기를 가지고 있다. 신경세포의 바깥에서 미에린을 생산하여 축삭을 감싸서 보호한다.
- ***뇌실막세포(ependymocytes)***는 뇌실의 속면을 덮고 있는 막을 형성하고 있다. 이 세포는 섬모를 가지고 있고 뇌척수액을 순환시켜 깨끗하게 유지시킨다.

활동전압 / Action Potential

모든 신경세포의 주된 기능은 흥분성과 전도성이다. 자극에 반응하는 능력을 ***흥분성(excitability)***이라고 하고, 자극을 전달하는 능력을 ***전도성(conductivity)***이라고 한다. 이러한 능력들은 ***활동전압(action potential*** 또는 신경흥분)의 일부이다(그림 11-4 참조). 신경세포가 반응하기 위해서는 휴식상태에서 활동상태로 가야 한다. 활동전압을 일으키기 위해서는 세포의 안팎에서 변화가 일어날 필요가 있다.

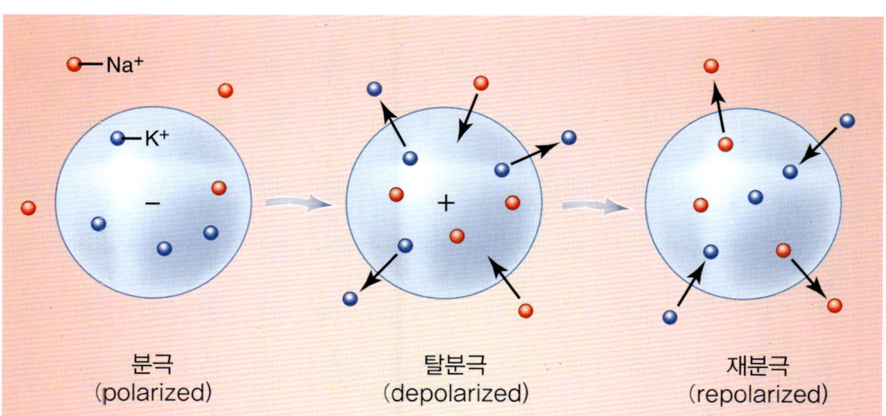

그림 11-4 활동전압.

바깥은 양전하를 나타내고 소디움이온(Na^+)을 더 많이 가지고 있고 세포의 속은 음전하를 보이고 포타시움이온(K^+)을 더 많이 가지고 있다. 이 상태가 ***분극(polarized)*** 상태 또는 휴식상태이다. 전기적 충격이 세포를 자극하면, 세포의 상태가 변화되어, K^+이온은 나오고 Na^+이온은 세포 속으로 들어간다. Na^+과 K^+의 변화가 일어날 때 세포 속이 양전하로 되고 바깥은 음전하로 된다. 이제 세포는 활동을 할 수 있는 ***탈분극(depolarized)*** 또는 흥분된 것이다. 세포가 흥분되어 있을 때, 분극상태로 되돌아가기 전에는 다시 흥분될 수 없다. 세포 속이 다시 음전하가 되고 바깥이 양전하가 되기 위하여 속에 있는 Na^+는 흘러나와야 하고 K^+는 흘러들어가야 한다. 이러한 세포의 되돌리는 작용을 ***재분극(repolarization)*** 상태라 한다.

신경계의 분류 / Divisions of the Nervous System

신경계는 ***중추신경계(central nervous system;*** CNS)과 ***말초신경계(peripheral nervous system;*** PNS)으로 구분한다(그림 11-5 참조). CNS는 뇌(brain)와 척수(spinal cord)로 구성되어 있다. PNS는 뇌와 척수에 부착되어 있는 신경으로 구성되어 있다.

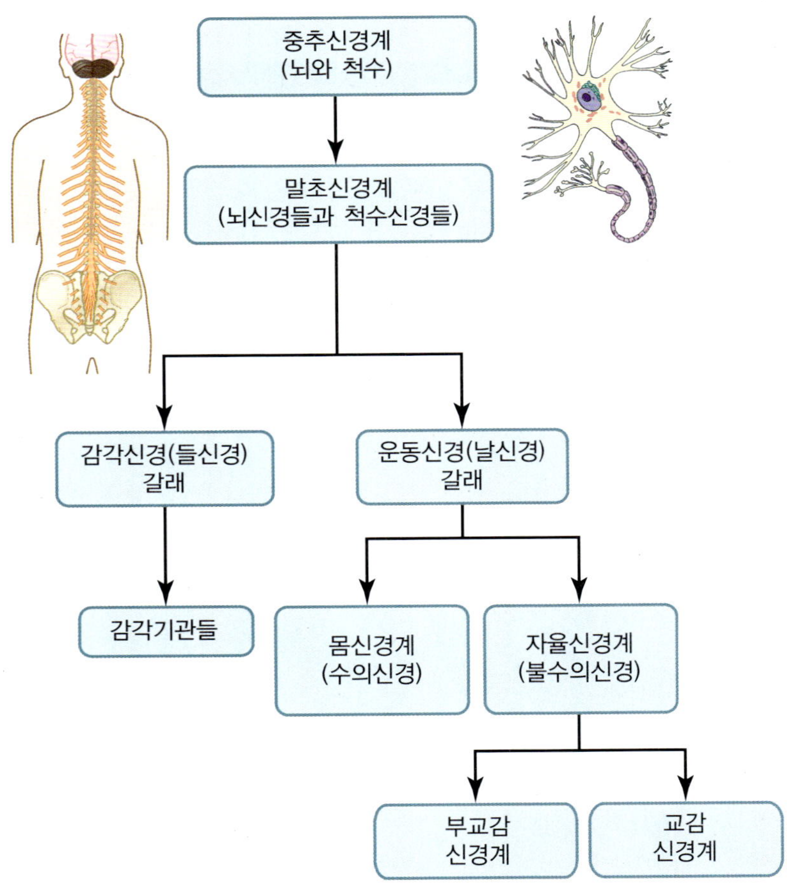

그림 11-5 신경계의 분류.

중추신경계 / Central Nervous System

CNS는 신경계통 전체를 관장한다. CNS는 뇌와 척수로 구성되어 있다. 발달과정에 있는 태아에서 CNS는 태령 3주에 신경관(neural tube)으로 발달하기 시작한다. 태령 12주가 되면 태아는 기능을 하는 뇌, 척수 및 신경들을 갖게 된다. 뇌와 척수는 몸의 안팎의 모든 정보에 대하여 해석하고 처리하고 반응할 수 있게 된다. 이 정보를 ***자극(stimuli)***이라고도 한다.

뇌 / Brain

뇌는 사람의 조절중추이다(그림 11-6 참조). 뇌는 모든 다른 기관들을 지휘하고 그리고 의식, 기억, 이성 및 정서의 용지이다. 고도로 분화된 뇌는 뇌줄기, 소뇌, 사이뇌 및 대뇌의 4부분으로 구분한다.

Flashpoint

뇌는 최대 1000억개의 신경원으로 구성된다.

뇌줄기(brain stem)는 척수를 뇌에 연결하는 부분이다. 그 길이는 7.5 cm 정도이다. 이곳에서는 호흡, 심장박동, 소화 같은 생명유지에 필요한 모든 기능들을 조절한다. 뇌줄기는 숨뇌, 다리뇌, 중간뇌의 3부분으로 구분된다.

- ***숨뇌***(연수, *medulla oblongata*)는 뇌를 척수에 연결시킨다. 이 부분은 심장박동률, 혈압, 호흡 같은 생명유지에 필수기능들에 반응한다. 또한 숨뇌는 삼킴질, 제체기 기침, 구토 같은 반사들을 조절한다.
- ***다리뇌***(교, *pons*)는 숨뇌 위에 있는 둥글한 결절모양의 부분이다. 이 부분은 대뇌와 소뇌의 사이에 중계소로서 작용한다. 또한 다리뇌는 호흡조절에서 숨뇌를 도와준다. 숨뇌는 아

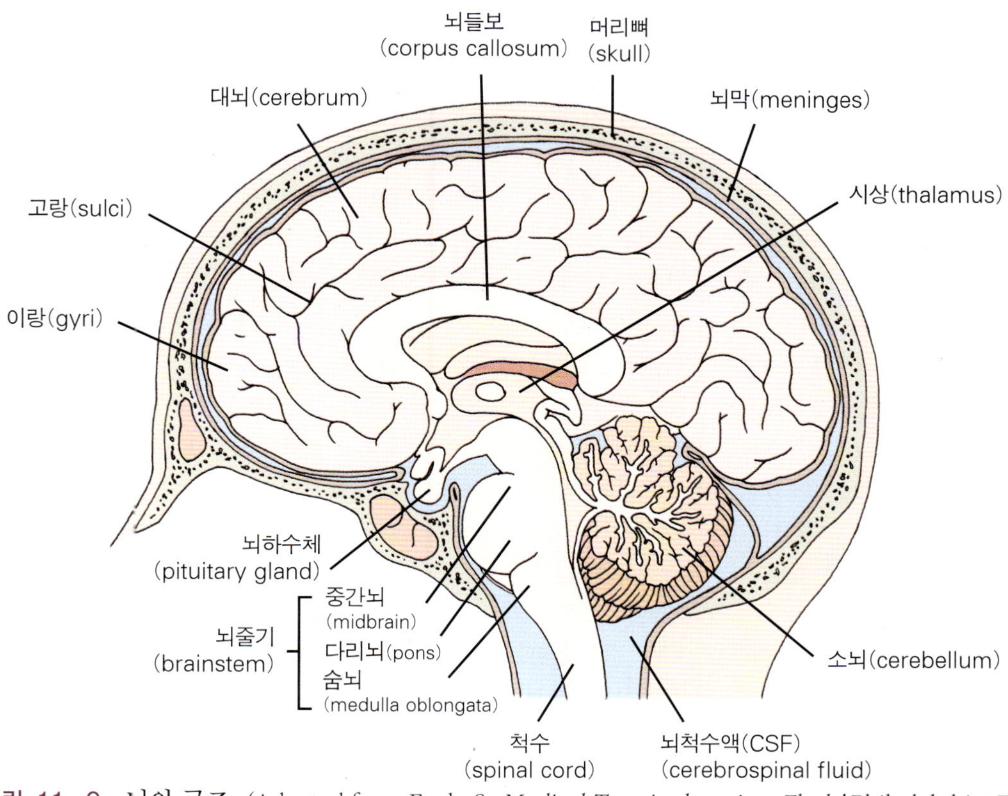

그림 11-6 뇌의 구조. (Adapted from Eagle S. *Medical Terminology in a Flash!* Philadelphia: FA Davis; 2006:47.)

직까지 완전한 기능이 알려진 것은 아니지만, 꿈과 연결하여 역할을 하는 것으로 알려져 있다(글상자 11-2 참조).

- **중간뇌**(중뇌, *midbrain*)은 감각자극과 운동자극을 전도하는 2가지 신경로(nerve tract)들로 구성되어 있다. 중간뇌 속에는 제3뇌실과 제4뇌실을 연결하는 굴이 있다. 중간뇌에는 시각반사와 청각반사가 조절된다. 예를 들면, 시각반사는 어떤 것이 눈을 향하여 오면 깜박거리는 것이다. 큰 소리나는 곳으로 돌리는 것은 청각반사이다.

소뇌(cerebellum)는 대뇌 뒷부분의 밑에 머리뼈 바닥에 있다. 이 꽃양배추모양의 소뇌는 평형, 자세, 근육의 협동작용을 유지한다. 소뇌는 중간뇌와 함께 속귀에 있는 평형감각수용기를 사용해서 신체의 평형을 조절한다.

사이뇌(간뇌, ***diencephalon***)는 대뇌 속에 뇌줄기 바로 위에 놓여 있다. 사이뇌는 안장모양이고 들어오는 모든 자극을 위한 중계소로써 작용한다. 그리고 체온, 수면패턴 그리고 배고픔이나 포만감 같은 느낌을 조절한다. 사이뇌는 시상, 시상하부, 시상상부의 3부분으로 구분한다.

- ***시상(thalamus)***은 제3뇌실(third ventricle)의 양쪽에 있고, 그리고 대뇌로 가는 감각자극(sensory impulse)을 전도하기 위한 중계소이다. 시상은 감각들이 지나갈 때, 각각의 감각으로 인식되지만 함께 있는 것으로도 해석될 수 있다. 건조기에서 방금 꺼낸 보플보플한 수

글상자 11-2 꿈(Dreams)

꿈은 사람이 잘 때 경험하는 생각, 상징, 느낌 및 소리이다. 사람이 꿈을 꾸는 이유는 아직도 완전히 이해되지 못하고 있고 많은 학설이 있다. 꿈의 목적에 대한 일부 학설에서 꿈은 정서의 조절을 얻게 하고 마음가짐에 대하여 보상하게 하고 기억이 살아나게 하고 문제에 대한 해법을 찾게 하고 또는 마음에서 특별한 자극을 지워버리는 삭제기전 같은 작용을 한다는 것이다.

뇌에서 꿈이 형성되는 곳도 별로 알려지지 않았다. 우리가 꿈을 꿀 때에 빠른눈운동(rapid eye movement; REM)수면의 상태에 있다는 것은 알고 있다. 이 상태는 몸은 쉬고 있을지라도 뇌는 높은 활동성에 있는 것이다. REM수면 동안에, 호흡, 심장박동률 및 혈압은 증가되고 몸을 지키는 일부 신경전달물질들은 감소한다. 뇌는 주기적으로 REM수면에 들고난다. 그래서 깊은 수면과 얕은 수면 사이를 오고간다. 이 변화는 밤을 지내는 동안에 2시간 정도 꿈을 꾸는 것으로 추정된다.

다리뇌는 꿈을 꾸는 동안 근육운동을 조절하고 빠른눈운동이 일어나게 한다고 알려져 있다. 또한 다리뇌는 뇌가 꿈꾸는 상태로 돌리는 신호를 내보내는 것으로 믿고 있다. 대뇌의 마루엽도 꿈꾸기와 관련되어 있다. 마루엽에서 특히, 변연계 구역은 정서와 충동에 반응하여 흥분된다. 뒤통수엽도 지각작용과 추상적인 생각이 일어날 때에 흥분된다. 이러한 모든 흥분이 함께 처리되어 꿈에서 떠오르는 상징과 의미없는 활동으로 나타나날 수도 있다.

꿈을 만드는 뇌의 구역들에 손상은 사람들이 경험해 왔던 꿈의 유형을 변화시키거나 꿈꾸는 능력을 정지시키기까지도 한다. REM수면의 결여나 꿈의 결여는 기분이나 협동에 영향을 미치는 것으로 보인다. 그것은 우울, 비만, 만성 피로, 불량한 기억들과 관련되어 있다.

꿈의 목적이 무엇이던 간에, 사람들은 꿈을 꾸는 유일한 존재는 아니다. 개, 고양이, 코끼리 그리고 말도 REM수면 중에 꿈을 꾸는 것으로 알려져 있다. 물고기까지도 꿈을 꾸고 있는 것 같이 보인다.

건은 느낌이 따듯하고 부드럽다. 시상은 2가지 감각을 인식하고, 그리고 2가지를 동시에 느끼게 한다. 또한 시상은 방안에서 움직이는 것이나 냉방기의 소리 같은 일부 감각자극들을 차단하여 사람이 한 번에 한 가지에 집중하게 하는 기능을 한다.

- ***시상하부(hypothalamus)***는 시상의 아래이고 뇌하수체의 위에 있다. 뇌하수체는 체온, 수분 및 대사의 조절중추이다. 시상하부는 변연계(limbic system)의 한 부분이기도 하다. 변연계는 뇌의 몇 가지 구조물로 구성되어 있고 정서를 조절한다. 시상하부에 의하여 조절되는 본능적 욕구나 정서적 반응으로는 목마름, 배고픔, 기쁨, 고통 등이 있다.
- ***시상상부(epithalamus)***는 제3뇌실의 천장을 이루고 있다. 시상상부는 솔방울샘(pineal gland)과 맥락얼기(choroid plexus)를 이루고 있다. 맥락얼기는 뇌척수액을 생산하는 모세혈관얼기로 구성되어 있다.
- ***대뇌(cerebrum)***는 뇌에서 가장 큰 부분이다. 양쪽의 절반인 대뇌반구(hemisphere)는 ***뇌들보(corpus callosum)***라고 부르는 단단하지만 유연성이 있는 조직으로 연결되어 있다. 대뇌는 호두를 닮았고 호두가 반쪽으로 나뉘는 곳이 뇌들보이다.

Flashpoint

매년 100만명이 뇌손상을 일으킨다. 그라스고우혼수척도(Glasgow coma scale)는 손상의 심도를 평가하고 행동측정에 어떻게 반응하는지를 결정하는 것이다. 그라스고우결과척도(Glasgow outcome scale)는 손상 후에 예후 또는 생활의 독립을 되찾을 가능성을 결정하기 위하여 사용된다.

대뇌조직은 더 많은 표면적을 제공하기 위하여 주름이 잡혀있다. 주름은 ***이랑(gyri)***이라 하고, 그 사이에 깊은 틈은 ***고랑(sulci)***이라고 한다. 대뇌는 사람을 사람답게 만드는 구조물이다. 대뇌는 모든 학습된 정보를 지니고 있고, 기억을 저장하고, 생각을 만들어내고, 이론적으로 해결하는 능력을 제공하고, 말을 만들어내는 능력을 제공한다. 모든 신체기능과 함께 하는 이러한 기능은 각각 다른 ***엽(lobes)***에 의하여 조절된다. 각 엽은 덮여있는 머리뼈의 이름이 붙여져 있다. 이 엽은 마루엽, 뒤통수엽, 관자엽, 그리고 이마엽이다.

- ***마루엽***(두정엽, *parietal lobe*)은 이마엽의 뒤에 있고 대뇌의 중간부분이다. 이 엽의 기능은 가장 적게 알려져 있지만 피부의 수용기들로부터 들어오는 자극을 해석하여 통각(pain), 온도감각 그리고 질감 같은 감각을 인식하게 한다. 또한 마루엽에는 읽게 하고 수를 셀 수 있게 하는 구역들이 포함되어 있다. 이 엽의 손상은 팔을 뻗어서 그 물건을 잡기 어려운 시각 조화운동불능(optic ataxia)을 일으키기도 하기 때문에 이 엽은 손-눈 협동과 깊은 감각작용에 도움을 준다고 알려져 있다.

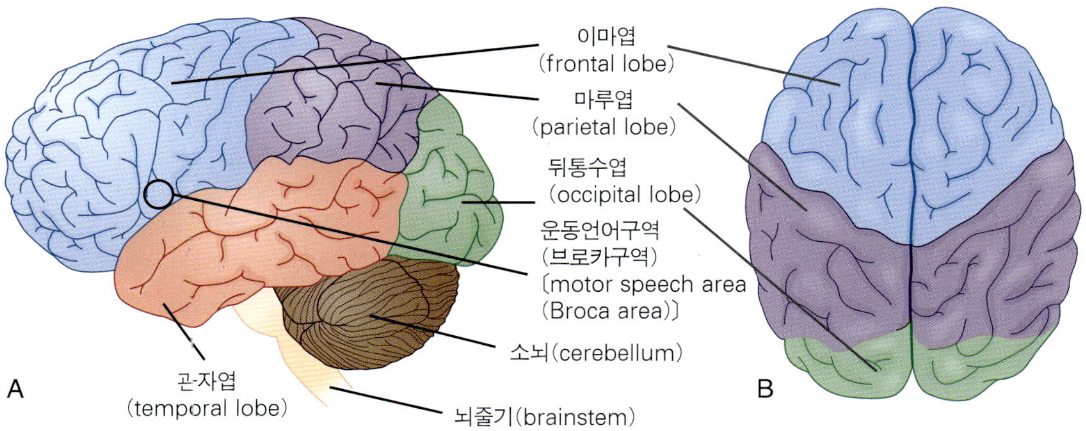

그림 11-7 뇌의 부분 및 대뇌의 엽.

- ***뒤통수엽***(후두엽, *occipital lobe*)은 뇌의 뒷부분이고 엽 중에 가장 작다. 뒤통수엽에서는 시각자극이 해석된다. 또한 이 엽은 청각에도 도움을 준다. 이 엽의 손상은 환시, 색맹, 글쓰기 능력이 없어지는 ***쓰기상실증***(실서증, *agraphia*)을 초래한다.
- ***관자엽***(측두엽, *temporal lobe*)은 대뇌의 양쪽 면에 있다. 이 엽들은 듣기, 지각 및 인식에 관여한다. 또한 코에 있는 후각수용기로부터 오는 자극은 이 엽에서 해석된다. 한쪽 관자엽의 손상은 말을 기억하는 능력, 시각적 형상의 인식, 사람 얼굴의 인식을 상실하게 한다. 이런 상태를 **얼굴인식불능증(prosopagnosia)**이라고 부른다. 더불어 관자엽의 손상은 장기기억의 상실도 초래한다.
- ***이마엽***(전두엽, *frontal lobe*)은 이마뼈에 덮여 있다. 대뇌의 이 부분은 많은 다양한 기능을 가지고 있다. 이마엽은 언어, 문제해결, 이론적으로 생각하는 능력에 관여한다. 이마엽은 계획을 세우게 하고 판단하게 한다. 이마엽은 자극조절에 관여하고 걱정을 하게도 한다. 이 구역은 운동기능을 조절하고 자기 의지에 따라 뼈대근육을 움직이게 한다. 말하는 능력은 브로카구역(Broca' s area)이라는 이마엽의 특별한 구역으로부터 온다. 이 부분은 일반적으로 왼쪽 대뇌반구에서만 볼 수 있다. 이 부분의 손상은 단어를 문장으로 만드는 능력이 없는 언어상실증(aphasia)을 초래하기도 한다. 이마엽의 손상은 운동장애, 지성의 상실, 성격의 변경, 위험한 활동의 증가, 기분의 변화 등의 여러 가지 증상들을 초래할 수 있다.

> **Flashpoint**
> 뇌와 척수는 대략 125~150 ml의 뇌척수액으로 둘러싸여 있다.

뇌의 깊은 곳에는 ***뇌실(ventricles)***이라는 4개의 방이 있다. 이 방은 맥락얼기에서 생산된 ***뇌척수액(cerebrospinal fluid)***이라고 부르는 맑은 액체로 차 있고, 이 액체는 뇌와 척수를 둘러싸고 순환하며 충격으로부터 보호한다. 뇌척수액에는 혈액으로부터 여과된 영양소가 들어있다.

뇌의 바깥은 ***뇌막(meninges)***이라고 부르는 3층의 조직으로 싸여 있다(그림 11-8 참조). 가장 속 층은 뇌에 직접 붙어있는 얇은 **연질막(pia mater)** (라틴어로 mother라는 뜻임)이다. 그 다음 층은 거미발 같은 가는 잔기둥이 달려있는 ***거미막(arachnoid mater)***이고, 그리고 가장 바깥층은 ***경질막(dura mater)***이라고 부르는 두꺼운 섬유조직으로 되어 있다. 이 3층은 액체가 들어있는 장벽을 이루어 CNS를 보호하고 있다.

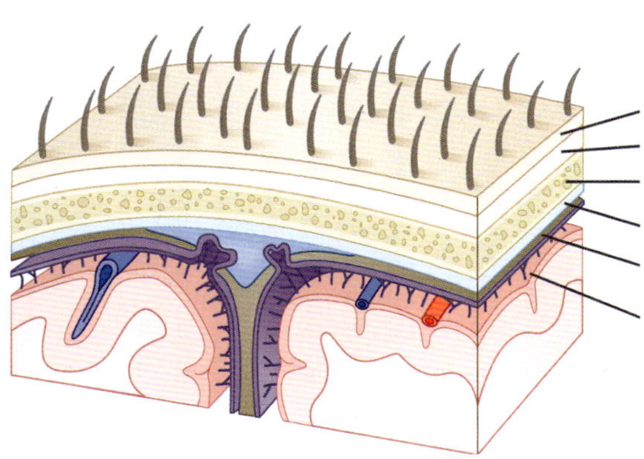

그림 11-8 세층의 뇌막들: 연질막, 거미막, 경질막. (from innermost to outermost)

뇌에는 12쌍의 ***뇌신경(cranial nerves)***이 부착되어 있다(표 11-3 참조). 뇌신경은 머리, 목 그리고 복부 운동을 조절하고 시각, 소리, 냄새 및 맛으로 해석되는 감각정보를 탐지하는데 관여하고 그리고 삼킴질, 깜박임 및 침의 생산에서의 반사작용에 관여한다.

표 11-3

뇌신경

수	이름	기능
Ⅰ	후각신경(olfactory n.)	후각(냄새)
Ⅱ	시각신경(optic n.)	시각
Ⅲ	눈돌림신경(oculomotor n.)	안구운동. 눈까풀운동. 동공수축
Ⅳ	도르래신경(trochlear n.)	안구운동
Ⅴ	삼차신경(trigeminal n.)	씹기운동. 얼굴, 머리피부 및 치아 감각
Ⅵ	갓돌림신경(abducens n.)	안구운동
Ⅶ	얼굴신경(facial n.)	얼굴근육운동. 침생산. 맛감각
Ⅷ	안뜰달팽이신경(vestibulocochlear n.)	청각. 평형감각.
Ⅸ	혀인두신경(glossopharyngeal n.)	맛감각. 심장, 허파, 혈압, 인두수축에 대한 반사.
Ⅹ	미주신경(vagus n.)	말하기, 심장박동률 감소, 연동운동, 소화액 증가
XI	더부신경(accessory n.)	목빗근과 등세모근의 수축. 말하기
XII	혀밑신경(hypoglossal n.)	혀운동

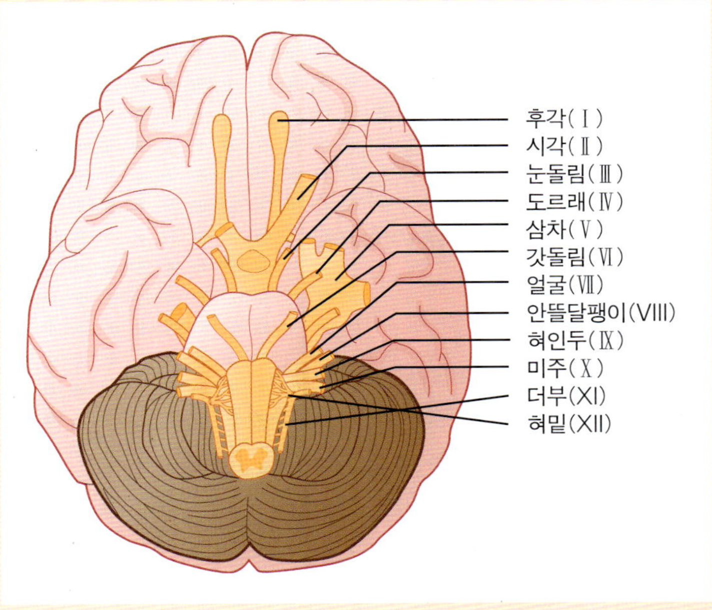

Flashpoint
일반적으로 빛재채기반사(photic sneeze reflex)는 빛이 삼차신경을 흥분시켜 재채기를 일으키는 유전병이다

모든 뇌신경은 뇌의 앞부분에 연결되어 있지만, 단지 도르래신경만은 뒷부분에서 나와 앞쪽으로 간다. 첫 2쌍인 후각신경(Ⅰ)과 시각신경(Ⅱ)은 대뇌에 연결되어 있고, 그 다음의 2쌍인 눈돌림신경(Ⅲ)과 도르래신경(Ⅳ)은 중간뇌에 연결되어 있다. 그 다음의 4쌍은 다리뇌에 연결되어 있고 이것들은 삼차신경(Ⅴ), 갓돌림신경(Ⅵ), 얼굴신경(Ⅶ), 안뜰달팽이신경(Ⅷ)이다. 숨뇌에 연결되어 있는 마지막 4쌍은 혀인두신경(Ⅸ), 미주신경(Ⅹ), 더부신경(XI) 그리고 혀밑신경(XII)이다.

척수 / Spinal Cord

척수(spinal cord)의 속은 백색질의 기둥으로 되어 있고 바깥은 백색질로 되어 있다. 백색질은 뇌로 들어가고 나오는 2종류의 신경다발(bundles) 또는 신경로(tracts)로 구성되어 있다. 이 신경로는 뇌로 감각정보를 보내는 오름신경로와 뇌에서 자극들을 받아서 전신으로 보내는 내림신경로이다. 예를 들면, 손가락 끝에 있는 감각수용기에서 시작된 자극은 척수의 오름신경로로 올라가서 뇌에 전달되고 뇌는 뜨겁다고 해석한다. 그리고 뇌에서 나온 자극은 내림신경로로 나가서 손가락을 뜨거운 물건에서 멀어지도록 움직이게 한다.

Flashpoint
척수의 손상으로 진단받은 사람들의 대부분은 16세에서 32세 사이이고, 그들 중에 82%는 남자이다.

척추는 척주(vertebral column 또는 spine) 속에 들어 있다. 척주는 24개의 분리된 뼈의 기둥이다. 척수에는 31쌍의 ***척수신경(spinal nerves)***이 부착되어 있다. 이 척수신경은 부위에 따라 이름을 다르게 부른다. 목뼈 사이에서는 8쌍의 목신경(cervical nerve)이 나오고, 등뼈 사이에서는 12쌍의 가슴신경(thoracic nerve)이 나오고, 허리뼈 사이에서는 5쌍의 허리신경(lumbar nerve)이 나온다. 그리고 엉치뼈에서는 5쌍의 엉치신경(sacral nerve)이 나오고, 꼬리뼈에서는 1쌍의 꼬리신경(coccigeal nerve)이 나온다(그림 11-9 참조). 각 신경은 척수에서 2개의 뿌리로 시작된다.

말초신경계 / Peripheral Nervous System

PNS는 중추신경계(CNS) 밖에서 볼 수 있는 것이고, 자극들이 뇌와 척수로 들어가는 들신경(구심신경, afferent nerve)과 자극이 뇌에서 나가는 날신경(원심신경, efferent nerve)이 있다.

PNS는 몇 갈래로 구분한다. 먼저, PNS는 몸신경계와 자율신경계로 나눈다. ***몸신경계(somatic nervous system)***는 근육운동 포함한 여러 기능을 의지에 따라 조절한다. 몸신경계는 뇌신경계와 척수신경계로 나눈다. ***자율신경계(autonomic nervous system)***는 의지와는 상관이 없이 스스로 심장박동률, 호흡, 소화 같은 여러 기능을 조절한다. 자율신경계는 교감신경계와 부교감신경계로 나눈다.

교감신경계(sympathetic nervous system)는 조직에 더 많은 산소를 공급할 수 있게 심장박동률, 호흡 및 혈압을 증가시키고 동공을 확대시키고 소화를 늦춘다. 이런 반응을 긴장된 입장에서 빠르게 행동하기 위하여 ***준비하는 투쟁("fight or fight")*** 반응이라고 한다. 교실 안에 있을 때 화재경보가 울리면 이러한 반응을 느낄 수 있다. 급작스런 큰 소리는 사람을 깜작 놀라게 하여 즉시 심장박동과 호흡을 증가시킨다. 그 소리가 무엇인지 깨닫게 되면 그 때 심장박동률이 느려지고 호흡이 가라앉기 시작한다. 가끔 사람은 이러한 반응 후에 약간의 메스꺼움이나 피곤을 느낄 것이다. 그것은 신경전달물질의 갑작스런 증가나 감소 때문이다.

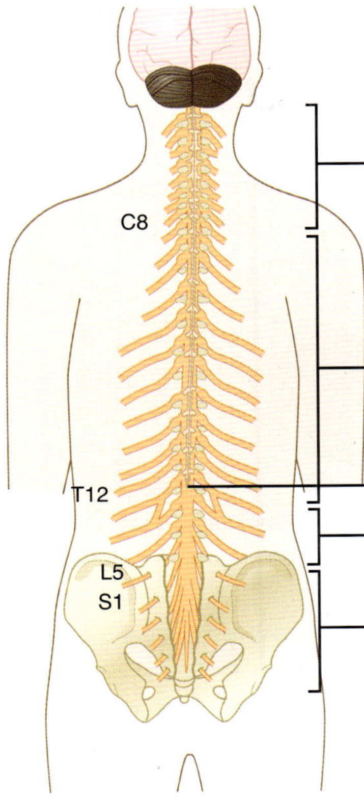

그림 11-9 척수신경들.

교감신경계에서 분비되는 ***에피네프린(epinephrine)*** 또는 adrenaline은 호르몬으로 그리고 신경전달물질로 작용하는 화학물질로서 교감신경반응으로 여러 가지 기능을 조절한다. 노어에피네프린이라는 또 다른 긴장호르몬은 에피네프린을 도우고 역시 신경전달물질로 작용한다. ***노어에피네프린(norepinephrine)***은 심장박동률을 직접 증가시키고 뼈대근육에 연료로 제공되어 에너지생산에 사용되는 포도당의 분비를 촉진시킨다.

부교감신경계(parasympathetic nervous system)는 교감신경반응을 낮추어 신체의 여러 활동을 정상 상태로 되돌린다. 부교감신경은 교감신경반응에 작용하는 에피네프린의 효과에 반대작용을 하는 ***아세틸콜린(acetycholine)***을 사용한다. 부교감신경계는 우리 몸이 정상기능을 하고 있을 때 조절기능을 한다.

반사 / Reflexes

신체의 여러 가지 반응은 반복적으로 일어나야 하기 때문에 일부 신경전도로는 어떤 자극에 대하여 언제나 같은 반응을 전도하도록 계획되어 있다. 이런 반응의 유형을 ***반사(reflexes)***라고 하며 이 반사는 빠르고 무의식적이고 예상대로이다(그림 11-10 참조). 반사에는 몸의 반사를 조절하는 몸신경반사와 무의식적 반사를 조절하는 자율신경반사가 있다. 반사는 뇌와 척수의 신경세포를 사용할 수 있고 더 빠른 반응을 위하여 척수의 신경세포만을 사용할 수도 있다.

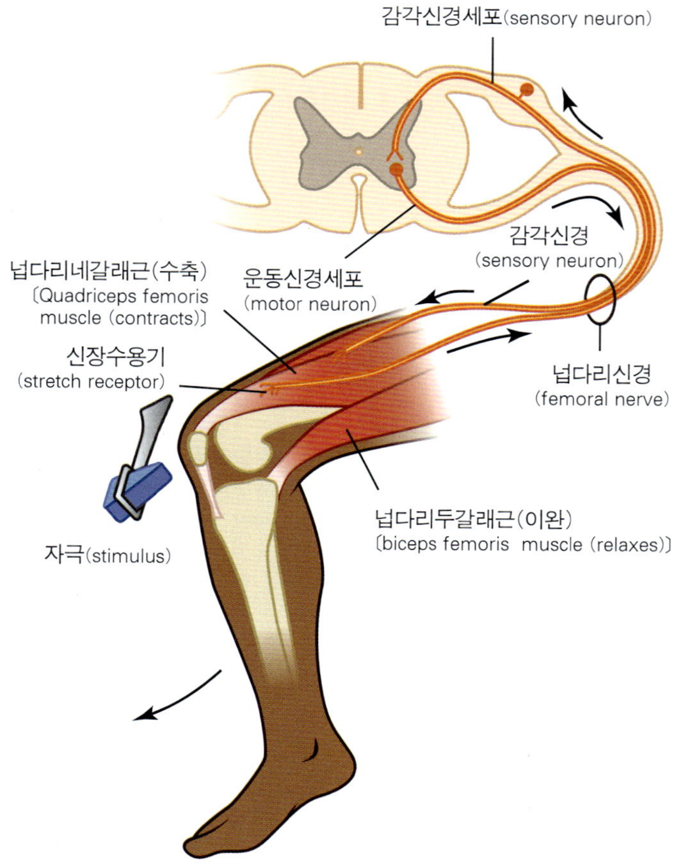

그림 11-10 무릎반사.

몸신경반사(somatic reflexes)는 뼈대근육을 자극하는 것이다. 한 예로, 몸반사는 뜨거운 것에서 멀어지는 것 같은, 물러섬반사이다. 또 다른 예로는, 무릎힘줄을 치면 아랫다리가 갑자기 위로 당겨지는 것 같은 무릎반사이다. ***자율신경반사(autonomic reflexes)***는 민무늬근육들의 활동을 조절하고 그리고 땀분비, 배뇨, 소화 같은 기능을 조절한다.

표 11-4에는 신경계의 병리학적 상태들을 간추려 설명하였다.

표 11-4

신경계의 병리학 용어들

용어	설명
근육위축가쪽경화증(ALS) (amyotrophic lateral sclerosis)	점진적인 운동신경세포들의 퇴화로 근육들이 퇴축됨. 결과적으로 근육들이 마비됨. 보통 팔의 근육들과 삼킴과 언어에 관련된 근육들의 약화로 시작됨. 루게릭병이라고도 함
언어상실증 (실어증, aphasia)	대뇌의 이마엽의 브로카구역의 병이나 손상 때문에 언어기능이 결여 또는 상실
조화운동불능(ataxia)	협동운동의 손실과 불안정걸음을 일으키는 뇌에 병이나 손상 때문에 생긴 운동장애
치매(dementia)	뇌의 인식기능이나 인지기능이 점진적으로 없어짐. 뇌손상이나 우울증이 원인

표 11-4

신경계의 병리학 용어들 - 계속	
간질(epilepsy)	재발하는 발작들이 특징인 신경장애의 집단
헌팅톤무도병 (Huntington chorea)	언어장애, 근육경련, 대뇌겉질의 퇴화로 일어나는 유전성 병. 30~50대에 발병
뇌막염(meningitis)	바이러스나 박테리아에 의한 뇌를 싸고 있는 뇌막들의 염증
파킨슨병 (Pakinson disease)	뇌의 신경세포들의 점진적 퇴화. 잔떨림, 관절이 잘 움직여지지 않음 눈이 깜박이지 않음, 보통 60대 이후 발생
척수갈림증(spina bifida)	척주가 닫치지 않아서 발생한 선천기형임. 밖으로 가려진 닫쳐진 형태로 될 수도 있음. 가장 심한 형태는 뇌막들에 싸인 척수가 몸 밖으로 나온 것임
투어렛증후군 (Tourette syndrome)	신경학적 장애임. 경련. 틱(tic), 조절되지 않는 목소리, 부적절한 언어 반응들

연습 문제 / Practice Exercises

선다형 문제 / Multiple Choice

1. 포식세포로 작용하는 신경아교세포는 _______________ 이다.

   a. 별아교세포
   b. 미세아교세포
   c. 희소돌기아교세포
   d. 뇌실막세포

2. 한 신경세포와 다른 신경세포와의 사이공간은 _______________ 이다.

   a. 간격
   b. 신경공간
   c. 연접
   d. 연접공간

3. 뇌를 둘러싸고 있는 두꺼운 바깥조직을 _______________ 라고 한다.

   a. 연질막
   b. 거미막
   c. 몸통막
   d. 경질막

4. 시각자극은 _______________ 엽에서 처리한다.

   a. 뒤통수
   b. 마루
   c. 이마
   d. 관자

5. _______________ 는 체온과 수분량을 조절한다.

   a. 시상상부
   b. 시상하부
   c. 다리뇌
   d. 대뇌

6. _______________ 는 호흡조절에서 숨뇌를 도운다.

   a. 시상상부
   b. 다리뇌
   c. 소뇌
   d. 시상하부

7. ________________ 는 신경세포들을 지지하고 혈액-뇌장벽을 이룬다.

a. 별아교세포
b. 미세아교세포
c. 희소돌기아교세포
d. 뇌실막세포

8. ________________ 은 빠른, 무의식적, 예정대로 하는 반응들이다.

a. 감각들
b. 반사들
c. 신경들
d. 신경아교세포들

9. 연접이라는 좁은 공간을 건너가는 화학물질들은 ________________ 이다.

a. 호르몬들
b. 신경효소들
c. 신경전달물질들
d. 자극들

10. ________________ 는 평형, 자세 그리고 협동작용을 조절한다.

a. 소뇌
b. 대뇌
c. 시상하부
d. 다리뇌

참/거짓 문제 / True or False

1. 참 거짓 소뇌는 체온을 조절한다.
2. 참 거짓 뇌막들은 뇌와 척수를 싸고 있다.
3. 참 거짓 미엘린은 별아교세포에서 생산된다.
4. 참 거짓 몸신경계는 불수의적 운동을 조절한다.
5. 참 거짓 PNS는 뇌와 척수로 구성되어 있다.
6. 참 거짓 뇌신경들은 31쌍이다.
7. 참 거짓 교감신경계는 투쟁(fight or fight)반응과 관련이 있다.
8. 참 거짓 뇌들보는 뇌의 2대뇌반구를 연결한다.

9. 참 거짓 nerve cell은 neuron이라고도 부른다.

10. 참 거짓 뇌줄기는 생각, 기억, 언어를 조절하는 뇌의 구역들이다.

괄호 넣기 문제 / Fill in the Blank

1. ________________ 신경세포는 자극들을 CNS로 보내고 그리고 ________________ 신경세포는 자극을 CNS에서 멀리 보낸다.
2. ________________ 는 신경세포 사이의 좁은 공간이다.
3. 신경세포의 핵은 ________________ 에 있다.
4. 대뇌의 주름은 ________________ 라고 하고 주름 사이의 틈새는 ________________ 라고 한다.
5. ________________ 신경계는 신체에 빠르게 움직이게 하고, 그리고 ________________ 신경계는 가라앉혀 느리게 한다.
6. 전기적 자극은 한 신경세포로부터 다음 신경세포의 ________________ 로 넘어간다.
7. ________________는 뇌척수액을 순환시키는 섬모를 가지고 있다.
8. 뇌실속의 액체는 ________________ 이다.
9. 들신경세포는 ________________ 신경세포라고도 부른다.
10. 희소돌기아교세포는 신경섬유를 보호하고 감싸주는 ________________ 를 생산한다.

단답식 문제 / Short Answer

1. **교감신경계와 부교감신경계를 비교하고 대조하여 설명하라.**

2. **자율신경계와 몸신경계를 비교하고 대조하여 설명하라.**

명칭 달기 문제 / Labeling

괄호 안에 알맞은 해부학 용어를 써 넣어라.

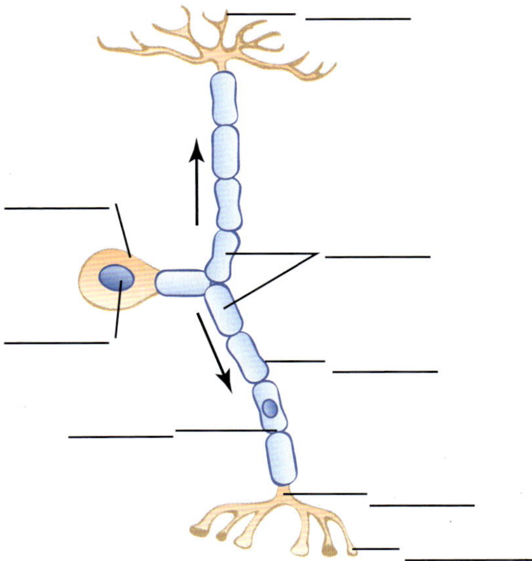

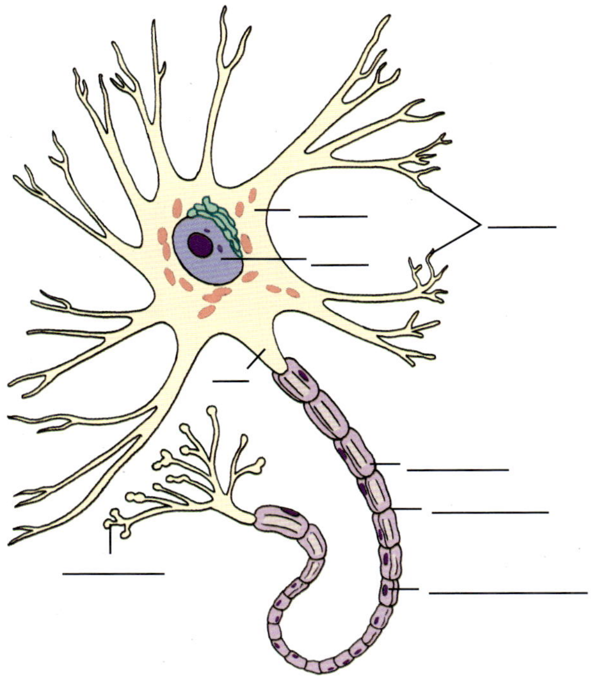

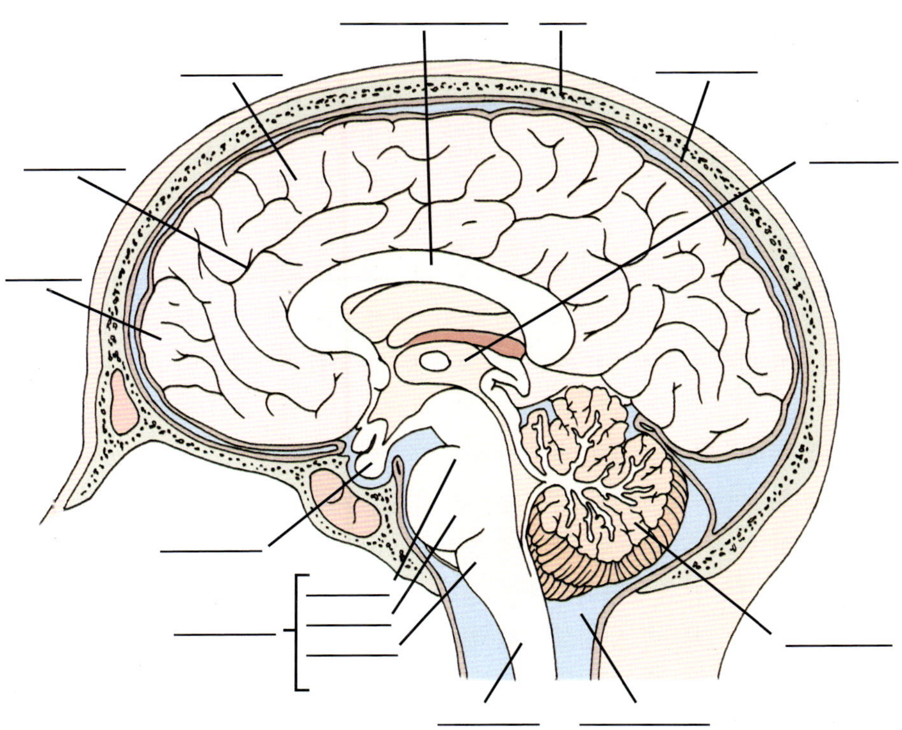

제 12 장 감각기관
THE SENSES

주요 용어

적응(accommodation)
귀지(cerumen)
화학수용기(chemoreceptor)
전도과정(conduction process)
원뿔(cone)
평형(equilibrium)
진동수(frequency)
미각수용기 (gustatory receptor)
기계수용기(mechanoreceptor)
후각수용기(olfactory receptor)
통각수용기(pain receptor)
빛수용기(photoreceptor)
음조(pitch)
굴절(refraction)
막대(rod)
감각(sensation)
감각신경과정 (sensorineural process)
몸감각수용기 (somatosensory receptor)
온도수용기(thermoreceptor)
시각, 시력, 보기(vision)

감각들은 신경계를 자극하여 신체의 내 · 외부 환경에 관한 정보를 제공한다. 시각, 청각, 후각, 미각 및 촉각은 이러한 변화를 감지할 수 있게 하는 감각이다. 모든 감각들은 감각수용기를 가지고 있고, 이 수용기들은 자극을 받아들여 말초신경계를 통해서 뇌로 보낸다. 감각수용기들은 특수와 일반의 2가지 종류로 구분한다: 시각, 청각, 후각 및 미각은 "특수감각"이라고 하고 신체의 특정기관에서 볼 수 있다. 촉각은 몸 전체에 흩어져 있기 때문에 일반감각이라고 한다.

이 장에서는 눈, 귀, 코, 혀 및 피부의 물리적 구조들과 각 감각을 담당하는 여러 수용기들의 차이점에 관하여 논한다. 더불어 시각에 차이들과 난청의 여러 유형을 설명한다.

시각 / Sight

시각기관은 **눈(eye)**이다. 눈은 ***시각(vision)***을 제공한다. 시각은 빛파장들을 해석하고 뇌에서 인식할 수 있는 정보로 변화시키는 것이다. 사람에 있는 모든 감각수용기들 중에서 눈이 가장 많은 양의 수용기를 가지고 있다. 사람은 뇌에서 처리되는 대부분의 정보들이 눈으로 들어오기 때문에, 어떤 다른 감각보다도 시각에 더 많이 의지한다.

안구는 평생을 통해서 거의 변하지 않는다. 출생시 안구는 약 18 ㎜이고, 첫 해에 성장이 완전히 끝난다. 성장이 다 된 안구의 크기는 24 ㎜이다.

눈의 구조 / Structures of the Eye

눈은 바깥과 속의 구조물들을 가지고 있다. 바깥구조물들은 시각에 기여하지 않지만 속구조물들은 어떤 방법으로든 시각에 도움을 준다. 속구조물들은 실재 안구의 층들과 방들이다.

바깥구조물들 / External Structures

눈을 둘러싸고 있는 눈의 바깥구조물들은 시각을 제공하는 것은 아니다. 그러나 눈의 보호와 운동에 도움이 된다. 이 바깥구조물들은 흔히 눈의 부속기관이라고 부른다. 이것에는 눈 주변의 조직들과 분비기관, 근육이 포함된다(그림 12-1 참조).

안구는 머리뼈의 뒷부분에 형성된 눈확(orbit)이라고 부르는 뼈오목에 들어 있어 얼굴뼈들에 의해 보호되어 있다. 앞쪽은 눈꺼풀(eyelid)에 덮여 보호되어 있다. 눈꺼풀에 나있는 눈썹(eye-lash)은 이물질이 들어오지 못하게 막아주는 기능을 한다.

Flashpoint

감각들은 자극을 검색하고 해석하여 다른 계통들이 그것에 따라서 반응할 수 있게 하여 항상성을 유지한다.

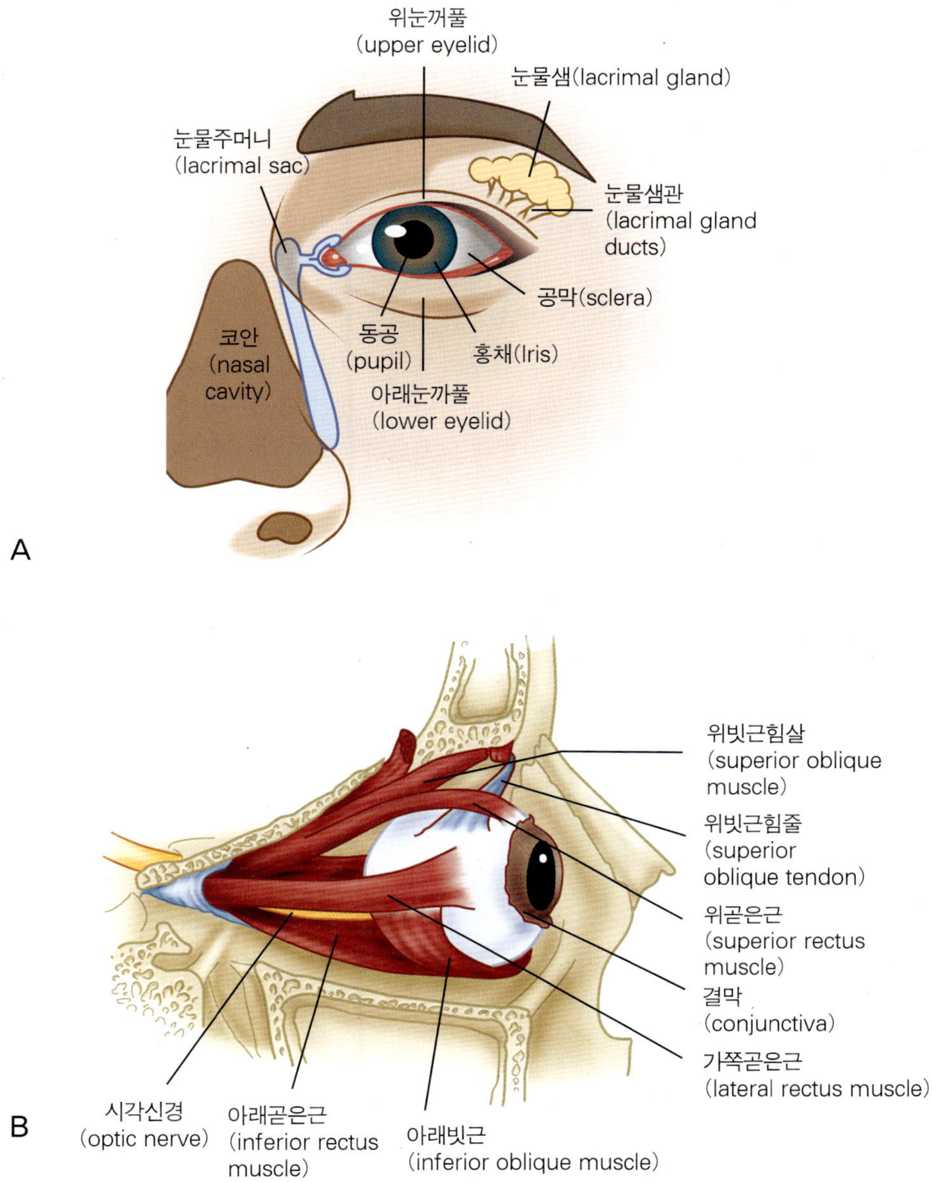

그림 12-1 눈의 바깥구조물들. (A) 앞면. (B) 시상면.

코와 안구 사이에 ***눈물샘(lacrimal glands)***이 있다. 눈물샘들은 눈물을 생산하여 안구를 적셔주어 매끄럽게 해주고, 이물질들을 씻어낸다. 또한 안구를 촉촉하게 해주고, 눈꺼풀이 매끄럽게 움직일 수 있게 해준다. 눈물에는 박테리아를 파괴하는 분해효소(lysozyme)와 눈으로 들어오는 미생물들에 대항하여 보호해주는 면역글로불린이 들어 있다. 눈물샘은 눈물이 넘치지 않도록 비강으로 눈물을 배출하는데, 이 때문에 울 때 코를 훌쩍이게 된다. 코안으로의 흐름은 울고 있을 때 눈물이 코에서 흘러내리는 원인이다.

안구에는 6개의 외인성 근육(extrinsic muscle)들이 힘줄로 부착되어 있다. 이 근육들은 안구의 운동을 조절한다. 각 근육은 한 가지의 일차적인 움직임을 담당하지만 필요할 때는 몇 개의 근육들이 함께 작용한다. 외인성 근육의 종류와 작용들은 아래와 같다:

- 가쪽곧은근(lateral rectus): 안구를 가쪽으로 돌림.
- 안쪽곧은근(medial rectus): 안구를 안쪽으로 돌림.
- 위곧은근(superior rectus): 안구를 위쪽으로 올림.
- 아래곧은근(inferior rectus): 안구를 아래로 내림.
- 아래빗근(inferior oblique): 안구를 위가쪽으로 돌림.
- 위빗근(superior oblique): 안구를 아래가쪽으로 돌림.

속구조물들 / Internal Structures

눈의 속구조물들은 안구 자체이다. 안구의 모든 구조물들은 시각에 기여하는 것으로 공막, 각막, 수정체, 망막 및 방들이다(그림 12-2 참조).

안구는 3개의 층으로 분리된 조직으로 구성되어 있다. 가장 바깥층은 튼튼한 섬유막으로서 "흰자위"라고도 부르는 ***공막(sclera)***이다. 공막의 앞쪽 가운데에 빛이 들어가는 투명한 부분은 ***각막(cornea)***이라고 한다. 공막은 ***결막(conjunctiva)***이라고 부르는 맑은 막으로 덮여 있다. 이 조직은 안구를 보호한다. 결막은 알레르기나 세균감염으로 염증을 일으켜 빨갛게 될 수 있다. 이러한 상태를 ***결막염(conjunctivitis)*** 또는 분홍눈(pink eye)이라고 한다.

Flashpoint
각막의 두께는 10전짜리 동전(dime)과 같다.

공막 밑에 안구의 중간층은 ***맥락막(choroid layer)***이라고 한다. 이 층은 혈관들이 들어있는 곳이다. 이 맥락막의 앞부분은 ***섬모체(ciliary body)***를 형성하고 있다. 섬모체는 ***수정체(lens)***를 잡아주는 팔 같은 구조물이다. 수정체는 가깝고 먼 물체에 초점을 맞추기 위하여 얇아지거나 두꺼워질 수 있다. 수정체는 ***홍체(iris)*** 바로 뒤에 있다. 홍체는 안구의 채색부분이다. 홍체의 중

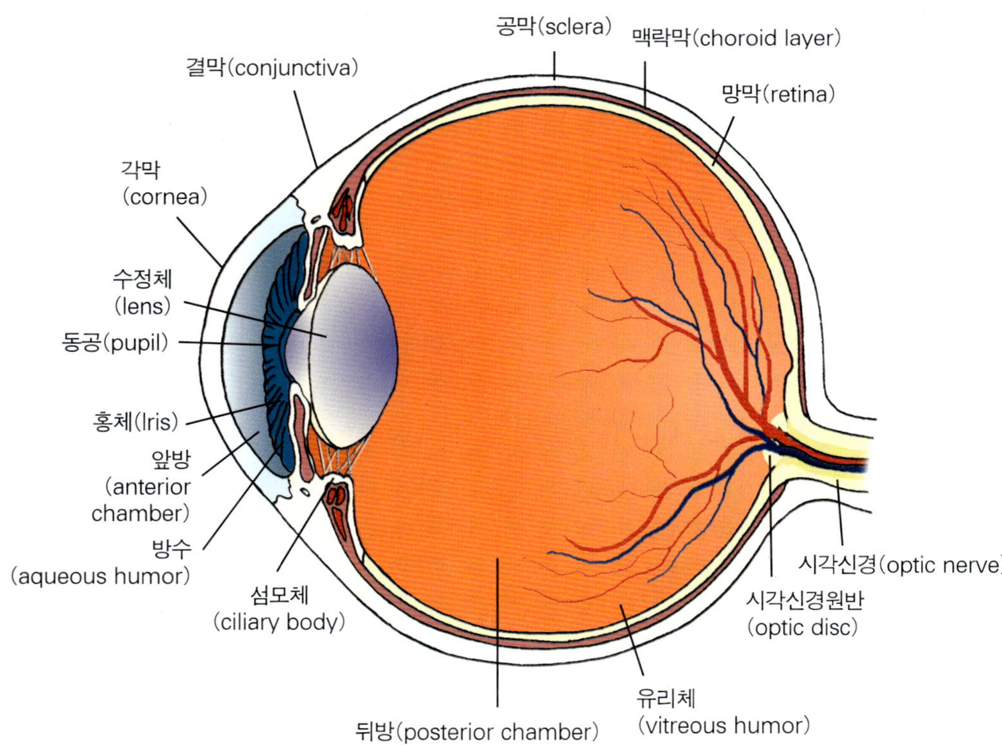

그림 12-2 눈의 속구조물들. (Adapted from Eagle S. *Medical Terminology in a Flash!* Philadelphia, PA: FA Davis; 2006:249.)

심부의 구멍을 ***동공(pupil)***이라고 한다. 동공은 빛의 유용성과 물체와의 거리에 따라 커지고 작아진다.

안구의 가장 속층은 ***망막(retina)***이다. 망막은 빛에 반응하는 빛수용기(photoreceptor)들을 가지고 있다. 빛수용기들은 원뿔과 막대의 2가지이다.

원뿔(cones)들은 색에 대한 지각력을 제공한다. 원뿔들은 색으로 해석되는 빛 파장의 길이에 따라 다른 3가지, 즉 적색, 녹색, 청색의 원뿔이 있다. 빛이 망막에 비쳤을 때 빛은 이 원뿔들을 자극하여 각각의 색을 인식하게 된다. 이 3가지 색과 다른 색은 2가지 원뿔이 자극되어 혼합된 색으로 인식한다. 즉, 적색과 청색은 보라색을 만든다. 3가지 원뿔이 동시에 활성화되면 흰색으로 보인다. 원뿔들 자체가 색을 해석하는 것이 아니고 원뿔들은 자극을 뇌로 전달하고 뇌가 색을 인식하는 것이다.

막대(rods)들은 그림자 같이 희미한 것들을 구별해낸다. 이 수용기들은 어스름의 극소량의 빛을 감지한다. 또한 이것은 말초시각을 담당하거나 눈의 가장자리에 위치한 물체를 볼 수 있도록 해준다.

안구의 앞부분은 홍체의 앞뒤로 ***방수***액*(aqueous humor fluid)*이라고 하는 액체가 들어있는 작은 방들이다. 방수액은 혈액에서 온 영양소들이 함유되어 있고 계속 순환하면서 안구조직에 영양소들을 공급한다. 안구의 대부분을 차지하고 있는 뒷부분에는 ***유리체(vitreous humor)***라고 부르는 진한 액체가 들어 있다. 유리체는 탄력성이 있고 단단하게 안구의 형태를 유지한다. 유리체는 영양소들을 제공하지도 않고 순환되지도 않는다.

안구의 뒤에는 시각정보를 뇌로 보내는 ***시각신경(optic nerve)***이 연결되어 있다. 망막에 시각신경이 부착된 부분인 시각원반(optic disc)에는 원뿔들이나 막대들이 없다. 시각원반은 영상이 도달했을 때 뇌로 자극들을 전달하는 시각수용기들이 없기 때문에, "맹점(blind point)"이라고 부른다. 중간뇌에 있는 위둔덕은 시각신경으로 들어오는 시각자극들의 해석에 관여한다.

Flashpoint
시각신경에는 120만개의 신경섬유들이 있다.

시각의 처리과정 / Process of Vision

시각이 형성되기 위해서는 먼저 빛이 눈으로 들어와야 한다. 빛은 각막으로 들어와서 동공을 통과한다. 각막은 물체로부터 들어오는 빛을 굴절시키거나 반사시킨다. 그리고 영상의 상하를 뒤집는다. 빛은 수정체를 통과하고 그 다음에 유리체를 통과해서 망막에 정지한다. 빛이 수정체를 통과할 때 모여서 점을 이루고 이 점은 다시 퍼져서 형상을 반대로 전환시켜서 위와 아래가 바뀌어 망막에 어떤 곳에 닿는다. 빛감각수용기들은 빛을 받아 만든 정보들을 시각신경을 통해서 뇌로 보낸다. 눈은 빛의 형상을 보고 그 형상을 뒤집어서 보내졌더라도 뇌는 바르게 인식한다. 이러한 일이 일어나는 것은 뇌에서 빛의 형상들을 해석할 뿐만 아니라, 형상을 바르게 인지하도록 ***굴절(refraction)***을 보상하기 때문이다(그림 12-3 참조).

그림 12-4에는 눈으로 들어온 빛의 통로를 설명한 흐름표이다.

시각의 변화 / Variations of Vision

수정체의 모양변화는 빛이 눈으로 들어가는 방법에 영향을 미친다. 먼 곳에서 눈으로 들어오는 빛은 평행선임으로 눈에 영상이 생기도록 하기 위해 수정체가 변할 필요가 없다. 그러나 가까운 물체에서 눈으로 들어오는 빛은 흩어지므로 정확한 영상을 얻기 위해서는 수정체를 짧고

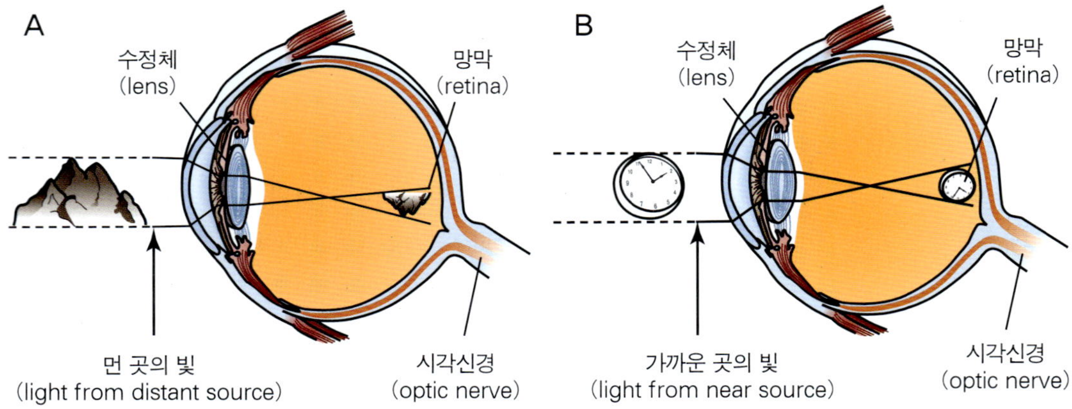

그림 12-3 눈으로 들어오는 빛의 굴절. (A) 멀리 보기. (B) 가까이 보기.

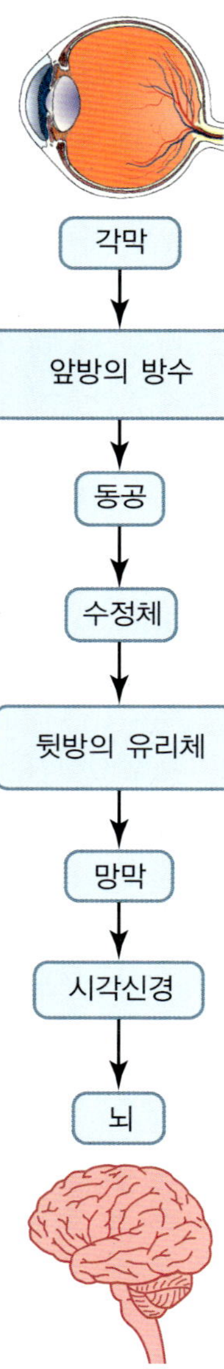

그림 12-4 눈을 통과하는 빛의 경로.

볼록하게 만들어 빛을 모아야 한다. 눈의 이러한 변화를 ***적응(accommodation)***이라고 한다. 수정체가 물체의 거리에 따라 정상적으로 변화될 때, 이것을 ***정시(emmetropia)***라고 한다.

만약 수정체가 충분히 볼록해지거나 납작해지지 않아 수정체가 적절하게 적응할 수 없으면 눈은 정확하게 초점을 맞출 수 없다. 이것이 굴절결함으로써 시력에 변화를 초래한다(글상자 12-1 참조). 굴절결함의 하나는 근시(myopia)이다. 근시는 먼 물체에 초점을 맞출 수 없어서 흐릿하게 보인다. 근시에서는 각막이 너무 굽어서 또는 안구가 길어져서 멀리 있는 물체에 적응하는 변화를 할 수 없다. 교정방법은 눈으로 들어오는 빛을 퍼지게 하는 오목렌즈안경을 쓰는 것이다. 또 다른 굴절결함은 ***원시(hyperopia)***이다. 원시는 가까운 물체에 초점을 맞출 수 없다. 이 경우에는 각막이 너무 편평하여 가까운 물체에 초점이 맞지 않아 흐릿하게 보인다. 교정방법은 빛이 눈으로 들어올 때 모아주는 볼록렌즈안경을 쓰는 것이다. 늙은 사람은 눈의 적응능력을 잃는다. ***노안(presbyopia)***은 자연발생적의 원시이다. 많은 사람들이 늙어가면서 읽기 위하여 안경이 필요하다.

일부에서는 각막의 굽이가 일정치 않은 경우가 있다. 이것을 ***난시(astigmatism)***라고 한다. 난시에서는 눈으로 들어온 빛이 한 점으로 모이지 않고 들어가서 형상이 일그러지게 된다. 결함이 고르지 않기 때문에 교정방법이 좀 더 어렵지만, 렌즈를 맞는 모양으로 만들어 사용할 수 있다. 그림 12-5에는 굴절결함들에 대하여 그림으로 설명하였다.

시각은 빛감각수용기들의 변화로도 장애가 올 수 있다. ***야맹증(nyctalopia)***은 막대들이 빛에 반응을 하지 않아서 어둠 속에서 어스름한 빛의 차이를 구별하지 못한다.

색맹(color blindness)는 원뿔들의 장애이다. 그래서 어떤 색은 받아들이지 못한다. 가장 흔한 색맹은 적록색맹이다. 이 경우에는 적색, 황색 그리고 녹색을 구별할 수 없다. 드물게 색감각이 없어져서 흑백만 구별하는 ***완전색맹(monochromacy)***이 있다. 색맹은 X염색체의 결함이 관련되어 있기 때문에 여자보다 남자에 더 많다. 여자는 2개의 X염색체를 가지고 있고 남자는 한 개만 가지고 있다. 여자가 결함 X염색체를 물려받았다면 다른 정상 염색체가 보상한다. 남자에서는 결함 염색체를 보상할 수 없어서 색맹이 나타나는 것이다. 만약에 아버지가 색맹이고 어머니가 보인자이고 딸이 두 결함 X염색체를 받는다면 그 여자는 색맹이 된다.

표 12-1에는 시각의 여러 가지 형을 간추려서 정리하였다.

Flashpoint

라식(LASIK)은 굴절결함을 교정하기 위하여 레이저(laser)로 각막을 깎아내어 모양을 바로잡는 수술과정이다.

글상자 12-1 시력 검사(Visual acuity testing)

시력은 여러 가지 방법으로 측정된다. 가장 흔히 쓰는 방법은 스넬렌 도표를 사용하는 것이다. 이 벽도표는 11줄의 글자들을 내려갈수록 작게 줄여 쓴 것이다. 가장 큰 첫줄은 E 한 자이다. 각 줄은 시력의 정도를 나타낸 것이다.

정상 시력은 20/20이라고 생각한 것이다. 이것은 도표에서 20피트 떨어져 서있는 보통사람이, 그 줄을 명백하게 보는 것을 의미한다. 도표의 숫자들에서 윗수는 도표로부터 20피트 거리이고 각 줄에 대하여 같은 거리에 서 있는 것이고, 밑수는 정확도를 보이는 것이다. 20/20보다 아래에서는 보기가 더 어렵고 20/20보다 위에서는 더 쉽다. 20/15의 시력은 정상보다 더 잘 보는 것이고, 20/200의 시력은 정상보다 더 빈약한 것이다. 20/15의 시력은 어떤 사람이 단 15피트에서 볼 수 있는 글자들의 줄을 20피트에서 볼 수 있다는 것이다. 20/200의 시력은 어떤 다른 사람이 200피트 떨어져서 볼 수 있는 글자들의 줄을 20피트에서 볼 수 있다는 것이다. 20/200시력을 가진 사람들은 법적으로 맹인이라는 것을 의미한다. 그들은 스넬렌 도표의 E 한 자가 있는 꼭대기 줄만 볼 수 있다.

계속

글상자 12-1 시력 검사(Visual acuity testing) - 계속

글자를 읽을 수 없는 어린이를 위하여, 쉽게 알아볼 수 있는 별, 컵, 십자, 하트, 손, 보트 그림으로 된 스넬렌 도표가 있다. 가장 큰 형상은 한 개의 보트이고, 성인도표에서와 같이, 형상들의 줄은 순서대로 변하여 내려갈수록 작아진다.

쓰여진 인쇄물을 보는 능력의 측정은 제이거검사라고 한다. 내려가면서 글자들이 작아지는 11줄의 구절(단문)들이 한 장의 카드에 쓰여 있다. 환자는 그의 눈에서 14~16 인치 떨어지게 카드를 들고 최대한으로 빠르게 읽게 하는 것이다.

색감각능력은 이쉬하라도표를 사용하여 검사한다. 이 도표는 일련의 14가지 판들이 묶여있는 책이라고 할 수 있다. 각 판은 색점들이 찍혀있는 원이다. 그 판의 가운데에는 숫자나 문양이 다른 색의 점들로 찍혀있다. 만약 글자나 문양이 보이지 않으면 그 사람은 색감에 결함이 있는 것이고 색약이나 색맹일 수도 있다.

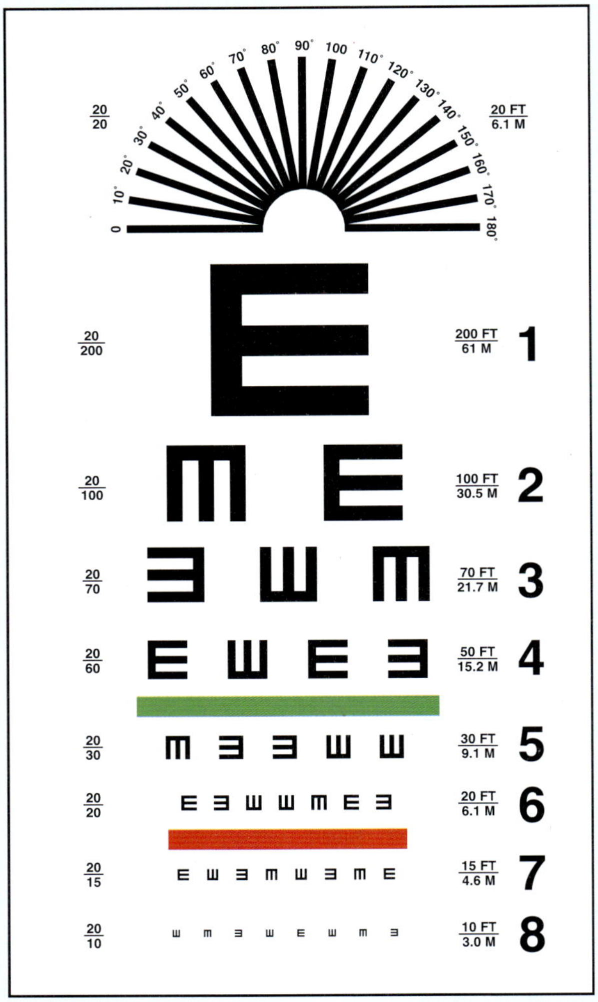

스넬렌 도표. (From Eagle S, Brassington C, Dailey C, Goretti C. *The Professional Medical Assistant.* Philadelphia, PA: FA Davis; 2009:763)

글상자 12-1 시력 검사(Visual acuity testing) – 계속

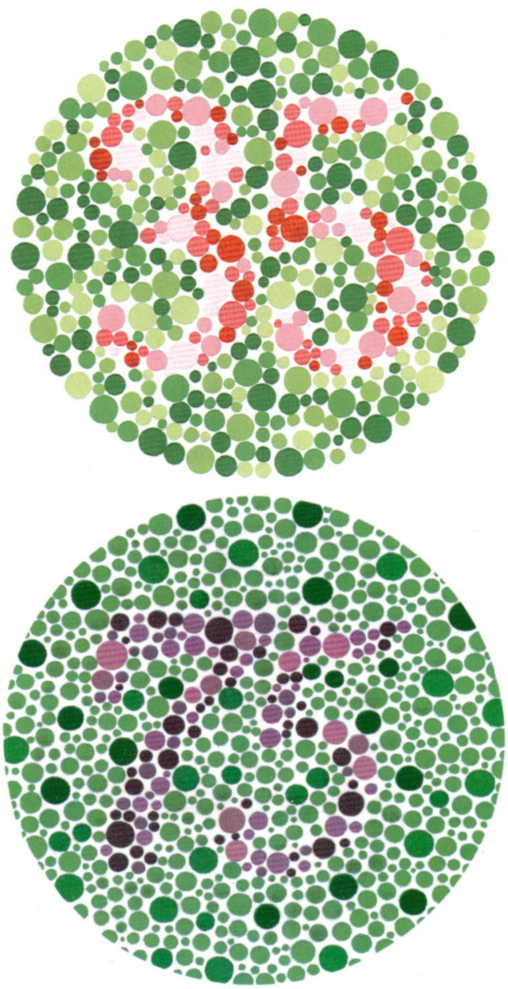

이쉬하라 색판. (From eagle S, Brassington C, Dailey C, Goretti C. The Professional Medical Assistant. Philadelphia, PA: FA Davis; 2009:766.)

눈의 반사들 / Reflexes of the Eye

반사는 빠르고 불수의적이고, 자극으로 인한 예상이 되는 반응이다. 눈의 동공은 동공빛반응과 동공적응반응 등 2가지 형태의 반응을 일으킨다. **동공빛반응(photopupillary response)**는 밝은 빛이 갑자기 눈에 들어 올 때 동공이 수축되는 것이다. 이러한 동공수축은 갑자기 밀려들어오는 빛에 의하여 빛감수기들이 손상되지 않게 보호하는 것이다. 눈에 갑자기 들어오는 빛은 아프게 되거나 순간적으로 보이지 않게 된다. 어두운 건물에서 밝은 햇빛으로 나가면 몇 초 동안 보이지 않게 되는 일을 겪어 보았을 것이다. 이것은 동공이 갑작스런 빛의 변화에 적응하는 기회를 갖지 못하였기 때문이다.

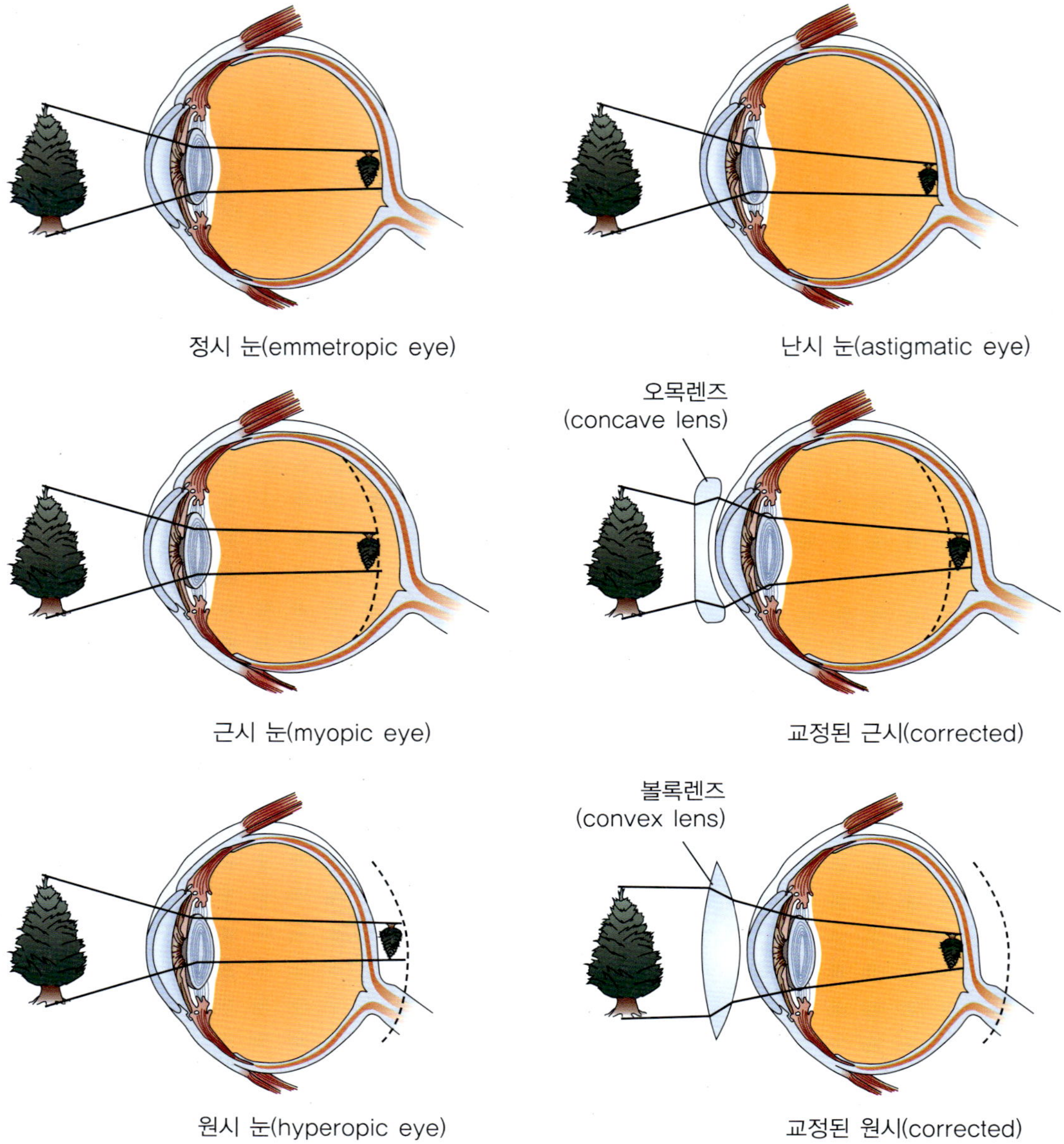

그림 12-5 굴절결함.

표 12-1

시각의 유형	
원시(hyperopia)	안구가 너무 짧거나 각막이 너무 편평하여 일어나는 굴절결함. 먼 것은 깨끗하게 보이고 가까운 것은 흐리게 보임
근시(myopia)	안구가 너무 길거나 각막이 너무 두꺼워져서 일어나는 굴절결함. 가까운 것은 잘 보이고 먼 것은 흐리게 보임
야맹증(nyctolopia)	망막의 막대들이 빛에 반응하는 능력을 잃어 밤에는 흐린 빛을 구별하지 못함
노안(presbyopia)	나이가 들어가면서 점진적으로 가까운 것에 초점을 맞추는 능력이 없어짐
난시(astigmatism)	각막의 만곡이 고르지 않아 눈으로 들어오는 빛이 한 점으로 모이지 못하여 영상이 바르지 않음
색맹(color blindness)	유전적 결함임. 색을 구별하지 못함. 흔히 적색, 황색 그리고 녹색의 차이를 구별하지 못함

동공는 아주 가까운 물건에 초점을 맞출 때도 수축한다. 동공이 작아지는 작용은 렌즈의 초점 맞추기를 더 명료하게 함으로써 ***동공적응반사(accommodation pupillary reflex)***라고 한다. 이 반사를 위해서 섬모체의 근육들과 홍체의 근육들도 수축한다. 결과적으로, 이 근육들은 수축이 유지되고 있을 때 피곤해져서 눈이 아프게 된다. 이것을 눈긴장(eyestrain)이라고 한다.

청각 / Hearing

귀(ear)는 귀는 소리를 뇌로 전달하여 해석하게 하는 청각전달기관이다. 자극을 뇌에서 이해할 수 있는 형태로 변화시키기 위하여 화학반응(작용)들을 사용하는 다른 특수감각들에 비하여, 귀는 신경계로 소리를 전달하기 위하여 기계적 처리방법을 사용한다. 귀는 청각과 더불어 평형(equilibrium or balance)유지에 관여한다.

귀의 구조 / Structures of the Ear

소리가 해석될 수 있기 전에, 공기의 진동은 귀로 들어가서 뇌에 도달하기 전에 몇 가지 구조물들을 거쳐 지나간다(그림 12-6 참조). 귀는 바깥귀, 가운데귀, 속귀의 3부분으로 구분한다.

바깥귀 / Outer Ear

바깥귀(외이)는 귓바퀴, 바깥귀길 및 고막의 3부분으로 구성되어 있다. ***귓바퀴(auricle)***는 머리뼈 밖에 있는 구조물이다. 귓바퀴는 유일한 바깥부분이긴 하지만 흔히 "귀(pinna)"라고 부른다. 귓바퀴는 연골로 이루어져 있고 각 사람은 자기만의 특별한 모양의 귀를 가지고 있다. 귓바퀴에 부착되어 머리뼈 속에 있는 관은 ***바깥귀길(auditory canal)***이라고 한다. 이 귀길 속에는 윤활제로 작용하는 ***귀지(cerumen)***를 분비하는 귀지샘들이 있다.

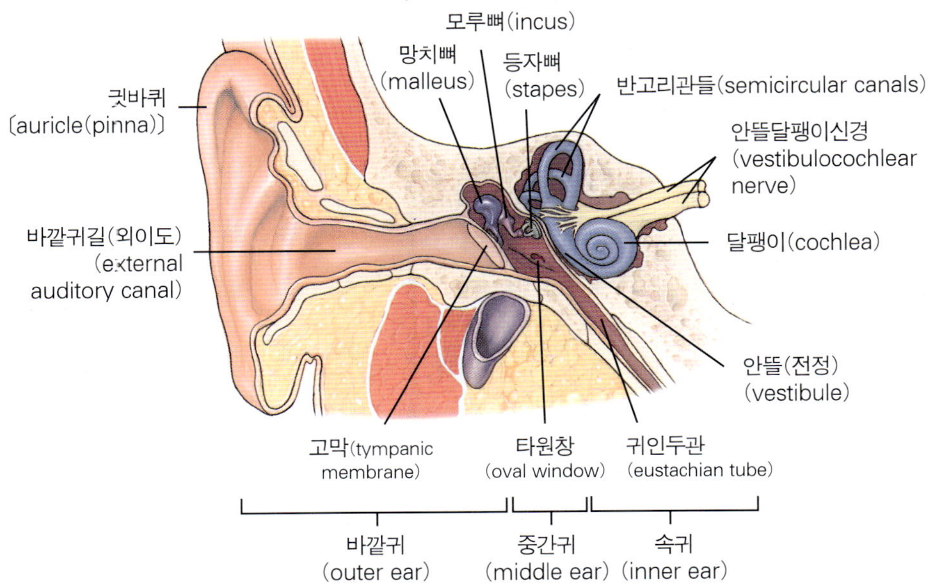

그림 12-6 귀의 구조. (Adapted from Eagle S. *Medical Terminology in a Flash!* Philadelphia, PA: FA Davis; 2006:250.)

소리는 귓바퀴에서 모아들여 귀길로 보내서 ***고막(tympanic membrane)*** 또는 eardrum에 닿는다. 고막은 바깥귀와 가운데귀의 경계이다.

가운데귀 / Middle Ear

가운데귀(중이)는 3개의 ***귀속뼈들(ear ossicles)***이라고 부르는 작은 뼈들로 구성되어 있다. 이 뼈들은 인체에서 가장 작은 뼈들로 3개가 함께 10전(dime)보다 작은 공간에 들어 있다. 고막이 진동될 때 이 진동은 첫째 뼈인 ***망치뼈(malleus)***로 보내지고 그 다음에 ***모루뼈(incus)***를 거쳐 ***등자뼈(stapes)***로 전달된다. 등자뼈는 진동을 ***타원창(oval window)***이라는 구멍을 통해서 속귀로 보낸다. 가운데귀에는 귀와 인두를 연결하는 ***귀인두관(eustachian tube)*** 또는 auditory tube가 있다. 이 관은 청각과는 직접적인 관계가 없지만, 고막에 미치는 공기의 압력을 유지한다. 고도의 변화에서 기압의 차이에 적응하기 위하여 펑하고 열리는 감각을 느끼는 것은 이 관에서 일어나는 것이다.

속귀 / Inner Ear

속귀는 ***미로(labyrinth)***라고 부르는, 일련의 관들과 방들로 구성되어 있다. 미로에는 3개의 ***반고리관(semicircular canals)***과 ***달팽이***(와우각, *cochlea*)가 들어 있다. 소리는 등자뼈에서 달팽이로 전달된다.

달팽이 속에는 ***코티기관(organ of Corti)***이 있다. 코티기관은 ***털세포(hair cells)***가 들어있는 가는 나선형의 관이다. 이 털세포들이 진동하여 그 자극을 ***안뜰달팽이신경(vestibulocochlear nerve)*** 또는 auditory nerve으로 보낸다. 이 신경은 자극을 관자엽으로 보내어 소리를 해석하게 한다.

그림 12-7에는 귀로 들어간 소리의 통로를 밟아가는 흐름을 도시하였다.

소리 / Sound

소리는 음파라고 부르는 진동에 의하여 만들어진다. 음파의 수 즉, ***진동수(frequency)***는 헬즈(Hz)로 나타낸다. 1Hz는 초당 진동수가 1이다. 소리가 귀로 들어갈 때 그 소리에 의한 감각은 그 소리의 ***고저***(음조, ***pitch***)이다. 진동수와 음조는 서로 연관되어 있다. 그래서 소리의 진동수가 높을수록 음조도 높아지고 소리의 진동수가 낮을수록 음조도 낮아진다. 사람이 듣는 범위는 20~20,000 Hz이다. 때때로 사람은 너무 낮아서 들을 수 없는 소리의 진동을 느낄 수 있고 그리고 너무 높은 소리는 고통이 될 수 있다. 사람은 나이가 들수록 높은 진동 소리를 듣는 능력은 감소한다. 듣는 능력을 검사하는 청력검사는 음파를 전도하거나 신경충격을 전도하는 귀의 능력을 측정하기 위하여 선택하는 음파에 따라 여러 가지 방법들을 사용한다(글상자 12-2 참조).

청각의 유형 / Types of Hearing

듣기과정은 다른 2가지 과정: 즉, 전도과정과 감각신경과정에 의해 일어난다. ***전도*** 과정(***conduction*** process)은 귓바퀴로 모여든 음파가 바깥, 가운데 및 속귀를 거쳐서 달팽이에 도달하는 과정이다. 음파는 고막과 귓속뼈들을 자극하고 진동은 달팽이 속의 털세포들에 도착할

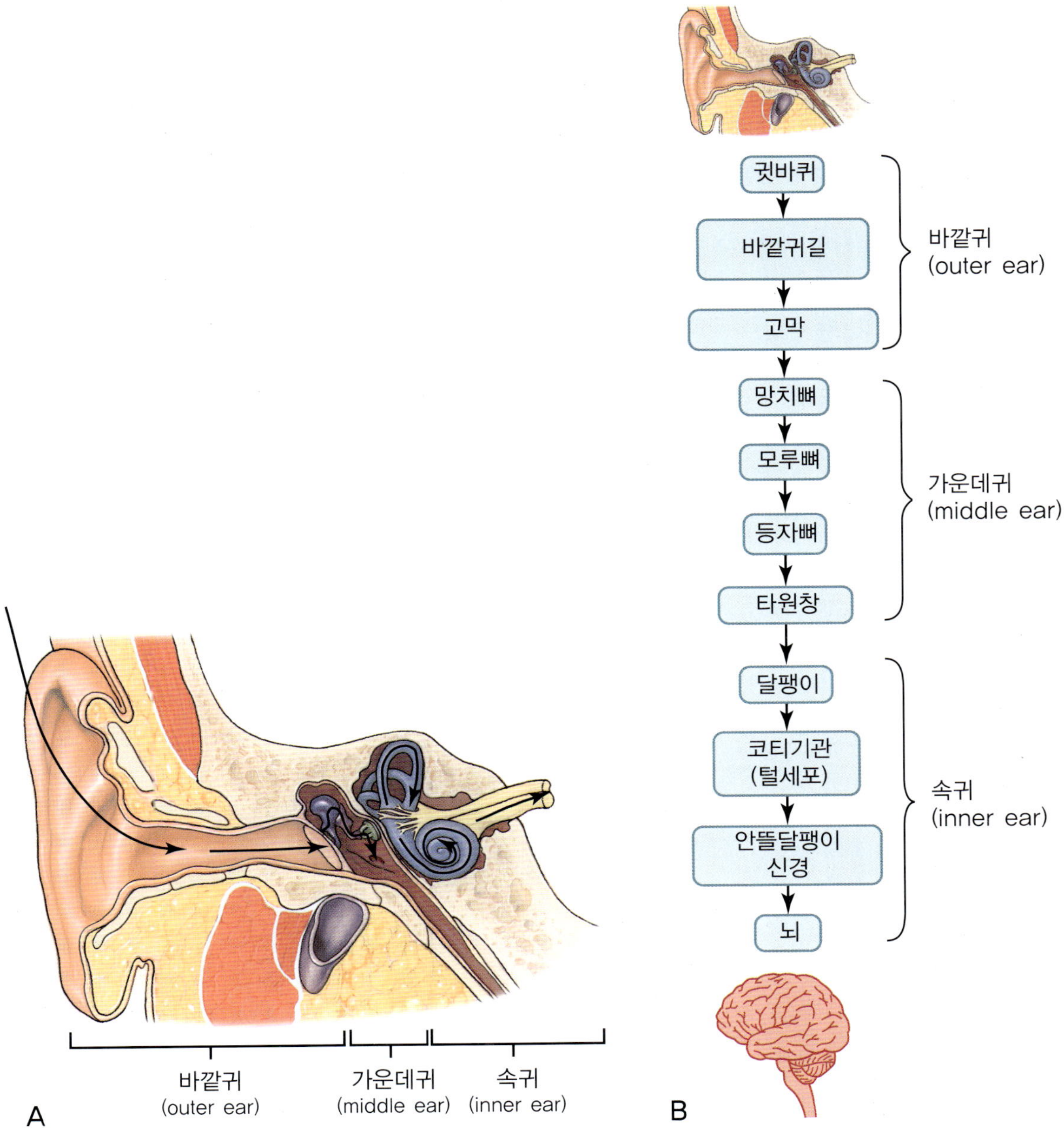

그림 12-7 (A와 B) 귀로 들어간 음파의 전도로.

때가지 계속된다. 전도성 난청은 음파가 귓바퀴에서부터 달팽이까지 가는 길에, 어떤 곳에서든지 장애가 생기면, 발생한다(그림 12-8 참조). 이 난청은 귀지로 막히거나, 빈번하게 귀염증이 일어나거나, 음파를 전도하는 귓속뼈들의 능력을 변화시키는 유전병들에 의하여 발생할 수도 있다.

감각신경 과정(***sensorineuronal*** process)은 달팽이 속에 있는 털세포들에서 시작한다. 털세포들은 음파의 자극을 받아서 전기적 자극으로 전환시킨다. 털세포는 진동하며, 이 진동을 전환하여 신경계에 전달한다. 이 자극은 안뜰달팽이신경을 타고 뇌로 간다. 털세포들은 큰 소리의 지나친 진동에 의하여 손상될 수 있다. 털세포들이 손상되면 소리자극을 뇌로 전도할 수 없다.

글상자 12-2 청각 검사(Auditory acuity testing)

청각능력은 몇 가지 방법으로 검사할 수 있다. 검사는 단순한 것도 있고 복잡한 것도 있다.

청각능력을 검사하는 단순한 방법들로는 귀에 속삭임, 똑딱시계 소리 듣기, 소리굽쇠 사용이 있다. 소리굽쇠를 사용할 때는 진동하는 소리굽쇠를 귀 뒤와 머리 위에 놓아서 청각을 측정한다. 환자는 진동을 들을 수 있거나 느껴질 수 있다. 이 방법은 신경난청과 전도난청을 확인하기 위하여 사용된다.

복잡한 방법은 청각측정기와 고막측정기를 사용하는 것이다. 청각측정기는 총체적으로 청각을 검사한다. 검사하는 동안, 환자는 이어폰을 끼고 청각측정기를 뒤로 하고 돌아앉는다. 이 기계는 음파의 다양한 강도와 길이를 만들어낼 수 있다. 환자는 소리가 들리는 쪽의 손을 들어 올린다. 음파는 낮은 음조로 시작하여 점점 높인다.

고막측정기는 가운데귀의 소리전도능력을 검사하는 것이다. 탐색자를 바깥귀길로 집어넣고 귀 속의 기압을 방 안의 기압과 비교한다. 이 검사는 가운데귀염증(중이염)과 전도성 난청을 진단하기 위하여 흔히 사용되고 있다.

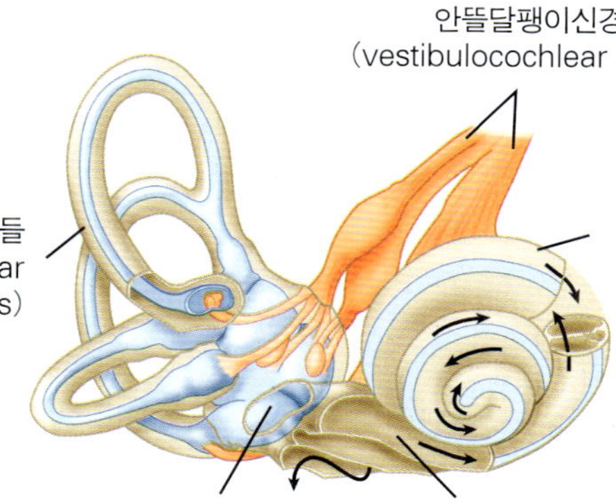

그림 12-8 달팽이의 구조.

Flashpoint
난청은 미국인 10명 중 1명이 발견된다. 이것은 65세 이상 노인에서 29%를 나타낸다.

털세포들의 손상은 콘서트 후에서와 같은 일시적 난청을 초래하거나 또는 끊임없이 큰 소리에 노출되어 일어난 손상은 영구적 난청을 초래할 수 있다. 털세포의 손상은 '이명'으로 불리는 울림소리를 만들어낸다. 울리는 소리는 일시적인 난청 후에 곧 가라 않지만 계속되는 울림은 영구적 난청을 초래할 수도 있다.

글상자 12-3 시청각장애의 원인이 되는 소아기의 병을 참조한다.

평형감각 / Equilibrium

속귀는 소리의 해석에 관여할 뿐만 아니라, 신체의 움직임과 위치의 해석에도 관여한다. ***평형(equilibrium)***은 균형 또는 안정을 유지하는 과정이다. 속귀에 있는 평형장치는 동적과 정적의 2가지가 있다.

안뜰은 반고리관들과 달팽이 사이 부분으로써 머리의 움직임을 감지하여 평형을 유지시키는 2개의 작은 주머니들을 가지고 있다. 안뜰의 주머니들 속에는 중력의 변화에 반응하는 수용기

글상자 12-3 시청각장애의 원인이 되는 소아기의 병 (Childhood causes of blindness and deafness)

많은 시각장애와 청각장애는 소아기의 병들 때문이다. 세계적으로 해마다 50만명의 새로운 어린이 시각장애인들이 발생되고 있다. 시각장애는 개발도상국들에서 더 많이 발생한다.

가난한 나라들에서, 시각장애의 주된 원인은 비타민 A 결핍과 병(disease)이다. 비타민 A 결핍은 각막을 건조시키는 원인이 되고, 어린이에게 흔히 발생하는 홍역은 각막을 상처조직으로 만들 수도 있다.

눈에 감염도 시각장애를 일으킬 수 있다. 트라코마는 흔한 세균감염이다. 반복적 트라코마 감염은 위눈꺼풀의 속면에 상처살을 만들고 이것이 안구로 퍼져나간다. 눈썹이 각막을 긁어서 시각장애가 일어날 수 있다.

구조적 결함에 의한 시각장애도 흔히 개발도상국들과 가난한 나라들에서 발생한다. "게으름뱅이눈" 이라고 하는 약시(amblyopia)는 눈이 일렬로 정렬되지 않아 약해져서 잘 보이지 않는 것이다. 약시는 안경으로 교정하거나 약한 눈운동근육을 바르게 하는 수술로 교정될 수 있다. 수술 후에, 잘 보이는 성한 눈을 헝겊으로 가려 약한 눈이 초점을 맞추도록 노력하게 하여 근육의 힘을 증가시킨다. 이러한 시각장애들은 그 나라의 의료보건치료를 이용할 수 있다면, 모두 치료되고 교정될 수 있다.

어린이들에서 청각장애는 시각장애를 일으키는 방법들과는 거의 상관이 없다. 청각장애는 소리가 속귀로 전달되지 못하는 전도장애이거나 털세포들이나 신경의 손상에 의한 감각신경장애이다.

미국에서 어린이청각장애는 대부분이 반복되는 귀염증의 결과이다. 전도성 장애는 수영선수귀(swimmer' s ear)라고도 부르는 바깥귀염증(외이염)의 결과로도 생길 수 있다. 이것은 귓바퀴와 바깥귀길의 염증이다. 귀가 젖어 있어 박테리아들이 번식하여 조직이 빨갛게 부어오르는 것이다. 바깥귀염이 자주 발생하면 귀에 상처살이 두꺼워져 소리가 들어가지 못하게 막는다. "아교귀(glue ear)" 라고도 하는 가운데귀염(중이염)은 전도성 장애를 일으킬 수 있다. 가운데귀염은 박테리아 감염으로 일시적으로 청각장애를 일으킬 수도 있다. 계속되는 가운데귀염은 상처살을 만들고 귀 안에 액체가 차 있게 한다. 그래서 소리가 가운데귀를 통해서 전도되지 않게 된다.

가장 좋은 치료는 예방이다. 귀를 건조하게 깨끗하게 유지하면 바깥구염은 좋아질 수 있다. 두 가지 귀염 모두에 항생제를 처방받아 사용할 수 있다.

감각신경성 청각장애는 달팽이의 털세포들의 결함이다. 일부 아이들은 털세포가 결함되었거나 결손된 상태로 태어나기도 한다. 엄마의 매독이나 풍진이 성장하는 태아의 귀에 손상을 일으켜 신경성 청각장애를 초래할 수 있다. 이 신경성 장애는 귀조력기나 달팽이 이식으로 치료하기도 한다.

드물기는 하지만, 청각장애와 시각장애가 엄마의 병 때문에 또는 유전병으로 올 수 있다. 시각장애와 청각장애의 연합발생은 임신 중에 풍진에 감염되어 발생할 수 있다. 어셔병(Usher disease)은 엄마와 아빠로부터 우전되어 시각장애와 청각장애를 일으킨 병이다.

들이 있다. 이 수용기들에 의하여 유지되는 평형을 ***정적평형(static equilibrium)***이라고 한다. 이 평형감각은 공간에서 신체의 위치를 알려주고 가속에서의 변화를 검색한다. 정적평형감각은 어디가 위인지 아래인지를 알려준다. 이 평형감각은 다른 감각들이 유용하지 못한 물 속으로 다이빙할 때 특별히 중요하다. 사람이 물 속에서도 어디가 위인지 아는 것은 정적평형감각장치 때문이다.

반고리관(semicircular canals)은 머리를 어떤 방향으로 움직여도 반응하는 수용기(receptors)들을 가지고 있다. 이 관들 속에는 수용기들을 흔들어 자극하는 속림프라는 액체가 있다.

반고리관은 3방향으로 엇갈리게 배열되어 있어 머리를 어떤 자세에서 어느 방향으로 움직여도 감지됨으로 **동적평형(dynamic equilibrium)**이라고 한다. 이 감각은 사람에게 회전운동 후에 바로 서 있을 수 있게 한다.

후각 / Smell

코(nose)는 들어오는 냄새를 뇌로 보내어 해석하게 하여 후각을 만드는 구조물이다(그림 12-9 참조). 빛과 음파와 비교하여, 냄새는 바로 자극이 될 수 있는 화학물질이다. 사람은 거의 10,000가지 냄새들을 인식할 수 있지만 후각은 가장 약한 감각이다. 사람의 후각능력은 감기나 알레르기에 의하여 점액이 지나치게 생산되어 쉽게 왜곡된다.

코의 구조 / Structure of the Nose

냄새는 콧구멍을 통해서 코안으로 들어와서 인두로 지나간다. 냄새는 지나가는 공기에서 코 천장의 후각점막으로 확산된다. 후각점막에는 ***후각수용기(olfactory receptors)***들이 있다. 사람은 약 500만개의 수용기들을 가지고 있어 많은 것 같이 보이지만, 개는 보통 2억 5000개(사람의 50배)를 가지고 있다. 후각수용기들은 점막으로 흡수된 화학물질을 냄새로 변형시키기 때문에 화학수용기이다. 냄새물질은 점막 속에 있는 후각수용기에 붙어있는 후각털로 흡수된다. 냄새는 수용기들로부터 **후각신경(olfactory nerve)**을 따라 뇌로 간다. 관자엽이라고 부르는 뇌의 구역에서 냄새를 확인한다.

후각수용기들은 극도로 민감하여 단지 2, 3개의 냄새분자들로도 흥분을 일으킨다. 공기는 냄새를 확인하는데 도움이 되는데 들숨으로 들어오는 공기가 더 많을수록 냄새를 검출할 기회가 증가한다.

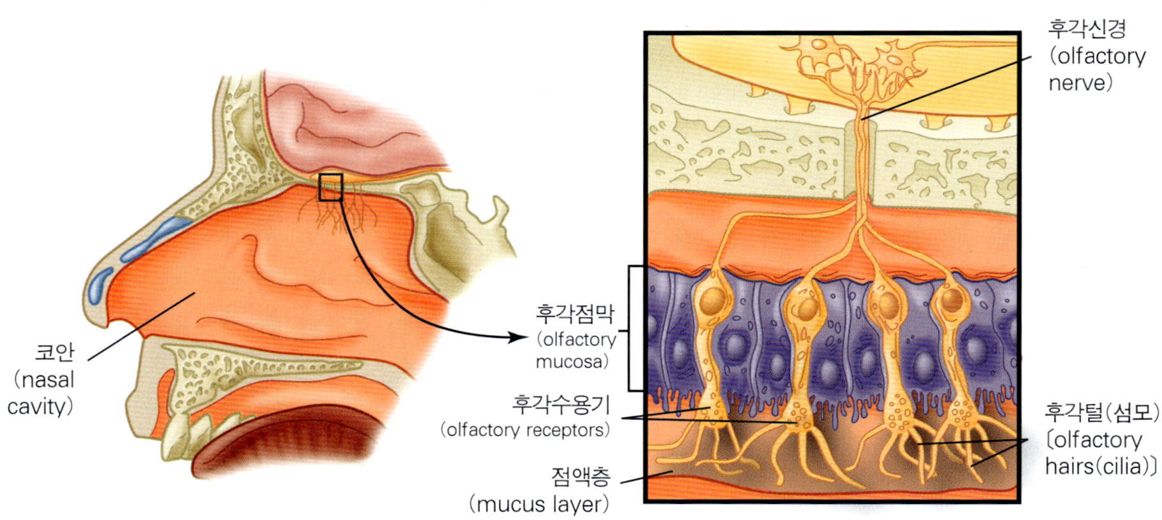

그림 12-9 코의 구조.

후각은 기억과 정서에 밀접하게 연관되어 있다. 살짝 풍기는 향기의 냄새는 그 향기와 관련된 일을 떠올리게 한다. 예를 들면, 장미 냄새는 소아기의 정원을 회상하게 하고 설탕과자는 그것을 자주 만들어 주었던 할머니를 떠올리게 한다. 사람들에게 자신이 선호하는 냄새는 좋은 일을 떠올리게 하고 좋아하지 않는 냄새는 불쾌감을 일으키게 한다.

후각수용기들은 너무 예민해서 계속되는 자극에 적응할 수 있다. 결국 변하지 않고 들어오는 냄새는 후각수용기들이 그 냄새에 덜 민감하게 하여 인식할 수 없게 한다. 이것이 향수의 냄새가 방금 방에 들어온 어떤 사람에게 견딜 수 없게 할 수 있는 이유이다.

> **Flashpoint**
> 여자들은 남자보다 예리한 후각을 가지고 있다. 후각수용기들이 월경주기의 전반에 가장 단감하고 배란될 때 정점에 이른다.

미각 / Taste

*입(mouth)*은 미각을 위한 곳이다. 혀는 주된 미각기관이다(그림 12-10 참조). 냄새와 비슷하게 맛들은 뇌로 전달되기 전에 화학물질로 바뀌어야 한다.

혀의 구조 / Structure of the Tongue

혀는 유두(papilla)라는 상피의 돌기들로 덮여있다. 유두들의 겉면에 *맛봉우리*(미뢰, *taste buds*)들이 있다. 대부분의 맛봉우리들은 혀에 흩어져 있지만 인두의 벽과 입천장에서도 있다. 사람은 약 10,000개의 맛봉우리를 가지고 있고 각 맛봉우리는 50~150개의 ***미각수용기들(gustatory receptors)***을 가지고 있다. 미각수용기들은 또 다른 형의 화학수용기로 여러 가지가 있다. 즉 짠맛, 단맛, 신맛, 쓴맛 그리고 감칠맛을 인식하는 수용기들이 있다. 이것들은 혀의 다른 곳이 자리를 잡고 있다. 혀끝은 단맛에 가장 민감하고, 혀의 뒷부분은 쓴맛에 가장 민감하고, 혀의 양 옆은 신맛에 가장 민감하고, 짠맛 수용기들은 혀 전체에 흩어져 있는 편이다.

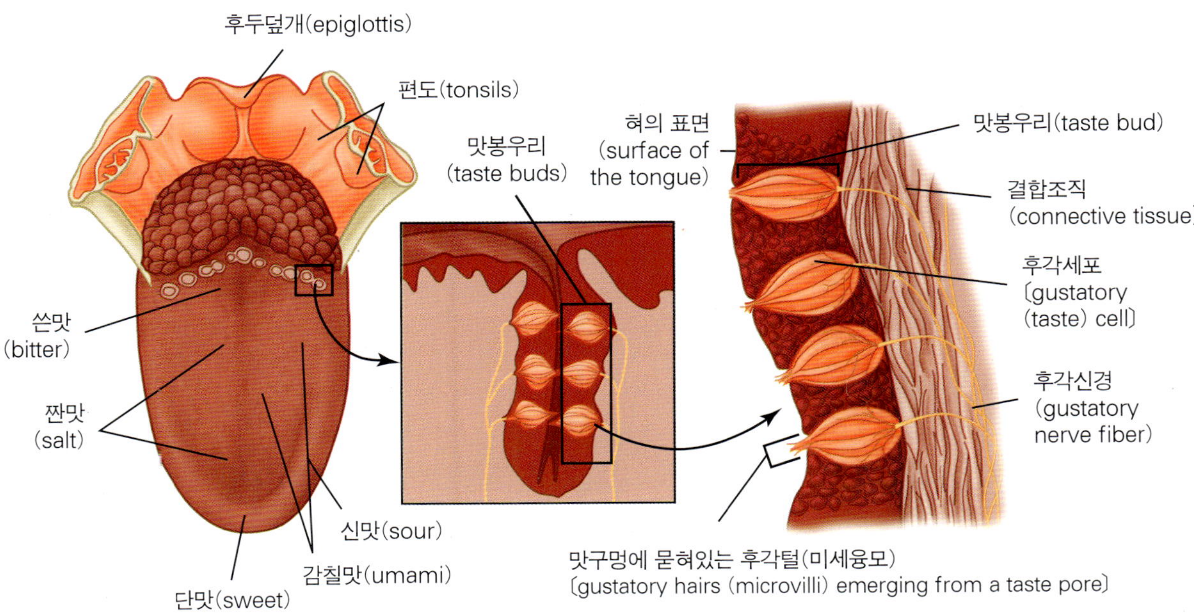

그림 12-10 혀의 구조.

> **Flashpoint**
> 맛봉우리(미뢰)의 수는 나이가 들어감에 따라 감소한다. 중년까지 8,000개로 감소하고 65세에는 5,000개 정도이다.

다섯 번째 맛봉우리가 확인되었다. 그것은 감칠맛(umami)이라고 하며 고기와 치즈의 맛이다. 이 맛봉우리들도 혀 전체에 흩어져 있다. 표 12-2에는 맛봉우리들에 관해 요점을 정리하였다.

맛봉우리들이 맛을 검출하기 위해서, 음식은 화학분자들로 분해하여 침에 용해되어야 한다. 용해된 분자들은 맛봉우리들로 들어가서 미각수용기들을 자극한다. 이 자극은 ***얼굴신경(facial nerves)***, ***혀인두신경(glossopharyngeal nerves)*** 및 미주신경을 따라 뇌로 간다. 맛은 뇌의 마루엽에서 해석된다.

코는 맛을 느끼는 능력에 크게 기여한다. 음식의 냄새는 맛을 돋아주고 냄새 맡는 능력이 없으면 음식의 맛은 김빠진 것이다. 사람은 나이가 들어가면서 냄새와 맛감각을 잃기 시작한다. 어린시절에 즐겼던 음식들의 맛과 같은 맛이 아닐 수도 있다. 나이든 사람은 음식의 냄새와 맛을 느낄 수 없기 때문에 때때로 밥맛을 잃기도 한다. 늙은 사람들은 흔히 지나치게 양념을 치거나 소금을 치고 어떤 음식에 대해서는 맛을 잃는다.

음식은 온도와 촉감의 영향을 받을 수 있다. 너무 뜨겁거나 양념을 많이 한 음식은 통증을 일으키거나 맛을 모르게 할 수 있다. 찬 음식은 맛을 흐리게 하고 촉감을 변화시킨다. 촉감은 종종 맛보다 더 중요하고, 고무 같거나 모래 같거나 풀반죽 같은 촉감 때문에 못마땅해 할 수도 있다.

촉각 / Touch

"특수감각"들이 아닌 가장 많은 감각수용기들을 피부에서 볼 수 있다. 이 수용기들은 ***몸감각수용기(체성감각 수용기, somatosensory receptors)***라고 하며, 온각, 냉각, 통각, 압각 그리고 진동감각을 감지한다(그림 12-11 참조).

감각 / Sensations

감각(sensations)이란 각각의 수용기에서 받아들이는 자극에 따라 뇌에서 해석된 느낌이다. 몸감각수용기들은 피부의 중간층인 진피에 있다. 감각을 제공하는 수용기들은 5가지가 있다:

- ***통각수용기(pain receptors)***는 조직 손상에 의하여 흥분된다.
- ***화학수용기(chemoreceptors)***는 몸의 화학물질의 농도에 변화가 있을 때 흥분된다.

표 12-2
맛봉우리들의 위치

맛봉우리의 형	있는 곳
단맛(sweet)	혀의 끝부분
신맛(sour)	혀의 옆부분
쓴맛(bitter)	혀의 뒷부분
짠맛(salt)	혀 전체에 흩어져 있음
감칠맛(umami)	혀 전체에 흩어져 있음

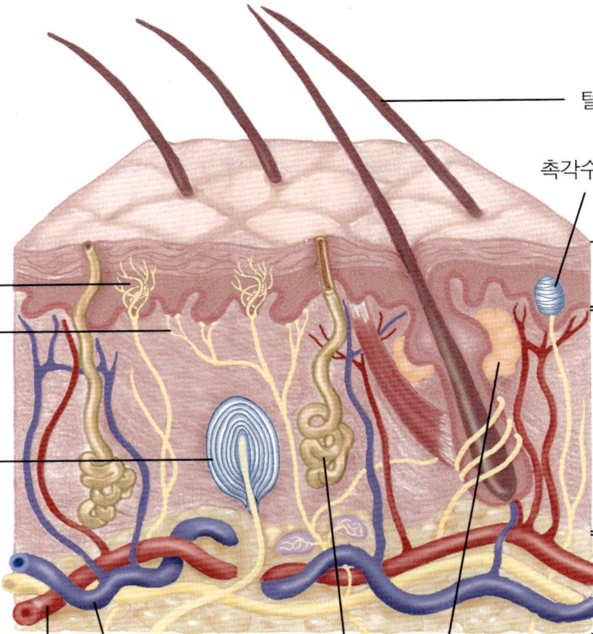

그림 12-11 감각수용기들.

- ***온도수용기(thermoreceptors)***는 온도의 변화들을 탐지한다.
- ***빛수용기(photoreceptors)***는 빛의 변화들에 반응한다.
- ***기계수용기(mechanoreceptors)***는 움직임이나 압력의 변화들을 탐지한다.

온각, 냉각 및 통각에 대한 수용기들은 자유신경종말(free nerve ending)이라고 하는 노출된 신경종말에 있다. 이 신경종말은 어떤 강한 자극에도 반응한다. 이것은 심하게 심하게 차가운 것이 강하게 압력을 받을 때와 같이 통증을 느끼게 하는 이유이다. 촉각, 압각, 진동감각에 대한 수용기들은 신경종말이 덮개로 싸여져 있어 피막종말(encapsulated ending)이라고 한다.

모든 몸감각수용기들은 피부와 바깥환경에 관한 정보를 제공한다. 이 수용기들이 탐지하는 대부분의 감각은 몸감각수용기이기 때문에, 의식적으로 처리되지 않고, 코에 있는 화학수용기들과 비슷하게, 탈감각되고 또는 감각을 위하여 사용된다. 탈감각된 감각은 만약에 그 변화가 자극으로 일어나는 것이라면 의식적 감각이 될 수 있다. 예들 들면, 신발을 신은 후에 신발이 발에 닿는 느낌을 알지 못한다. 양말이 흘러내리거나 신발 속이 모래알이 들어가면, 이 자극의 변화는 양말과 모래알뿐만 아니라, 신발의 느낌도 알게 된다.

사람이 느끼는 감각의 강도는 몸감각수용기들의 유형에 달려있고 이 수용기들의 분포상태는 피부의 부위별로 다르다. 손과 얼굴에는 일정한 피부면적에서 가장 많은 수용기들이 있어서 가장 예민하고 가장 많은 자극들을 탐지한다.

표 12-3에는 감각들과 관련된 병리학 용어들을 요약해서 정리하였다.

Flashpoint

축축함이나 습도는 촉각, 압각 및 온도각 수용기들이 거의 동시에 일으키는 연합반응에서 오는 느낌이다.

표 12-3

감각들과 관련된 병리학 용어들

미각상실증(ageusia)	맛감각 상실.
인식불능증(agnosia)	물건, 모양, 소리, 사람, 냄새를 인식하는 능력이 상실됨. 흔히 뇌손상 때문임.
흑암시(amaurosis)	완전시각장애. 시각신경이나 뇌의 손상 때문에 생긴 시각장애.
무청각증(anacusis)	완전 청각장애.
무후각증(anosmia)	냄새감각 상실.
색맹(color blindness)	색의 일부 또는 전체를 받아들이는 능력이 없음. 흔히 X염색체의 유전자결함 때문임. 남자에 많이 발생함.
안구돌출증 (exophthalmos)	눈이 튀어나옴. 다쳐서 생길 수 있고, 그레이브병(갑상샘항진증)의 진행과정에서 일어날 수 있음. 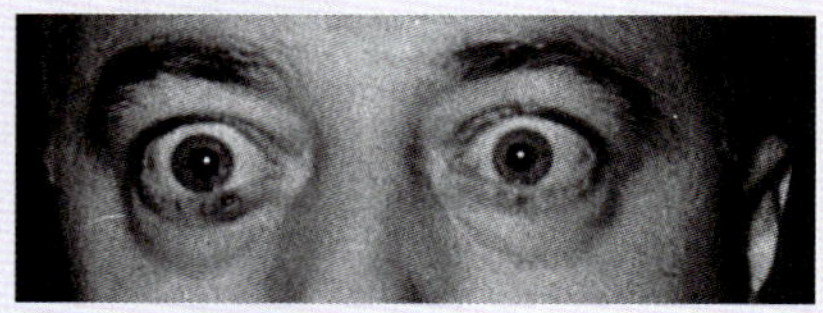 안구돌출증. (From Tamparo CD, Lewis MA. *Diseases of the Human Body*, 4th ed. Philadelphia, PA: FA Davis; 2005: 339.)
다래끼〔hordeolum(sty)〕	눈꺼풀에 있는 기름샘의 염증임. 염증 부위에 노랗고 아픈 주머니가 생김.
멀미(motion sickness)	움직이는 감각과 보는 감각이 조화롭게 받아들여지지 못하여 일어나는 구역질이나 어지러움증.
사시(사팔이)(strabismus)	두 눈이 정렬되지 않음. 안쪽 눈이나 양쪽 눈이 안쪽, 바깥쪽, 위쪽 또는 아래쪽으로 돌려짐. 내사시(esotropia) 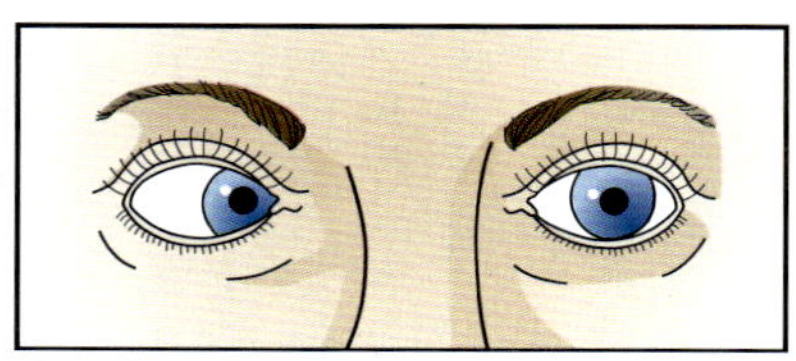 외사시(exotropia) 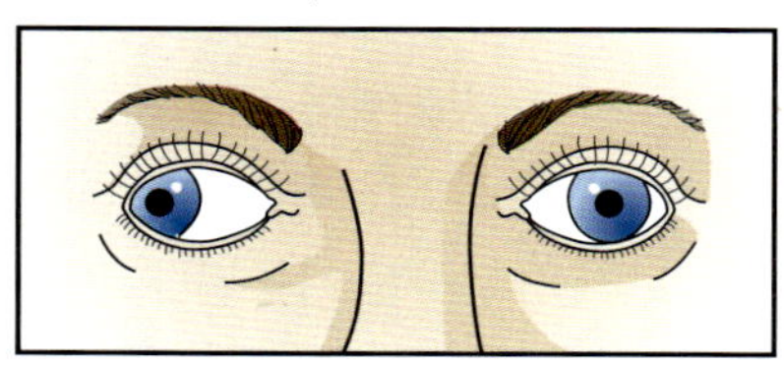 사시
귀울림(이명)(tinnitus)	속귀의 털세포들의 이상으로 귓속에 울림이 일어난 상태. 일시적이거나 영구적임.
현기증(어지럼)(vertigo)	일반적으로 속귀의 평형감각 장애로 인해 움직이거나 휘돌리는 느낌.

연습 문제 / Practice Exercises

선다형 문제 / Multiple Choice

1. 눈에서 채색부분을 ______________ 라고 한다.

   a. 각막
   b. 홍체
   c. 렌즈
   d. 공막

2. 맛봉우리들은 ______________ 이다.

   a. 빛수용기
   b. 감각수용기
   c. 화학수용기
   d. 후각수용기

3. 털세포들은 ______________ 에서 볼 수 있다.

   a. 달팽이
   b. 망막
   c. 귓속뼈들
   d. 피부

4. ______________ 평형은 속귀의 안뜰에 의하여 유지된다.

   a. 동적
   b. 회전
   c. 정적
   d. 이항

5. ______________ 는 눈에서 가깝고 먼 물체에 초점을 맞추게 한다.

   a. 망막
   b. 각막
   c. 홍체
   d. 렌즈

참/거짓 문제 / True or False

1. 참 거짓 가운데귀의 뼈들은 auricles라고 한다.
2. 참 거짓 시각신경원반은 맹점이라고도 한다.
3. 참 거짓 유리체는 계속 순환하여 새 것으로 바뀐다.
4. 참 거짓 눈에서 채색된 부분을 홍체라고 한다.
5. 참 거짓 후각망울는 맛을 탐지한다.
6. 참 거짓 귀의 바깥부분과 가운데부분은 고막으로 나뉘어져 있다.
7. 참 거짓 빛은 눈으로 들어갈 때 굴절한다.
8. 참 거짓 귀는 3부분으로 구분한다.
9. 참 거짓 정적 평형은 평형을 유지하고 움직임을 탐지한다.
10. 참 거짓 망막은 안구의 가장 바깥층이다.

괄호 넣기 문제 / Fill in the Blank

1. ________________ 는 색의 시각을 제공하고 ________________ 는 흐린 빛의 시각을 제공한다.
2. ________________ 는 각막 바로 밑(속)에 있다.
3. 혀는 짠맛, 단맛 신맛 및 쓴맛을 탐지하는 ________________ 로 덮여있다.
4. ________________ 수용기들은 바깥환경에 관한 단서들을 제공한다.
5. ________________ 라고도 부르는 ________________ 는 귀의 바깥부분이다.
6. ________________ 는 치즈와 젓갈에 대한 맛의 감각이다.
7. ________________ 는 듣기와 평형을 제공하는 구조물이다.
8. 눈물은 ________________ 샘에서 생산된다.
9. 안구의 흰부분은 ________________ 이다.
10. 일반감각들은 ________________ 수용기들에 의하여 느낀다.

단답식 문제 / Short Answer

1. 맛봉우리의 여러 형들을 설명하라.

2. 다섯 가지 감각수용기들은 나열하라.

명칭 달기 문제 / Labeling

괄호 안에 알닺은 해부학 용어를 써 넣어라.

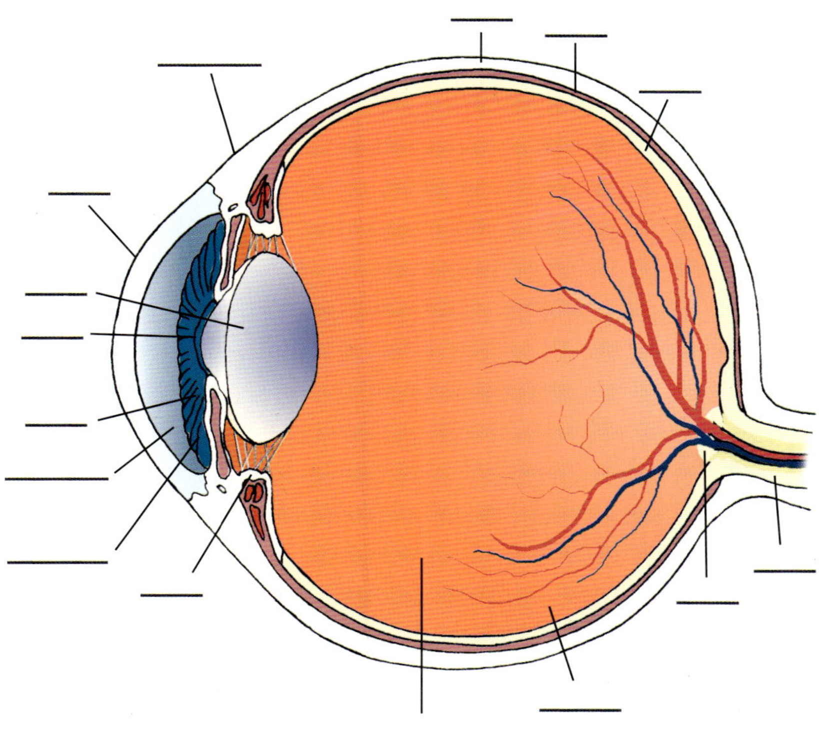

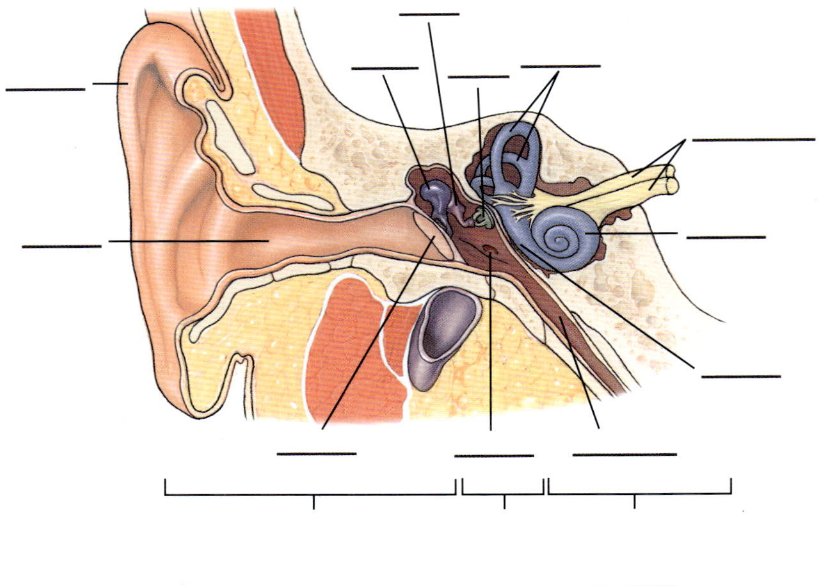

비뇨계
THE URINARY SYSTEM
제 13 장

주요 용어

세포바깥액 (extracellular fluid)
여과(filtration)
세포속액(intracellular fluid)
배뇨(micturition)
콩팥단위(nephron)
질소노폐물 (nitrogenous wastes)
재흡수(reabsorption)
콩팥여과물(renal filtrate)
분비(secretion)
오줌(소변) (urine)
요색소(urochrome)

비뇨계는 콩팥, 요관, 방광 및 요도로 구성되어 있다. 콩팥의 기능은 용해성 노폐물들의 제거하는 일 외에도 여러 가지 호르몬들을 분비해서 혈액의 양, 체액 및 혈압을 유지시키고 적혈구의 생산을 촉진시킨다.

콩팥은 혈액으로부터 노폐물을 처리하여 소변으로 내보낸다. 또한 콩팥들은 혈액 전체를 감시하여 혈액이 적당한 양으로 유지되도록 물을 더 많이 머무르게 할 수도 있고 여분을 배출할 수도 있다. 콩팥에서 븐비되는 몇 가지 호르몬들은 혈압을 유지하고 적혈구들을 생산하고 혈관들을 수축한다.

이 장에서는 비뇨계의 구조들과 소변의 생산을 논의한다. 더불어, 콩팥의 다른 기능들. 액체(물) 평형에 관여하는 호르몬들, 그리고 신부전(콩팥 기능상실)에 대하여 설명한다.

비뇨계의 구조 / Structures of the Urinary System

사람의 비뇨계는 4가지 분리된 구조물들로 구성되어 있다. 우선 혈액에서 노폐물들을 제거하고 소변을 생성하는 2개의 콩팥들이 있다. 각 콩팥에는 소변을 운송하는 요관이 부착되어 있다. 양쪽 요관들은 방광에 부착되어 있다. 마지막 구조물은 소변을 밖으로 내보내는 요도이다. 그림 13-1에는 비뇨계통의 구조물들을 보여준다.

콩팥 / Kidney

콩팥(신장, *kidneys*)은 척주 양쪽에, 대분에서, 12번째 등뼈와 3번째 허리뼈 사이의 배안에 있다. 콩팥들은 가로막 밑으로 뒷배벽에 붙어 있으며 부분적으로 갈비뼈들에 가려져 있다. 콩팥은 길이가 대략 8~10㎝이다. 오른콩팥은 크고 넓은 간 때문에, 더 내려가 있다. 양 콩팥은 충격을 흡수하고 보호하는 지방조직으로 싸여 있다.

콩팥은 가쪽 면은 불룩하고 안쪽 면운 오목하다(그림 13-2 참조). 어두운 색의 바깥층은 ***콩팥겉질(renal cortex)***이라고 하고 속부분의 조직은 ***콩팥속질(renal medulla)***이라고 한다. 속질 조직은 세모꼴들르 배열되어 있어 ***콩팥피라밋(renal pyramids)***이라고 부른다. 콩팥의 가장 속부분에 있는 굽은 조직은 ***콩팥깔대기***(신우, *renal pelvis*)라고 한다. 굽이 자체는 콩팥의 ***문(hilus)***라고 하며, 콩팥의 문에서는 콩팥동맥과 콩팥정맥이 들어가고 나온다. 또한 이 문은 요관이 부착되는 장소이다.

Flashpoint

비뇨계는 혈압과 체액의 배출을 조절하여 항상성을 유지한다.

Flashpoint

세계인구의 0.07%는 2개 이상의 콩팥을 가지고 태어나고, 0.02%는 콩팥 한 개만을 가지고 태어난다.

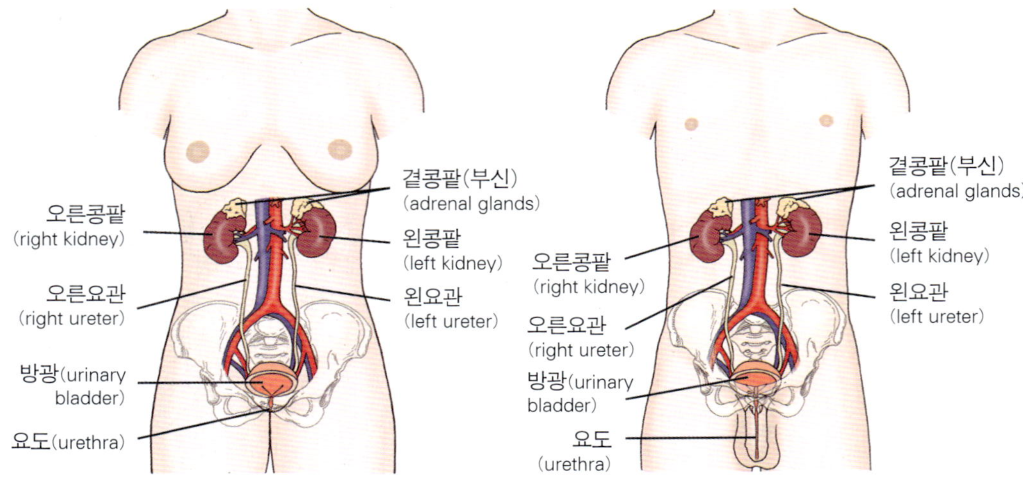

그림 13-1 비뇨계통의 기관들. (Adapted from Eagle S. *Medical Terminology in a Flash!* Philadelphia, PA: FA Davis; 2006:147.)

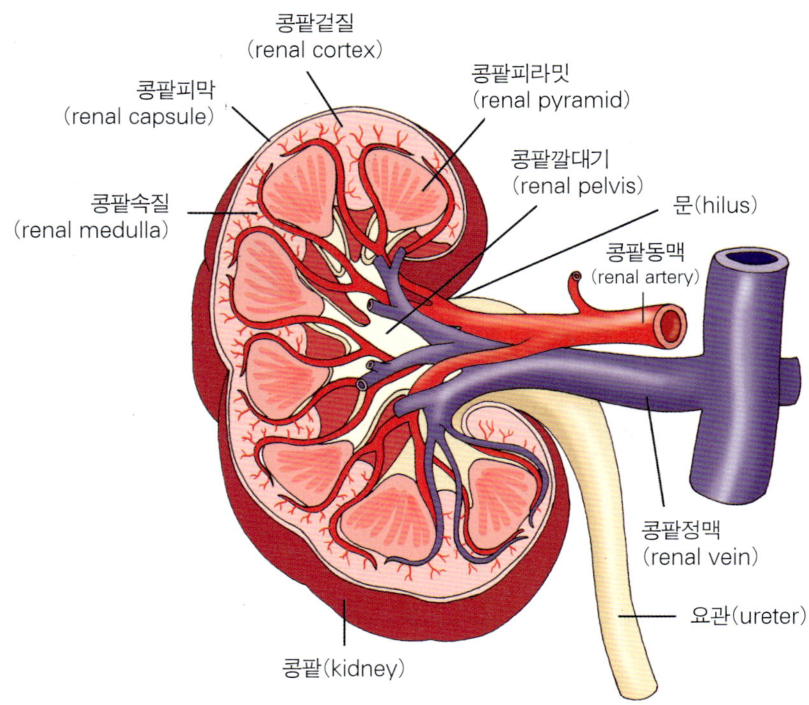

그림 13-2 콩팥의 시상절단면. (Adapted from Eagle S. *Medical Terminology in a Flash!* Philadelphia, PA: FA Davis; 2006:148.)

콩팥단위 / Nephron

콩팥은 ***콩팥단위***(신원, **nephron**)라고 부르는 100만개 정도의 작은 구조물들로 채워져 있다. 콩팥단위들은 혈액에서 노폐물을 걸러내고 처리하여 소변으로 만들어 내보낸다. 콩팥단위는 부엌의 씽크대 아래에서 볼 수 있는 하수도계통을 닮아서, 모든 관은 연결되어 있지만, 각 부분은 각각의 이름을 가지고 다른 일을 수행하여 소변을 생산한다.

소변 생산의 첫 단계는 ***토리***(사구체, ***glomerulus***)라고 부르는 콩팥단위의 첫 부분에서 시작한다(그림 13-3 참조). 이 구조물들은 콩팥겉질에 있으며 여과기 같은 일을 한다. 토리에 혈액이 공급되면 토리에서는 혈액을 걸러내어 콩팥단위의 관으로 보낸다. 토리를 둘러싸고 있는 주머니를 ***토리피막(glomerular capsule)*** 또는 Bowman capsule이라 하고, 이 주머니는 ***토리쪽곱슬세관(proximal convoluted tubule)***이라고 하는 꼬불관에 연결된다.

이 곱슬세관은 콩팥속질로 내려가서 ***헨레고리(loop of Henle)***라고 부르는 머리핀 같은 굽이를 형성한다. 그 다음에는 올라가서 ***먼쪽곱슬세관(distal convoluted tubule)***이라는 꼬불관을 이룬다. 먼쪽곱슬세관은 토리로 들어가고 나오는 세동맥들 사이를 지나 아래로 내려가서 ***집합관(collecting duct)***으로 연결된다. 모든 집합관은 모여들어서 콩팥깔대기(renal pelvis)로 흘려보낸다. 소변은 요관으로 흘러들어가서 방광으로 내려간다.

요관 / Ureters

각 콩팥은 콩팥깔대기에 연결된 ***요관(ureter)***을 가지고 있다. 요관은 길이가 30㎝인 근육관으로 소변을 콩팥의 집합관들로부터 방광으로 운반한다. 요관은 소화관에서와 같이 파장 같은 ***연동운동(peristalsis)***으로 소변을 이동시킨다. 요관이 방광에 부착된 곳에 구멍을 덮고 있는 판막 같은 점막주름이 있다. 이 주름은 소변의 역류를 막아준다. 연동운동은 소변을 내려가게 할 뿐만 아니라, 소변이 연속으로 흘러가게 하지 않고, 주름판막을 통해서 분출되게 밀어낸다.

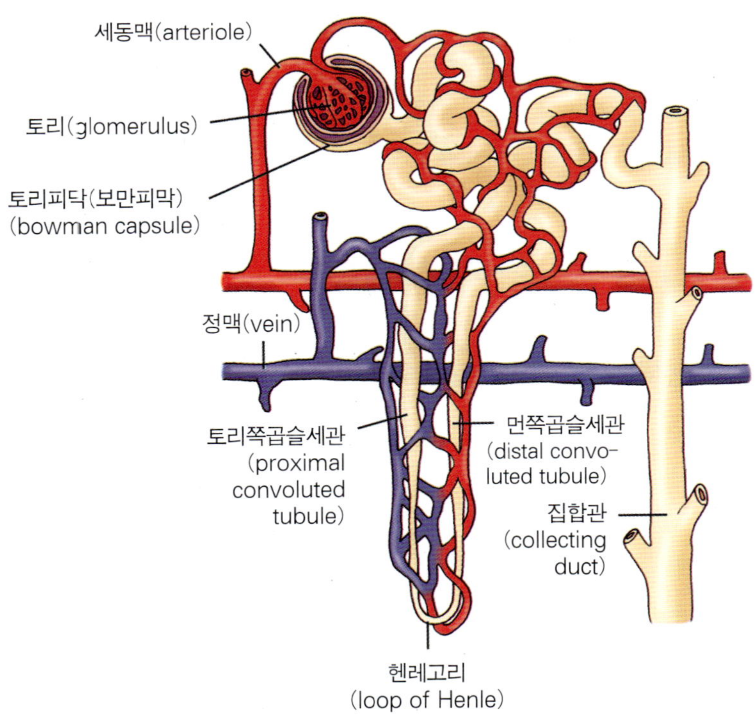

그림 13-3 콩팥단위의 구조. (Adapted from Eagle S. *Medical Terminology in a Flash!* Philadelphia, PA: FA Davis; 2006:148.)

방광 / Urinary Bladder

방광은 소변을 모아두는 곳이다. 방광은 근육으로 되어 있어 소변에 적응하여 늘어날 수 있다. 방광은 약간 세모꼴의 주머니로서, 위에서와 비슷하게, 비었을 때는 주름들이 잡혀 쭈그러든다. 이 주름들은 방광이 소변으로 차면 펴진다. 또한 방광은 위에서와 비슷하게 지나치게 늘어나면 통증이 생긴다.

빈 방광은 길이가 5~7㎝ 정도이고, 가득 찼을 때는 12㎝로 늘어난다. 가득 찬 방광은 500㎖가 담겨있다. 방광이 최대로 늘어나면 길이는 25㎝이 되고, 용량은 1000㎖나 된다.

방광의 바닥에 세모부분은 ***방광삼각(trigone)***이라고 부른다. 소변은 방광삼각으로 내려가서 요도로 연결된 부분에 있는 작은 깔대기를 통해서 나간다(그림 13-4 참조).

> **Flashpoint**
> 담배를 피는 사람은 방광암의 발생률이 2배로 높아진다.

요도 / Urethra

요도는 소변을 몸 밖으로 내보내는 관이다. 요도에는 소변의 흐름을 조절하는 판막이 2곳에 있다. ***속조임근(internal sphincter)***은 요도의 출구로 작용하는 근육띠이고, ***바깥조임근(external sphincter)***은 그 아래로 3㎝ 정도 아래에 있는 두 번째 출구이다. 두 조임근들은 의

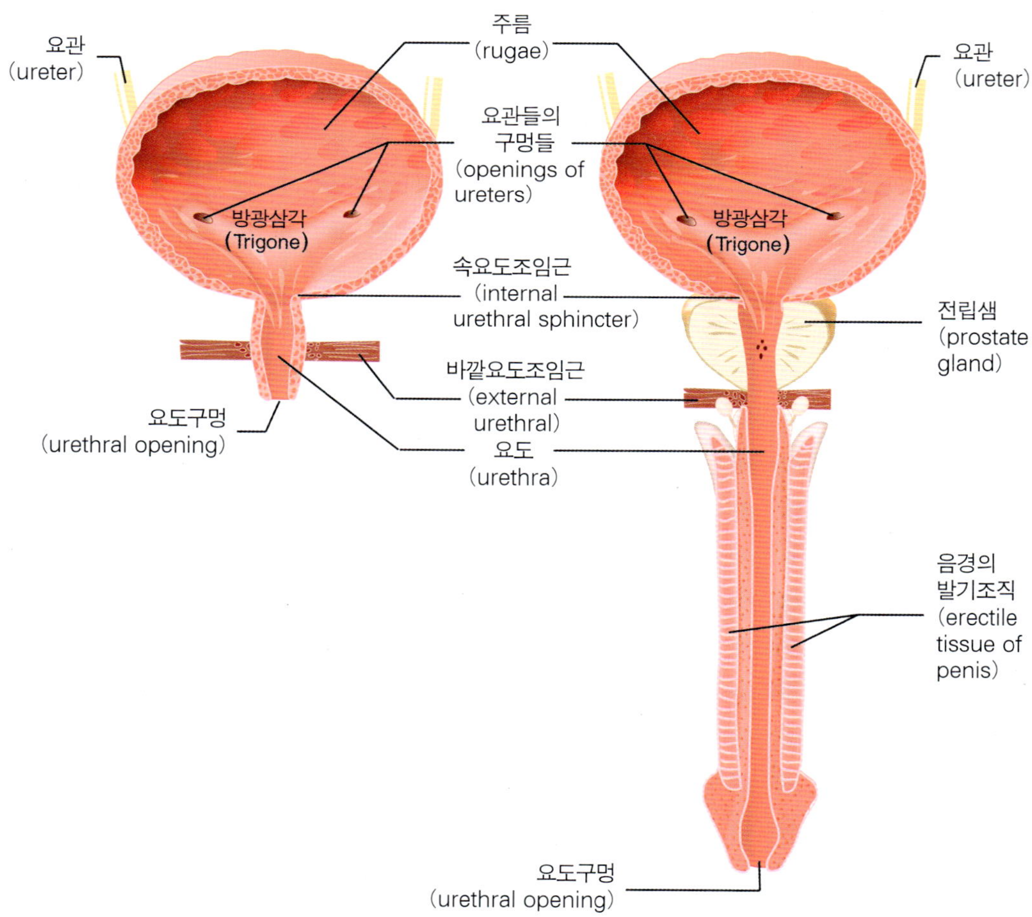

그림 13-4 방광과 요도.

지에 따라 조절된다. 방광이 가득 찼을 때, 조임근들은 이완되어 배뇨(micturition)라고 부르는 과정으로 몸 밖으로 나간다.

요도는 남자와 여자에서 길이가 다르다. 여자의 요도는 길이가 3㎝ 정도이고, 남자의 요도는 20㎝ 정도이다. 남자의 요도는 정자를 내보내는 통로로 작용하는 생식계통의 일부이다. 여자의 요도는 짧기 때문에 박테리아를 끌어들이는 경향이 있어서 요로감염(urinary tract infection UTI)이라는 병이 잘 생긴다(글상자 13-1 참조).

Flashpoint

요도협착은 감염이나 손상으로 인하여 요도가 좁아진 것이다. 치료는 요도 속으로 기구를 집어넣어 요도를 넓혀주는 것이다.

배뇨 / *Micturition*

소변을 내보내는 ***배뇨***는 반사적이고, 의지적 작용이다. 방광은 소변으로 채워질 때, 그 벽이 늘어나기 시작한다. 방광이 200㎖ 정도 채워지면 그 벽에 있는 감각수용기들이 활성화될 수 있을 정도로 충분히 늘어난 것이다. 이 수용기들은 자극을 신경을 통해서 척수의 엉치부로 보낸다. 그리고 척수는 자극을 방광으로 되돌려 보내어 방광이 반사적으로 수축하게 한다. 이 수축으로 방광은 소변을 밀어내어 속요도조임근을 지나 요도의 윗부분으로 들어가게 한다.

글상자 13-1 비뇨계에 흔히 일어나는 장애들

비뇨계의 장애들이나 병들은 아주 많고 대부분은 쉽게 치유된다. 여자들은 남자들보다 비뇨기병들을 더 많이 가지고 있다.

가장 흔한 병은 요로감염(urinary tract infection; UTI)이다. 증상들은 소변 볼 때 아프고 찌릿하고 샅부위(회음부)가 붉게 부어오른다. UTI는 대부분이 요도로 들어간 박테리아에 의한 것이다. UTI는 남자들 보다 여자들에 많이 발생한다. 여자들은 요도가 짧아서 미생물들이 여자의 몸으로 쉽게 들어갈 수 있기 때문이다. 치료는 먹는 약물치료와 외부의 자극증상을 제거하기 위하여 바르는 약을 쓴다.

찔금증(요실금, incontinence)은 방광에 소변을 담아두는 능력이 없는 것이다. 일반적으로 웃음, 앉기, 기침, 오르기 등에서 소변이 나온다. 이 장애는 임신, 비정상적 신경신호들, 골반근육들의 약화, UTI, 또는 비뇨계의 질환 등의 결과일 수 있다. 치료는 운동, 둘러싸고 있는 방광근육들을 강화하는 수술, 약물치료 및 커피와 차 같은 음료수를 제한하는 것이 있다.

콩팥돌(신장결석, renal stone)은 소변에 결정들이 너무 많기 때문에 형성되는, 소변결정들의 굳은 덩어리이다. 결정들은 식사, UTI 또는 배뇨장애 때문일 수도 있다. 콩팥돌은 백인에서 40대에 더 많이 발생하지만 누구에게나 발생할 수 있다. 증상은 날카로운 통증, 소변의 혈액, 고통스런 배뇨 등이다. 일반적으로 돌은 스스로 배출되지만 만약에 요로를 막거나 돌이 너무 크면 수술로 제거할 필요가 있다.

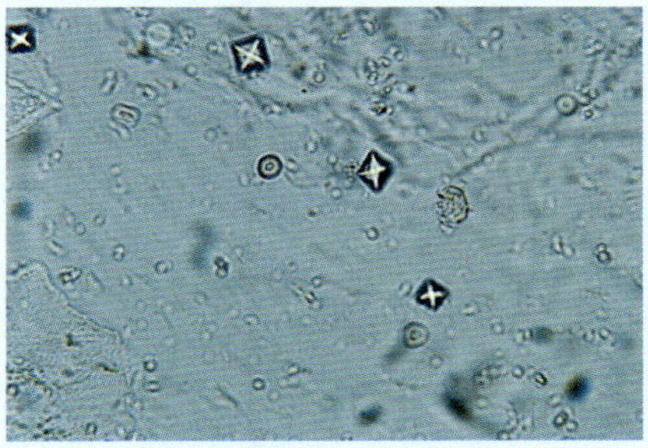

소변에 있는 칼슘옥살레이트(calcium oxalate) 결정들. (From *Taber' s Cylopedic medical Dictionary*. 21 st ed. Philadellllphia, PA: FA Davis; 2009:339.)

이 시점에서, 사람은 방광이 찼다는 것을 알게 되고 배뇨의 충동을 느낀다. 골반의 뼈대근육(골격근)들이 바깥조임근을 이루고 있어 의지적으로 열어줄 때까지는 닫혀있게 한다. 바깥조임근이 이완될 때 소변이 배출된다. 배뇨 충동을 무시하게 되면, 몇 분 후에 방광의 수축이 정지되고 방광은 계속 채워진다. 또다시 200~300 mℓ의 소변이 들어온 후에 방광이 수축한다. 방광은 이제 가득 채워져 있고, 그런데도 배뇨충동을 무시한다면, 방광은 계속 채워져 500~600 mℓ를 넘어 한계점에 이른다. 이렇게 되면 방광은 지나치게 늘어나서 거북하게 된다. 아프게 되면서 결국 조임근이 더 이상 소변의 압력을 견딜 수 없게 되고 소변은 의지와는 상관없이 배출된다.

바깥조임근을 의지적으로 조절할 수 없게 되면, 이것이 ***찔금증***(요실금, *incontinence*)이다. 일반적으로 2살 아래의 어린이에서는, 조임근의 의지적 조절이 학습되어 있지 않기 때문에, 찔금증은 정상이다. 나이가 더 많은 어린이들 중에 일부는 깨어 있을 때 배뇨를 조절할 수 있을지라도, 너무 소란스럽게 잠을 자서, 잠들어 있을 때 방광의 수축을 알아차리지 못하여 조임근이 무의식적으로 이완된다. 이것을 잠결배뇨(bedwetting)라고도 부르는 ***야뇨증(nocturnal enuresis)***이다. 성인에서는 찔금증은 임신, 충격, 출산 후에 골반근육들의 약화, 척수손상 같은 경우에 일어날 수 있다.

소변의 생성 / Urine Production

소변의 생성은 여과, 재흡수 및 분비의 3과정을 거친다. 각 과정은 콩팥단위의 각기 다른 부분에서 일어난다.

소변의 생성은 혈액이 공급되는 토리(glomerulus)의 작용으로 시작한다. 혈액은 콩팥동맥으로 들어와서 콩팥겉질에서 세동맥으로 갈라진다. 세동맥들은 모세혈관 그물인 토리 속에서 혈장과 혈장에 녹아있는 물질들을 혈압으로 밀어낸다. 이것을 ***여과(filtration)***라고 한다. 토리의 여과율(glomerular filtration rate; GFR)은 1분 동안에 콩팥들 전체의 토리들에서 보만주머니들로 여과된 양이다. 정상 GFR은 분당 60~70 mℓ/min이다. 이 검사는 콩팥의 기능을 점검하기 위하여 흔히 사용된다.

토리에서 걸러낸 ***콩팥여과액(renal filtrate)***은 토리쪽곱슬세관으로 들어간다. 이곳에서 포도당, 호르몬, 염류, 아미노산 같은 필요한 물질들은 흡수되어 혈액으로 되돌아가고 세관 속에는 여과액에 녹아있는 노폐물들이 남아 있게 된다. 토리쪽곱슬세관에서 일부 물질들을 혈액으로 되돌려 보내고 일부 물질들은 남겨놓는 과정을 ***재흡수(reabsorption)***라고 한다. 대략 99%의 여과액이 먼쪽곱슬세관까지에서 재흡수되어 혈액으로 되돌아간다. 여과액은 하루에 180ℓ 가 생산된다. 깨끗하게 된 혈액은 세정맥을 거쳐 콩팥정맥으로 콩팥을 떠난다.

나머지 여과액은 헨레고리를 거쳐 먼쪽곱슬세관으로 간다. 먼쪽곱슬세관에서는 수소이온(H^+)들과 소디움이온(Na^+)들을 혈액의 pH를 유지에 필요한 양만큼을 혈액으로 배출시키고 물도 함께 첨가시킨다. 이것을 ***분비(secretion)***라고 한다. 분비된 후에, 먼쪽곱슬세관에 남아있는 액체를 소변이라고 부른다.

소변 / Urine

***소변**(오줌, 요)*은 콩팥단위에서 여과, 재흡수, 분비의 과정들을 거친 마지막 산물이다. 소변검사(urinalysis)는 소변표본의 물리적, 화학적, 현미경적 특징들을 평가하는 것이다. 이 특징들은 양, 색, pH, 비중, 소변의 성분들, 질소노폐물들을 포함한다.

- 양: 사람은 하루에 1~2ℓ 정도의 소변을 만든다. 소변의 배출은 나이, 성, 약물, 운동, 음식 때문에 변한다. 액체를 섭취하는 양은 배출하는 양과 같아야 한다.
- 색: 소변은 쓸개즙의 분해로 생긴 색소인, ***요색소(urochrome)***에 기인된 것이다. 이 색소는 원래는 간에서 적혈구들이 분해되어 생긴 것이고 쓸개즙으로 배출된다. 적혈구들로부터 유래한 다른 색소들은 고체노폐물로 배출된다. 소변의 색은 노폐물의 농도에 달려 있고, 흐린 황색에서 호박색까지로 다양하다.
- pH: 정상 소변의 pH의 범위는 4.0~8.0이고, 평균은 6.0이다. 소변의 pH는 음식이 좌우된다. 채식주의자들은 더 알카리성 소변(>7.0)이고, 고기와 단백질을 많이 먹는 사람들은 산성 소변(<7.0)이다.
- 비중: 비중은 어떤 물질도 녹아 있지 않은 증류수와 비교하여 소변의 농축 정도를 측정하는 것이다. 증류수의 중력은 1.000이다. 소변의 평균 농축 정도는 정상에서 1.010~1.030이고 그 날의 첫 소변은 이후에 만들어진 소변보다 농도가 진하다. 소변은 물을 많이 먹을수록 농도가 낮아진다.
- 소변의 성분: 소변은 물과 질소노폐물들로 구성되어 있다. 물은 소변 전체량의 95% 정도이다. 나머지 성분은 물에 녹에 있는 노폐물들인 용질들이다. 이 노폐물들은 ***질소노폐물들(nitrogenous wastes)***과 염류이다.
- 노폐물: 이 노폐물들은 질소노폐물이라고 부르며, 요소(urea), 크레아티닌(creatinine), 요산(uric acid) 같은 물에 녹는 것들이다. 요소는 간에서 아미노산의 분해산물을 배출한 것이다. 크레아티닌은 근육의 대사에서 인산화크레아틴의 분해산물이다. 요산은 핵산들의 분해산물이다. 소변에 녹아 있는 다른 물질들로 노폐물로 배설되는 것은 암모니아(ammonia), 인산화물들(phosphates), 탄수화물들(carbohydrates), 소디움(sodium), 포타시움(potassium) 및 기타 염류들이다.

> **Flashpoint**
> 소변은 역사적으로 상처를 씻어내는 항균제로 사용되어 왔다.

표 13-1에는 정상 소변의 특징들을 설명하였다.

수분량 / Water Volumes

사람은 고체 같이 보이지만 대부분이 물이다. 사람의 체중의 55%~75%는 물이다. 사람에서 체액은 세포속액과 세포바깥액의 2가지로 구분할 수 있다.

체액량의 약 2/3는 세포들의 속에 들어 있는 ***세포속액(intracellular fluid)***이고, 나머지 1/3은 세포들 밖에 있는 ***세포바깥액(extracellular fluid)***이다. 세포바깥액은 혈장, 림프 및 뇌와 척수를 둘러싸고 있는 뇌척수액, 관절의 윤활액을 포함한 조직액들이다.

표 13-1

정상 소변의 특징들

특징	정상 범위
양(amount)	하루 1~2 l
색(color)	흐린 황색-호박색
산도(pH)	4.0-8.0
비중(specific gravity)	1.010-1.030
성분(components)	95% 물 그리고 5% 용질(염류와 노폐물)
노폐물(wastes)	요소(urea)는 아미노산의 분해산물 크레아티닌(creatinine)은 근육의 대사산물 요산(uric acid)는 핵산의 분해산물

사람에서 아주 많은 물이 사용되기 때문에 매일 섭취할 필요가 있다. 성인에서 물의 필요량은 하루에 2,500㎖ 즉, 2.5ℓ 이다. 대부분의 물인 1,600㎖는 음료로 섭취되고, 나머지 700㎖는 음식으로 들어온다. 또한 물은 세포대사(cellular metabolism)에서 하루에 200㎖가 노폐물로 생성되어 재흡수된다.

건강한 사람에서, 액체의 들어오는 양은 내보내는 양과 같다. 물을 내보내는 방법은 몇 가지가 있다. 가장 많은 양은 하루에 1,500㎖ 정도가 소변으로 나가는 것이다. 그 다음으로는 500㎖ 정도가 땀으로 나가고 300㎖가 허파에서 수증기로 나간다. 모두 합치면 2500㎖ 정도가 된다(그림 13-5 참조). 땀과 호흡으로 더 많은 물이 나가는 운동에서와 같이 물의 배출이 증가하면, 그 만큼 더 많은 물을 섭취해야 한다. 필요 이상으로 물을 많이 섭취하면 더 많은 물이 소변으로 배출된다.

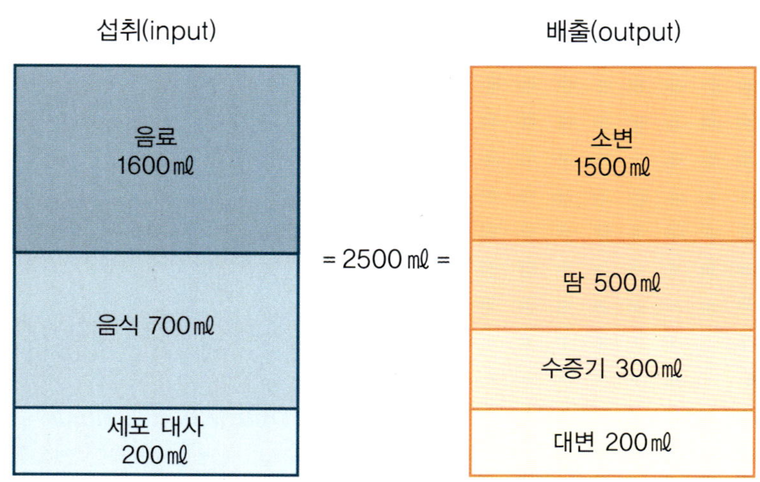

그림 13-5 체액의 평형.

기타 콩팥기능 / Other Kidney Functions

콩팥은 소변형성 외에도 혈액의 pH, 레닌 분비, 적혈구 생산, 비타민 D 활성화를 포함한 여러 가지 중요한 기능들을 수행한다.

- pH: 정상 혈액의 pH는 7.4이다. pH가 내려가서 산성으로 된다면, 사람은 산증(acidosis) 상태이다. pH를 올리기 위해서는, 콩팥들은 pH가 정상으로 될 때까지 H^+을 여과액 속으로 분비하고, HCO_3^-을 혈액으로 끌어들인다. pH가 올라가서 알카리성으로 되면, 사람은 알칼리증(alkalosis) 상태이다. pH를 내리기 위해서, 콩팥들은 pH가 정상으로 될 때까지 HCO_3^-을 여과액 속으로 분비하고 H^+을 혈액으로 끌어들인다.
- 레닌(renin) 분비: 혈압이 떨어지면, 콩팥의 세동맥들에서 레닌을 분비한다. 레닌은 혈액단백질인 안지오텐시노겐을 안지오텐신(angiotensin)으로 변화시키는 효소이다. 안지오텐신은 혈관들을 수축시켜 혈압을 올리고, 부신을 자극하여 알도스테론을 분비시켜 혈압을 올린다.
- 적혈구생성인자(erythropoietin) 분비: 적혈구생성인자는 뼈속질에서 적혈구생산에 영향을 미친다. 만약 혈액에 산소가 부족한 저산소증이 일어나면 적혈구생성인자는 혈액의 산소농도가 정상으로 돌아갈 때까지 적혈구의 생산을 촉진시킨다.
- 비타민 D 활성화: 콩팥은 비타민 D를 칼시트리올(calcitriol)로 전환시킨다. 칼시트리올은 비타민 D의 높은 활성형으로써 작은창자에서 칼슘과 인의 흡수를 증가시킨다.

체액 평형에 관여하는 호르몬 / Hormones That Maintain Fluid Balance

호르몬들은 샘들에서 분비되어 다른 샘이나 기관에 영향을 미치는 화학물질들이다. 혈압이나 혈액량에 영향을 미치는 호르몬들은 알도스테론, 심방나트륨배설촉진제(ANP), 항이뇨호르몬(ADH)이다(표 13-2 참조).

표 13-2
콩팥기능에 영향을 주는 호르몬들

호르몬	기능
알도스테론(aldosterone)	여과액으로부터 혈액으로 보내는 Na^+의 재흡수를 증가시킴. 더 많은 물이 더불어 흡수되어 혈압과 혈액량을 유지함
심방나트륨배설촉진제(ANP) (atrial natriuretic peptide)	Na^+이온들의 재흡수를 감소시켜 더 많은 물을 여과액으로 끌어내어 배출되게 함
항이뇨호르몬(ADH) (antidiuretic hormone)	필요하면 여과액으로부터 물의 재흡수를 증가시키고, 그렇지 않으면 재흡수를 감소시켜 물을 배출시킴

- 알도스테론: 알도스테론은 부신겉질에서 분비되고, 혈액에 있는 높은 K^+ 농도에 반응하여, Na^+의 재흡수를 촉진시킨다. 그래서 Na^+ 농도가 낮추어져 혈압이 내려가게 된다. 콩팥단위에서 Na^+의 재흡수는 물도 함께 흡수되게 하여 혈액으로 돌려보내어 혈액량과 혈압을 유지한다.
- 심방나트륨배설촉진제(atrial natriuretic peptide; ANP): ANP는 심장의 심방에서 분비된다. ANP는 혈액량이 많아지거나 혈압이 증가되어 심방이 늘어날 때 분비된다. ANP는 콩팥을 자극하여 Na^+의 재흡수를 감소시켜 Na^+와 물이 여과액에 남아있게 한다. 혈액에서 더 많은 물과 Na^+ 제거되어 혈압과 혈액량이 감소된다.
- 항이뇨호르몬(antidiuretic hormone): ADH는 물이 모자랄 때 뇌하수체에서 분비된다. ADH는 먼쪽곱슬세관들과 집합관에서 물을 끌어들여서 혈액으로 보낸다. 따라서 혈압과 혈액량은 증가하고 소변은 농축된다. 만약 대량의 물을 섭취하여 물의 양이 증가하면, ADH는 감소하여 콩팥은 소변을 희석시키고 물의 양이 정상으로 돌아갈 때까지 물을 제거한다.

신부전 / Renal Failure

Flashpoint

미국의 흑인들은 신부전증이 4배나 많이 발생한다. 그리고 신부전증 환자들의 32%로 추정된다.

신부전(콩팥기능상실, ***renal failure***)은 콩팥이 더 이상 기능을 하지 않을 때이다. 콩팥의 기능부전은 콩팥의 배출에 영향을 미치는 의학적 조건 때문일 수도 있고, 콩팥 자체의 기능장애 때문일 수도 있다. 신부전은 급성과 만성이 있다.

급성신부전 / Acute Renal Failure

급성신부전은 콩팥의 기능에 급속한 쇠퇴이다. 이 장애는 손상, 감염, 혈량 감소 또는 실혈이나 독소들이나 약들에 의한 쇼크를 포함해서 여러 가지 원인으로 발생한다. 이 병은 혈액에 존재하는 대량의 크레아티닌과 요소에 의하여 그리고 소변배출이 적어진 ***소변감소증(oligouria)***에 의하여 확인된다. 치료를 하면 이 상태가 반전될 수도 있다. 치료는 소변을 제거하는 관을 삽입, 소변의 배출을 증가시키는 이뇨제, 그리고 혈압을 조절하는 것이다. 콩팥이 다시 살아날 수 없다면, 그것이 신부전증이다. 그리고 환자는 혈액을 깨끗하게 하는 투석을 하거나 콩팥이식이 필요하다.

만성신부전 / Chronic Renal Failure

Flashpoint

최초의 성공적 콩팥이식으로 살아남은 사람은 1954년 미국 보스톤에서 수행된, 리차드 헤릭이다. 그는 쌍둥이 형제인 로날드로부터 콩팥을 기증받았다.

만성신부전은 몇 개월이나 몇 년에 걸쳐서 콩팥의 기능이 점진적으로 없어지는 것이다. 진행과정은 토리들의 기능상실의 정도를 측정하여 5단계로 구분한다. 혈액에서 크레아티닌의 증가도 조사한다. 만성신부전의 증상은 ***고혈압(hypertension)***, 혈액의 요소, 크레아티닌 및 포타시움의 축적, 몸안에 체액의 축적, 빈혈, 심장의 부정맥들이다. 만성신부전은 흔히 고혈압, 당뇨병, 다낭신장염 같은 병 때문에 발병되기도 한다. 증상은 철분 공급, 혈압을 저하시키는 약, 적혈구들의 생산을 증가시키는 약 등으로 치유된다. 콩팥의 손상은 완전하게 회복될 수 없음으로, 투석이나 콩팥이식이 필요하다(글상자 13-2 참조).

글상자 13-2 투석(Dialysis)

투석(dialysis)은 건강한 콩팥의 기능을 수행하는 기계적 용어이다. 이 기계는 환자가 신부전증의 마지막 단계에 이르러 환자 자신의 콩팥이 더 이상 기능을 할 수 없을 때 사용된다. 투석은 환자의 몸에서 질소노폐물들, 염류, 여분의 물을 제거하는 것이다. 투석에는 혈액투석과 배막투석의 2가지 방법이 있다.

혈액투석(hemodialysis)에서, 기계가 인공콩팥으로 사용된다. 환자의 혈관에 관(카테터)을 삽입하고 환자에서 혈액을 끌어내어 혈액투석기를 통과시키고 그리고는 환자에게 돌려보낸다. 인공콩팥은 혈액을 깨끗하게 청소하고 여분의 물도 제거한다. 한 과정은 3~4시간이 걸리고 최소한 일주일에 3번은 해야 한다.

배막투석(복막투석, peritoneal dialysis)에서는, 관을 배안의 배막공간(복막공간)에 삽입한다. 투석액(dialysate)이라고 부르는 액체를 천천히 넣어준다. 노폐물들과 여분의 물은 배막에 싸여져 있는 배안의 정맥들과 동맥들로부터 투석액으로 끌어낸다. 투석액은 관을 통해서 몸 밖으로 내보낸다.

배막투석은 2가지가 있다. 한 가지는 보행성배막투석(continuous ambulatory peritoneal dialysis; CAPD)이다. CAPD에서, 환자는 1.5 l 정도의 투석액을 주머니로부터 배안으로 3~4시간 동안에 넣는다. 그리고는 그 액을 주머니로 끌어낸다. 이 방법은 하루에 4번 정도 해야 한다.

다른 것은 순환성배막투석(continuous cycling peritoneal dialysis; CCPD)이다. CCPD는 환자가 투석을 배막공간으로 주입하고 관을 순환기라고 부르는 기계에 연결한다. 기계는 90분 간격으로 액체를 제거하고 깨끗하게 한 다음에 배안으로 돌려보낸다. 이 방법은 보통 밤에 잠자는 동안에 한다.

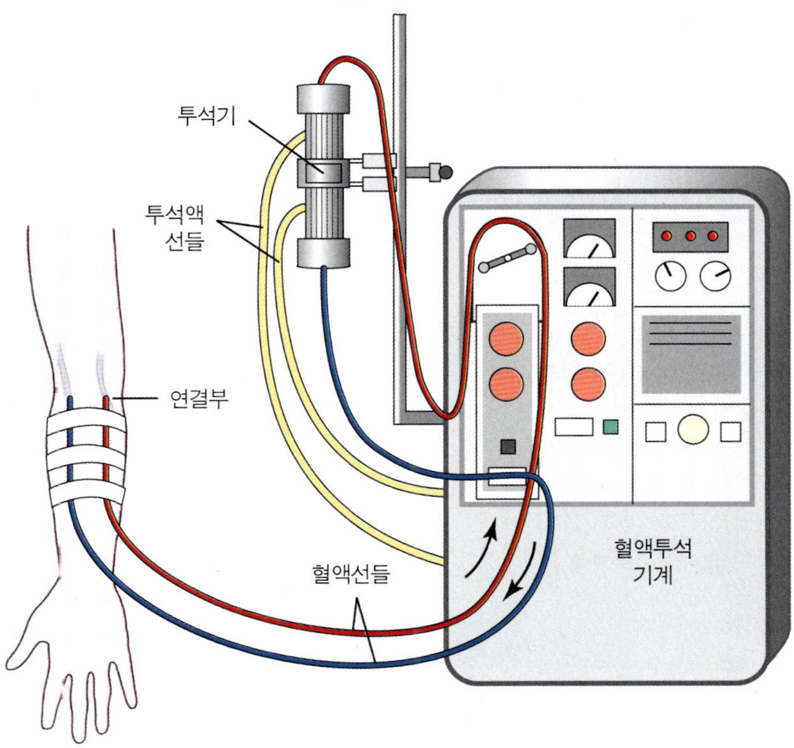

혈액투석(hemodialysis). (From Eagle S. *Medical Terminology in a Flash!* Philadelphia, PA: FA Davis; 2006:149.)

표 13-3에는 소변의 병리학적 상태들에 대하여 요약하여 설명하였다.

표 13-3

비뇨계의 병리학 용어들	
무뇨(anuria)	소변 생산의 결여 또는 배뇨기능상실
혈뇨(hematuria)	소변에 혈액이 섞여있음
단풍시럽뇨병(maple syrup urine disease)	소변에 단풍시럽 냄새가 나는 유전병, 어떤 단백질들을 처리할 능력이 없어서 나는 냄새임. 치료하지 않으면 간질발작, 성장지연, 정신빈약이 됨.
야뇨증(nocturia)	밤에 소변을 보는 병
야간뇨 (nocturial enuresis)	배뇨조절에 대한 학습이 되어 있지 않은 6세 이하의 어린이들에 흔히 일어나는 잠자는 동안의 무의식적 배뇨. 잠결배뇨(bedwetting)라고도 함
빈뇨(oliguria)	탈수, 콩팥손상 또는 소변생산량의 감소, 배뇨량의 감소.
뭇주머니콩팥병(다낭신장염) (polycystic kidney disease)	콩팥에 많은 주머니들이 형성된 선적적 장애. 콩팥이 커지고 콩팥기능이 낮아짐.
다뇨증(polyuria)	소변의 생산이 증가되어 소변을 자주 봄. 원인은 음료섭취 과다. 당뇨병, 이뇨제.
농(고름)뇨(pyuria)	소변에 고름이 섞여 나옴. 비뇨관계통에 염증임.
콩팥돌(renal calculi)	콩팥에 형성된 단단한 염류의 덩어리.
신부전(renal failure)	콩팥의 기능이 없어진 것임. 원인은 손상이나 병의 진행. 급성과 만성이 있음.
요독증(uremia)	소변이 몸 밖으로 나가지 못하기 때문에 혈류로 되돌아가서 일어나서 혈액에 소변성분의 축적.

연습 문제 / Practice Exercises

선다형 문제 / Multiple Choice

1. 보만피막(Bowman capsule)의 다른 명칭은 ________________ 이다.
   a. 콩팥피막
   b. 토리피막
   c. 토리쪽곱슬세관
   d. 먼쪽곱슬세고놘

2. ________________ 는 콩팥과 방광을 연결하고 있다.
   a. ureter
   b. urethra
   c. uterus
   d. uremia

3. 방광의 바닥부분은 ______________이다.

a. digone
b. sphincter
c. trigone
d. urethra

4. 혈관 수축과 혈압 증가에 영향을 미치는 물질은 ______________이다.

a. 알도스테론
b. 레닌
c. 항이뇨호르몬
d. 적혈구생성인자

5. ______________는 소변의 색을 나타낸다.

a. 빌리루빈
b. 안지오텐신
c. 소변색소
d. 쓸개즙

6. 세관의 재흡수는 콩팥단위의 ______________에서 일어난다.

a. 토리부분
b. 먼쪽곱슬세관
c. 토리쪽곱슬세관
d. 집합관

7. 소변의 비중은 ______________ 의 비중과 비교된 것이다.

a. 증류수
b. 쓸개즙
c. 혈액
d. 혈청

8. ______________는 소변이 몸에서 밖으로 나가는 구조물이다.

a. 요도
b. 요관
c. 수집관
d. 콩팥피막

9. 콩팥의 혈액공급은 ______________ 을 통해서 들어간다.
   a. 콩팥문
   b. 콩팥겉질
   c. 콩팥속질
   d. 콩팥미라밋

참/거짓 문제 / True or False

1. 참 거짓 소변 pH의 정상범위는 4.0~8.0이다.
2. 참 거짓 남자의 요도는 비뇨계와 생식계의 일부분이다.
3. 참 거짓 콩팥의 여과액은 토리쪽곱슬세관에서 생산된다.
4. 참 거짓 콩팥단위는 방광의 기능적 단위이다.
5. 참 거짓 콩팥단위에서 헨레고리는 요관으로 소변을 운송한다.

괄호 넣기 문제 / Fill in the Blank

1. ______________ 호르몬은 우리 몸이 탈수되었을 때 분비된다.
2. 소변보기의 다른 명칭은 (원어로) ______________ 라고 한다.
3. 콩팥단위의 여과기는 ______________ 이다.
4. 요도로 연결되는 방광의 부분은 ______________이다.
5. 혈액을 토리들로 밀어 넣어 일어나는 작용은 ______________라고 부른다.
6. 집합관들은 소변을 ______________ 로 보낸다.
7. 콩팥피라밋은 ______________ 에서 볼 수 있다.
8. ______________ 는 노폐물들은 놓아두고 물질들을 몸으로 되돌려 보내는 작용이다.
9. 콩팥의 안쪽 만곡은 ______________ 이다.
10. 요산, 암모니아, 요소는 ______________ 의 예들이다.

단답식 문제 / Short Answer

1. 콩팥단위의 구조와 기능을 설명하라.

명칭 붙이기 문제 / Labeling

괄호 안에 알맞은 해부학 용어를 써 넣어라.

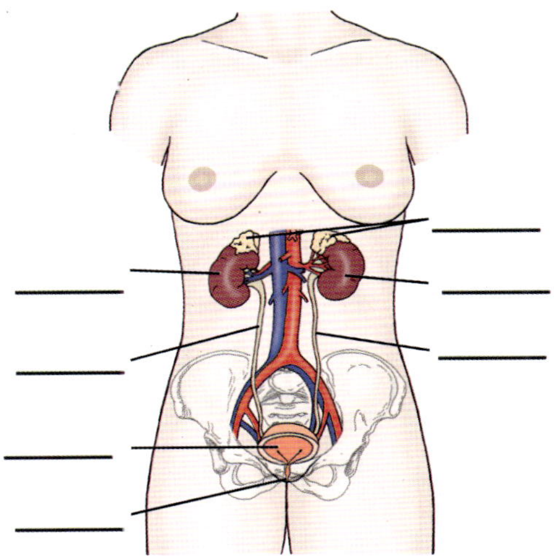

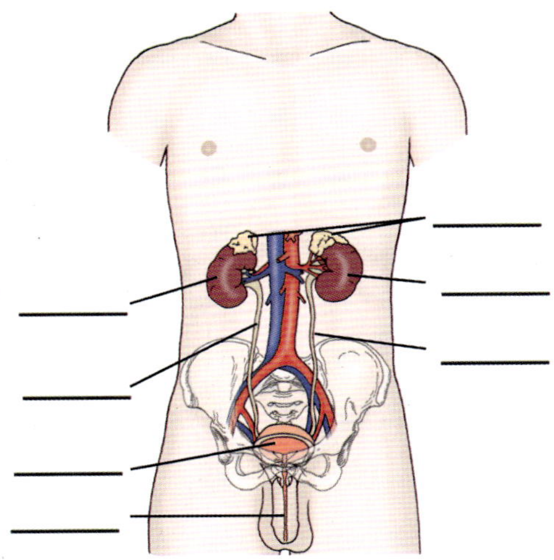

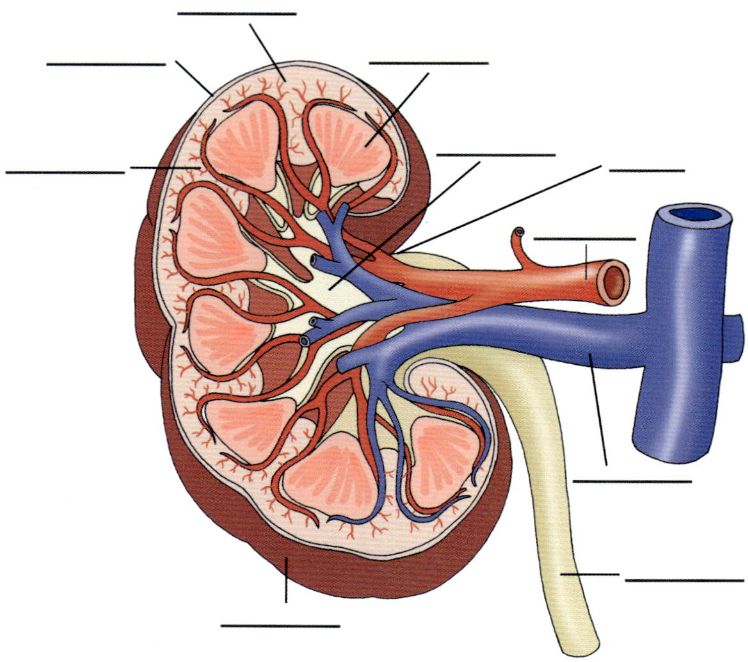

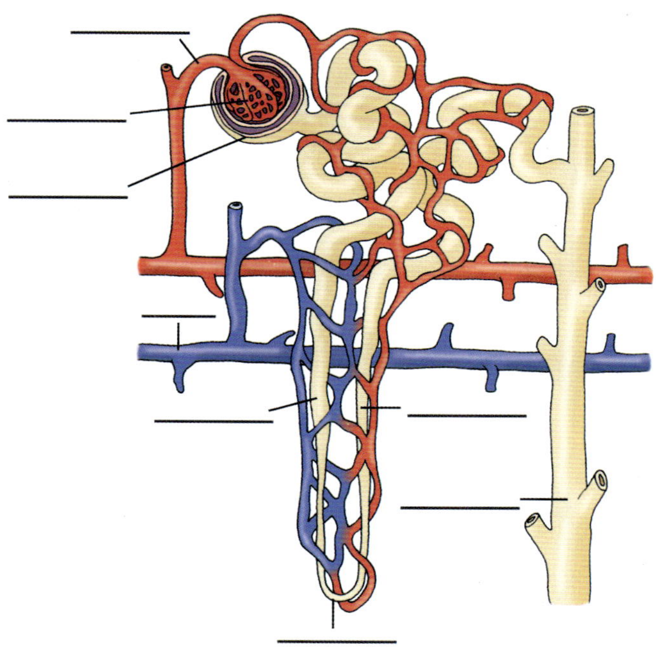

내분비계
THE ENDOCRINE SYSTEM

제 14 장

주요 용어

남성호르몬(androgens)
콜티코스테로이드(corticosteroids)
내분비샘(endocrine gland)
에피네프린(epinephrine)
에스토로겐(estrogens)
외분비샘(exocrine gland)
글루카곤(glucagon)
호르몬(hormones)
인슐린(insulin)
음성되먹임(negative feedback)
비스테로이드호르몬(nonsteroid hormones)
노어에피네프린(norepinephrine)
뇌하수체(pituitary gland)
프로스타그란딘(prostaglandins)
스테로이드호르몬(steroid hormones)
갑상호르몬(thyroid hormone)

사람에는 속환경과 바깥환경에 대하여 자극을 확인하고 반응하여 전신을 통합적으로 조절하는 주된 전달계통이 둘이 있다. 하나는 신경계이다. 신경계는 반응을 일으키기 위하여 전기적 자극과 신경전달물질이라는 화학물질을 사용한다. 또 하나는 내분비계이다. 내분비계는 호르몬이라는 화학물질을 분비하는, 분비관이 없는 샘들의 집단이다. 호르몬은 직접 혈류로 분비되어 성장, 분화, 보호, 대사 같은 여러 가지 기능들을 조절한다.

이 샘은 뇌하수체, 갑상샘, 부갑상샘, 부신, 이자, 솔방울샘, 가슴샘, 생식샘이다(그림 14-1 참조). 각각의 샘은 인체의 다른 계통의 활성을 조절한다.

이 장에서는 호르몬의 작용과 조절에 대하여 설명한다. 그리고 내분비계의 구조들과 각 구조에서 분비되는 호르몬들을 확인해 본다.

호르몬 / Hormones

호르몬(hormones)은 내분비샘에서 분비되는 화학물질이다. 알려진 호르몬은 30가지나 된다. 호르몬들은 세포의 작용을 만들어내고 촉진시키거나 또는 작용을 늦추거나 정지시키는 변화를 일으킨다.

이러한 호르몬은 크게 3종류로 분류할 수 있다. 첫째 형은 ***스테로이드 호르몬(steroid hormones)***이다. 스테로이드 호르몬은 콜레스테롤로 만들어지고, 수용성이고 세포막을 통과할 수 있다.

둘째 형은 ***비스테로이드 호르몬(nonsteroid hormones)***이다. 이 호르몬은 아미노산으로 만들어지고, 비수용성이고 세포막을 통과할 수 없다.

셋째 형은 ***프로스타그란딘(prostaglandins)***이다. 이것은 콜레스테롤로 만들어지고, 세포막에서 볼 수 있다.

Flashpoint

내분비계는 다른 모든 계통을 조절하여 항상성을 유지한다.

호르몬의 작용 / Actions of Hormones

호르몬은 한 세포에서 또는 한 기관(whole organ)의 변화를 일으킨다. 호르몬이 상호작용하는 세포나 기관은 표적세포(target cell) 또는 표적기관(target organ)이라고 부른다. 각 호르몬은 성분과 성질이 다르기 때문에 그 표적과의 상호작용의 의미가 다르다(그림 14-2 참조).

Flashpoint

호르몬이란 용어는 1904년 영국의 생화학자들인 베일리스와 스탈링에 의하여 사용되었다.

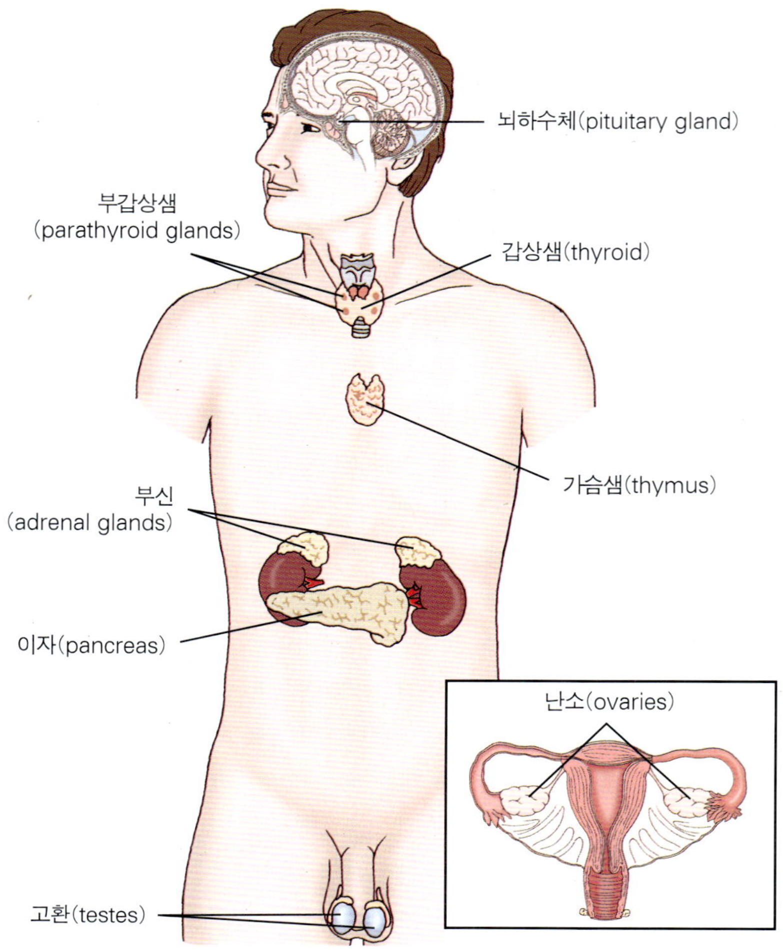

그림 14-1 내분비샘들의 위치. (From Eagle S. *Medical Terminology in a Flash!* Philadelphia, PA: FA Davis; 2006:198.)

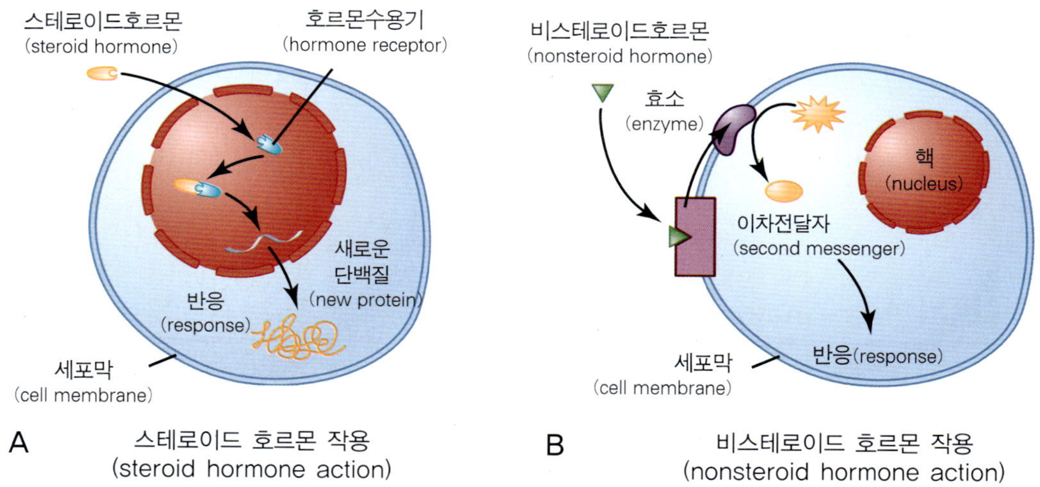

그림 14-2 (A와 B) 호르몬의 작용.

스테로이드 호르몬은 세포막을 통해서 들어갈 수 있다. 표적세포의 세포막 안에 있을 때, 호르몬은 그 세포의 핵으로 들어가서 그 호르몬을 위한 독특한 수용기에 결합한다. 호르몬이 수용기에 결합하면, 세포는 활성화가 된다.

비스테로이드 호르몬은 세포막을 지나갈 수 없다. 이 호르몬은 세포막의 바깥에 있는 수용기에 결합하여 세포의 반응을 일으킨다. 호르몬이 수용기에 결합될 때, 세포 속 효소의 반응을 촉발한다. 이러한 효소는 세포의 반응을 유발한다. 이러한 작용은 호르몬에 의하여 직접 유발되는 것이 아니기 때문에 이차전달자에 해당된다.

호르몬의 조절 / Regulation of Hormones

내분비샘은 표적세포나 표적기관이 필요로 하는 것만큼만 호르몬을 분비한다. 내분비샘은 몸 안에서 일어나는 변화에 반응한다. 몸에서의 변화는 샘으로 신호를 보내어, 표적기관의 요구에 따라, 분비를 증가시키거나 감소시킨다. 호르몬은 반응을 정지신호를 받을 때까지만 분비된다. 그래서 호르몬은 분비하라는 신호를 다시 받을 때까지 감소된다.

이 작용을 ***음성되먹이기(negative feedback)***라고 한다. 이것은 표적세포나 기관이 호르몬의 요구를 해결할 때까지만 호르몬이 분비됨을 의미한다. 호르몬의 작용들 때문에 세포나 기관이 변화될 때, 내보내는 신호는 감소한다. 마찬가지로 호르몬도 감소한다. 그 다음에 샘은 분비하기 위하여, 자극을 다시 받을 때까지 기다린다. 이것이 호르몬 자체의 작용은 거꾸로 촉진되고 호르몬의 분비는 억제되는 음성효과인 것이다.

혈액에 포도당 농도가 정상보다 높다면, 신호를 이자로 보내어 더 많은 인슐린이 분비되게 한다. 인슐린이 포도당을 세포로 운반함에 따라 혈액의 포도당 농도는 낮아진다. 포도당의 농도가 정상으로 돌아갔을 때 인슐린에 대한 요구는 감소한다. 그래서 인슐린에 대한 신호가 감소하여 이자에서 인슐린이 적게 분비된다.

내분비샘 / Endocrine Glands

사람은 2가지 종류의 샘을 가지고 있다. ***외분비샘(exocrine glands)***은 분비물을 관을 통해서 몸 밖으로 내보내고, ***내분비샘(endocrine glands)***은 호르몬들을 조직 속에 분비하여 직접 혈류로 들여보낸다. 내분비계의 샘은 모든 계통들에 영향을 미친다. 이러한 내분비샘은 뇌하수체, 갑상샘, 부갑상샘, 부신, 이자, 솔방울샘, 가슴샘 및 생식샘이다.

뇌하수체 / Pituitary Gland

뇌하수체(pituitary gland 또는 hypophysis)는 뇌의 밑부분 중앙에 있는 시상하부에 자루로 매달려 있다. 뇌하수체는 다른 내분비샘의 기능을 조절하기 때문에 "주인샘(master gland)"이라고 한다(그림 14-3 참고). 뇌하수체는 앞엽과 뒤엽의 2부분으로 구성되어 있다. 두 엽 모두 호르몬을 분비하지만, 뒤엽은 실제로 시상하부라고 하는 뇌의 한 부분에서 만들어진 호르몬들을 저장한다. 앞엽에서 분비되는 호르몬들은 성장호르몬, 부신겉질자극호르몬, 젖샘자극호르

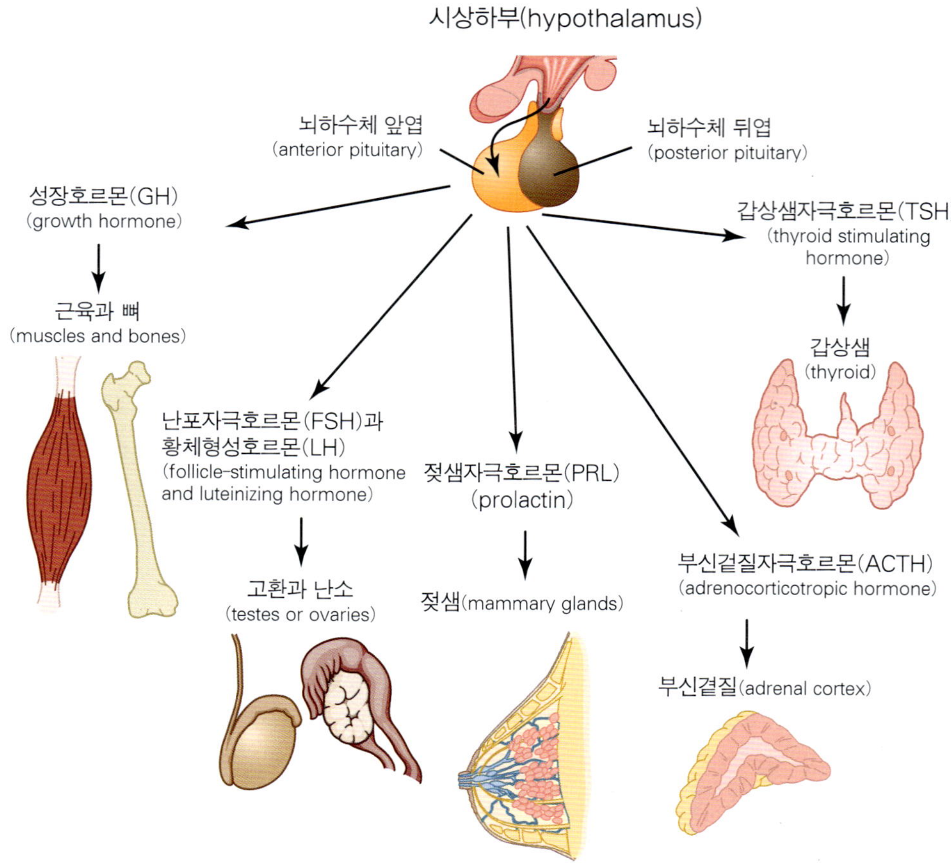

그림 14-3 뇌하수체의 호르몬들과 그들의 표적기관.

몬, 갑상샘자극호르몬, 난포자극호르몬 및 황체형성호르몬이다. 뒤엽에서는 옥시토신과 항이뇨호르몬을 분비한다. 표 14-1은 뇌하수체 호르몬들에 대해 설명하였다.

- ***성장호르몬(growth hormone***; GH)은 근육과 뼈의 성장을 조절하는 대사 호르몬이다. 이 호르몬은 아미노산을 단백질로 만들어지게 하여 세포의 성장과 분열을 촉진한다.
- ***부신겉질자극호르몬(adrenocorticotropic hormone***; ACTH)은 부신겉질을 자극하여 스테로이드 호르몬을 만들어내게 한다.
- ***젖샘자극호르몬(prolactin***; PRL)은 임신기간 동안에 젖샘을 자극하여 젖을 생산할 수 있게 만든다. 출산 후에 이 호르몬은 증가하여 젖을 먹일 때까지는 계속 유지된다. 젖을 떼면 호르몬이 감소하여 젖 생산이 천천히 감소하고 결국에는 정지된다.
- ***갑상샘자극호르몬(thyroid-stimulating hormone***; TSH)은 갑상샘의 성장을 조절하고 갑상호르몬의 분비를 촉진한다.
- ***난포자극호르몬(follicle-stimulating hormone***; FSH)은 여자에서는 난포의 분화를 촉진하여 난소에서 난자를 성숙시키고 남자에서는 고환들에서 정자의 발달을 촉진시킨다.
- ***황체형성호르몬(luteinizing hormone***; LH)은 여자에서는 난소에서 난자를 성숙시켜 배란하게 하고 남자는 고환들에서 테스토스테론의 분비를 촉진한다.

표 14-1

호르몬들

뇌하수체의 호르몬들	
호르몬	**기능**
뇌하수체 앞엽	
성장호르몬 〔growth hormone(GH)〕	근육과 뼈의 성장에 영향을 미친다.
젖샘자극호르몬 〔prolactin(PRL)〕	젖샘의 발달을 촉진하고 출산 후에 젖 생산을 촉진한다.
부신겉질자극호르몬 〔adrenocorticotropic hormone(ACTH)〕	부신의 기능을 조절한다.
갑상샘자극호르몬 〔thyroid-stimulating hormon(TSH)〕	갑상샘의 기능을 조절한다.
난포자극호르몬 〔follicle-stimulating hormone(FSH)〕	난소에서 난포의 발달을 촉진하고, 고환에서 정자생산을 촉진한다.
황체형성호르몬 〔 luteinizing hormone(LH)〕	배란을 촉진시킨다. 난소에서 에스트론과 프로게스테론을 분비하게 하고 고환에서 테스토스테론이 분비되게 한다.
뇌하수체 뒤엽	
옥시토신 (oxytocin)	출산 때 자궁수축을 증가시켜 출혈을 방지하고 젖을 먹일 때 젖이 배출되게 한다.
항이뇨호르몬 〔antidiuretic hormone(ADH)〕	콩팥에서 물의 재흡수를 증가시켜서 소변생산을 억제하고 탈수를 방지한다.
갑상샘의 호르몬들	
타이록신와 트리요도타이로닌 〔thyroxin(T_4) and triiodotyronine(T_3)〕	신진대사를 촉진시켜 에너지 생산을 증가시킨다.
칼시토닌 (calcitonin)	칼슘을 뼈에서 흡수하여 혈액으로 보내는 일을 감소시킨다.
부갑상샘의 호르몬	
부갑상샘호르몬 〔parathyroid hormone(PTH)〕	칼슘을 뼈에서 흡수하여 혈액으로 보내는 일을 촉진시킨다. 작은 창자내에서 비타민 D의 활성화는 칼슘의 흡수를 증가시킨다.
부신의 호르몬들	
부신겉질	
알도스테론 (aldosterone)	콩팥에서 Na^+를 재흡수하여 혈액으로 되돌려보내는 일을 증가시킨다.
코티솔 (cortisol)	에너지를 위한 지방의 대사를 증가시키고 히스타민의 효능을 차단한다.
성호르몬들 (sex hormones)	남자와 여자 모두에서 미량의 성호르몬들이 분비된다.
부신속질	
노어에피네프린 (norepinephrine)	전신의 혈관을 수축시켜 혈압을 높여주는 작용을 한다.
에피네프린 (epinephrine)	심장박동률, 혈압 및 호흡을 증가시키고 소화기능은 감소시킨다.

계속

표 14-1

호르몬들 - 계속

이자의 호르몬들	
인슐린(insulin)	포도당을 세포로 보내는 일을 촉진시키고 포도당을 당원으로 전환시킨다.
글루카곤(glucagon)	당원을 분해하여 포도당을 증가시키는 작용을 촉진한다.
솔방울샘의 호르몬	
멜라토닌(melatonin)	밤낮주기에서 밤에 분비되어 수면주기를 조절한다.
가슴샘의 호르몬	
타이모신(thymosin)	T림프구의 기능적 성숙을 촉진한다.
생식샘들의 호르몬들	
에스트로겐(estrogen)	이차여성 특징들을 발달시키고 월경주기를 조절한다.
프로게스테론(progesterone)	에스트겐과 함께 월경주기를 조절하고 배란을 촉진시킨다.
테스토스테론(testosterone)	정자의 생산을 촉진하고 이차남성 특징들을 발달시키다.

Flashpoint

뇌하수체샘종(pituitary adenoma)은 뇌종양들의 15%로 추산되는 흔한 종양이다. 뇌하수체샘종은 호르몬을 분비할 수도 있고 호르몬을 분비하지 않을 수도 있으며 뇌수체와 다른 뇌조직을 압박할 수도 있다.

- ***옥시토신(oxytocin)***은 임신기간 중에는 많은 양을 분비된다. 이 호르몬은 자궁의 수축을 촉진시키고 젖을 먹이는 동안에는 젖분비를 촉진한다. 자궁의 수축이 약하면, 출산을 유도하기 위해서 또는 출산을 촉진시키기 위하여 합성 옥시토신을 사용한다.
- ***항이뇨호르몬(antidiuretic hormone***; ADH)은 소변생산을 증가시키거나 감소시킨다. 콩팥에서 물을 더 많이 재흡수하여 혈액량을 증가시키고 소변량을 감소시킨다. ADH는 세동맥을 수축시켜 혈압을 증가시킬 수 있다. 이 기능 때문에 ADH는 혈관수축호르몬(vasopressin)이라고도 한다.

갑상샘 / Thyroid Gland

갑상샘(thyroid gland)은 나비모양이고 목 앞면의 바닥에 있다(그림 14-4 참조). 갑상샘은 2엽으로 구성되어 있고 중간 부분이 연결되어 있고 갑상샘호르몬들과 칼시토닌 2가지 호르몬을 분비한다.

갑상샘호르몬(thyroid hormone)은 ***타이록신(thyroxine***; T_4)과 ***트리요오드타이로닌(tri-iodotyronine***; T_3)이라고 부르는 2가지이다. 이 호르몬은 대사호르몬으로써 포도당의 사용률을 조절한다. 이 호르몬이 생산되기 위해서는 요오드(iodine)가 필요하다. 음식에 요오드가 충분치 못하면 갑상샘은 호르몬을 만들어내기 어렵게 되고 많이 만들기 위하여 커진다. 이것을 ***갑상샘종(goiter)***이라고 부른다. 요오드는 흙에 있지만, 영양소가 빈약한 고산지대에는 결핍되어 있다. 요오드가 결핍되었거나 요오드가 결핍된 엄마에서 태어난 아기는 ***크레틴병(cretinism)***으로 나타날 수 있다. 이 병은 발육장애와 정신지체를 동반한다. 갑상샘종과 기타 다른 요오드 결핍병을 예방하기 위하여 소금제조업자는 요오드를 첨가하여 사람들이 충분한 양을 섭취하게

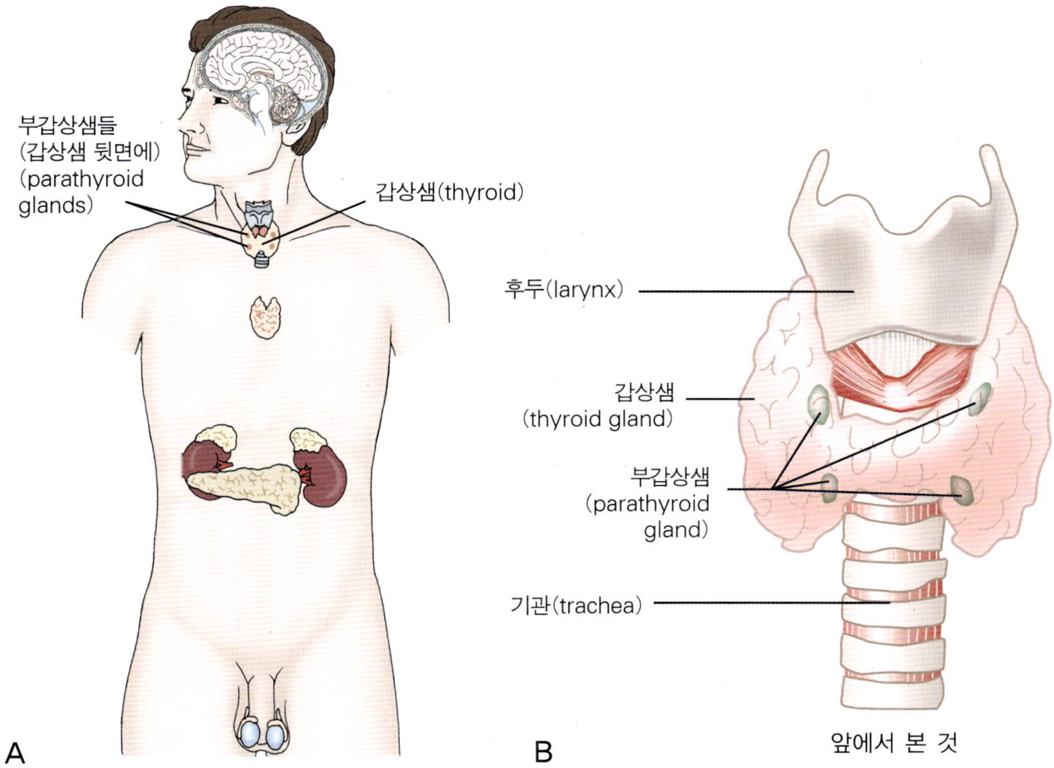

그림 14-4 (A와 B) 갑상샘과 부갑상샘들.

하는 것이 좋다.

갑상샘은 ***칼시토닌(calcitonin)***도 생산한다. 칼시토닌은 혈액에 있는 칼슘을 뼈에 침착되게 한다. 이 호르몬은 부갑상샘에서 분비되는 호르몬에 반대작용을 한다.

부갑상샘 / Parathyroid Glands

부갑상샘(parathyroid glands)은 갑상샘의 뒷면에 있는 쌀알 크기의 작고 둥근 조직덩어리이다. 일반적으로 갑상샘의 한 엽에 2개씩 있지만, 어떤 사람에서는 더 많이 있다. 이 샘은 ***부갑상호르몬(parathyroid hormone***; PTH)을 분비한다. 이 호르몬은 칼시토닌의 반대작용을 한다. 만약 혈액에 칼슘이 감소하면 뼈를 자극하여 칼슘을 혈액으로 배출시키게 한다. 혈액에 칼슘이 적은 상태를 ***저칼슘혈증(hypocalcemia)***이라고 한다. PTH는 뼈파괴세포를 자극하여 뼈의 바탕질을 분해해서 뼈에서 칼슘을 유리시킨다. PTH는 콩팥을 자극해서 칼슘을 더 많이 재흡수하게 하고 작은창자를 자극해서 음식에서 유리된 칼슘을 흡수하게 한다.

> **Flashpoint**
> 부갑상샘에는 몇 가지 병들은 있지만, 암은 매우 드물다. 대부분의 의사들은 부갑상샘암을 치료한 경험이 없다.

부신 / Adrenal Glands

부신(adrenal gland)은 각 콩팥 위에 올라앉은 세모꼴의 구조물이다(그림 14-5 참조). 호르몬은 ***부신겉질(adrenal cortex)***이라고 하는 부신의 바깥층과 ***부신속질(adrenal medulla)***이라고 하는 부신의 속조직에서 분비된다.

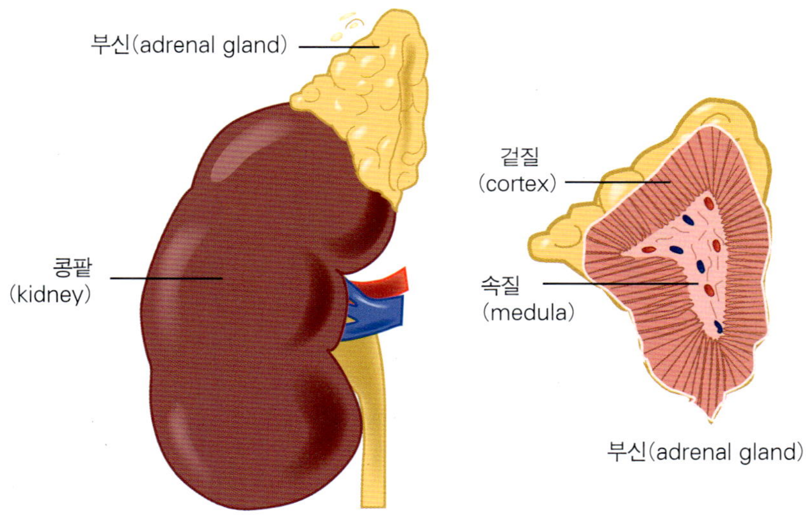

그림 14-5 부신.

부신겉질은 3가지의 다른 종류의 호르몬을 만들어 낸다. 이 3가지는 미네랄콜티코이드, 글루코콜티코이드 및 성호르몬이고, 이것을 묶어서 ***콜티코스테로이드(corticosteroids)***라고 부른다.

- ***미네랄콜티코이드(mineralcorticoids)***는 몸 안의 미네랄 용량을 조절한다. 이 호르몬 중에 하나는 ***알도스테론(aldosterone)***이다. 이 호르몬은 콩팥에서 Na^+의 재흡수를 증가시켜 더 많은 Na^+이 혈액으로 되돌아온다. 이것은 더 많은 K^+이 소변으로 쏟아져 나가는 원인이 된다.
- ***글루코콜티코이드(glucocorticoid)***는 세포의 대사를 촉진시킨다. ***콜티솔(cortisol)***은 "스트레스호르몬"이라고 하는 글루코콜티코이드이다. 이 호르몬은 손상, 정서적 고난, 운동, 또는 굶주림 같은 스트레스를 받는 상황에서 분비된다. 이 호르몬은 에너지원으로 포도당 대신에 지방의 사용을 증가시킨다. 이 과정은 뇌를 위하여 부족할지도 모르는 포도당을 절약해서 효율적 기능을 계속할 수 있게 한다. ***콜티손(cortisone)***은 또 다른 글루코콜티코이드이다. 이 호르몬은 히스타민의 반대작용인 항염증 작용을 한다. 히스타민은 손상이나 알레르기에서 조직을 부어오르게 한다.
- ***성호르몬(sex hormones)***은 여자의 성호르몬인 에스트로겐(estrogen)과 남자의 성호르몬인 안드로겐(androgen)으로 남녀 모두에게서 분비된다.

Flashpoint

EpiPen은 에피네프린을 함유하고 있다. 이것은 알레르기 반응에서 쇼크가 일어나는 것을 방지하기 위해 주사된다.

부신속질에서는 ***카테콜라민(catecholamines)***이라는 2가지 호르몬이 분비된다. 하나는 아드레날린(adrenaline)이라고도 하는 ***에피네프린(epinephrine)***이다. 이 호르몬은 스트레스를 받을 때 심장박동, 혈압 및 호흡률을 증가시킨다. 이러한 활력은 조직으로 특히, 뇌, 심장, 근육으로, 산소와 포도당의 이동을 증가시킨다. 에피네프린의 분비는 교감신경계에 달려있다. 이 호르몬의 분비는 스트레스를 받는 상황에서 빠르게 반응한다.

다른 카테콜라민은 신경세포에서 신경전달물질로 분비되는 ***노어에피네프린(norepinephrine)***이다. 노어에피네프린은 에피네프린과 비슷한 작용을 한다.

이자 / Pancreas

이자(pancreas)는 배안의 위의 아랫부분 뒤에 있다(그림 14-6 참조). 이 샘은 외분비샘과 내분비샘의 2부분이 있다. 외분비샘은 소화기계의 부분으로써 관을 통해서 이자즙을 샘창자로 보내어 소화를 돕는다. 내분비샘은 인슐린과 글루카곤을 혈류로 분비한다. 이 호르몬은 이자섬(pacreatic islets) 또는 랑거한스섬(islets of Langerhans)이라고 부르는 곳에서 만들어진다. ***인슐린(insulin)***은 베타세포라는 세포에서 분비된다(글상자 14-1 참조). 이 호르몬은 에너지로

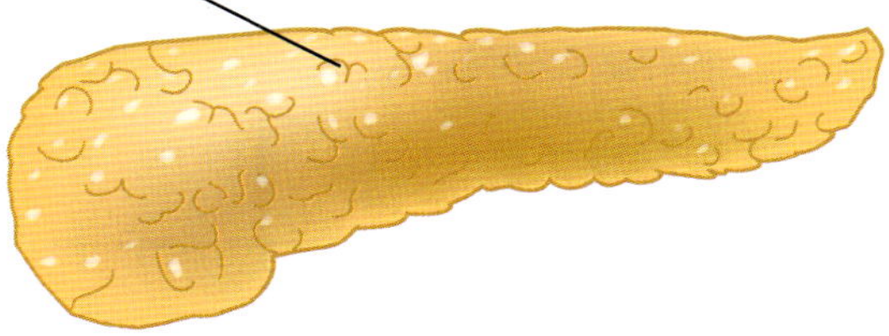

그림 14-6 이자.

글상자 14-1 당뇨병(Diabetes)

모든 내분비계의 병들과 장애들 중에서 가장 흔한 것은 당뇨병이다. 당뇨병에는 진성당뇨병, 요붕증 및 임신당뇨병의 3가지가 있다.

진성당뇨병(diabetes mellitus)은 1형과 2형이 있다. 1형은 소아당뇨병(juvenile diabetes) 또는 인슐린의존당뇨병(insulin-dependent diabetes)이라고도 한다. 1형은 이자의 병, 손상 또는 결함 때문에 인슐린의 생산이 정지될 때 일어난다. 인슐린은 포도당을 혈류에서 세포들로 보내기 위하여 필요하다. 인슐린이 생산되지 않으면 혈액에 포도당이 증가한다. 그리고 환자는 배뇨를 많이 하여 목이 마르고 체중이 빠지고 피곤하게 된다. 혈액에 포도당농도가 높은 상태로 지속되면 정신이 흐려지고 의식이 없어지고 혼수상태가 될 수 있다. 치료는 혈당이 조절될 때까지 합성 인슐린을 하루에 몇 번씩 주사하는 것이다.

2형은 성인 당뇨병(adult-onst diabetes) 또는 비인슐린의존당뇨병(non-insulin- dependent diabetes)이라고도 한다. 2형은 이자에서 인슐린이 생산되고 있지만, 몸에서 제대로 사용되고 있지 못하는 것이다. 2형은 느리게 발병되고 생활양식과도 관련되어 있다. 과체중, 불량한 식사, 운동부족이 2형 당뇨병 발생에 기여한다. 치료는 운동을 늘리고 체중을 줄이는 것이다. 먹는 약으로 혈당을 내릴 수 있다.

요붕증(diabetes inspitus)은 소변이 많아지고 갈증이 심해지고, 음료섭취가 증가된다. 소변의 생산이 증가하여 소변은 농축되지 않고 맑다. 요붕증의 원인은 뇌하수체 뒤엽에서 분비되어 소변의 배출을 조절하는 항이뇨호르몬(ADH 또는 vasopressin)의 부족이다. 합성 항이뇨호르몬으로 치료하면 증상이 없어진다.

임신당뇨병(gestational diabetes)은 임신 중에 호르몬의 변화와 급속한 체중 증가의 결과로 일어난다. 엄마의 이자에서 생산되는 인슐린이 혈액에서 여분의 포도당을 제거하기에 충분하지 못한 것이다. 높은 혈당은 아기에게 과도한 체중, 저혈당, 호흡곤란을 일으키게 한다. 치료는 음식제한과 운동이다. 만약 혈당이 전통적 방법로 조절되지 않으면 인슐린 주사를 사용한다.

> **Flashpoint**
> 계절정동장애(seasonal affective disorder; SAD)는 긴 겨울밤에 멜라토닌이 너무 많이 생산될 때 발생한다. 증상은 우울, 체중 증가, 과수면, 권태와 슬픔이다. 치료는 멜라토닌의 생산을 억제시키기 위하여 하루에 몇 시간씩 인공햇빛을 쪼이는 것이다.

사용되는 포도당을 세포에게 보내준다. 혈당이 정상보다 높은 것을 ***고혈당증(hyperglycemia)*** 이라고 한다. ***글루카곤(glucagon)***은 알파세포에서 분비된다. 이 호르몬은 인슐린의 반대작용을 하고 혈당이 너무 낮게 되면 분비된다. 혈당이 정상 이하인 것을 ***저혈당증(hypoglycemia)*** 이라고 한다.

솔방울샘 / Pineal Gland

*솔방울샘(pineal gland)*은 뇌의 바닥에 매달려 있는 원뿔모양의 샘이다. 솔방울샘의 기능은 아직 완전히 알려진 것은 아니고, 멜라토닌이라는 호르몬이 분비된다는 것은 알려져 있다. ***멜라토닌(melatonin)***은 수면주기를 조절하여 많이 분비되는 밤에는 잠을 자게 하고, 적게 분비되는 낮에는 깨어 있게 한다.

가슴샘 / Thymus Gland

*가슴샘(thymus gland)*은 복장뼈 윗부분의 뒤에 있다. 이 샘은 T림프구의 저장소로서 T림프구를 성숙시키는 ***타이모신(thymosin)***을 분비한다. 가슴샘은 출생할 때는 크지만 나이가 들어가면서 작아져 T림프구의 생산이 감소된다.

생식샘 / Gonads

*생식샘(gonads)*은 여자의 난소와 남자의 고환을 이르는 공동용어이다. 여자의 난소는 ***에스트로겐(estrogens)***과 프로게스테론(progesterone)을 분비한다. 이 호르몬은 월경주기를 조절한다. 에스트로겐은 여자의 이차성특징의 발달을 촉진한다.

고환은 ***안드로겐(androgens)***이라고 하는 남성호르몬을 분비한다. 테스토스테론(testosterone)은 남성호르몬 중에서 가장 풍부하고 영향력이 크다. 이 호르몬은 남자의 이차성 특징의 발달을 일으키고 정자의 생산을 촉진한다.

기타 기관에서 분비되는 호르몬 / Hormones Produced by Other Organs

> **Flashpoint**
> 유방, 자궁 및 고환에 발생하는 일부 악성 종양들은 HCG와 유사한 호르몬을 생산할 수 있다.

내분비계의 부분이 아닌 조직과 기관에서도 호르몬들이 분비된다. 이러한 기관으로는 콩팥, 심장 및 위가 있다.

콩팥은 ***적혈구생성인자(erythropoietin)***를 분비한다. 이 호르몬은 뼈속질에서 적혈구의 생산을 촉진한다. 심장에서는 혈압의 조절에 관여하는 ***심방나트륨배설촉진제(atrial natriuretic peptide***; ANP)를 분비한다. 이 호르몬은 콩팥을 자극하여 소변으로 Na^+을 배출시켜 혈압이 낮아지게 한다. 위는 ***가스트린(gastrin)***을 분비한다. 가스트린은 위샘을 자극하여 염산(HCl)을 분비하게 하여 소화를 도와준다.

호르몬을 분비하는 또 다른 구조물로는 태반(placenta)이 있다. 태반은 성장하는 태아와 엄마

사이의 생명선으로 작용한다. 배아(embryo)가 자궁벽에 착상하면 태반이 형성되어 ***사람융모막 생식샘자극호르몬(human chorionic gonadotropin***; HCG)이 분비된다. 이 호르몬은 난소의 황체를 자극하여 임신을 유지시켜 주는 프로게스테론을 계속 생산하게 한다. 임신 3개월이 되면 난소는 호르곤 생산을 중지하고 그 대신 태반이 에스트로겐과 프로게스테론을 분비한다. 이 호르몬은 자궁속막을 유지하고 난자의 배출을 억제한다.

표 14-2에는 내분비계의 병리학적 장애를 추려서 정리하였다.

표 14-2

내분비계에 관한 병리학 용어들

말단비대증(acromegaly)	성장이 끝난 성인에서 성장호르몬이 생산되어 팔다리의 끝부분 (손가락들과 발가락들의 끝)이 비대해짐.
에디슨병 (Addison disease)	부신들에서 스테로이드 호르몬들의 생산이 부족하여 발생. 증상은 피로, 체중감소, 근육무력증으로 시작되어 점진적으로 심해져 구토, 설사, 저혈당증, 발한(땀이 많이 남), 피부와 점막의 과다색소침착. 치료하지 않으면 죽을 수 있음. 치료는 부신에서 생산되지 않는 호르몬을 투여.
크레틴병(cretin sm)	갑상샘호르몬의 선천적 결함으로 정신장애.
당뇨병(diabetes)	이자에서 인슐린이 생산되지 않거나 바르게 사용되지 못하여 혈당이 증가. 3가지 형이 있음. 인슐린이 생산되지 않는 1형, 인슐린이 효율적으로 사용되지 않는 2형, 임신기간에 발생하는 임신형.
거인증(gigantism)	뼈들의 성장판이 닫히기 전인 소년기에 성장호르몬의 분비량이 증가되어서 키가 지나치게 커짐. 원인은 대부분의 경우에 뇌하수체 종양. 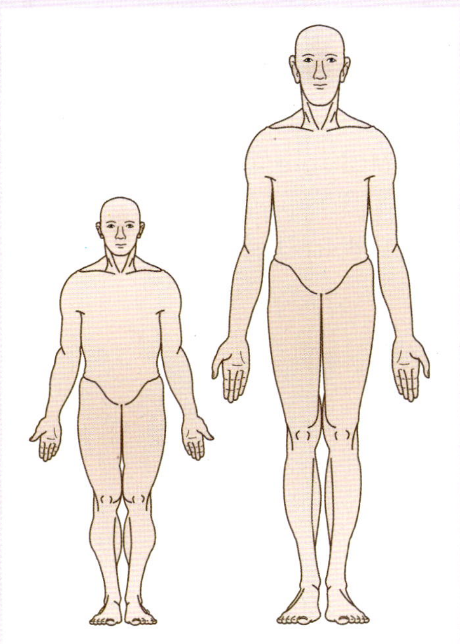 거인증(pituitary gigantism).
갑상샘비대증(go ter)	음식에 요오드가 결핍되어 갑상샘의 기능부족으로 커진 갑상샘. 치료는 요오드나 해초류를 섭취

계속

표 14-2

내분비계에 관한 병리학 용어들 - 계속

그레이브스병 (graves disease)	갑상호르몬의 과잉 생산에 의한 자가면역질환. 20세 이상의 여자들에 호발. 증상은 안구돌출증, 심장박동의 증가, 대사율의 증가. 치료는 방사능요오드로 가라앉히는 방법과 수술하는 방법.
난장이증 (pituitary dwarfism)	뼈들의 성장판이 닫히기 전에 성장호르몬이 부족하여 키도 작고 몸도 작은 상태.

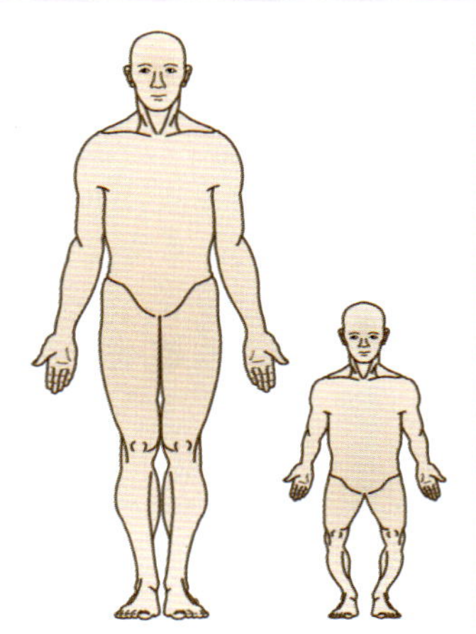

난장이증(pituitary dwarfism).

연습문제 / Practice Exercises

선다형 문제 / Multiple Choice

1. 타이록신과 트리요도타이로닌은 __________ 에서 분비되는 호르몬이다.

   a. 시상
   b. 가슴샘
   c. 갑상샘
   d. 목구멍

2. 콜피솔은 __________ 이다.

   a. 미네랄콜티코이드
   b. 성호르몬
   c. 글루코콜티코이드
   d. 콜티손

3. 인슐린에 반대작용을 하는 호르몬은 ____________ 이다.
   a. 글루카곤
   b. 글루코스
   c. 글리코겐
   d. 글리세롤

4. 부신속질에서 분비되는 호르몬들은 ____________ 이다.
   a. 카테콜라민들
   b. 미네랄콜티코이드들
   c. 안드로겐들
   d. 글루코콜티코이드들

5. 사람융고생식샘자극호르몬은 ____________에서 분비된다.
   a. 난소
   b. 자궁
   c. 태반
   d. 유방

괄호 넣기 문제 / Fill in the Blank

1. ________________ 샘은 T림프구들의 저장소이다.
2. 주인샘(master gland)은 ________________ 이다.
3. 내분비샘들에 분비되는 화학물질들을 ________________ 라고 부른다.
4. 대사는 ________________ 샘에 의하여 조절된다.
5. 호르몬들의 조절작용은 ________________ 에 의하여 이루어진다.
6. ________________ 는 외분비샘이고 내분비샘이다.
7. 멜라토닌은 ________________ 샘에서 분비된다.
8. 남성호르몬은 묶어서 ________________ 라고 한다.
9. 뇌하수체는 ________________ 과 ______________ 엽으로 나눈다.
10. ________________ 는 신경전달물질이고 호르몬이다.

연결 문제 / Matching

1. ________	옥시토신	a. T림프구들의 성숙을 촉진시킨다.
2. ________	포로락틴	b. 수면주기를 조절한다.
3. ________	타이모신	c. 세포들로 포도당를 날라준다.
4. ________	에피네프린	d. 여성호르몬이다.
5. ________	칼시토닌	e. 출산 중에 자궁 수축을 촉진한다.
6. ________	인슐린	f. 심장박동과 혈압을 증가시킨다.
7. ________	노어에피네프린	g. 칼슘을 뼈들에 저장시킨다.
8. ________	타이록신	h. 젖샘의 발달을 촉진시킨다.
9. ________	멜라토닌	i 쉬고 있을 때 심장박동을 조절한다.
10. ________	에스트로겐	j. 대사호르몬

단답식 문제 / Short Answer

1. 내분비샘들을 열거하고 존재하는 위치를 써라.

2. 내분비샘과 외분비샘 사이의 다른 점은 무엇인가?

명칭 달기 문제 / Labeling

괄호 안에 알맞은 해부학 용어를 써 넣어라.

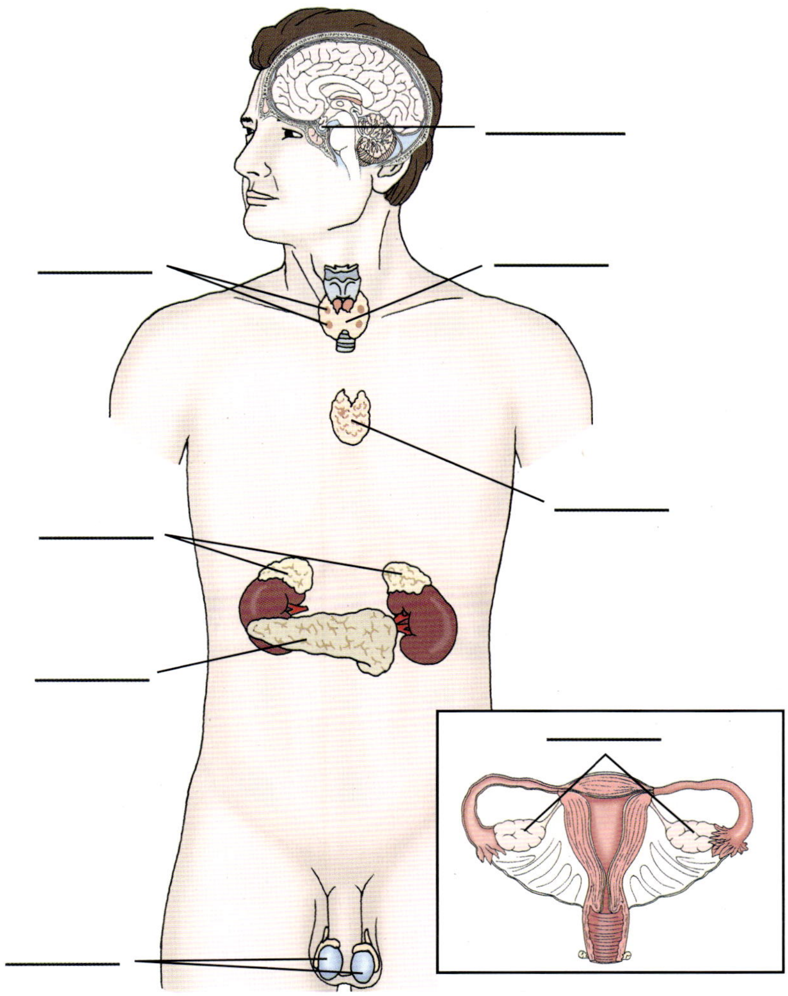

제 **15** 장

생식계

THE REPRODUCTIVE SYSTEM

주요 용어

포배(blastocyst)
확장(dilation)
배아(embryo)
압박방출(expulsion)
수정(fertilization)
태아(fetus)
생식세포(생식자)(gamete)
생식샘(gonad)
사람융모생식샘자극호르몬(human choroinic gonadotropin)
감수분열(meiosis)
첫월경(초경) (menarche)
갱년기(menopause)
월경주기(menstrual cycle)
유사분열(mitosis)
난자발생(oogenesis)
배란(ovulation)
난자(ovum)
음경꺼풀(prepuce)
정액(semen)
정자(sperm)

새 개체를 창조하는 능력을 생식(reproduction)이라고 한다. 사람에서 생식계는 유전정보를 가지고 있는 성세포(sex cell)를 만들어 내는 것이다. 성세포는 남자의 정자와 여자의 난자이다. 생식세포는 다른 성의 생식세포와 합쳐서 새 개체를 만든다.

새 개체를 만들어내기 위한 생식기관은 흔히 생식기(genitalia)라고 부른다. 생식계통의 기능과 관련이 있는 생식기의 구조물 중에 일차생식기관은 ***생식샘(gonads)***이다. 생식샘은 생식세포를 생산하고 호르몬을 분비한다.

이 장에서는 난자와 여자의 생식계의 구조물과 이들에서 생산되는 생식세포에 관하여 설명한다. 임신과 태아의 발달과정도 설명한다.

생식(세포분열)의 유형 / Types of Reproduction

생식에는 2가지 유형이 있다. 한 가지는 성생식이 아닌 유사분열이고, 다른 한 가지는 성생식인 감수분열이다. 사람은 이 방법들을 사용하여 자신의 세포를 복제하고 자기 자신을 복제한다.

유사분열 / Mitosis

유사분열(mitosis)은 몸세포가 복제되는 방법이기 때문에 비성생식이라고 한다(그림 15-1 참조). 이 세포는 자신을 2개의 세포들로 쪼개어 번식한다. 유사분열은 휴지기, 전기, 중기, 후기, 종기의 5과정으로 구분한다. 이 과정에서 세포소기관을 복제하고 핵에 있는 염색질은 염색체가 되어 세포의 중간에 나열한다. 염색체의 가닥은 양쪽으로 당겨져 갈라지고 세포는 DNA가닥의 반과 세포소기관의 반을 가지고 분열한다. 결국 세포는 2개의 동일한 세포들로 나뉜다.

유사분열에 의한 분열은 성장(growth)과 치유(repair) 그리고 죽은 세포를 대체하기 위하여 세포의 수를 증가시키는 것이다. 세포는 일정한 시간에 단지 제한된 수를 복제한다. 그 수는 세포의 종류에 따라 다르다. 신경세포 같이 특수한 세포는 더 이상 분열하지 않고 죽는다.

Flashpoint

생식계는 남자와 여자의 신체를 유지하고 생식을 할 수 있게 하는 호르몬을 분비하여 항상성에 기여한다.

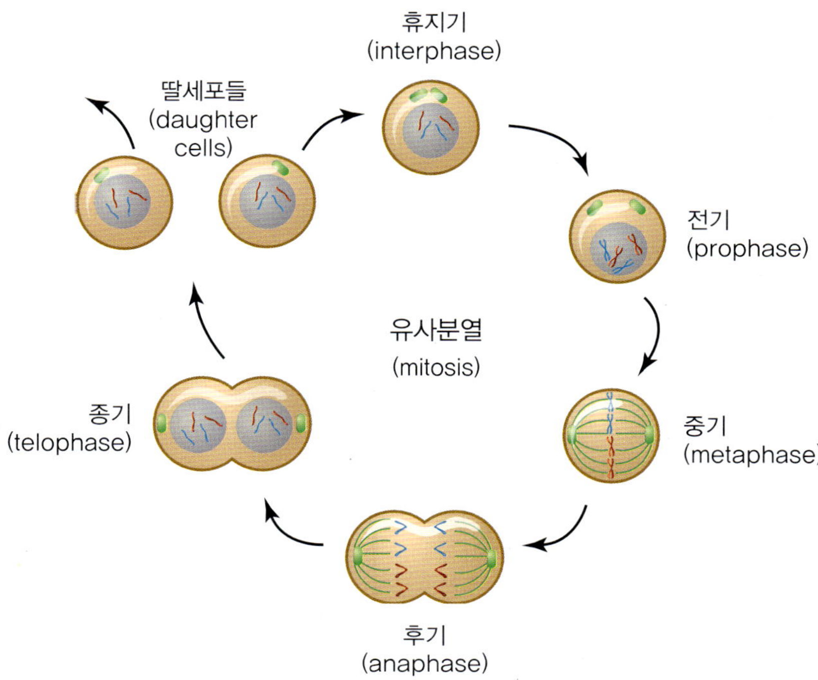

그림 15-1 유사분열 과정.

주요 용어 – 계속

정자발생(spermatogenesis)

접합체(zygote)

감수분열 / Meiosis

감수분열(meiosis)은 성생식이다. 생식세포라는 성세포를 만들어내는 방법이다(그림 15-2 참조). ***생식세포(gametes)***는 새 개체를 만들기 위하여 다른 성과 합치는 유전물질을 가지고 있다. 사람에서 생식세포는 46개의 염색체의 절반인 23개의 염색체를 가지고 있다. 감수분열의 과정은 남자와 여자에서 다르지만, 남녀 모두에서 유전자의 반을 가지고 있다.

남성생식계 / Male Reproductive System

남자생식계의 기관은 생식세포를 생산하고, 그것을 수송하고, 몸을 지지하는 ***안드로겐들(androgens)***이라는 호르몬을 분비한다. 남자생식계의 일차생식기관은 고환(testis)이라는 생식샘(gonad)이다. 그환은 음낭에 싸여 보호받고 있다(그림 15-3 참조). 일부 생식기관은 비뇨기계와 공동으로 사용된다.

바깥생식계 / External Reproductive System

남자의 바깥생식기는 음낭, 고환 및 음경이다. 이 구조물은 생식세포을 만들기에 관여하고 생식세포를 여자에게로 전달하는 기능을 한다.

남자는 생식샘이라는 2개의 ***고환(testes)***을 가지고 있고, 고환은 정자라는 생식세포를 생산한다. ***정자(sperm)***는 남자의 유전물질을 가지고 있다.

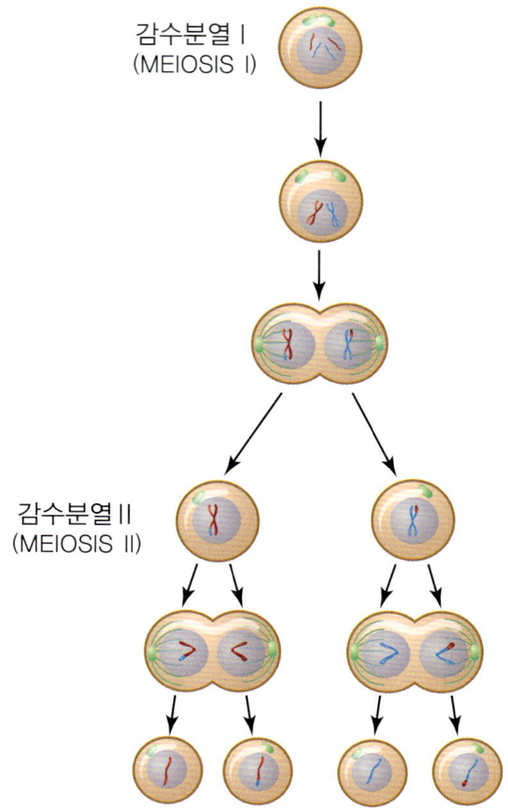

그림 15-2 감수분열 과정.

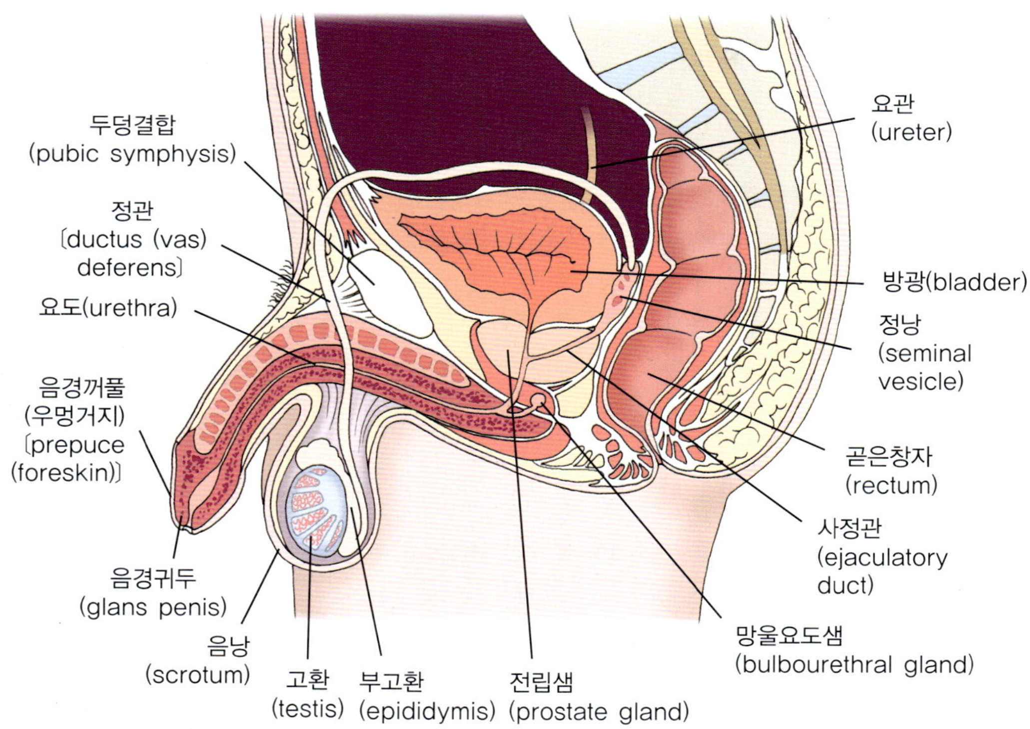

그림 15-3 속과 바깥 남자생식계. (From Eagle S. *Medical Terminology in a Flash!* Philadelphia, PA: FA Davis; 2006:171.)

고환은 ***음낭(scrotum)***이라고 부르는 피부주머니에 들어 있다. 정자가 성숙하기 위해서는 고환의 온도가 체온보다 낮아야 한다. 음낭은 고환을 몸에서 멀리 떨어드려서 더 시원한 온도를 유지시킨다. 음낭과 항문 사이의 피부를 샅부위(perineum)이라고 한다.

고환 속에는 ***정세관(seminiferous tubules)***이라고 하는 꼬불꼬불한 관이 가득 차 있다. 여기에 미성숙 정자세포들로 발전하는 정모세포(spermatocyte)라는 줄기세포가 저장되어 있다.

정모세포는 고환 바깥에 고환 윗부분에 있는 꼬불꼬불한 관의 덩어리인 ***부고환(epididymis)***으로 연결되어 있다. 부고환은 일시적으로 정자를 저장하고 헤엄을 칠 수 있게 성숙시킨다. 부고환에서 밀려나간 정자를 ***정관(vas deferens)***이라고 부르는 관으로 간다. 정관은 정낭(seminal vesicle)의 관과 함께 사정관이 되어 요도로 연결된다.

음경(penis)은 정자를 포함하고 있는 ***정액(semen)***을 여성생식계통으로 옮겨주는 기관이다. 음경의 ***몸통(shaft)***은 혈액이 채워져 발기되게 하는 발기조직으로 구성되어 있다. 음경의 머리는 ***음경귀두(glans penis)***라고 하며, ***음경꺼풀(prepuce*** 또는 foreskin)로 덮여 있다. 음경의 표피는 ***'코로나(corona)'***라고 불리는 피부의 능선을 막 귀두의 음경에 붙착한다. 음경꺼풀은 출생 후에 곧 포경수술(circumcision)이라는 방법으로 잘라버리기도 한다. 요도는 음경귀두 꼭대기에 열려 있으며 이 구멍을 ***소변길(meatus)***이라고 한다.

속생식계 / Internal Reproductive System

남성생식기계의 속구조물과 샘은 정자를 몸에서 내보내는 기능에 관여하며 더불어 샘은 정자에 영양소를 공급하고 보호기능을 담당한다. 이러한 구조물들로는 정관, 요도, 정낭, 전립샘 및 망울요도샘이 있다.

정관(vas deferens)은 각 고환으로부터 샅굴을 통하여 골반으로 들어가고 고리를 이루어 방광의 뒤로 간다. 양쪽의 두 관은 음경 속으로 계속되는 요도에 연결된다.

요도(urethra)는 몸에서 소변과 정액을, 함께 나가는 일은 결코 없지만, 내보내는 관이다. 사정이 일어나서 정액이 요도로 들어갈 때 요도의 속조임근이 수축하여 소변이 방광에서 나올 수도 없고 정액이 방광으로 들어갈 수도 없다. 정액은 정자와 더불어, 정관과 요도를 따라 존재하는 3개의 샘으로부터 받는 액체로 구성되어 있다.

첫째는 방광 뒤에 있는 ***정낭(seminal vesicles)***이다. 정낭의 관은 정관과 합쳐서 사정관이 된다. 정낭은 정액의 대부분을 생산한다. 정낭액은 진하고 노르스름한 분비물로써 장자에 영양을 공급하고 활발하게 하는 포도당, 비타민 C, 프로스타그란딘(prostaglandinss) 및 기타 영양소를 가지고 있다.

둘째 샘은 사정관이 요도로 나가는 곳에 있는 ***전립샘(prostate gland)***이다. 전립샘은 요도를 둘러싸고 방광 바로 밑에 있으며 모양과 크기는 밤톨과 비슷하다. 전립샘은 정자를 활발하게 하는 우유색의 액체를 분비한다.

셋째 샘은 ***망울요도샘(bulbourethral gland)***이다. 이 샘은 전립샘 바로 밑에 있으며 관으로 요도에 부착되어 있다. 이 샘에서는 진하고 맑은 점액을 분비한다. 이 점액은 정액이 배출되기 전에 나가서 요도를 도포하여 남아있는 산성의 소변으로부터 정자를 보호하고 성행위의 윤활제로 작용한다.

Flashpoint

만약 정세관을 당겨서 줄로 이으면 축구장 길이보다 더 길 것이다.

Flashpoint

미국에서 전립샘암은 6명 중에 1명에 발생하고 대부분이 75세 이상에서 일어난다.

정자 생성 / Sperm Production

정자의 생산과정은 ***정자발생(spermatogenesis)***이라고 한다(그림 15-4 참조). 정자발생은 뇌하수체에서 생산된 난포자극호르몬과 황체형성호르몬이 고환을 자극하는, 사춘기에 시작된다. 고환은 가장 흔한 남성호르몬인 ***테스토스테론(testosterone)***을 분비한다(표 15-1 참조). 정세관은 줄기세포가 살고 있는 곳이다. 줄기세포는 특별하게 분화되지 않았기 때문에 어떤 세포로도 발달할 수 있다. 고환의 줄기세포는 ***정조세포(spermatogonia)***라고 부른다. 이 세포는 출생 전부터 고환에 존재하지만 사춘기까지 휴지상태로 머물러 있다. 사춘기에 들어가면, 난포자극호르몬이 분비되어 정조세포를 유사분열을 일으키기 시작한다. 이 정조세포는 일차 ***정모세포*** (primary *spermatocyte*)가 될 때까지 분열한다.

정세관 사이에 있는 조직에서 테스토스테론이 분비된다. 이 호르몬은 정모세포를 자극하여 감수분열을 일으키게 한다. 일단의 세포분열을 거쳐서 일차정모세포는 4개의 ***정자세포(spermatids)***로 된다.

정자세포는 남자의 유전물질의 반을 가지고 있을 뿐만 아니라, 태아의 성을 결정하는 한 개의 성염색체를 가지고 있다. 정자는 X염색체를 가지고 있거나 Y염색체를 가지고 있다. ***수정(fertilization)***은 한 정자가 난자의 유전물질(항상 X염색체만 제공되는)과 합쳐지는 것이다. 만약

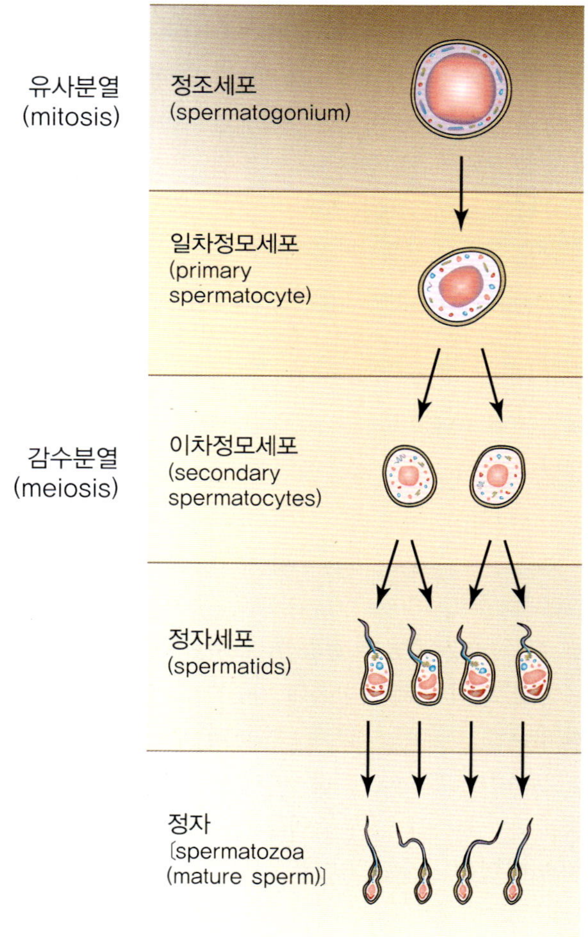

그림 15-4 정자발생.

표 15-1
남자생식호르몬들

호르몬	기능	분비하는 곳
난포자극호르몬(FSH) (follicle-stimulating hormone)	고환을 자극하여 정자의 생산을 시작하게 함	뇌하수체 앞엽
황체형성호르몬(LH) (luteinizing hormone)	고환을 자극하여 테스토스테론을 생산하게 함	뇌하수체 앞엽
테스토스테론(testosterone)	정자를 성숙시킴. 이차난성특징을 일으킴	고환

난자가 X염색체를 가지고 있는 정자에 의하여 수정되면 태아는 여자(XX)이고, Y염색체를 가지고 있는 정자에 의하여 수정되면 태아는 남자(XY)이다(그림 15-5 참조).

미성숙 정자는 3부분으로 구성되어 있다. 머리는 모자모양의 ***첨단체(acrosome)***로 덮여 있다. 첨단체에는 난자를 뚫고 들어갈 때 필요한 효소가 들어 있다. 중간부분은 정자에 동력을 제공하는 미토콘드리아가 들어 있다. 꼬리부분은 정자가 헤엄치기 위하여 사용하는 섬모(flagellum)이다.

미성숙정자는 부고환에서 성숙정자로 성숙된다. 부고환은 정액으로 사출될 때까지 머무는 곳이다. 일회 사정에 배출되는 정자의 수는 5천만~9억으로 추정된다.

Flashpoint
날마다 5억 정도의 정자들이 성숙된다.

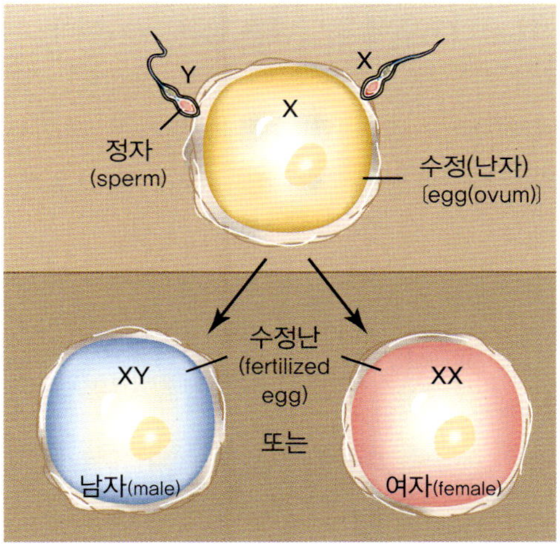

그림 15-5 수정.

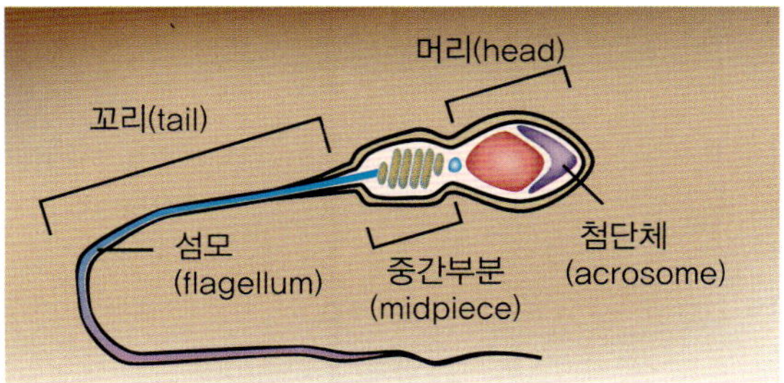

그림 15-6 정자의 구조.

테스토스테론은 정자생산과 더불어, 근육이 크게 발달하고, 키가 많이 커지고, 그리고 목소리가 굵어지는 남자의 이차성특징을 일으킨다. 남자는 늙어죽을 때까지 테스토스테론과 정자를 생산한다. 다만 나이를 먹어감에 따라 감소될 뿐이다.

여성생식계 / Female Reproductive System

여성생식계의 기관은 성세포를 생산하고 그것을 수송하고 ***여성호르몬(estrogens)***을 분비한다. 그리고 태아의 성장을 지지하고 유지시킨다. 여성생식계의 일차기관인 생식샘은 난소이다. 난소는 바깥과 속의 부속구조물에 의하여 지지되고 있다. 남자에서와는 다르게, 여자의 생식샘은 골반안에 있다.

바깥생식기 / External Genitalia

여자의 바깥생식기관은 묶어서 ***음문(vulva)***이라고 한다(그림 15-7 참조). 음문은 불두덩, 대음순, 소음순, 음핵으로 구성되어 있다. 생식세포의 생산이나 태아의 발달과는 관련이 없지만 태아를 내보내고 보호하고 성적 자극을 제공한다.

불두덩(mons pubis)은 생식기 바로 위에 지방덩어리로 두덩뼈를 보호한다. 불두덩에서 아래로 연속된 바깥에 큰 피부주름을 ***대음순(labia majora)***이라고 한다. 불두덩과 대음순에는 털이 나 있다. 대음순 속에 작은 피부주름은 ***소음순(labia minora)***이다. 소음순 사이에는 ***음핵(clitoris)***이 있다. 음핵은 남자의 음경귀두에 해당하는 작은 돌기이다. 이 구조물은 생식과는 직접적 관련은 없지만 성행위에서 자극적 도움을 준다. 음핵 아래에는 요도구멍이 있고 그 아래는 질구멍이다. 질구멍은 ***처녀막(hymen)***이라는 주름에 의하여 부분적으로 막혀있다. 처녀막은 손상, 탐폰의 사용 또는 성행위로 없어진다. **살**(회음, perineum)은 질과 항문 사이의 피부를 이르는 말이다.

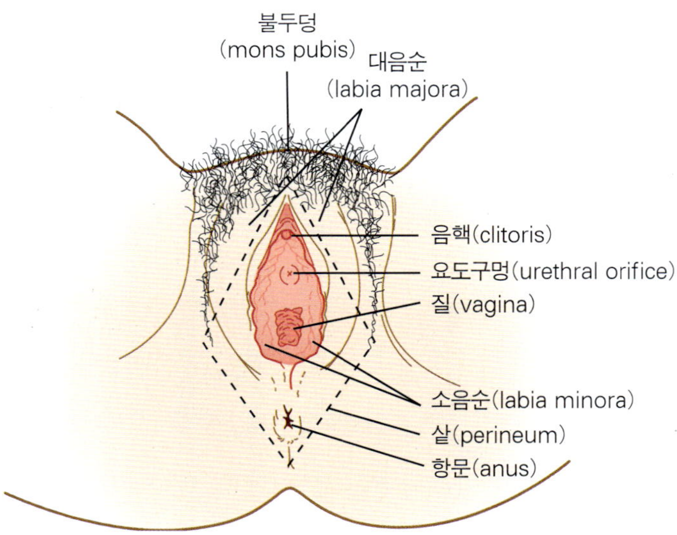

그림 15-7 여자의 바깥생식기.

속생식기 / Internal Genitalia

여자의 속생식기는 생식세포 생산에 관련되어 있고 태아의 성장을 받쳐주는 환경을 제공한다. 이러한 구조물로는 질, 자궁목과 자궁, 자궁관 및 난소가 있다.

속생식기의 시작은 ***질(vagina)***이다(그림 15-8 참조). 질은 방광과 곧은창자 사이에 있는 길이가 7~14 ㎝인 근육관이다. 질은 성행위에서 음경을 받아들이고 태아의 출산을 위한 통로이고 월경혈액을 몸 밖으로 내보내는 통로이다.

질 위에 작은 깔대기모양 근육관을 ***자궁목(cervix)***이라고 한다. 자궁목은 질과 자궁을 연결한다. 자궁목은 점액으로 덮여 있어 난자가 수정을 위하여 이용할 수 있을 때를 제외하고는 정자가 자궁으로 들어가는 것을 방해한다. 또한 이 점액은 염증을 일으킬 수 있는 미생물을 막아주어 태아를 보호한다.

자궁(uterus)은 서양배모양의 속이 빈 기관이다. 자궁은 수정난을 받아들여 정착시키고 성장시킨다. 자궁의 벽은 3층으로 구성되어 있다. ***자궁속막(endometrium)***은 속면을 싸고, ***자궁근육층(myometrium)***은 기관자체를 이루고 있는 두꺼운 근육이며, ***자궁바깥막(perimetrium)***은 바깥면을 싸는 얇은 결합조직이다.

자궁의 양쪽에 부착되어 있는 작은 관은 ***자궁관***(나팔관, *fallopian tube*)이라고 한다. 또한 uterine tube 또는 oviduct라고 한다. 이 관은 난자가 지나가는 통로로 작용하고, 난자가 정자를 만나 수정되는 장소이다.

난자는 두 ***난소(ovaries)*** 중의 하나에서 받는다. 난소는 일차생식기관으로 자궁관의 바깥에 있는 둥근 구조물이다. 자궁관은 난소에 붙어있지 않지만 ***자궁관술(fimbriae)***이라고 부르는 긴 손가락모양의 돌기가 뻗어서 배출된 난자를 자궁관으로 끌어들인다.

Flashpoint

자궁관(fallopian tube)은 자궁관과 다른 생식기관들을 설명한 16세기 해부학자인 Gabiele Fallcpio 이후에 붙여진 용어이다.

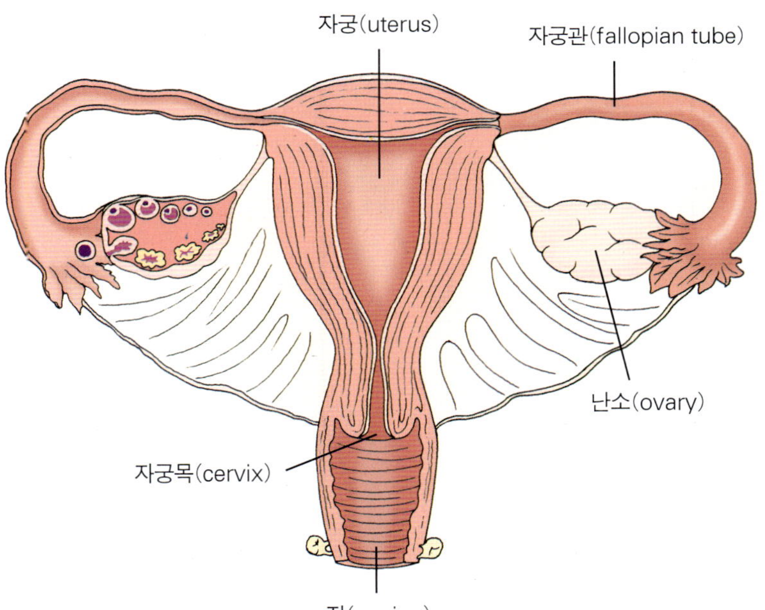

그림 15-8 여자의 속생식계. (From Eagle S. *Medical Terminology in a Flash!* Philadelphia, PA: FA Davis; 2006:172.)

난자 생성 / Egg Production

난자를 만들어내는 과정을 난자발생(oogenesis)이라고 한다(15-9 참조). 남자에 비하여, 이 과정은 요람에서 난소가 형성되고 있을 때 출발한다. 난소들 속에는 ***난조세포(oogonia)***라는 줄기세포가 있다. 이 세포는 유사분열을 통해서 ***일차난모세포(oocytes)***라고 부르는 미성숙 난자를 형성한다. 모든 일차난모세포는 발생 20주쯤에 형성되고 출생 시에 난소에는 700만개 정도의 난모세포가 있다. 이 난모세포는 사춘기까지 휴지기에 머물고 있다. 사춘기 후에는 갱년기 전까지 전체 생식가능기간에 800개 미만이 성숙된다.

정자와 유사하게, 생식세포는 46개 염색체의 반인 23개를 가지고 있다. 남자에서 생식세포는 X염색체 아니면 Y염색체를 가지고 있지만, 여자에서는 X염색체만 가지고 있다.

사춘기가 되면 난포자극호르몬과 황체형성호르몬이 난소를 자극해 난포의 성숙이 시작된다. 원시난포(primary follicle) 속에 있는 일차난모세포는 몇 번 분열하여 이차난모세포가 된다. 몇 개의 난포가 비슷하게 성숙하기 시작하고 그 중에서 가장 먼저 발달된 ***성숙난포(graafian follicles)***에서 ***난자(ovum)***를 배출한다. 난자를 배출한 후에 빈 난포는 ***황체(corpus luteum)***로 발전하여 여성호르몬인 에스트로겐(estorgen)과 프로게스테론(progesterone)을 분비한다. 이 호르몬은 28일 주기에서 분비량이 변화되고, 이러한 변화는 난소와 자궁에 비슷하게 영향을 미친다(표 15-2 참조).

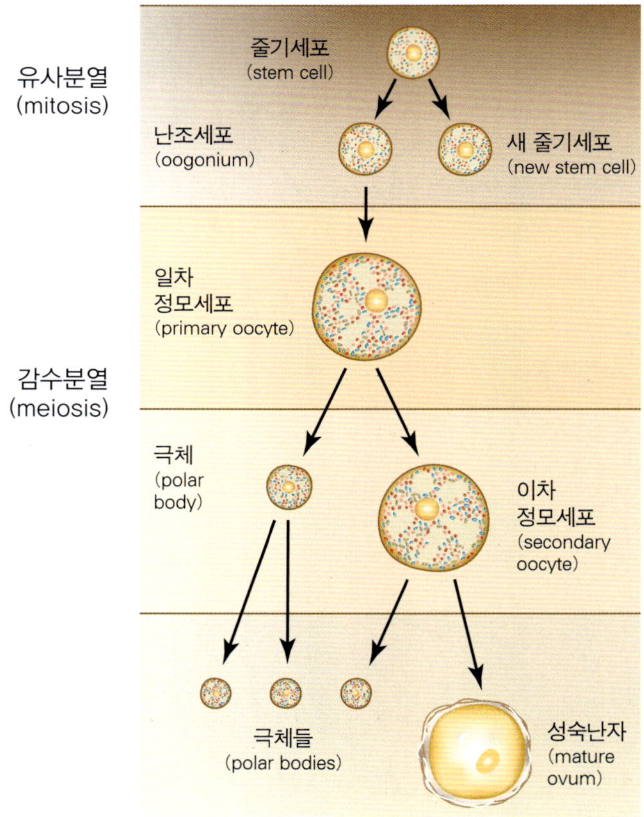

그림 15-9 난자발생.

표 15-2

남자생식호르몬들

호르몬	기능	분비하는 곳
난포자극호르몬(FSH) (follicle-stimulating hormone)	난소를 자극하여 난포를 발달시킴. 에스트로겐을 분비하도록 난포를 자극함.	뇌하수체 앞엽
황체형성호르몬(LH) (luteinizing hormone)	배란을 유도함. 황체를 자극하여 프로게스테론을 분비시킴.	뇌하수체 앞엽
에스트로겐 (estrogen)	난포를 성숙시킴. 자궁속막의 성장을 촉진시킴. 이차난성특징들을 일으킴.	난소(난포)
프로게스테론 (progesterone)	자궁속막을 증가시킴.	난소(황체)
젖샘자극호르몬 (prolactin)	유방에서 젖 생산을 촉진시킴.	뇌하수체 앞엽
옥시토신 (oxytocin)	자궁을 수축시킴. 유방에서 젖의 배출을 촉진시킴.	뇌하수체 뒤엽

월경주기 / Menstrual Cycle

월경주기(menstrual cycle)는 여성호르몬인 에스트론과 프로게스테론이 생식계통에 미치는 영향으로써 28일 주기로 일어난다(그림 15-10 참조). 월경주기는 월경기, 증식기, 배란기, 분비기의 4기간으로 구분한다.

사춘기의 시작을 알리는 최초의 월경은 ***초경(menarche)***이라고 한다. 여자에서 사춘기는 보통 12~15세에 시작된다. 사람에 따라서는, 몸무게, 영양, 비만, 유전 등에 따라 10세에 시작된다. 여성호르몬은 유방의 성장, 엉덩이의 확대, 그리고 엉덩이와 넓적다리의 지방침착 같은 사춘기증상이 나타나게 된다.

월경주기는 난자의 성숙과 배출을 자극한다. 월경주기의 첫 분기인 월경기는 처음 4~5일간 지속된다. 이 기간에는 난자가 착상되지 않아서 자궁속막이 탈락되는 것이다.

월경주기의 둘째 분기는 증식기 또는 난포기로써 주기의 5일째부터 13일까지이다. 이 기간에 난소들은 에스트로겐의 분비를 증가시키고 프로게스테론은 일정한 상태로 유지시킨다. ***에스트로겐(estrogen)***은 성숙난포로 성숙시킨다.

에스트로겐이 14일에 정점에 이르면 난자는 난포로부터 터져 나와서 ***배란(ovulation)***이 일어나는 배란기가 된다. 배란이 일어나면 에스트로겐은 급격하게 낮아져서 이 주기의 나머지 기간 동안 계속 낮은 상태로 유지된다.

넷째 분기는 분비기 또는 황체기이다. 이 기간은 주기의 나머지인 15일째부터 28일까지이다. 빈 성숙난포는 황체(corpus leteum)라고 부르는 구조물이 된다. 이 14일 동안, 황체는 ***프로게스테론(progesterone)***을 분비한다. 이 호르몬은 수정난의 착상에 대비하여 자궁속막의 두께를 증가시킨다. 만약 착상이 이루어지지 않으면 황체는 위축되어 상처살로 남는다. 프로게스테론의 급격한 감소는 자궁속막을 떨어져나가게 하여 다시 월경기(주기의 1-4일)가 시작된다. 이 주기는 생식가능기간 동안에 계속해서 반복된다. ***갱년기(menopause)***는 난소에서 호르몬이 적게

Flashpoint

정상 월경 배출량을 60~90g 정도이다.

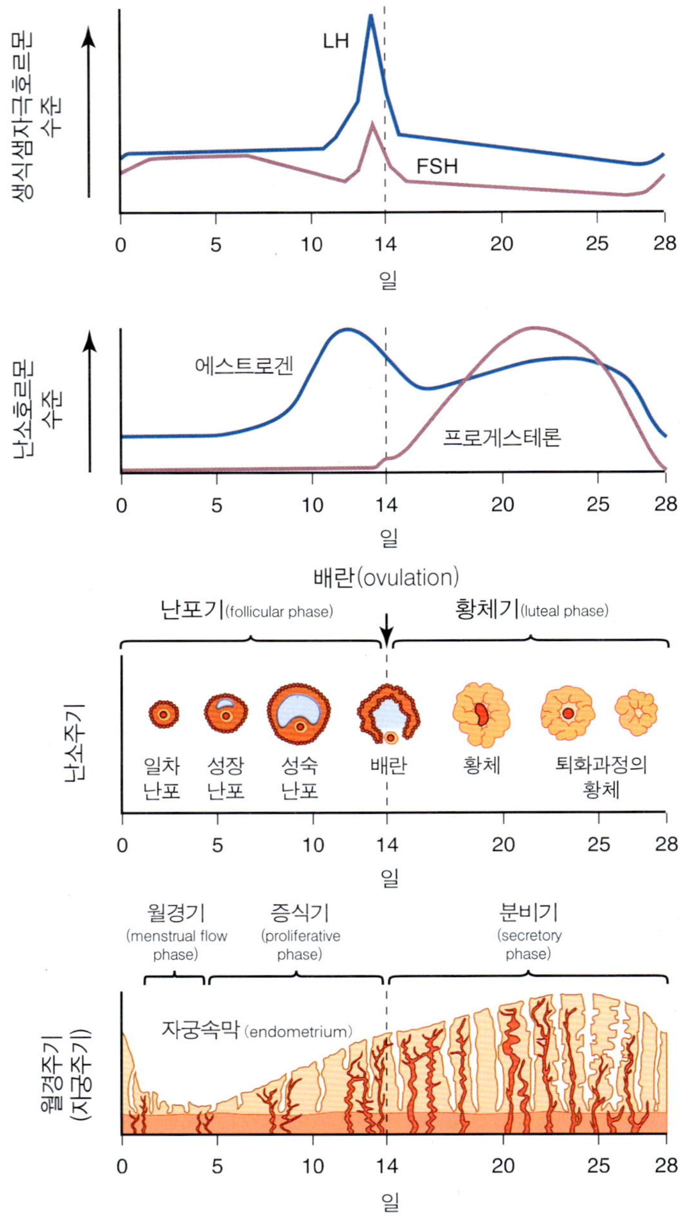

그림 15-10 월경주기의 분기들.

생산되어 월경주기가 갑자기 없어지는 나이에 이르렀을 때 도래한다. 갱년기에 이르는 나이는 45세에서 55세 사이이다.

임신 / Pregnancy

한 개의 정자가 난자를 뚫고 들어갔을 때 수정이 이루어진 것이다. 수정은 자궁관에서 일어난다. 수정의 결과는 ***임신(pregnancy)*** 또는 gestation이다. 임신은 자라나고 있는 태아를 출산할 때까지 몸안에 가지고 있는 상태를 이르는 것이다. 사람의 임신은 40주 또는 9개월 동안 지속된다. 임신기간은 3개월(trimester)씩의 3기간으로 나눈다. 각 3개월은 태아의 발달과정에서도 다른 특징을 나타낸다.

태아의 발달 / Fetal Development

수정이 일어나면, 정자와 난자의 염색체가 합쳐서 ***접합체(zygote)***라고 부르는 한 세포를 만든다. 접합체는 즉시 유사분열을 시작한다. 유사분열 3일쯤에 접합체는 ***주머니배(blastocyst)***가 된다. 주머니배는 앞으로 태반과 태아가 될 2가지 다른 구조물을 만들기 위해 나누어진 세포를 가지고 있다. 주머니배는 자궁속막에 뿌리를 박고 파고들어가서 착상을 할 수 있다. 착상은 수정 후에 5~7일이 걸린다. 착상된 후에, 주머니배는 ***배아(embryo)***라고 한다. 배아는 임신 8주까지이고, 이후에는 ***태아(fetus)***라고 한다(그림 15-11 참조).

태아의 성장은 빨라서 40주 동안에 한 세포에서 한 개체로 발달한다(그림 15-12 참조). 성장은 첫 번째 3개월(처음 14주)에 제일 빠르다. 착상 후에 뇌와 척수가 뇌는 신경관(neural tube)과 심장이 먼저 발달한다. 심장박동은 발생 5주에 시작된다. 발생 7주에는 팔다리싹이 나오고 속기관이 발생하기 시작한다. 그 다음에는 팔다리에서 연골이 발생하기 시작한다. 태아는 발생

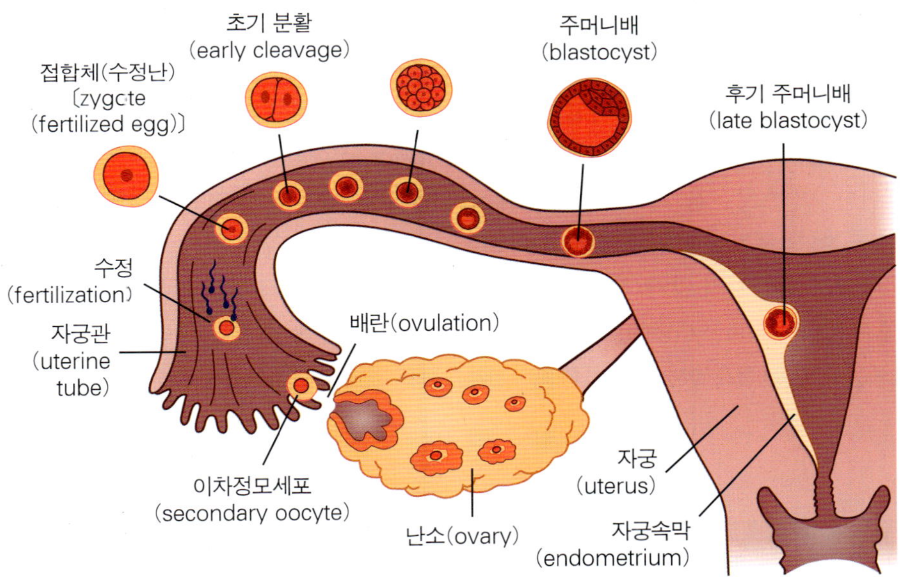

그림 15-11 착상.

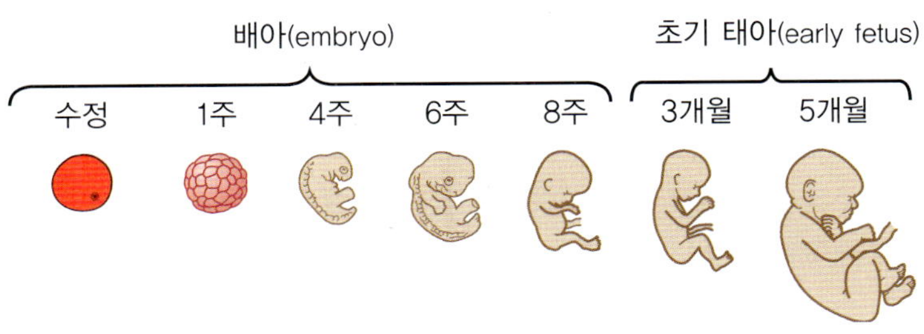

그림 15-12 태아의 발달.

9주에 움직일 수 있다. 첫째 3개월의 끝에는 모든 기관이 존재하고 일부는 기능을 한다. 손과 발은 완전히 발달한다.

두 번째 3개월은 15주에서 28주까지이다. 발생 18주에는 성대가 기능을 하여 태아는 울 수가 있다. 20주에는 머리에 털이 나타나고 생식기관이 보인다. 둘째 3개월의 마지막 주에서는 허파가 발달하기 시작하고, 28주의 끝에서는 태아가 소리를 인식할 수 있다. 태아의 몸무게는 1kg 정도이고 근육이 늘어나고 있다.

Flashpoint

쌍둥이(twin)라는 용어는 "둘이 함께"라는 의미의 독일어 단어이다.

세 번째 3개월은 29주에서 40주이고, 태아의 체중이 빠르게 증가한다. 피부밑에 지방이 침착되고 근육은 조밀하게 된다. 연골은 빠르게 뼈로 대체된다. 발생 30주에는 뼈속질에서 적혈구가 생산된다. 발생 33주에는 신경계를 형성하는 신경세포가 빠르게 성장한다. 발생 34주에 태아는 눈을 깜박거릴 수 있고, 잘 때는 눈을 감고 깨어 있을 때는 눈을 뜬다. 태아는 신생아 같이 보이고 필요하면 출산되어도 생존할 수 있다. 발생 37주에는 출산을 고려해 볼 수 있지만 태아는 마지막 몇 주에 체중이 늘고 허파가 더 발달된다. 이제 태아의 체중은 2.7kg 정도이고, 40주까지 체중이 약간 더 증가된다.

태반 / Placenta

착상되고 나서 주머니배는 ***태반(placenta)***과 탯줄(umbilical cord)이라는 구조물을 형성한다. 이것은 태아와 엄마 사이의 생명줄이다. 태반에서 태아는 태반으로 들고나는 엄마의 혈액으로 산소, 영양소들, 항체들 및 노폐물을 교환한다. ***양막(amnion)***이라는 주머니가 태아를 둘러싸고 태아는 ***양수(amniotic fluid)***라고 부르는 보호액에 떠 있다.

Flashpoint

양막천자(amniocetesis)는 주사바늘을 양막 속으로 삽입하여 소량의 양수를 채취하는 방법이다. 양수에는 유전자이상을 검사할 수 있는 태아의 세포들이 들어 있다.

태반은 ***사람융모막생식샘자극호르몬***(*human chorionic gonadotropin*; HCG)이라는 호르몬을 분비한다. 이 호르몬은 뇌하수체를 억제하여 난포자극호르몬과 황체형성호르몬이 분비되지 않게 한다. 이 억제기능은 난소에서 또 다른 난자가 생산되지 않게 한다. HCG는 자궁속막을 유지해서 태아가 방출되지 않게 하기 위하여 황체를 자극하여 프로게스테론을 생산한다. HCG는 "임신호르몬(pregnancy hormone)"으로써 착상 후 2주쯤에 소변과 혈액에서 검출될 수 있다. 이 호르몬은 임신 2개월까지 증가하고 그 다음 4개월 동안에는 떨어져서 출산 전에 함께 없어진다.

출산 / Birth

태아가 완전히 성장되었을 때, 엄마에는 호르몬의 양이 변하여 신체적으로 조직이 이뤄진다. 태아가 태어나게 하는, 즉 ***출산(birth)*** 또는 delivery은 이러한 변화는 옥시토신(oxytocin)의 분비로 시작된다. 옥시토신은 자궁의 수축을 촉진하여 자궁목이 얇아지면서 넓어지게 한다. 이 단계를 ***확장기(stage of dilation)***라고 한다. 자궁목이 10㎝로 확장될 때 태아는 출산길로 나갈 수 있다. 배근육이 수축하여 태아를 밀어낸다. 이 시기를 ***배출기(stage of expulsion)***라고 한다. 태아가 출산된 후에 태반이 자궁에서 떨어져 나와서 배출된다. 이것을 ***출산후(afterbirth)***라고 한다.

유방 / Breasts

여자에서 ***유방(breast)*** 또는 mammary gland은 여성생식계의 부속기관으로써 아기에게 영양을 제공하는 중요한 샘이다(그림 15-13 참조). 유방은 큰가슴근 위에 놓여있고 위아래로는 셋째 갈비뼈에서 여섯째 갈비뼈 사이에 있고, 가로로는 복장뼈에서부터 겨드랑이까지 뻗어있다. 유방의 끝은 젖꼭지(nipple)이고, 그 둘레에는 ***젖꽃판(areola)***이라는 진한 색의 피부로 둘러 있다. 유방은 샘과 관을 가지고 있는 여러 개의 엽(lobe)으로 구성되어 있다. 각 엽에서 젖을 내보내는 관은 젖꼭지로 연결되어 있다. 엽은 치밀결합조직과 유방을 지지하는 지방조직에 의하여 분리되어 있고 이것에 의하여 큰가슴근에 부착되어 있다. 사춘기에 에스트로겐에 의하여 젖샘조직이 크게 발달된다. 임신 중에는 ***프로락틴(prolactin)***이 분비되어 젖샘에서 젖이 분비된다. 남자의 젖샘도 여자의 젖샘과 비슷하지만 사춘기에 발달하지 않는다.

생식계의 질환들과 장애에 관하여 표 15-13 및 글상자 15-1에 간추려 정리하였다.

Flashpoint

남자의 유방암은 전체 유방암의 1% 정도로 드물게 발생한다. 남자유방암의 대부분은 60세에서 70세 사이에 발생한다.

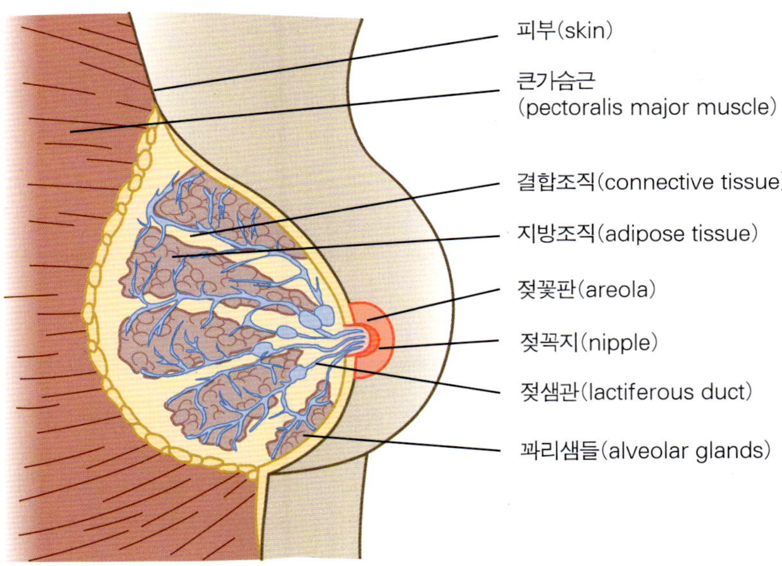

그림 15-13 유방의 속과 바깥구조.

표 15-3

생식계에 관한 병리학 용어

무월경(amenorrhea)	월경이 없어진 상태. 원인은 내분비장애. 체중감소, 과도한 운동, 또는 약복용.
무고환증(anorchidism)	발생과정에서 한쪽 또는 양쪽 고환이 발달되지 않음.
양성전립샘비대증(benign prostatic hypertrophy)	전립샘이 커짐. 일반적으로 60세 이상의 남자에서 발생.
유방암(breast cancer)	유방의 악성 종양. 젖샘의 관이나 젖을 생산하는 분비부에 잘 생김. 모든 여자에서 나이 증가에 따라 발생률이 높아짐. 일부에서는 유전적 임.

계속

표 15-3
생식계에 관한 병리학 용어 - 계속

태반조기박리 (abruptio placentae)	자궁벽에서 태반이 떨어져나가서 태아는 산소와 영양소들을 공급받을 수 없고 엄마는 심한 출혈을 일으킴.
볼기태위(breech birth)	머리가 아닌 다른 부분 먼저 나오는 출산.
자궁목암(cervical cancer)	자궁목에 생긴 악성 종양. 가장 흔한 원인은 사람유두종바이러스(human papillomavirus; HPV)임.
잠복고환증 (cryptorchidism)	고환이 음낭으로 내려오지 못한 상태임.
자간(eclampsia)	임신 중에 발작이 일어남. 자감전증들이 원인임.
자궁외임신 (ectopic pregnancy)	수정난이 자궁 이외의 곳에 착상한 상태. 대부분은 자궁관에 착상. 증상은 배안의 찌르는 통증, 어지럼증, 질분비물. 초기에 발견되면 methotrexate를 한 번 투여하여 배아를 흡수시킴. 늦게 발견되면 복강경수술로 제거함.
자궁속막증(endometriosis)	자궁 밖에서 자궁속막조직이 성장함. 가장 흔한 증상은 월경 중에 골반의 통증. 복강경수술로 조직을 제거함. 심하면 자궁적출수술을 함.
난소낭종(ovarian cyst)	액체가 들은 주머니들이 난소에 생김. 통증이나 출혈이 있기도 함. 대부분이 저절로 치유됨.
자간전증(preeclampsia)	임신 중에 일어난 고혈압, 시각변화 및 두통. 자간(eclampsia)으로 진행되기도 함.
고환암(testicular cancer)	고환에 생긴 악성 종양. 20~34세에서 많이 발생.

글상자 15-1 성병(Sexually transmitted diseases)

성병〔sexually transmitted diseases (STDs) 또는 venereal diseases (VD)〕은 성감염증(sexually transmitted infections; STIs)이라고도 부르며, 어떤 사람을 감염시키고 염증을 퍼트리지만, 병의 증상은 나타나지 않는 잠재력을 나타낸다. 성병은 박테리아, 바이러스, 기타 미생물들에 의하여 발병된다. 성병에 감염되는 사람은 매년 1,900만명에 이르고 그 중에 50%는 15세에서 24세이다.

임질(gonorrhea)은 *나이세리아 고노레아(Neisseria gonorrheae)*라는 박테리아에 의하여 발생한다. 이 균은 생식기들의 점막과 자궁 속에서 증식한다. 미국에서 매년 700,000명의 환자들이 발생된다. 임질은 감염된 음경, 항문, 질 또는 입과의 접촉을 통해서 전염된다. 임신부에서는 태아에게 전염시킬 수도 있다. 임질은 10대들에게 가장 많다. 여자들에서는 증상이 없을 수도 있다. 만약 증상이 나타난다면, 소변을 볼 때 거북하거나 화끈거림, 질의 분비물 증가, 주기적인 출혈이 일어난다. 남자에서도 증상이 없을 수도 있지만, 만약 있다면, 소변 볼 때 화끈거림, 녹색 분비물, 부어오른 고환을 볼 수 있다. 남자와 여자에서 항문의 임질은 가려움, 쓰림, 출혈 또는 아픈 창자운동이 일어난다. 목에서는 쓰리고 화끈거리는 증상이 생긴다. 치료하지 않으면, 여자에서는 골반염증(pelvic inflamatory disease)을 일으켜 자궁관이 손상되어 자궁외임신을 일으킬 수 있다. 남자에서는 부고환을 손상시켜 불임(infertility)을 일으킬 수 있다. 태아에서는 눈에 염증을 일으켜 장님이 될 수 있다. 임질은 항생제로 치료된다.

글상자 15-1 성병(Sexually transmitted diseases) - 계속

매독(syphilis)은 *트레포네마 팔리듐(treponema pallidum)*이라는 박테리아의 감염증이다. 이 환자는 미국에서 매년 36,000명 정도가 발생되고 20세에서 39세 사이에 많이 발생된다. 이 병의 진행은 3기(단계, phase)가 있다. 제1기는 입이나 생식기들에 굳은궤양(chancre)들이 나타난다. 이것들은 1주에서 5주면 치유되어 없어진다. 만약 이 환자가 매독으로 진단을 받지 않았다면 제2기로 진행된다. 제2기는 1기가 지나고 몇 개월 후에 시작된다. 제2기에는 발과 아랫다리에 "구리패니발진" 이라고 불리는 구리석의 둥근 발진들이 솟아나고, 반점형으로 털이 빠지고, 생식기에 단단하고 흰색의 사마귀들이 돋아난다. 매독의 제3기는 감염되고 나서 몇 달 또는 몇 년 후에 일어날 수 있다. 이 시기에는 박테리아들이 신경계통과 심장으로 퍼져 있다. 증상으로는 치매, 시각장애 및 심장손상이 일어나고 그리고 코와 입술을 파괴하는 큰 궤양들이 생긴다. 매독은 이런 상처와의 접촉 또는 상처에서 나오는 액체와의 접촉으로 전염된다. 제1기에는 페니실린 주사로 치료된다. 그 후에도 페니실린을 여러 번 주사하여 치료될 수 있지만 신경계통이나 심장의 손상은 원래의 상태로 되돌아가지 않는다.

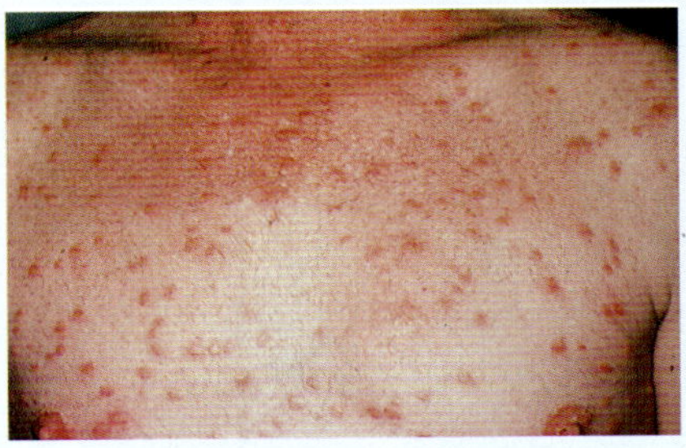

매독의 구리패니발진. (From *Taber's Cyclopedic Medical Dictionary Edition*. 21st ed. Philadelphia, PA: FA Davis; 2009:2264.)

클라미디아(chlamydia)는 *클라미디아 트라코마티스(chlamydia trachomatis)*라는 세균의 감염증이다. 이 병은 미국에서 가장 많이 발생하는 성병으로써 매년 200만명 이상이 감염되며 14세에서 39세 사이에 많이 발생한다. 그렇게 많은 수가 발생하는 것은 감염된 여자의 75%와 감염된 남자의 50%에서 아무런 증상이 나타나지 않아 자신들이 감염되어 있는지 모르기 때문이다. 증상들은 여자에서는 비정상 질분비, 배뇨통증, 간간히 출혈, 허리통증, 성행위의 통증이 나타난다. 박테리아들이 자궁관으로 퍼져 들어가서 상처살을 형성하여 불임이 될 수 있다. 남자에서는 분비물과 배뇨통증이 있고 일부에서는 요도구멍 주변이 가렵고 찌릿거린다. 남자와 여자의 곧창자(직장)의 클리미디아는 통증, 분비물, 출혈을 일으킨다. 목구멍에서는 쑤시는 통증이 생긴다. 임신한 여자에서는 감염이 아기에게 전염되어 눈과 호흡기관의 손상이나 미성숙아를 출산할 수 있다. 치료는 항생제의 일회 투여이다. 이 병의 재감염은 다른 성병들 보다 더 많이 발생된다.

단순헤르페스(herpes simplex virus; HSV)는 미국에서, 4명의 1명 꼴로, 대략 6,700만명이나 걸려있다. HSV는 2가지가 있다. HSV-1은 입술에 감염되고, HSV-2는 생식기에 감염된다. 매년 새로 감염되는 사람은 500,000명 정도나 된다. HSV는 피부에 쓰린 통증이 있거나 궤양이 생긴다. 입술에서는 이 궤양들은 2일~21일이 걸려 치유된다. 성기헤르페스는 증상이 일어나지 않기도 한다. 즉, 궤양이 생기지 않기도 한다. 처음 감염이 일어날 때 바이러스는 그 곳에 있는 감각신경으로 들어가서 쉬고 있다. 스트레스, 다른 감염증, 음식, 기타 자극들에 의하여 감각신경들이 궤양 발생의 한 주기를 시작하고 이러한 일은 감염된 사람에서 평생 동안 계속된다. 입술헤르페스는 성병으로 취급하지 않지만, 2가지 모두 피부와 피부의 접촉 그리고 궤양이나 감염된 체액과의 접촉으로 전염된다.

계속

글상자 15-1 성병(Sexually transmitted diseases) – 계속

성기헤르페스는 상처들이 없을 때도 전염시킬 수 있다. 이 바이러스에는 치료방법이 없지만 발라싸이클로비어(valacyclovir) 같은 약은 증상의 발발을 줄일 수 있고 증상발발의 간격을 늘일 수 있다. 약을 먹는 환자들도 아직 전염성이 있어서 자기 배우자에게 병을 전할 수 있다.

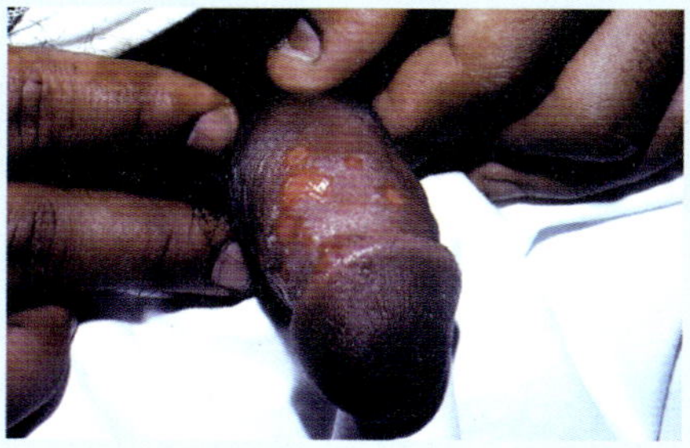

성기헤르페스. (From *Taber's Cyclopedic Medical Dictionary Edition*, 21st ed. Philadelphia, PA: FA Davis; 2009:1069.)

사람유두종바이러스(human papillomavirus; HPV)은 피부와 점막에 병을 일으킨다. 약 2,000만명이 감염되어 있고 매년 600만명이 새로 감염되고 있다. 사람에 감염되는 HPV는 40종 이상이 있다. HPV는 생식기사마귀의 원인이지만 감염된 사람들의 90%는 사마귀를 가지고 있지 않다. 만약 사마귀가 나타나면, 일반적으로 집단을 이루고 납작하거나 솟아있거나 꽃양배추를 닮은 모양이다. 사마귀는 감염된 사람의 넓적다리, 질, 자궁목, 음경, 음낭, 항문에 생긴다. 이 바이러스는 감염된 사람과의 접촉으로 피부를 통해서 전염된다. 자궁목에 감염된 HPV의 일부 종들은 자궁목암(cervical cancer)을 일으키는 원인이 될 수 있다. 일부 다른 종들은 음경에 암을 일으킬 수도 있다. HPV에 대한 치료약은 없다. 백신은 자궁목암을 일으키는 일부 종들의 예방에 효과가 있다고 한다. 이 백신의 사용은 11~26세의 소녀와 부인에게 공인되어 있다.

사람면역결핍바이러스(human immunodeficiency virus; HIV)는 미국에서 100만명이 감염되어 있다. HIV는 정액, 혈액, 질분비물 같은 체액들과의 접촉을 통해서 전염된다. HIV는 비보호 성행위, 주사바늘 찌르기 및 수혈을 통해서도 전염될 수 있다. 그래서 기증된 혈액은 HIV에 대한 검사를 하여 안전하게 관리되고 있다. HIV의 감염은 3기로 구분된다. 감염 1기는 감된 후 10일~14일에 일어나는 독감 같은 증상들로 시작된다. 이 증상들은 열, 부어오른 샘들, 그리고 피로이다. 이 증상들은 일주일에서 한 달 정도까지 지속된다. 감염 2기는 바이러스가 몸 전체의 세포들로 계속 퍼져나가는 때이다. HIV는 T림프구들을 공격하고 파괴하여 자신을 방어는 능력이 감소된다. 면역계통이 파괴됨으로써 환자에는 체중감소, 피로, 지속적 곰팡이감염, 비뇨계감염, 피부발진들, 단기기억상실의 증상들이 나타나기 시작한다. 이 과정은 점진적으로 진행되어 몇 년이 걸릴 수도 있다. 모든 T림프구들이 파괴될 때, 환자는 후천면역결핍증(acquired immunodeficiency syndrom; AIDS)에 이른 것이다. 환자는 AIDS로는 죽지 않고 정상면역계통을 가진 사람 등에게는 해롭지도 않은 기회감염으로 죽는다. AIDS의 증상은 폐렴, 종양들, 정신혼미, 치매, 시각장애, 피부괴양, 협동운동장애 및 발작이다. HIV는 감염된 엄마로부터 태아에게 전달될 수 있다. 어린이들에서 HIV감염은 성인들에서와 같이 점진적으로 진행되지만 어린이들에서는 동일한 기회감염에 감염되지 않는다. 어린이들에서는 귀염, 결막염, 편도염 같은 반복적인 유년기 병들이 일어나는 경향이 있다.

연습 문제 / Practice Exercises

선다형 문제 / Multiple Choice

1. 배아는 탈생 8주 후에 ______________ 가(으로) 된다.

   a. 접합체
   b. 태아
   c. 신성아
   d. 주머니배

2. 젖 생산은 ______________ 호르몬의 의하여 촉진된다.

   a. 에스트로겐
   b. 프로게스테론
   c. 프로락틴
   d. 옥시토신

3. ______________ 는 배아와 자궁을 연결한다.

   a. 태반
   b. 주머니배
   c. 태아코드
   d. 자궁관

4. 자궁이 수축하여 자궁목이 열릴 때를 ______________ 기라고 한다.

   a. 배란
   b. 확장
   c. 배출
   d. 수축

5. ______________ 은 정자들을 활발하게 하는 액체를 생산한다.

   a. 전립샘
   b. 정낭
   c. 요도망울샘
   d. 뇌하수체

6. 축산후(afterbirth)는 출산 후에 배출되는 ______________ 의 이름이다.

   a. 태아
   b. 태반
   c. 양수
   d. 자궁속막

7. 배란 후에 빈 난포는 ____________ 라고 한다.

a. 황체
b. 성숙난포
c. 난소
d. 난자

8. 고환 밖에 붙어 있는 가는 관의 덩어리는 ____________ 이다.

a. 요도
b. 부고환
c. 정낭
d. 정관

9. 남성호르몬들은 한마디로 묶어서 ____________ 라고 한다.

a. androgens
b. testosterones
c. estrogens
d. progesterones

10. 성세포의 다른 이름은 ____________ 이다.

a. spermatids
b. oocytes
c. gametes
d. gonads

참/거짓 문제 / True or False

1.	참	거짓	주머니배는 2주일 후에 태아가 된다.
2.	참	거짓	HCG는 임신의 표시이다.
3.	참	거짓	미성숙성세포는 난자라고 부른다.
4.	참	거짓	자궁목은 자궁을 질에 연결시킨다.
5.	참	거짓	수정난은 자궁관에 착상한다.
6.	참	거짓	음경 끝에 피부주름을 음경꺼풀이라고 한다.
7.	참	거짓	사람의 임신은 42주 동안 지속된다.
8.	참	거짓	자궁술은 정관 끝에 솟아 있는 손가락모양의 돌기이다.

9. 참 거짓 태아는 양수에 떠 있다.

10. 참 거짓 배란은 난소로부터의 난자의 배출이다.

괄호 넣기 문제 / Fill in the Blank

1. 정자의 생산은 ________________ 라고 한다.
2. 월경주기를 조절하는 호르몬들은 ________________ 와 ________________ 는 이다.
3. 난소에 있는 ________________ 난포는 난모세포를 가지고 있다.
4. 고환에 붙어 있는 ________________ 라고 하는 꼬불꼬불한 관에서 정자가 성숙된다.
5. 난자의 생산은 ________________ 라고 한다.
6. ________________ 는 첫 월경주기이다.
7. 고환은 ________________ 이라는 호르몬을 생산한다.
8. 성생식은 ________________ 라고도 부른다.
9. 여성의 바깥생식기를 이르는 일반적 용어는 ________________ 이다.
10. ________________ 는 호르몬의 감소로 인한 월경주기의 정지이다.

단답식 문제 / Short Answer

1. **정자발생의 단계들을 나열하라.**

2. **난자발생의 단계들은 나열하라.**

명칭 달기 문제 / Labeling

괄호 안에 알맞은 해부학 용어를 써 넣어라.

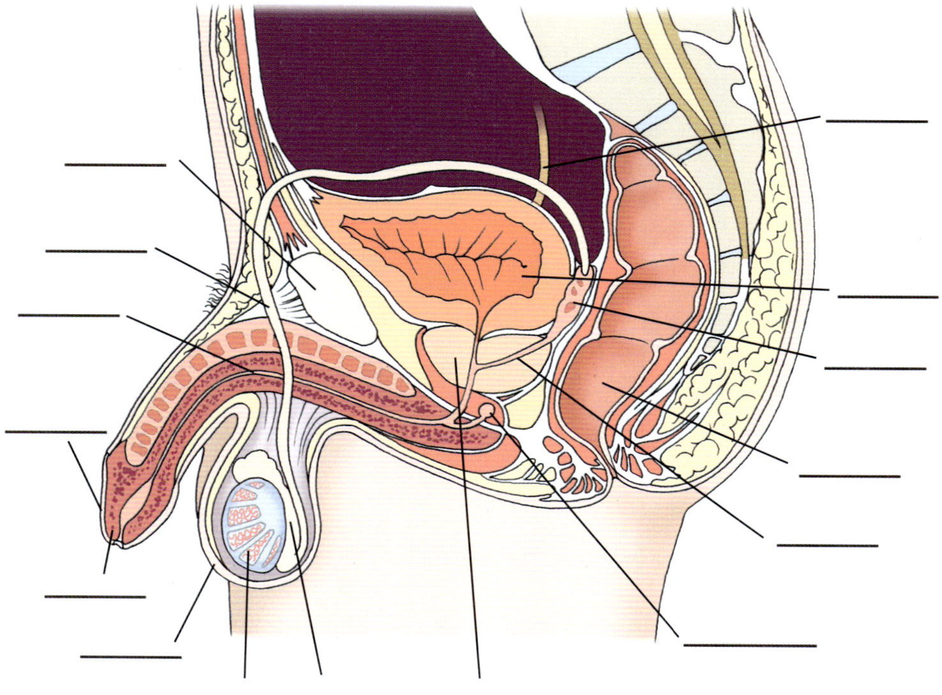

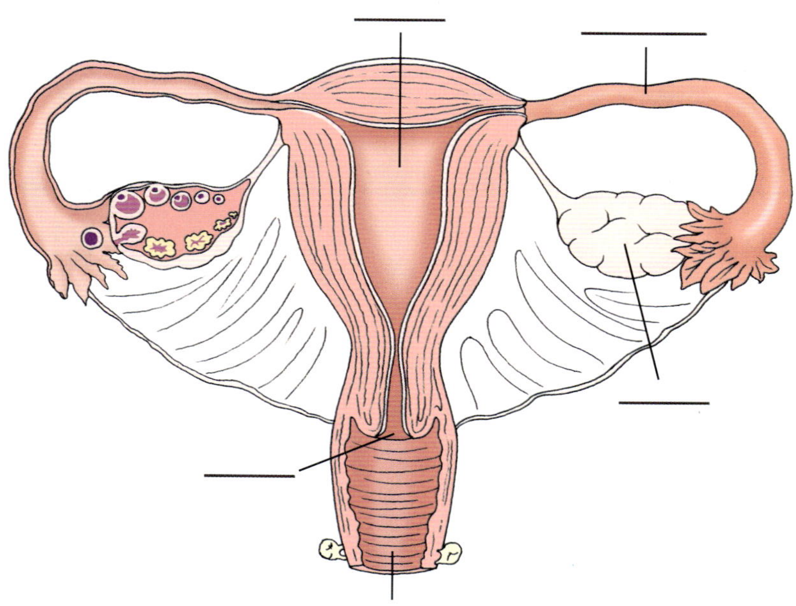

주요 용어

KEY TERMS

부록 A

【 A 】

ATP(adenosine triphosphate): 세포의 미토콘드리아에서 만들어진 생물에너지.

【 D 】

DNA(deoxyribonucleic acid): 세포핵에 있는 유전물질. 새 개체를 만드는데 필요한 모든 정보를 가지고 있음.

【 R 】

RNA(ribonucleic acid): 단백질합성에 관여하는 한 줄의 뉴클레오티드로 구성된 핵산.

【 ㄱ 】

가골(애벌뼈, callus): 골절이 치유되는 과정에서 골절된 부분에서 뼈모세포를 만들어 내어 골절부분을 연결시키는 석회화된 연골.

가로면(transverse plane): 몸을 수평으로 절단하는 면. 수평면이라고 함.

가슴안(흉강 thoracic cavity): 갈비우리 속의 가로막 위의 공간.

각질층(stratum corneum): 각질화된 세포로 구성되어있는 표피의 제일 바깥층.

각질화(keratinize): 케라틴에 의하여 세포가 단단해지고 두꺼워짐.

갈비아래부위(hypochondriac region): 배벽의 오른쪽과 왼쪽의 갈비 바로 아래 부위.

감각(sensation): 여러 가지 감각수용기에서 뇌로 보내어 해석되는 자극들.

감각신경(sensorineural): 달팽이 속에 있는 털세포에서 시작되는 듣기의 감각형. 털세포는 음파의 자극을 받아 전기적 자극으로 전환시켜 안뜰달팽이신경을 통해서 뇌로 전달함.

감수분열(meiosis): 생식세포분열. 줄기세포가 일련의 분열을 거쳐 염색체 반을 가진 생식세포가 됨.

갑상호르몬(thyrid hormone): 갑상샘에서는 2가지 호르몬, 즉 타이록신(T_4)과 트리요오드 타이로닌(T_3)이 분비됨. 이것은 포도당의 사용률을 조절하는 대사호르몬임.

개체(organism): 여러 계통들이 함께 통합적으로 운행되고 있는 마지막 단계의 구조물.

계통(system): 유사한 기능 또는 협조적 기능을 하는 기관의 집단.

고도화상(full-thickness burn): 피부가 까맣게 타서 숯으로 된 화상. 뼈와 근육도 손상될 수 있음. 3도 화상이라고도 함.

고랑(sulcus): 대뇌이랑에 의하여 형성된 틈새.

고정근(fixator): 먼쪽 뼈가 움직이는 동안 몸쪽 뼈가 제자리에 있도록 잡아주는 근육.

골반안(pelvic cavity): 골반뼈 속에 있는 배쪽공간의 아랫부분. 골반기관이 들어 있음.

골지체(Golgi body): 단백질을 막에 싸서 세포 안이나 밖에 어디든지 그것이 필요한 곳으로 보내는 세포소기관.

골화(ossification): 연골이 뼈로 바뀌는 과정.

과립세포(granulocytes): 세포 속에 과립들을 가지고 있는 백혈구.

과산화소체(peroxysome): 지방산, 아미노산 및 알코올을 분해하는 효소가 들어 있는 세포소기관.

관절(joint): 두 뼈가 만나는 곳.

교감신경계(sympathetic nervous system): 자율신경계의 한 부분. 심장박동, 혈압, 호흡을 증가시키고, 소화기계의 기능을 감소시킴.

구역(region): 배벽에서 9칸으로 나눈 부분. 구역은 배안의 기관의 위치를 설명하는데 사용함.

굴절(refraction): 빛이 각막과 랜즈를 통과하면서 구부러지는 현상.

근육긴장(muscle tone): 근육의 약한 수축상태. 항상 유지되고 있음.

근육섬유(muscle fiber): 뼈대근육과 내장근육에서 볼 수 있는 가늘고 긴 모양의 수축성 세포. 근육세포라고도 함.

기계수용기(mechanoreceptor): 움직임이나 압력에 반응하는 감각수용기.

기관(organ): 두 가지 이상의 조직으로 구성된 기능적 단위.

기름(cebum): 기름샘에서 분비된 기름.

기름샘(sebaceous gland): 피부에 있는 샘 중에 하나. 기름을 분비함.

길항근(antagonist): 반대작용을 하는 근육.

【 ㄴ 】

난자(ovum): 여자의 생식세포.

난자발생(oogenesis): 여자의 일차생식기관인 난소에서 감수분열에 의하여 난자를 만들어내는 과정.

남성호르몬(androgens): 고환에서 생산되는 남자의 호르몬을 묶어서 부르는 말.

내분비샘(endocrine gland): 호르몬을 직접 혈류로 분비하는 관이 없는 샘.

내호흡(internal respiration): 모세혈관들으로 거쳐 세포에서 일어나는 가스교환.

노어에피네프린(norepinephrine): 교감신경계에서 생산되는 카테콜라민. 에피네프린을 도와 심장박동을 증가시키고 저장되어 있는 포도당을 유리시켜 뼈대근육에 연료로 사용되게 함.

농도경사(concentration gradient): 낮은 것에서 높은 것까지의 농도의 범위

뇌(brain): 머리통 속에 있는 기관. 조절센터임. 중추신경계의 일부임.

뇌막(meninges): 뇌와 척수를 싸고 있는 조직.

뇌신경들(cranial nerves): 뇌에 부착된 12쌍의 신경들. 주로 얼굴과 목의 감각과 운동을 조절. 일부는 가슴안과 배안의 기관을 조절.

뇌척수액(cerebrospinal fluid): 뇌실계 속에 들어 있고, 뇌와 척수를 둘러싸고 있는 보호액체.

뇌하수체(pituitary gland): 뇌의 시상하부 아래에 달려있는 샘. 모든 다른 내분비샘의 기능을 조절하는 주인샘(master gland)임.

뉴우론(neuron): 신경세포.

능동면역(active immunity): 외부항원을 찾아내고 인식하여 그것에 대항하는 항체를 만들어내는 면역의 한 유형.

능동수송(active transport): 물질을 세포의 안이나 밖으로 이동시키기 위하여 에너지를 사용할 필요가 있는 세포수송의 형태.

【 ㄷ 】

단백질(protein): 몸 전체에 있는 영양소. 단백질의 가장 단순한 형은 아미노산임.

단백질합성(protein synthesis): 아미노산을 연결시켜 단백질을 생산함. DNA의 유전정보를 단백질로 변경시키는 복잡한 과정에 의함.

닿는곳(insertion): 운동이 일어나는 뼈에 근육이 부착된 곳.

대뇌(cerebrum): 뇌에서 가장 큰 부분. 두 개의 반구로 갈라져 있고, 모든 학습정보, 논리, 언어, 자극의 해석을 조절함.

대동맥(aorta): 사람에서 가장 큰 동맥. 심장의 왼심실에 부착되어 있음. 산소가 있는 혈액을 전신의 모세혈관들로 보냄.

대동맥판막(aortic valve): 대동맥과 왼심실 사이에 있는 한 방향으로만 가는 문, 혈액이 대동맥에 머물러 있게 함.

대량운반(bulk transport): 세포막을 변화시켜 물질을 싸서 들이거나 내보내는 능동운반의 한 형태임. 세포내이입(endocytosis)과 세포외유출(exocytosis)의 2가지가 있음.

대사(metabolism): 세포에서 일어난 모든 화학적

반응들을 이르는 일반 용어.

대정맥(vena cava): 심장의 오른심방에 연결되어 있는 가장 큰 정맥.

돌기(process): 근육이나 인대가 부착되는 장소를 제공하는 뼈의 돌출부분.

동맥(artery): 산소 있는 혈액을 운반하는 혈관들. 혈액을 작은 동맥들로 보내는 심장박동에 따라 맥박이 일어남

동방결절(sinoartrial node SA node): 심장전도계에서 맨 처음 전기적 충격을 만들어내는 곳임. 심장의 박동조율기(pacemaker)라고도 부름.

동종이식(isograft): 일란성 쌍둥이 사이의 피부이식. 일란성 쌍둥이는 항원도 동일함.

동화작용(anabolism): 작은 분자들은 합성하여 큰 분자들을 형성하는 대사과정.

등장수축(isotonic contraction): 근육이 짧아져서 운동이 이러나는 수축.

등쪽공간(dorsal cavity): 몸통 뒷부분에 있는 뇌공간과 척수공간.

등척수축(isometric contraction): 근육에 긴장만 증가되고 운등은 이러나지 않는 수축.

땀샘(sudoriferous gland: 피부의 진피에 있는 샘. 땀을 생산하여 배출함.

【 ㄹ 】

리보솜(ribosome): 단백질을 생산하는 세포소기관.

【 ㅁ 】

막(membrane): 구조물을 둘러싸거나 공간의 속면을 싸고 있는 얇은 층을 이루고 있는 조직.

막대(rod): 어둠에서 흐린 빛을 인식하여 구별하는 망막에 있는 빛수용기.

말초신경계(peripheral nervous system): 중추신경계에 연결되어 전신에 퍼져있는 신경들.

머리공간(cranial cavity): 뇌가 들어있는 공간. 등쪽공간의 한 부분.

멜라닌(melanin): 검정, 갈색, 녹색 또는 황색의 색소로서 피부, 털 및 홍체의 색을 나타냄.

멜라닌세포(melanocyte): 검거나 갈색의 멜라닌색소를 생산하는 세포. 멜라닌색소는 피부, 털 및 홍체의 색을 나타냄.

면(planes): 몸을 나누는 가상의 면들. 사람에서는 3방향의 면들이 있음.

면역(immunity): 외부물질에 대하여 비특이적 또는 특이적 방어기능을 만들어 내는 림프계에 의한 신체방어기능.

면역글로부린(immunoglobulin): B림프구가 몸안에 들어온 항원들에 반응하여 만들어낸 항체들. 항원에 부착하여 파괴함.

명치구역(epigastric region): 배벽의 한 구역. 가슴 바로 아래로 배꼽 윗부분.

몸감각수용기(somatosensory receptor): 통각, 온도감각, 압각 및 진동감각을 감지하는 피부에 있는 감각수용기들.

몸신경계(somatic nervous system): 말초신경계의 한 부분. 수의적 기능들을 유지함.

몸통뼈대(axial skeleton): 팔다리를 제외한 사람의 주된 부분인 머리와 몸통을 구성하고 있는 뼈들.

무산소호흡(anaerobic respiration): 산소 없이 포도당을 분해하여 에너지를 만드는 과정.

미네랄(mineral): 사람에서 적은 양 또는 극히 적은 양이 필요한 무기물질.

미즙(chyme): 음식덩이가 위에서 효소들과 위산에 의하여 부분적으로 소화된 반액체.

미토콘드리아(mitochondria): 세포의 발전소라고 부르는 소기관임. 영양소들을 ATP라고 부르는 생물에너지로 전환시킴.

【 ㅂ 】

바닥세포암종(basal cell carcinoma): 피부암의 한 종류. 피부의 바닥층세포들이 각질화되지 못하고, 표면으로 올라가서 빤질빤질한 결절을 형성한 것임. 얼굴과 귀에 잘 생김. 생존율은 99%.

바닥층(stratum basale): 진피에 접촉되어 있는 표피의 제일 속층. 새 상피세포들이 생산되는 곳임.

바탕질(matrix): 여러 가지 결합조직을 형성하고 있는 새포들이 떠있게 하는 물질.

반사(reflex): 신경계의 빠르고 무의식적이고 예상되는 반응. 두 가지 반사가 있음. 몸신경반사는 신체의

반응들을 조절하고 자율신경반사는 무의식적 반응들을 조절함. 반사들은 뇌와 척수의 신경들이 사용될 수 있고 또는 더 빠른 반사에는 척수만이 사용됨.

방실결절(atrioventricualr node AV node): 오른심실 입구에 있는 심장전도계에서 둘째 결절.

배꼽구역(umbilical region): 배벽의 9구역 중에 중심구역인 배꼽주위 부분.

배뇨(micturition): 소변을 내보내는 과정.

배란(ovulation): 난소에서 성숙난포로부터 난자가 배출되는 과정.

배변(defecation): 몸에서 고체노폐물을 제거하는 작용.

배아(embryo): 착상 후에 발생 8주까지 임.

배안(복강, abdominal cavity): 가로막 밑에 배근육들에 싸인 공간. 속기관들이 들어 있음

배쪽공간(ventral cavity): 몸의 앞부분에 있는 공간. 가슴안, 배안, 골반안의 3부분으로 구분함.

배출(excretion): 물질을 제거함.

백혈구(leukocytes): 몸을 보호하고 세균들과 싸우는 흰피톨(white blood cell; WBC).

번역(translation): 핵산 베이스로 되어 있는 DNA의 유전자를 아미노산으로 바꾸는 것임.

봉합(suture): 납작한 머리뼈들 사이의 관절.

부교감신경계(parasympathetic nervous system): 자율신경계의 한 부분. 사람이 휴식상태에 있을 때 내부기관들을 조절함.

부분화상(partial-thickness burn): 아프고 물집이 생기고 진피까지 손상된 2도 화상.

부위(사분구역, quadrant): 배꼽을 지나는 수직선과 수평선을 그어 배벽을 4부분으로 나눈 부위. 이 부위는 배안의 기관들의 위치 설명에 사용함.

분극(polarization): 활동전압의 한 부분임. 세포가 휴지기에 있을 때임.

분비(secretion): 혈액의 pH와 물의 양을 유지하기 위하여 먼쪽곱슬세관에서 이온들이 배출되는 과정.

분해효소체(lysosome): 세포 속의 어떤 조각들이든지 잡아서 소화시켜 버리는 소기관.

비타민(vitamin): 사람에게 적은 양을 필요로 하는 유기물질.

비특수면역(nospecific immunity): 태어날 때부터 가지고 있는 방어장치. 선천면역이라고 함.

빛수용기(photoreceptor): 빛의 변화에 반응하는 감각수용기.

뼈끝(epiphysis): 긴뼈의 끝부분. 뼈가 성장하는(길이로 자라나는) 곳.

뼈대근육(skeletal muscle): 뼈에 부착되어 있어 수축하여 운동을 일으키는 근육. 마음대로 조절되는 수의근육임.

뼈막(periosteum): 뼈를 싸고 있는 뼈의 보호막.

뼈모세포(osteoblast): 뼈를 만드는 세포.

뼈몸통(골간, diaphysis): 긴뼈의 중간부분.

뼈세포(osteocyte): 뼈조직 속에 있는 세포.

뼈조직(osseous tissue): 뼈대를 이루고 있는 결합조직의 한 형태.

【 ㅅ 】

사람융모생식샘자극호르몬(human choinic gonadotropin; HCG): 태반에서 분비되는 호르몬. 자궁속막을 유지하기 위하여 황체에서의 프로게스테론의 분비를 촉진. 임신 2주 후 소변과 혈액에서 검출됨.

사이막(septum): 심장의 오른쪽 반과 왼쪽 반 사이의 두꺼운 칸막이.

삼첨판(tricuspid valve): 심장의 오른심방과 오른심실 사이에 있는 판막. 혈액의 역류를 막아줌.

삼투압(osmosis): 물이 높은 농도에서 낮은 농도로 이동하는 확산의 한 종류.

샅굴구역(엉덩구역, iliac region): 배의 구역. 골반부위의 오른쪽과 왼쪽 부위.

샘(gland): 다른 세포나 기관에 어떤 영향을 미치는 물질을 분비하는 세포나 기관.

생리학(physiology): 신체기능을 연구하는 학문.

생식샘(gonads): 일차생식기관들. 남자의 고환과 여자의 난소를 이르는 용어.

생식세포(gamete): 남자와 여자의 생식세포들 즉, 남자의 정자와 여자 난자를 이르는 일반 용어.

선택적투과(selectively semipermeable): 어떤 물질들을 통과시키고 어떤 다른 물질들은 통과시키지 않는 세포막의 능력.

섬모(cilia): 일부 세포들의 표면에 솟아있는 털모양의 돌기들. 세포 표면에 있는 물질을 이동시킴.

섬유결합(synarthrosis): 움직임이 없는 관절.

섭취(ingestion): 음식을 입으로 끌어들이는 작용.

성장호르몬(growth hormon; GH): 뇌하수체 앞엽에서 분비되는 대사호르몬. 근육들과 뼈들의 성장을 촉진함. 단백질 합성을 촉진시켜 모든 세포들이 성장하고 분열하게 함.

세포(cell): 생체의 구조적 기능적 단위.

세포막(cell membrane): 세포를 둘러싸고 있는 막. 어떤 물질들은 들어가게 하고 어떤 물질은 못 들어가는 반투막임.

세포매개면역(cell-mediated immunity): 자체의 항원들을 외부항원들과는 다르게 인식하는 T림프구들에 의하여 만들어지는 면역반응임.

세포바깥액(extracellular fluid): 세포의 바깥에서 볼 수 있는 액체.

세포속액(intracellular fluid): 세포 속에 액체.

세포액(cytosol): 세포질에서 소기관들을 제외한 반액체성 물질.

세포운반(cellular transport): 세포에 물질이 들어가고 나오는 이동에 대한 일반 용어.

세포질(cytoplasm): 세포에서 핵을 제외한 세포막 속의 모든 액체와 소기관들.

세포질세망(endoplasmic reticulum): 단백질들을 리보솜들에서 골지장치로 운반하고, 물질을 합성하는, 그물모양의 세포소기관 임.

세포호흡(cellular respiration): 근육들에 힘을 쓰게 하기 위하여 에너지를 만들어내는 과정.

소기관(organelle): 세포의 생존을 위한 작용을 수행하는 세포내의 구조물들.

소변(urine): 콩팥에서 만들어 배출하는 물과 질소노폐물로 구성된 액체노폐물.

소변색소(urochrome): 적혈구의 분해로 생긴 색소. 소변색을 나타냄.

소화(digestion): 음식물을 몸에서 사용될 수 있는 영양소들로 분해하는 작용.

소화관(alimentary canal): 입에서 항문까지 연속된 관. 위창자관이라고도 함.

수동면역(passive immunity): 외부항원을 검색하여 항체를 만들어내는 면역이 형성되기 전에, 아기가 태반을 통해서 또는 모유를 통해서 면역글로브린을 받는 것 같이 제공받은 면역.

수정(fertilization): 정자가 난자를 뚫고 들어가서 세포분열을 시작시킴. 배아를 만드는 과정을 시작시킴으로 임신(conception)이라고도 함.

수축(contraction): 근육이 짧아지는 작용. 운동의 기본 바탕임.

수축기(systole): 심실들을 수축시켜 끌어 올리는 푸르키니에섬유들에 의한 강력한 심장수축.

숫구멍(천문, fontanel): 신생아에서 머리뼈들 사이에 있는 연골.

스테로이드호르몬(steroid hormone): 세포막을 통과해서 들어갈 수 있는 수용성 호르몬들. 세포 속에서 반응을 일으킴.

시력(vision): 빛의 파장을 해석하고 뇌에서 영상으로 받아들일 수 있게 하는 능력.

시상면(sagittal plane): 몸을 안쪽 부분과 가쪽 부분으로 나누는 앞뒤방향의 수직면.

신경아교세포(neuroglia): 신경계에서 신경세포들을 도와주는 세포들을 묶어서 부르는 용어.

신경전달물질(neurotransmitter): 축삭종말에서 분비되어 신경연접을 건너서 다음 세포로 자극을 전달하는 화학물질. 여러 가지 화학물질들이 신체의 여러 가지 기능들과 반응들을 조절함.

신생아용혈병(hemolytic disease of newborn): 태아적혈구들의 파괴. Rh^-엄마가 Rh^+아기를 임신했을 때 엄마의 항체들이 아기를 공격하여 아기의 적혈구들이 파괴되는 병.

심방(atria): 심장의 바닥쪽에 있는 2방들.

심실(ventricles): 심장의 아래 부분의 방들. 강력하게 수축하여 혈액을 밀어냄.

심장근육층(myocardium): 심장의 중간층인 두꺼운 근육층.

심장바깥막(epicardium): 심장의 바깥층.

심장바깥막(pericardium): 심장을 싸고 있는 막.

심장속막(endocardium): 심장 속면을 싸고 있는 매끈한 상피조직.

쓸개즙(bule): 간에서 만들어서 쓸개주머니에 저장되는 물질. 지방의 유화에 관여함.

씹기(저작, mastication): 음식을 씹는 작용.

【 ㅇ 】

아나필락시스(anaphylaxsis): 알레르기항원이 혈류로 들어가서 면역반응을 급속하게 일으켜서, 기도가 폐쇄되고 혈관들이 확장되어 순환이 정지되고 혈압의 급속한 강하로 의식을 잃은 상태. 몇 분 안에 죽을 수도 있음.

아랫배부위(hypogastric region): 배꼽 아래로 두덩뼈의 윗부분. 두덩부위(pubic region)라고 함.

아홉법칙(rule of nine): 피부면적을 9%로 나누어 화상면적을 계측하는 편리한 방법.

악성흑색종(멜라닌종 malignanat melanoma): 멜라닌세포가 변형되어 생긴 피부암의 한 종류. 피부에 갈색얼룩점으로 나타남. 림프절들과 기타 다른 곳으로도 빠르게 전이함. 생존율은 50% 정도.

알레르기(allergy): 자극이 되도 실제로 해롭지 않은 물질에 대한 면역계의 과잉반응. IgE와 호산성구들이 생산되어 히스타민 분비를 촉진함. 히스타민은 혈관누출, 콧물, 눈물의 증가시키고 가려움과 피부적반을 일으킴.

얕은화상(superficial-thickness burn): 적반, 쓰림, 열이 있는 화상. 표피만 부분적으로 손상됨. 1도 화상이라고도 함.

에스트로겐(estrogens): 여성호르몬들을 묶어서 이르는 용어. 난소에서 분비됨. 이차성 특징들을 유발. 월경을 시작시키고 유지시킴.

에피네프린(epinephrine): 교감신경계에서 생산되는 카테콜라민의 한 종류임. 스트레스를 받으면 분비되어 심장박동을 증가시키고 동공을 확대시키고 호흡을 증가시킴. 아드레날린이라고도 부름.

여과(filtration): 콩팥단위의 토리로 혈액을 보내어 용해성 노폐물들을 걸러내는 과정.

연골(물렁뼈, cartilage): 뼈들 사이에서 마찰을 방지하기 위하여 완충 역할을 함.

연골결합(amphiarthrosis): 약간 움직이는 관절들.

연동운동(peristalsis): 소화관에서 음식을 내려보내는 파장운동.

염색체(chromosome): 개체를 만들고 유지하는 유전자를 가지고 있는 유전물질덩어리.

염증반응(inflammatory response): 피부가 손상되었을 때 통증, 적반. 열 및 부종을 일으킴. 이 반응은 외부물질을 들어오지 못하게 하는 반응임.

엽(lobe): 덮여 있는 머리뼈와 같은 이름이 붙여진 뇌의 구역. 또는 허파들이나 샘들의 부분.

영양소(nutrients): 성장, 치유, 생명기능들의 유지에 필요한 물질들.

예비호기량(expiratory reserve volume): 최대호기량. 정상호기 후에 더 내보낼 수 있는 허파의 용량. 평균 1200mℓ임.

예비흡기량(inspratory reserve volume): 정상 흡기 이상으로 허파에 끌어들일 수 있는 공기량. 2000-3200mℓ 범위.

오른심방(right atrium): 전신으로부터 정맥혈액이 들어오는 삼장의 앞오른쪽에 방.

오른심실(right ventricle): 허파동맥으로 혈액을 밀어내는 심장의 아래쪽에 있는 방.

온도수용기(thermoreceptor): 온도의 변화를 감지하는 감각수용기.

온허파용량(total capacity): 허파의 총 공기용량.

외분비샘(exocrine gland): 만들어 낸 물질을 관을 통해서 몸 밖으로 분비함.

외호흡(external respiration): 탄산가스는 내보내고 산소는 들여보내는 허파의 가스교환 작용. 공기를 바깥환경에서 끌어들이고 그리고 바깥환경으로 되돌려 보내는 작용.

왼심방(left atrium): 허파로부터 혈액이 들어오는 심장의 방.

왼심실(left ventricle): 혈액을 대동맥으로 밀어내는 심장의 방.

원뿔들(cones): 안구의 망막에 있는 색수용기들.

월경주기(menstural cycle): 난소에서 분비되는 에스트로겐과 프로게스테론에 의한 28일 주기의 변화. 난소는 난자를 성숙시켜 배출함 그리고 자궁속막은 두꺼워지고, 착상이 일어나지 않으면 배출됨.

유사분열(mitosis): 비성생식분열. 세포를 원래의 세포와 동일한 두 개의 세포로 분열되는 과정.

유산소호흡(aerobic respiration): 에너지를 만들기 위하여 산소를 사용하여 포도당을 분해하는 과정.

유전자(gene): 한 단백질에 대한 정보를 가지고 있는 DNA의 한 부분.

유화(emulsification): 미즙에 있는 지방을 미세한 덩어리들로 나누는 쓸개즙의 작용.

윤활관절(diarthrosis): 자유롭게 움직여지는 관절.

융모(villus): 작은창자에서 손가락모양으로 솟은 돌기들. 표면적을 넓혀주어 영양소들의 흡수에 도움이 됨.

음성되먹임(negative feedback): 호르몬의 농도를 조절하는 분비기전. 호르몬들은 표적세포들이나 기관들이 필요한 양만큼만 분비함. 내분비샘은 신체변화에 반응해서 특정 샘들로 신호를 보내어 목표기관의 요구에 따라 호르몬의 분비를 증가 또는 감소시킴. 샘들이 다시 분비하라는 신호를 받을 때까지 호르몬은 감소됨.

음식덩이(bolus): 입안에서 저작된 음식과 침의 덩어리.

음조(pitch): 귀로 들어오는 소리의 감각. 소리의 진동수와 관계가 있음. 진동수가 높으면 고음이고 진동수가 낮으면 저음임.

응집(agglutination): 맞지 않는 혈액형들이 섞이면 적혈구들이 엉키는 면역반응.

이는곳(origin): 움직이지 않는 뼈에 근육이 부착되어 있는 곳.

이랑(gyrus): 대뇌의 주름.

이마면(frontal plane): 몸을 앞부분과 뒷부분으로 나누는 면.

이완기(diastole): 심장의 이완상태.

이종이식(xenograft): 다른 종류의 동물에서 받은 조직을 이식.

이차반응(secondary response): 같은 외부항원이 다시 돌아와서 일어나는 면역계의 반응. 이미 들어 왔던 항원이기 때문에 B기억세포가 인식하고 빠르게 반응함. IgM은 1, 2일에 반응을 시작하여 2, 3주 지속되고 IgG도 빠르게 몇 일내에 반응 함.

이첨판막(bicuspid valve): 심장의 왼심방과 왼심실 사이에 있는 두짝문. 혈액이 심방으로 역류되지 않게 함.

이화작용(catabolism): 물질들을 작은 것으로 분해하는 대사과정.

인대(ligament): 관절에서 뼈와 뼈를 연결하는 치밀결합조직.

인슐린(insulin): 포도당을 세포들로 운반해주는 호르몬. 이자에서 분비됨.

일차반응(primary response): 처음으로 외부항원과 접촉할 때 일어나는 면역계통의 반응. B림프구들이 그 항원을 외부물질로 인식하여 항체들을 만들어내는 형질세포로 변형됨. IgM은 처음 생산되는 항체로써 2, 3일 지속되고 몇 일후부터 생산되는 IgG는 외부항원들과 계속해서 싸움. IgG는 처음 접촉으로부터 몇 주일에서 몇 개월 동안 지속됨. B기억세포는 최초의 반응 이후에 만들어져서 외부항원이 다시 들어오면 인식하기 위하여 혈류에 계속 남아 있음.

일회호흡량(tidal volume): 일회호흡에서 허파로 들고나는 공기의 양.

【 ㅈ 】

자가면역질환(autoimmune disease): T세포들이 외부물질로 잘못되게 인식하여 자신의 세포들이나 조직들을 공격할 때 일어남.

자가이식(autograft): 한 사람에서 한 곳의 조직을 다른 곳으로 옮겨서 이식함.

자율신경계(autonomic nervous system): 몸의 기능들을 의지와 상관없이 조절하는 말초신경계의 한 부분임.

잔여량(residual volume): 항상 허파에 남아있는 공기의 량. 1200㎖ 정도.

재분극(repolarization): 활동전압의 일부. 세포가 활동상태로부터 휴식상태로 되돌아간 상태.

재흡수(reabsorption): 콩팥의 토리쪽곱슬세관 속의 여과물에서 노폐물들은 남겨놓고 일부 물질들을 다시 흡수하는 과정.

적색뼈속질(red marrow): 해면뼈 속에 있음. 혈구들을 생산하는 곳.

적응(accommodation): 근접한 물건에 초점을 맞출 때 안구에서 일어나는 변화. 정확한 영상이 형성되게 빛을 모으기 위하여 동공이 축소되고 렌즈가 볼록하게 되는 작용들.

적혈구(erythrocyte): 산소를 운반하는 붉은 색의 혈구들(red blood cell RBC)

적혈구생성소(erythropoietin): 콩팥에서 분비되는 호르몬. 뼈속질을 자극하여 적혈구 생산을 촉진.

전도(conduction): 바깥, 중간 및 속귀의 구조물들을 통해서 소리가 전달되는 과정.

전사(transcription): 단백질을 합성할 때 리보솜으로 전달하기 위하여, DNA의 정보를 RNA의 것으로 변경하는 과정.

접합체(zygote): 태아발생과정에 있는 세포. 수정에 의하여 남녀 생식세포들의 염색체들이 합쳐진 세포.

정맥(vein): 산소가 없는 혈액이 흘러가는 혈관. 노폐물인 탄산가스로 차 있음.

정상균무리(normal flora): 정상적으로 몸의 안과 밖에 사는 균들.

정자(sperm): 고환에서 생산된 남자의 생식세포.

정자발생(spermatogenesis): 남자들의 일차생식기관인 고환에서 정자들을 만들어 내는 과정.

정중선(median plane): 사람을 좌우 대칭으로 나누는 면. 정중시상면이라고도 함.

조직(tissue): 유사한 기능을 하는 세포들의 집단.

조혈(hematopoiesis): 뼈속질에서 혈구들을 생산.

주동근(prime mover): 어떤 운동에서 비슷한 작용을 하는 근육들 중에서 주된 역할을 하는 근육.

주머니배(bastocyst): 태아발생에서 상실배기 다음의 시기임. 세포들의 덩어리가 자궁속막에 착상하여 배아와 태반으로의 발달이 시작됨.

중추신경계(central nervous system): 뇌와 척수로 구성되어 있고 모든 계통들을 관장함.

지방(adipose): 피부밑조직에서 볼 수 있음. 지방세포와 아교섬유들로 구성됨. 피부와 그 밑에 있는 근육들을 연결해줌.

지방(fat): 에너지 생산에 사용되는 영양소. 세포막의 구성성분이고 단열과 보호를 위하여 저장됨. 포도당이 없으면 포도당 대신으로 사용될 수 있음. 지방은 중성지방(triglyceride)으로 분해됨.

지혈(hemostasis): 혈소판들과 피브리노겐이 혈액을 응고시켜 흘러나가지 않게 함.

진동수(frequency): 음파의 진동 수. 헤르즈(Hz)로 나타냄.

진피(dermis): 피부의 둘째층(속층). 혈관들, 신경들, 털주머니들, 샘들을 가지고 있는 결합조직.

질소노폐물(nitrogenous wastes): 단백질의 분해산물로써 요소와 요산 같은 소변에서 볼 수 있는 수용성 질소화합물.

집락자극인자(colony-stimulating factor): 뼈속질(골수)을 자극하여 백혈구들의 생산을 촉진시키는 물질.

【 ㅊ 】

척수(spinal cord): 중추신경계의 일부임. 척주에 보호받는 신경조직. 자극을 뇌로 보내고 받음.

척수신경(spinal nerve): 척수에 연결되어 있는 31쌍의 신경들. 말초신경계의 일부임.

척주공간(spinal cavity): 척수가 들어 있는 척주 속의 공간. 동쪽공간의 일부임.

체액면역(humoral immunity): 박테리아와 곰팡이 같은 외부항원들을 찾아내고 항체를 만들어 파괴시키는 B세포들의 방어기능.

초경(menarche): 처음으로 일어난 월경주기.

촉진확산(facilitated diffusion): 효소들을 사용하여 높은 농도에서 낮은 농도로 세포막을 통해서 분자들을 이동시킴.

치밀뼈(compact bone): 치밀하고 단단한 구조를 가진 뼈. 몸을 세우기 위하여 힘을 많이 받는 뼈들에서 볼 수 있음.

【 ㅋ 】

코돈(codon): DNA끈을 이루고 있는 3개의 베이스 쌍들. 유전자의 구조적 단위임.

콜레스테롤(cholesterol): 간에서 생산되고 음식으로도 들어오는 지방. 세포 내의 물질운반에 사용되고 세포막의 성분이기도 함.

콜티고스테로이드(corticosteroid): 부신겉질호르몬들을 묶어서 부르는 명칭. 3집단은 미네랄콜티코이드, 그루코콜티코이드 및 성호르몬들임.

콧구멍(naris or nostril): 코 앞에 뚫린 구멍.

콩팥단위(nephron): 노폐물들을 걸러내고 소변을 생산하는 콩팥의 구조적 단위.

콩팥여과물(renal filtrate): 혈액으로부터 여과되어 토리쪽곱슬세관에 있는 액체.

【 ㅌ 】

탄수화물(carbohydrate): ATP를 만들기 위하여 세포들이 연료로 사용하는 영양소. 탄수화물들은 소화되어 가장 단순한 형인 포도당이 됨.

탈분극(depolarization): 세포가 자극을 받아 작용을 일으키는 활동전압의 일부.

태아(fetus): 태아발생의 시기. 배아는 발생 8주 후에 태아가 됨. 기관들의 발생이 시작되는 시기.

통각수용기(pain receptor): 피부에서 손상을 감지하는 감각수용기

특수면역(specific immunity): 타고난 것이 아닌 후천면역. 외부항원과 접촉을 함으로써 항체를 만들어 방어할 수 있게 되는 면역반응.

【 ㅍ 】

팔다리뼈(부속뼈, appendicular bone): 팔과 다리에 있는 뼈들.

편모(flagellum): 세포를 앞쪽으로 전진시키는 세포의 운동성 긴 돌기.

편평세포암(squamous cell carcinoma): 피부암 중에 둘째로 많이 발생함. 표피의 중간층들에서 발생하고 헐거나 딱지로 덮여진 얼룩을 형성.

평형(equilibrium): 평형이 유지된 상태. 농도경사에서 더 많거나 더 적은 농도의 구역이 없음.

평활근(민무늬근육, smooth muscle): 속기관들에 있는 근육. 마음대로 조절되지 않는 불수의 근육임.

폐활량(vital capacity): 정상호흡에서 교환되는 공기의 량. 4000～6000㎖의 범위.

표면활성제(surfactant): 허파꽈리의 속면에 발려있는 물질. 호기 후에 허파꽈리들이 찌그러져 들러붙지 않게 함.

표피(epidermis): 피부의 바깥층. 상피조직임. 혈관이나 샘들은 없음.

프로스타그란딘(prostaglandins): 콜레스테롤로 만들어져 세포막에 존재하는 호르몬의 일종.

프르키니에섬유(Purkinje fiber): 심장전도계에 마지막 구조물로써 심실들로 그물 같이 갈라져 들어간 변형된 심장근육섬유들.

피부밑층(subcutaneous): 지방조직으로 구성된 피부의 셋째층. 단열작용과 보호기능을 함.

【 ㅎ 】

항상성(homeostasis): 속과 바깥환경에 반응하여 안정상태를 유지할 때.

항체(antibody): B림프구들이 외부항원에 반응하여 만들어 냄. 항체는 외부항원에 부착되어 파괴시킴. 면역글로부린(immunoglobulin)이라고도 함.

항체(antigen): 세포의 표면에 있는 신원확인물질.

해면뼈(spongy bone): 가볍고 작은 공간들이 많은 뼈. 머리뼈, 갈비, 긴뼈의 끝부분, 짧은뼈 같이 무거울 필요가 없는 뼈들.

해부학(anatomy): 생체의 구조를 연구하는 학문.

해부학적 자세(anatomical position): 곧바로 서서 얼굴은 앞쪽을 향하고 팔은 옆에 붙이고 손바닥은 앞쪽을 향한 자세.

허리구역(lumbar region): 배꼽구역의 가쪽구역들.

허파동맥(pulmonary artery): 산소가 없는 정맥혈액을 오른심실에서 허파로 보내는 큰 혈관.

허파동맥판막(pulmonary valve): 오른심실과 허파동맥 사이에 역류하지 못하게 하는 판막.

허파정맥(pulmonary veins): 산소가 있는 혈액을 허파에서 왼심방으로 보내는 정맥들.

허파환기(pulmonary ventilation): 허파꽈리들에서 일정하게 가스교환이 일어나도록 공기가 허파로 들어가고 나오는 과정. 호흡의 기능적 용어.

혈소판(thrombocyte): 조직손상으로 일어난 출혈을 멈추게 응고시키는 세포조각들.

혈소판생성소(thrombopoietin): 뼈속질에서 거대핵세포의 생산을 촉진시키는 호르몬.

혈장(plasma): 혈액의 액체부분.

협동근(synergist): 주동근의 움직임에 협조적으로 움직이는 근육들.

호기(날숨, expiration): 밖으로 내보내는 날숨.

호르몬(hormones): 내분비샘들에서 분비되어 여러 가지

기능들을 조절하는 물질.

호흡주기(respiratory cycle): 한 번의 호기와 한 번의 흡기, 즉 한 번의 호흡.

화학수용기(chemoreceptor): 화학적 변화에 반응하는 수용기.

화학수준(chemical level): 첫 구조적 단계. 분자들을 형성하는 원자들로 구성됨.

확산(diffusion): 분자들이 높은 농도에서 낮은 농도로 농도경사를 넘어 이동하는 현상.

활동전압(action potential): 휴식상태의 세포에서 활동상태로 가고 다시 휴식상태로 가는 변화.

황색뼈속질(황색골수, yellow marrow): 긴뼈 몸통 속에 지방조직으로 구성된 뼈속질.

후각수용기(olfactory receptor): 코안에 있는 냄새를 감지하는 감각수용기.

흡기(inspiration): 허파로 공기를 끌어들이는 들숨.

흡수(absortion): 영양소가 융모라는 손가락 모양의 구조물들에 의하여 작은창자의 조직으로 들어가는 작용.

히스다발(bundle of His): 심장의 사이막에 있는 전도성 조직의 다발임.

힘줄(tendon): 근육을 뼈에 부착시키는 결합조직 다발. 운동이 일어나게 함.

부록

병리학 용어

PATHOLOGY TERMS

B

【 ㄱ 】

가려움(pruritus): 가려움증.

가슴막삼출(pleural effusion): 가슴막(늑막)공간에 액체가 고임. 흡기에서 허파가 늘어나지 못하게 함. 대부분이 심부전이나 신부전 때문에 생김.

간대성근경련증(myoclonia): 신경계의 장애로 인하여 불규칙한 근육의 경련성 수축.

간질(epilepsy): 반복적 발작이 특징인 신경장애들.

갑상샘종(갑상샘비대증, goiter): 요오드의 결핍 때문에 갑상샘의 기능장애의 결과로 갑상샘이 커짐.

거인증(gigantism): 긴뼈의 성장판이 닫치기 전에 어린이에서 성장호르몬의 분비량이 증가하여 키가 지나치게 큼. 대부분이 뇌하수체의 종양에 의함.

고름딱지증(농가진, impetigo): 껍질로 덮이거나 터진 고름주머니들이 피부에 생김. 어린이들에 발생.

고름소변(pyuria): 소변에 고름. 비뇨관계의 염증을 나타냄.

고름주머니(농포, abscess): 상처로 박테리아가 들어가서 염증을 일으켜 고름이 모여 있는 곳.

고혈압(hypertension): 혈압의 상승. 140/90이상.

고환암(testicular cancer): 고환에 발생한 악성종양. 보통 20~34세에 발생.

공기가슴(기흉, peumothorax): 가슴막공간에 공기가 들어감. 흡기에서 허파가 늘어나지 못함. 원인은 흡연, 허파질환 또는 손상.

공기종(폐기종, emphysema): 허파꽈리들이 되돌아가지 않게 늘어난 것. 흔히 흡연의 휴유증으로 발생. 공기가 흡입되지 않기 때문에 산소와 탄산가스의 교환이 일어나지 못함. 증상은 COPD를 포함해서, 만성기침, 피로, 짧은 호흡.

과도긴장(strain): 근육이 지나치게 당겨짐.

구축(수축, contracture): 조직이 섬유화되고 두꺼워져서 결합조직의 운동성이 감소된 것.

귀울림(이명, tinnitus): 속귀의 털세포들의 이상으로 귀에서 윙 소리가 남. 일시적이거나 영구적임

그레이브병(Graves disease): 갑상샘호르몬의 과분비에 의한 자가면역질환. 20세 이상의 여자에서 많이 발생. 증상은 안구돌출증, 심장박동 증가, 대사율의 증가. 치료는 방사성동위원소를 쓰거나 수술함.

근육긴장증(근육강직증, myotonia): 근육경련이나 일시적 근육수축에 대한 일반 용어.

근육위축가쪽경화증(amyotrophic lateral sclerosis): 운동신경세포의 퇴화에 의하여 근육이 점진적으로 위축되고 약해지는 병. 결국에는 근육이 마비됨. 흔히 팔의 근육들 또는 삼킴과 말하기와 관련된 근육들에서 시작됨.

근육통(myalgia): 근육의 통증.

근육퇴행위축(muscular dystrophy): 근육섬유들이 퇴축되어 근육들이 약해지는 여러 가지 유전병들을 이르는 일반 용어임.

기관지염(bronchitis): 기관지들에 염증. 보통 박테리아나 바이러스의 감염으로 발생. 만성기관지염은 담배 같은 자극제에 의하여도 발생.

【 ㄴ 】

난소낭종(ovarian cyst): 난소에 액체가 들어있는 주머니들. 증산은 통증, 출혈, 경련. 대부분의 주머니들은 치료하지 않아도 없어짐.

낫적혈구빈혈증(sickle cell anemia): 양부모로부터 받는 유전병. 아프리카 한 부족에서 볼 수 있음. 적혈구가

낫모양 또는 C-모양으로써 산소운반이 비효율적임.

낭종성섬유화(cystic fibrosis): 양부모로부터 받아서 발생되는 유전병. 점액이 과도하게 분비되어 허파의 공기통로나 소화관을 막히게 함. 일반적으로 호흡장애나 염증으로 죽게 됨. 과거에는 어릴 때 죽었지만 요즘에는 항생제 기타 약물치료로 성인이 되어도 살아있음.

뇌막염(meningitis): 뇌척수막의 염증. 박테리아나 바이러스에 의한 감염.

뇌하수체난장이증(pituitary dwarfism): 뼈들의 성장연골판이 닫치기 전에 성장호르몬이 불충분하게 생산되어 성장이 느려져서 키가 작음.

느린맥(서맥, bradycardia): 분당 60회 이하의 느린 심장박동.

【 ㄷ 】

다뇨증(polyuria): 소변의 생산이 증가되어 배뇨를 많이 함. 원인은 대량의 음료, 당뇨병 및 이뇨제.

다래끼(hordoleum or stye): 눈꺼풀의 기름샘에 염증. 노란 고름주머니가 생김.

다발성경화증(multiple sclerosis): 운동신경섬유들의 말이집(미엘린)을 파괴하는 자가면역질환. 느리게 진행되고 평형과 협동작용의 장애, 근육무력증과 통증, 시각장애와 말하기장애 같은 다양한 증상들이 나타남.

단풍시럽소변병(maple syrup urine disease): 어떤 단백질의 대사결함으로 단풍시럽 냄새가 나는 소변을 초래하는 유전병. 치료하지 않으면 간질발작, 성장의 지연, 정신발달의 지연을 일으킴.

당뇨병(diabetes): 이자에서 인슐린이 생산되지 않거나 인슐린이 바르게 사용되지 못하여 혈당이 증가된 병. 3가지 형이 있는데, 제1형은 인슐린이 생산되지 않는 것이고, 제2형은 바르게 효율적으로 사용되지 못하는 것이고, 임신당뇨병은 임신기간에 호르몬들의 평형이 틀어져 발생하는 것임.

동맥경화증(arteriosclerosis): 동맥의 벽이 두꺼워져 혈액의 흐름이 늦어짐.

된떨림(조동 flutter): 잔떨림보다 덜 심한 상태.

두드러기(urticaria or hives): 피부의 알레르기반응임. 증상은 가려움 및 붉게 솟은 반점들.

【 ㄹ 】

류마티스관절염(rheumatoid arthritis): 자가면역질환. 흔히 손과 발의 관절들이 공격받아 기형으로 변형됨. 40～60세에서 가장 많이 발병.

림프부종(lymphedema): 림프절을 절제한 곳에서 조직에 림프액이 축적되어 부어오름.

【 ㅁ 】

만성폐쇄폐질환(chronic obstructive pulmonary disease; COPD): 허파의 공기통로가 막혀서 발생하는 폐질환을 이르는 일반적 용어.

말단비대증(acromegaly): 성장이 끝난 성인에서 성장호르몬이 많이 생산되어 손가락들과 발가락들의 끝이 비대됨.

멀미(motion sickness): 시각과 운동감각의 부조화로 구역질이나 어지럼증이 일어남.

무고환증(anorchidism): 한쪽 또는 양쪽 고환 발생되지 않음.

무뇨증(anuria): 소변이 생산되지 않거나 소변을 배출시키지 못함.

무연골형성(achondroplasia: 결합조직의 유전병. 몸통의 크기는 정상이지만 팔다리는 짧음.

무월경(amenorrhea): 내분비 장애, 과소체중, 과도운동, 약물 등에 의하여 월경이 없어짐.

무좀(tinea pedis): 발에 진균의 감염. 운동선수의 발(athlete's foot)이라고도 함.

무청각증(anacusis): 완전 귀먹어리.

무후각증(anosmia): 냄새감각의 상실.

뭇주머니콩팥병(다낭신장염, polycystic kidney disease): 콩팥에 많은 주머니들이 형성되어 콩팥이 커지고 기능이 감소된 선천성 장애.

【 ㅂ 】

백반증(vitiligo): 피부의 색소가 부분적으로 없어져서 흰 반점들이 생김.

백색털증(leukotrichia): 털에 색소가 없어지거나 털이 희게 변함. 대부분이 나이 때문임.

백혈병(leukemia): 백혈구의 암. 골수세포의 이상으로 백혈구들이 정상 기능을 할 수 없음. 치료는 화학료법,

방사사선치료, 골수이식.

복수(뱃물, ascites): 배막공간에 장액의 축적. 흔히 간질환이나 손상에 의하여 발생됨.

볼기출산(breech birth): 머리가 아닌 다른 부분 먼저 나오는 출산.

부정맥(arrhythmia): 비정상인 불규칙한 심장박동.

비대(hypertrophy): 근육, 기관 또는 몸의 일부가 비정상적으로 커진 것.

비호지킨림프종(non-Hodgkin lymphoma): 30종이 넘는 림프종들을 이르는 일반용어. 전신으로 퍼지는 B 또는 T세포의 악성종양. 40~70세에 많이 발생. 진단받고 1년 후에 70%가 생존함.

빈맥(tachycardia): 빠른 심장박동. 100회/분 이상.

빈혈증(anemia): 혈액이 산소를 운반하는 능력이 낮은 경우. 적혈구 수의 감소, 헤모글로빈 결핍, 음식에 철분 부족으로 초래됨

뼈관절염(골관절염, osteoarthritis): 손상이나 나이 때문에 관절이 점진적으로 마모됨. 증상은 통증과 뻣뻣함이고 춥거나 비오는 날씨에 심함.

뼈엉성증(골다공증, osteoporosis): 에스트로겐이 감소되어 뼈에서 미네랄이 빠져나가서 뼈의 밀도가 낮음. 뼈가 약해서 쉽게 부러짐. 갱년기 이후의 여자들에서 많이 발생함.

【 ㅅ 】

사람면역결핍바이러스(human immunodeficiency virus; HIV): T림프구에 침입하여 파괴하는 AIDS를 초래하는 바이러스. 정액, 혈액, 질분비물, 젖에서 볼 수 있음. 주사, 상처, 성행위 같이 오염된 체액과의 접촉을 통해서 전염됨.

사시(strabismus): 양 안구가 평행으로 움직여지지 않음. 한쪽 안구나 양쪽 안구들이 상, 하, 좌 또는 우로 기울어짐. 사팔뜨기 또는 사팔이.

색맹(color blindness): 일부 또는 모든 색을 받아드리는 능력 상실. X염색체의 결함과 관련되어 남자에서 많이 발생함.

소변감소증(oliguria): 소변의 생산량이 적어서 배뇨량이 적음. 원인은 탈수, 콩팥손상, 요로 폐쇄.

신부전(renal failure): 콩팥의 기능이 없어짐. 급성과 만성이 있음.

심근경색증(myocardial infarction): 혈류가 정지되어 심장근육이 죽음. 심장발작(heart attack).

심장동맥질환(coronary artery disease): 심장동맥에 동맥경화증이나 죽상경화증으로 인하여 심장의 혈액공급이 감소된 장애들의 일반적 용어.

심한연합면역결핍바이러스(severe combined immunodeficiency virus; SCID): 세포매개면역과 체액면역의 결함. 감염 때문에 2, 3개월 내에 죽음.

【 ㅇ 】

안구돌출증(exophthalmos): 안구가 솟아나온 상태. 손상이나 그레이브병의 진행과정에서 발생.

알레르기(allergy): 사람에게 해롭지 않은 항원에 대한 면역계의 과잉반응. 일반적인 반응으로는 재채기, 눈물 분비, 피부 가려움, 두드러기 임.

야간뇨(nocturia): 밤에 잦은 배뇨.

야뇨증(nocturnal enuresis): 잠자는 동안에 일어나는 무의식적 배뇨. 의식적 배뇨조절에 대한 학습이 되어 있지 않은 6세 이하의 어린이에서 일어남.

어지럼(현기, vertigo): 속귀의 장애로 평형감각을 잃어서 발생하는 움직이거나 빙빙 돌아가는 느낌.

언어상실증(aphasia): 대뇌 이마엽의 브로카(Broca) 영역의 손상으로 언어능력의 상실.

얼룩출혈(ecchymosis): 피부에 혈관이 손상되어 생긴 검푸른 반점들. 타박상(bruise)이라고도 함.

에디슨병(Addison' s disease): 부신겉질에서 스테로이드호르몬들이 생산되지 않는 상태. 점진적으로 피로, 체중감소, 근육 무력이 나타나고 심해지면 구역질, 설사, 저혈당, 진땀, 피부와 점막의 색소침착이 일어남. 치료는 부신에서 생산되지 않는 호르몬을 투여해줌

여드름(acne): 작은 고름주머니들이 솟아나는 피부의 염증. 원인은 기름샘의 과잉분비. 청년기에 많이 발생.

염좌(삠, sprain): 인대가 꼬이거나 찢어짐.

요독증(uremia): 소변이 들어있는 혈액. 요도로 배출될 수 없기 때문에 소변이 혈액으로 되돌아감.

요석(renal calculi): 콩팥에서 만들어진 미네랄의 침전물. 콩팥돌(kidney stone)이라고도 함.

위축(atrophy): 병, 손상 또는 운동부족으로 인하여 근육이 퇴보함.

위축(hypotrophy): 근육, 기관 또는 몸의 일부가 비정상적으로 작아진 것.

유방암(breast cancer): 유방의 악성종양. 흔히 샘의 관이나 샘의 분비부에 발생. 나이가 많을수록 발생률이 높음. 유전과도 관련이 있음

이감염증(pediculosis): 이 감염.

인식불능증(agnosia): 뇌손상으로 인하여 인식하는 능력을 상실. 대상, 모양, 음성, 사람 또는 냄새를 바르게 인식하지 못함.

【 ㅈ 】

자간전증(preeclampsia): 임신 중에 고혈압, 시력변화, 두통이 일어남. 자간증으로 진행될 수 있음.

자궁내막증(endometriosis): 자궁 밖에 있는 자궁속막조직. 가장 흔한 증상은 월경이 일어날 때 골반에 통증임. 복강경수술로 제거하고 심한 경우에는 자궁절제수술도 시행함.

자궁목암(cervical cancer): 자궁목에 악성종양. 가장 흔한 원인은 사람유두종바이러스(HPV)임.

자궁외임신(ectopic pregnancy): 수정난이 자궁 이외의 곳에 착상한 경우. 증상은 배에 찌르는 듯한 통증, 현기증, 비정상적인 질분비물. 초기에 발견하면 메토트렉세이트(methotrxate) 한 번 투여하여 배아가 흡수되지만 늦게 발견되면 복강경수술로 제거해야 함. 치료하지 않으면 자궁관이 파열되어 출혈로 죽을 수도 있음.

잔떨림(세동, fibrillation): 부정맥의 한 종류. 심장이 경련을 일으켜 혈액을 펴내지 못함.

잠복고환증(cyptorchidism): 고환이 음낭으로 내려오지 못한 경우.

전립샘비대증(benign prostatic hypertrophy): 전립샘이 커짐. 흔히 60세 이상의 남자에 발생.

전신홍반루푸스(systemic lupus erythemosus): 결합조직을 공격하는 자가면역질환. 아기를 가질 수 있는 나이의 부인들에 잘 발생.

정맥류(varicose vein): 커지고 꼬인 정맥들. 정맥판막의 결함 때문에 다리에 가장 잘생김.

정맥염(phlebitis): 정맥들에 염증.

조화운동불능(ataxia): 뇌의 병이나 손상으로 인하여 근육들의 협동작용이 손실되고, 불안정한 걸음걸이를 보임.

죽상경화증(atherosclerosis): 동맥들의 속면에 죽종이라는 플라크가 형성되어 혈류를 감소시킴.

지중해빈혈증(thalasemia): 적혈구들이 정상보다 더 작고 헤모글로빈의 양이 감소된 빈혈증. 양부모에서 물려받는 유전병. 지중해 연안의 사람들에서 볼 수 있음.

【 ㅊ 】

창백(pallor): 피부에 혈색이 없음.

척수갈림증(spina bifida): 발생과정에서 척주가 완전히 닫히지 않은 선천적 기형. 척수가 가려져 있는 숨은척주갈림증부터 바깥으로 노출된 드러난 척주갈림증까지 여러 형이 있음.

척주뒤굽음증(척주후만증, kyphosis): 등굽이가 심해진 상태. 곱사등이 또는 꼽추.

척주앞굽음(척주전만, lordosis): 척주가 허리에서 앞으로 굽은 상태.

척주옆굽음증(척주측만증, scoliosis): 척주가 옆으로 굽음. 청소년기에 많이 발생.

천식(asthma): 기관지들의 경련에 의한 만성호흡장애. 흔히 소아기에 시작되지만 모든 연령에서 시작됨. 증상은 짧은 숨쉬기, 쌕쌕거림, 가슴답답증임. 정확한 원인은 아직 확실히 모르지만 유전적, 호흡기감염, 먼지나 담배연기 같은 공기의 자극제들임.

청색증(cyanosis): 혈액의 산소부족으로 인하여 피부가 퍼렇게 보임.

치매(dementia): 뇌의 인식기능이나 지적기능이 점진적으로 없어짐. 원인은 뇌손상이나 우울증.

【 ㅋ 】

크레틴병(cretinism): 갑상호르몬의 선천결함으로 인한 정신지체.

【 ㅌ 】

탈골(dislocation): 관절에서 뼈가 제자리를 떠남.

태반조기박리(abruptio placentae): 자궁벽에서 태반이 떨어져나가서 태아는 산소와 영양소들을 공급받을 수 없고, 엄마는 심한 출혈을 일으킴.

털빠짐증(탈모증, alopecia): 털이 부분적으로 또는 완전히 없어짐. 유전적, 피부조건에 따라 또는 약의 부작용으로 일어남.

투어렛증후군(Tourette syndrome): 신경학적 장애. 특징적 증상은 경련, 틱, 조절되지 않는 목소리, 부적절한 언어 반응.

【 ㅍ 】

파상풍(tetanus): 근육의 수축을 초래하는 박테리아 감염. 근육들이 경련을 일으켜 마비될 때까지 수축함. 턱이 먼저 영향을 받아 "맞붙은턱"이라고 함. 지나친 수축에 의한 근육의 다비를 이르는 일반 용어로도 사용됨.

파제트병(paget disease): 비정상적 뼈파괴와 재생으로 뼈가 불규칙하게 기형으로 변함. 중년 이후와 노년에 많이 발생.

파킨슨병(Parkinson disease): 뇌의 신경세포들이 점진적으로 퇴화되어 떨림증이 일고, 관절들이 뻣뻣하고, 눈이 깜박이지 않음. 60세 이상에서 발병.

폐렴(pneumonia): 감염에 의하여 허파꽈리들이 액체로 채워짐. 원인은 박테리아, 바이러스, 손상 또는 곰팡이. 증상은 열, 오한, 기침, 기침할 때 가슴통증 그리고 짧은 호흡.

피부염(dermatitis): 피부에 발생한 염증들을 이르는 일반 용어임. 자극제, 비누, 향수, 직물, 세정제, 햇빛, 약 등에 의하여 발생.

【 ㅎ 】

허혈(ischemia): 조직의 어떤 부분에 혈액 공급이 부족한 상태.

헌팅톤무도병(Huntington chorea): 말하기장애, 근육의 틱 및 대뇌겉질의 퇴축을 일으키는 유전병임. 30~50세에 시작됨.

혈뇨(hematuria): 혈액이 섞인 소변.

혈소판감소증(thrombocytopenia): 혈소판들이 감소된 상태. 바이러스 감염, 손상, 수혈, 약물 또는 알려지지 않은 원인으로 발생될 수 있음.

혈액가슴(혈흉, hemothorax): 가슴막(늑막) 공간에 혈액이 모여 있는 것. 흡기에서 허파가 늘어나지 못함. 손상에 의하여 발생.

혈우병(hemophikia): 유전병. X염색체의 결함이기 때문에 남자에 더 많이 발생. 혈액응고에 관여하는 어떤 단백질이 없어서 혈액이 응고되지 않음.

혈종(hematoma): 조직 내에 혈액이 고여있는 것. 흔이 멍이나 타박상이라고 함.

협심증(angina pectolaris): 동맥경화증이나 죽상경화증으로 인하여 심장동맥이 좁아져서 심장이 충분한 혈액을 공급받지 못하여 일어나는 가슴통증.

호지킨병(Hodgkin disease): 림프절, 비장, 뼈속질의 종양. 15~35세에 많이 발생. 치료하면 생존률이 90% 정도임.

홍반(erythema): 손상이나 염증에 의하여 피부 생긴 적색반점.

황달(jaundice): 피부가 황색으로 보임. 대부분이 간기능 장애로 발생.

후천성면역결핍증(acquired immunodeficiency syndrome; AIDS): 사람면역결핍바이러스(HIV)에 감염되어 세포중계면역계통이 파괴됨. 환자는 이차감염으로 죽게 됨.

휜발(talipes): 발이 꼬인 상태로 고정된 선천성 기형. 조막발이라고도 함.

흑암시(amaurosis): 시각신경, 뇌, 척수의 손상으로 발생된 완전 맹인.

부록

C 연습문제 해답
ANSWERS TO CHAPTER EXERCISES

제 1 장

선다형

1. c. 트렌델렌버그
2. a. 조직
3. b. 등
4. c. 피부
5. d. 몸쪽

참/거짓

1. 거짓
2. 거짓
3. 참
4. 거짓
5. 거짓
6. 거짓
7. 거짓
8. 참
9. 참
10. 거짓

괄호 넣기

1. 정중면(정중시상면)
2. 엎침자세
3. 얕은
4. 위
5. 깊은
6. 생리학
7. 계통
8. 가로
9. 배꼽
10. 해부학

단답식

1. 결석제거술자세와 누운자세.
2. **등쪽공간**: 뇌와 척수
   배쪽공간: 가슴과 배골반.
3. 함께 일하는 계통들의 집단.
4. 몸통을 절단하는 가상의 면들.
5. 사람이 바로 서서 얼굴은 앞쪽을 향하고 손바닥이 앞을 향하게 하여 양팔은 옆에 붙인 자세.

명칭 달기

☞ 그림 1-1 구조적 수준.
☞ 그림 1-4 인체의 면들.
☞ 그림 1-5 등쪽과 배쪽공간.
☞ 그림 1-6 (A) 배벽의 부위 (4분구역).
(B) 배안의 9구역.

제 2 장

선다형

1. b. tRNA
2. c. 점액
3. d. 그물
4. c. 중기
5. a. 바탕질
6. c. 합성
7. c. 민무늬근육
8. d. 세포질액
9. d. 샘
10. a. 유사분열

괄호 넣기

1. 미토콘드리아
2. 단백질
3. 골지체
4. 의지적
5. 상피
6. 아교
7. 편평
8. 번역
9. 중층
10. 핵

연결

1. d
2. i
3. m
4. n
5. c
6. k
7. l
8. h
9. b
10. a
11. e
12. g
13. j
14. f
15. o

단답식

1. **상피조직**: 단순편평, 단순입방, 단순원주, 중층편평, 이행, 섬모.

결합조직: 연골, 뼈, 혈액, 지방, 치밀결합, 그물, 성근.
근육조직: 뼈대, 내장, 심장.
신경조직: 신경세포.

2. 점막은 바깥으로 통하는 공간들을 덮고 있고 장막은 기관들을 싸거나 밖으로 통하지 않는 공간의 속면을 덮어 싸고 있음.
3. 대량수송은 물질이 세포막을 통과하기에 너무 클 때 사용되는 능동수송의 한 유형임.
   세포내이입은 세포막이 물질을 둘러싸서 세프 속으로 끌어들이는 것임. 세포내이입은 2가지가 있음. 포식작용은 세포조각들을 잡아서 소화시키는 것이고 포음작용은 액체 방울을 싸서 끌어들이는 것임.
   세포외유출은 포장된 물질을 밀어내어 싹을 형성하고 잘라내어 물질을 배출하는 것임.

제 3 장

선다형

1. b. 바닥세포암.
2. c. 3도
3. a. 내분비
4. c. 겉질
5. b. 비타민 D

참/거짓

1. 참
2. 거짓
3. 거짓
4. 거짓
5. 거짓
6. 참
7. 참
8. 참
9. 거짓
10. 거짓

괄호 넣기

1. 각질화
2. 아홉법칙
3. 속질
4. 털세움근
5. 바탕질
6. 상피
7. 기름
8. 반달
9. 샘분비와 부분분비
10. 얕은

단답식

1. 표피: 상피조직으로 구성된 바깥층. 혈관이나 샘이 없음.
   진피: 피부의 둘째층. 땀샘, 기름샘, 혈관이 있음.
   피부밑층: 지방조직으로 되어 있음. 피부를 근육에 부착시킴.
2. 몸의 부분을 9%씩으로 나누어 화상의 범위를 쉽게 산출해 낼 수 있음.
3. A—Asymmetry: 양쪽이 다른 비대칭적 얼룩점이나 반점.
   B—Border irregularity: 얼룩점이나 반점의 모서리가 고르지 않음.
   C—Color: 한 가지 이상의 색깔을 가지고 있음.
   D—Diameter: 점이 직경 6mm 이상임.
   E—Evolving 또는 extending: 얼룩점이나 반점이 변화되거나 성장되고 있음.

명칭 달기

☞ 그림 3-1 피부의 가로절단면.
☞ 그림 3-2 털의 가로절단.
☞ 그림 3-3 손톱의 가로절단.

제 4 장

선다형

1. b. 깨물근
2. c. 어깨세모근
3. a. 큰볼기근
4. c. 넙다리네갈래근
5. b. 위팔노근
6. c. 유산소
7. a. 입둘레근
8. b. 큰가슴근
9. d. 젖산
10. a. 위팔두갈래근

괄호 넣기

1. 이는곳
2. 비대
3. 뒤넙다리근(햄스트링)
4. 굽힘
5. 힘줄
6. 뼈대
7. 등장성
8. 협동근
9. 벌림
10. 아킬레스

연결

1. c
2. g
3. h
4. i
5. a
6. b
7. e
8. f
9. j
10. d

단답식

1. 뼈대근육: 수의근. 뼈에 부착되어 있음. 가로무늬가 있음.
   평활근: 불수의근. 기관들의 벽을

이루고 있음. 방추형임.
심장근: 심장에만 있음.
가로 무늬가 있지만 불수의근임.
2. 위팔두갈래근과 위팔세갈래근 그리고 넙다리네갈래근과 뒤넙다리근.
3. 근육섬유는 근육속막에 싸여 있고 근육다발은 근육다발막에 싸여 있으며 근육은 근육 바깥막에 싸여 있음.

명칭 달기

☞ 그림 4-2 뼈대근육의 구조.
☞ 그림 4-4 근육운동의 종류.

제 5 장

선다형

1. b. 뼈끝
2. c. 봉합
3. c. 정강뼈
4. b. 가슴
5. c. 목뿔뼈
6. b. 엉덩뼈
7. b. 인대
8. d. 몸통
9. c. 척추
10. c. 발꿈치

참 거짓

1. 참
2. 거짓
3. 참
4. 거짓
5. 참

괄호 넣기

1. 적색
2. 뼈막
3. 숫구멍
4. 노뼈; 자뼈
5. 넙다리뼈
6. 뼈끝연골판
7. 12
8. 복장뼈
9. 골화
10. 엉덩뼈
11. 꼬리뼈
12. 뼈몸통
13. 위
14. 윤활관절
15. 무릎뼈
16. 생나무골절(불완전굴곡골절)
17. 연골결합(연골관절)
18. 손목뼈들
19. 뼈세포들
20. 어깨

단답식

1. **섬유결합**—움직이지 않음.
연골결합—약간 움직임.
윤활관절—자유롭게 움직임.
2. **분쇄골절**: 이리저리 엇갈리게 갈라져 여러 뼈조각들이 생김.
끼임골절(감입골절): 두 뼈가 서로 맞대고 충격을 받아 뼈끝이 여러 조각들로 갈라짐.
3. **절구**—엉덩관절.
융기— 손가락.
경첩— 팔굽관절.
중쇠— 고리뼈와 중쇠뼈.
평면— 손목뼈들.
안장— 엄지손가락.

명칭 달기

☞ 그림 5-2 긴뼈의 부분들.
☞ 그림 5-14 골절의 종류; 단순, 복잡, 생나무, 분쇄, 끼임, 불완전.
☞ 그림 5-15 윤활관절의 종류; (A) 절구. (B) 경첩. (C) 융기, (D) 평면. (E) 중쇠. (F) 안장.

제 6 장

선다형

1. a. 세포
2. c. 적혈구
3. d. 혈소판
4. c. 응고
5. c. 림프구

참/거짓

1. 참
2. 참
3. 참
4. 거짓
5. 참

괄호 넣기

1. 받는이
2. 물
3. 양면오목. 원반
4. HDN
5. 조혈; hemopoiesis
6. 과립백혈구; 무과립백혈구
7. 혈구모세포
8. 주는이
9. 항원
10. 뼈

단답식

1. **혈장**: 물, 단백질, 포도당.
유형성분: 적혈구, 백혈구, 혈소판.
2. **호중성백혈구**: 가장 많고 포식작용을 함.
호산성백혈구: 알레르기나 기생충에 반응하여 증가함.
호염기성백혈구: 헤파린을 분비함.
단핵구: 가장 크고 포식작용을 함.
림프구: 가장 작고 면역기능을 제공함.

3. Rh⁻엄마가 Rh⁺아기를 갖게 되면 엄마에 Rh항체가 만들어져서 다음 Rh⁺아기는 항체에 의하여 적혈구들이 파괴될 수 있음.

명칭 달기

☞그림 6-1 혈액의 성분.
☞그림 6-7 조혈.

제 7 장

선다형

1. b. 체액
2. d. IgD
3. c. 형질세포
4. a. IgA
5. c. 작은창자

참/거짓

1. 거짓
2. 거짓
3. 참
4. 거짓
5. 참
6. 거짓
7. 거짓
8. 거짓
9. 거짓
10. 참

괄호 넣기

1. IgM
2. T
3. 피부
4. 편도
5. 염증성
6. 체액
7. 혈장
8. 혈액
9. 림프
10. 이차

단답식

1. IgG: 외부항원에 두 번째로 반응하며 태반을 통해서 아기에게 면역을 줌.
   IgM: 외부항원에 첫 번째로 반응함.
   IgD: 미량임. 역할은 모름.
   IgE: 알레르기에 반응하고 기생충 감염에 증가됨.
   IgA: 젖이나 침 같은 체액에서 발견됨.
2. 도움T세포: 포획된 항원으로 B림프구들을 데려감.
   세포독성T세포: 암세포들과 외부조직을 찾아서 파괴함.
   억제T세포: 면역반응을 정지시킴.
   기억T세포: 항체를 기억함.

명칭 달기

☞ 그림 7-2 림프조직들과 림프기관들.
☞ 그림 7-5 면역글로브린들의 구조.

제 8 장

선다형

1. b. 미주
2. c. 태아
3. d. 자동성
4. a. 심장
5. b. 정맥

참/거짓

1. 참
2. 참
3. 거짓
4. 거짓
5. 참

괄호 넣기

1. 사이막
2. 삼첨판막
3. 이완기
4. 맥박
5. 탄산가스
6. 가슴세로칸(흉종격)
7. 심장속막
8. 타원구멍
9. 위, 아래대정맥
10. 동방결절(SA node)

단답식

1. 위와 아래대정맥에서 시작하여 오른심방에서 삼첨판막을 통해서 오른심실로 들어가고 허파동맥판막을 지나 허파동맥을 통해서 허파로 들어감. 허파에서 되돌아가는 혈액은 허파정맥들로 왼심방으로 가서 이첨판막을 통해서 왼심실로 가고 대동맥판막을 지나 대동맥으로 나가고, 그 다음에 세동맥들, 모세혈관들, 세정맥들을 거치고 정맥들을 거쳐 위와 아래대정맥으로 모여 되돌아감.
2. 심장바깥막: 심장을 둘러싸는 얇은 장막.
   심장근육층: 벽의 대부분을 이루고 있는 심장근육.
   심장속막: 속면을 싸는 매끈한 상피조직

명칭 달기

☞ 그림 8-2
(A) 심장의 바깥모양.
(B) 심장의 속모양.
☞ 그림 8-7
심장의 자체전도계.

제 9 장

선다형

1. b. 폐활량
2. c. 목젖
3. a. 후두
4. b. 바깥
5. b. 벽쪽

괄호 넣기

1. 산소; 탄산가스
2. 정상호흡
3. 호흡주기
4. 성대
5. 입; 인두
6. 허파꽈리
7. ATP
8. 탄산가스
9. 잔기량
10. 3, 2

연결

1. h
2. b
3. e
4. a
5. d
6. c
7. g
8. j
9. i
10. f

단답식

1. **일회호흡량**: 정상호흡에서 일회에 들어오는 공기량.
   예비호기량(날숨예비량): 정상 호기 후에 최대로 내보낼 수 있는 공기량.
   잔기량: 최대의 호기 후에 허파에 남은 공기량.
   온허파용량(전폐용량): 폐활량과 잔기량을 합친 전체량.
   폐활량: 정상호흡에서 교환될 수 있는 공기량.
   예비흡기량(들숨예비량): 정상 호흡을 지나 더 끌어들일 수 있는 공기량.

명칭 달기

☞ 그림 9-1 호흡계.
☞ 그림 9-2 입안, 인두, 후두.

제 10 장

선다형

1. c. 섭취
2. a. 포도당
3. a. 간
4. b. 위주름
5. c. 젖니(유치)
6. a. 융모
7. b. 비타민
8. a. 목젖
9. c. 간
10. d. 단백질

참/거짓

1. 참
2. 참
3. 거짓
4. 참
5. 참
6. 참
7. 거짓
8. 참
9. 거짓
10. 참

괄호 넣기

1. 주름
2. 영양소
3. 음식덩이
4. 유화
5. 막창자꼬리
6. 간, 쓸개주머니
7. 연동
8. 미즙
9. 날문
10. 섭취

연결

1. g
2. a
3. f
4. j
5. b
6. i
7. e
8. c
9. d
10. h

단답식

1. 이자. 간, 막창자꼬리, 쓸개주머니
2. 섭취, 소화, 흡수, 배설.

명칭 달기

☞ 그림 10-1 소화관의 구조물들과 기관들.
☞ 그림 10-2
(A) 간니(영구치). (B) 젖니(유치).

제 11 장

선다형

1. b. 미세아교세포
2. c. 연접
3. d. 경질막
4. a. 뒤통수
5. b. 시상하부
6. b. 다리뇌(교)
7. a. 별아교세포
8. b. 반사
9. c. 신경전달물질
10. a. 소뇌

참/거짓

1. 거짓
2. 참
3. 거짓
4. 거짓
5. 거짓
6. 거짓
7. 참
8. 참
9. 참
10. 거짓

괄호 넣기

1. 감각; 운동
2. 연접
3. 세포몸통
4. 이랑, 고랑
5. 교감, 부교감
6. 가지돌기
7. 뇌실막세포
8. 뇌척수액
9. 감각
10. 말이집(미엘린)

단답식

1. 교감신경계는 투쟁반응을 조절함. 심장박동, 호흡 및 혈압을 증가시키고 에피네프린을 사용함. 부교감신경계는 교감신경반응을 늦추어주고 휴식에서 조절기능을 하고 아세틸콜린을 사용함.
2. 자율신경계는 비수의적 반응을 조절함. 몸신경계는 수의적 반응을 조절함.

명칭 달기

☞ 그림 11-1 신경세포의 구조.
(A) 감각신경세포.
(B) 운동신경세포.

☞ 그림 11-5 신경계의 분류.

제 12 장

선다형

1. b. 홍체
2. c. 화학수용기
3. a. 달팽이
4. c. 정적
5. d. 렌즈

참/거짓

1. 거짓
2. 참
3. 거짓
4. 참
5. 거짓
6. 참
7. 거짓
8. 참
9. 거짓
10. 거짓

괄호 넣기

1. 원뿔, 막대
2. 렌즈
3. 맛봉우리(미뢰)
4. 감각
5. 귓바퀴; 이개
6. 감칠맛
7. 달팽이
8. 눈물
9. 공막(흰자위)
10. 몸감각

단답식

1. 단맛을 감지하는 맛봉우리들은 혀 끝에 많고, 신맛은 혀의 옆가장자리에, 쓴맛은 혀의 뒷부분에, 짠맛과 감칠맛은 혀 전체에 흩어져 있음.
2. 통각수용기들, 화학수용기들, 온도수용기들, 빛수용기들, 기계수용기들.

명칭 달기

☞ 그림 12-2 안구의 속구조.

☞ 그림 12-6 귀의 구조.

제 13 장

선다형

1. b. 토리피막
2. a. 요관
3. c. 방광삼각
4. b. 레닌
5. c. 요색소
6. c. 토리쪽곱슬세관
7. a. 증류수
8. a. 요도
9. b. 콩팥겉질
10. b. 먼쪽곱슬세관

참/거짓

1. 참
2. 참
3. 참
4. 참
5. 거짓

괄호 넣기

1. ADH
2. 배뇨
3. 토리(사구체)
4. 방광삼각
5. 여과
6. 요관
7. 콩팥속질
8. 재흡수
9. 문
10. 질소노폐물

단답식

1. **토리**: 혈액을 여과.
토리피막: 토리가 들어 있음.
토리쪽곱슬세관: 몸에 필요한 물질들을 재흡수함.

헨레고리: 머리핀 같이 굽음.
먼쪽곱슬세관: 분비와 소변 만들기.
집합관: 소변을 모아 요도로 보냄.

명칭 달기

☞ 그림 13-1 비뇨계의 기관.
☞ 그림 13-2 콩팥의 시상절단.
☞ 그림 13-3 콩팥단위의 구조.

제 14 장

선다형

1. c. 갑상샘
2. c. 글루코콜티코이드
3. a. 글루카곤
4. a. 케테콜라민들
5. c. 태반

괄호 넣기

1. 가슴샘
2. 뇌하수체
3. 호르몬들
4. 갑상샘
5. 음성되먹이기
6. 이자
7. 솔방울샘
8. 안드로겐
9. 앞; 뒤
10. 노어에피네프린

연결

1. e
2. h
3. a
4. f
5. g
6. c
7. i
8. j
9. b
10. d

단답식

1. 뇌하수체와 솔방울샘—뇌,
   갑상샘—목,
   가슴샘—가슴,
   이자—배,
   편도—목안, 페이어
   반점—작은창자.
2. 내분비샘: 분비관이 없고 물질을 혈류로 분비함.
   외분비샘: 관을 통해서 물질을 몸 밖으로 배출함.

명칭 달기

☞ 그림 14-1
내분비샘들이 존재하는 곳.

제 15 장

선다형

1. b. 태아
2. c. 젖샘자극호르몬(프로락틴)
3. a. 태반
4. b. 확장
5. a. 전립샘
6. b. 태반
7. a. 황체
8. b. 부고환
9. a. 안드로겐
10. c. 생식세포들

참/거짓

1. 거짓
2. 참
3. 참
4. 참
5. 거짓
6. 참
7. 거짓
8. 거짓
9. 참
10. 참

괄호 넣기

1. 정자발생
2. 에스트로겐; 프로게스테론
3. 성숙(graafian)
4. 부고환
5. 난자발생
6. 초경
7. 테스토스테론
8. 감수분열
9. 음문
10. 갱년기

단답식

1. 정조세포, 정모세포, 정자세포, 정자.
2. 난조세포, 난자세포, 난자.

명칭 달기

☞ 그림 15-3
속과 바깥남자생식계.
☞ 그림 15-8
속여자생식계.

찾아보기
INDEX

【 ㅈ 】

속성 해부생리학

대화식 플래시-카드 길잡이

Anatomy and Physiology in a FLASH!

Flash-Card Packet

Joy A. Hurst, MATL, MFS, NCMA
Former Professor
Kaplan University
Frederick Campus

영 문 출 판 사

Anatomical position

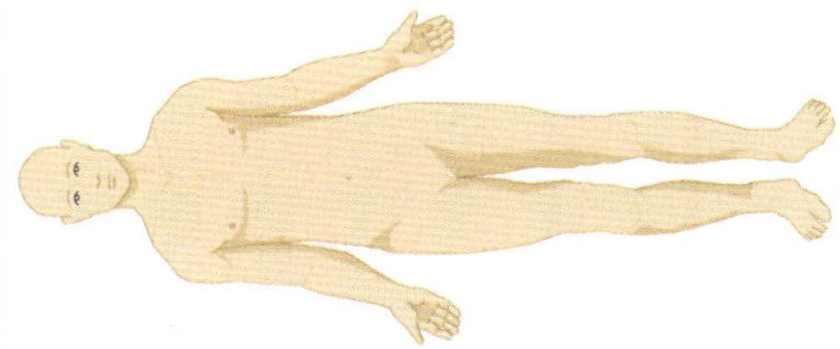

Chapter 1

Tissue

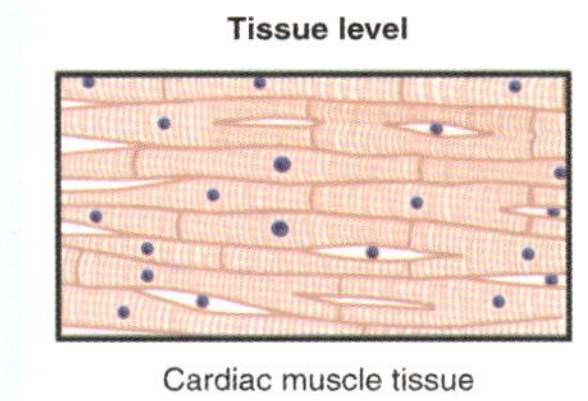

Chapter 1

Anatomy

Chapter 1

Organ

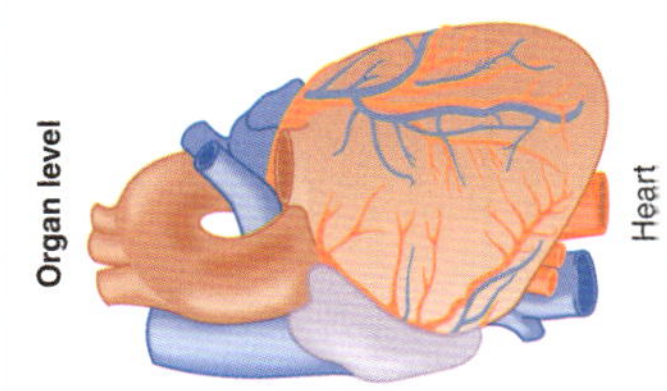

Chapter 1

Physiology

Chapter 1

Organism

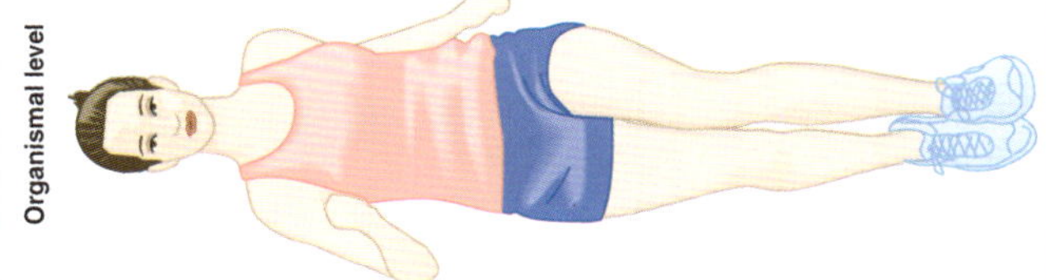

Chapter 1

Homeostasis

Chapter 1

Dorsal cavity

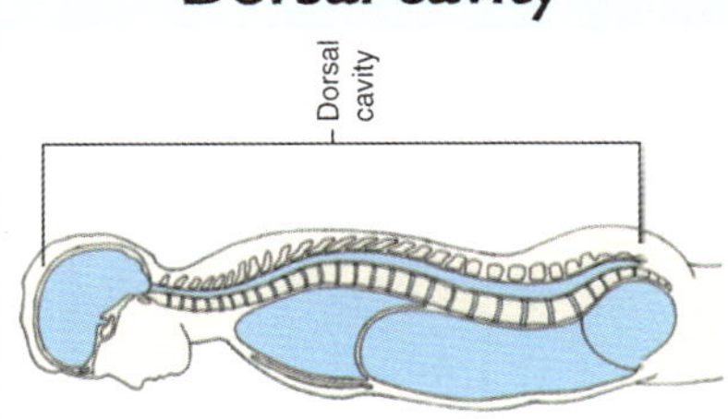

Chapter 1

Cell

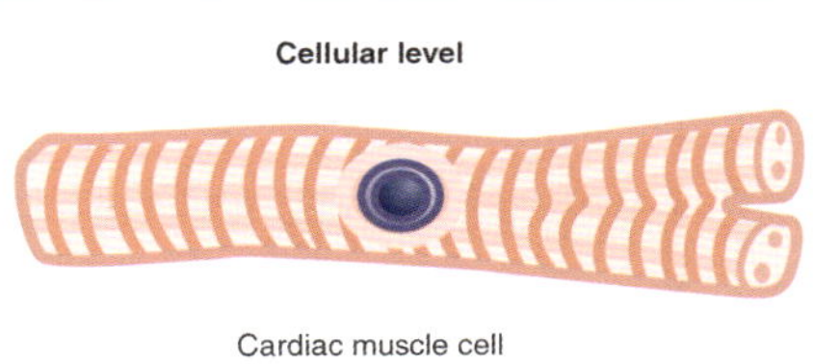

Chapter 1

Ventral cavity

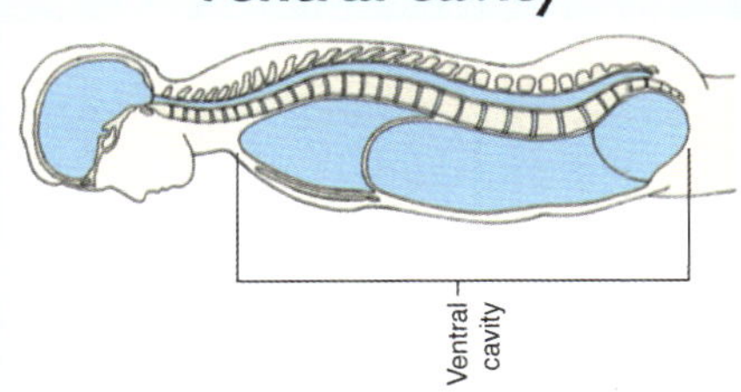

Chapter 1

Structural level formed by similar cells working together

The body when standing erect with the face front and arms at the side with palms facing forward

Structural level formed by two or more tissues working together

Study of the structure of the body

Structural level formed by two or more systems working together

Study of how the body functions

Space found in the posterior body that contains two cavities: one for the brain and one for the spinal cord

Stable state that the body maintains in response to changes in the internal and external environment

Space found in the anterior body that contains three cavities: thoracic cavity, abdominal cavity, and pelvic cavity

First functional level of living things

Sagittal plane

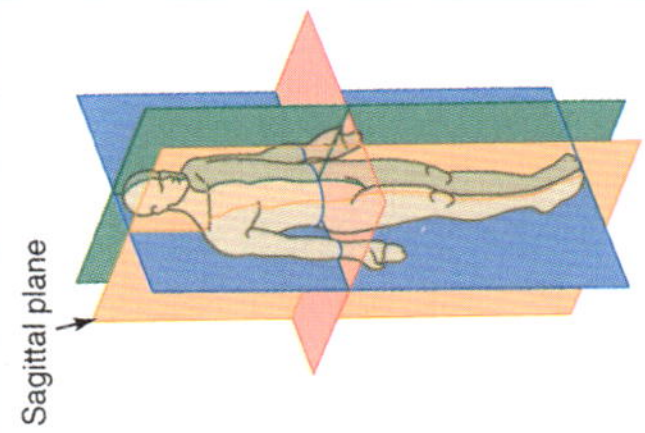

Chapter 1

Ischemia

Chapter 2

Transverse plane

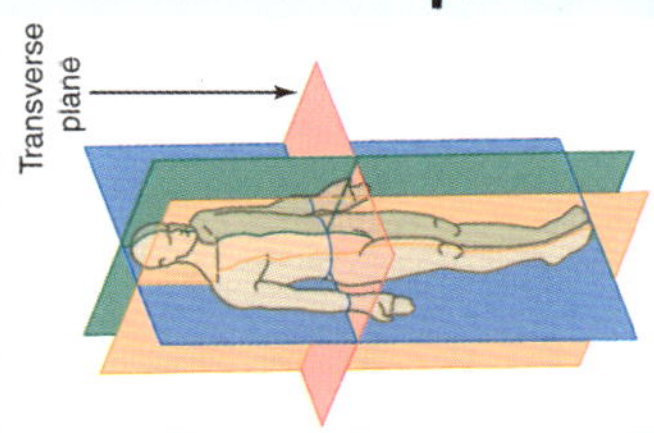

Chapter 1

Cilia

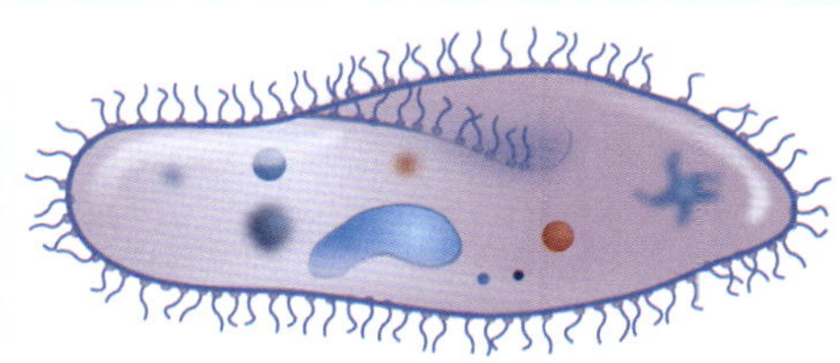

Chapter 2

System

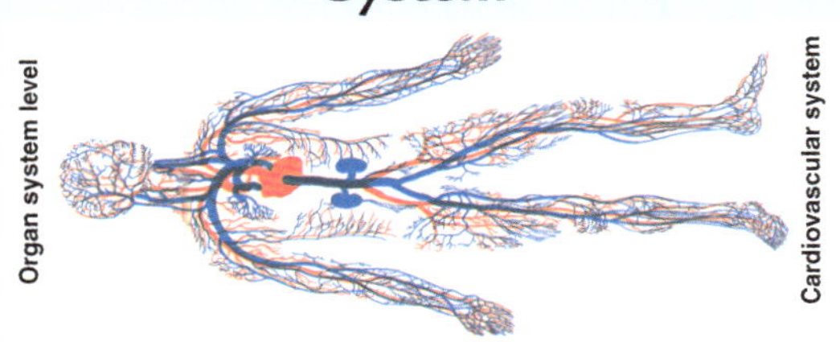

Chapter 1

Flagellum

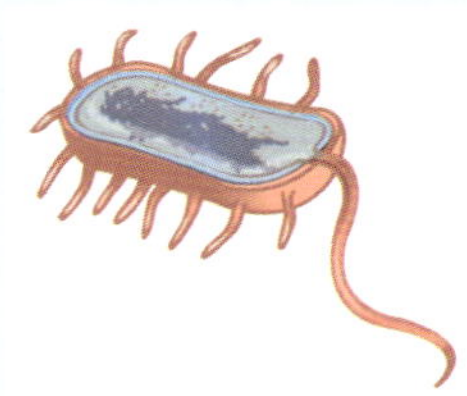

Chapter 2

Frontal plane

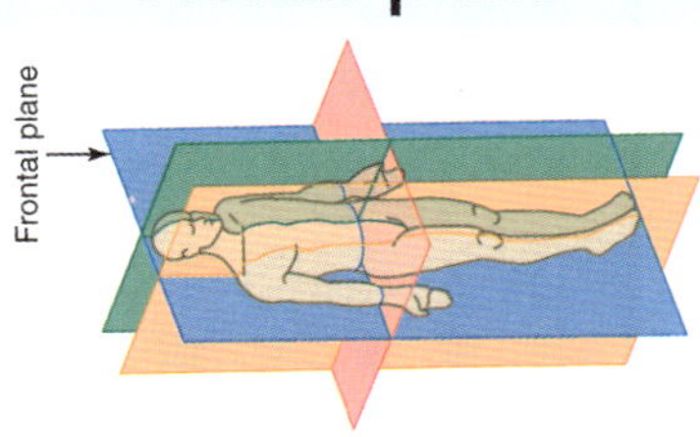

Chapter 1

Gene

Chapter 2

Plane

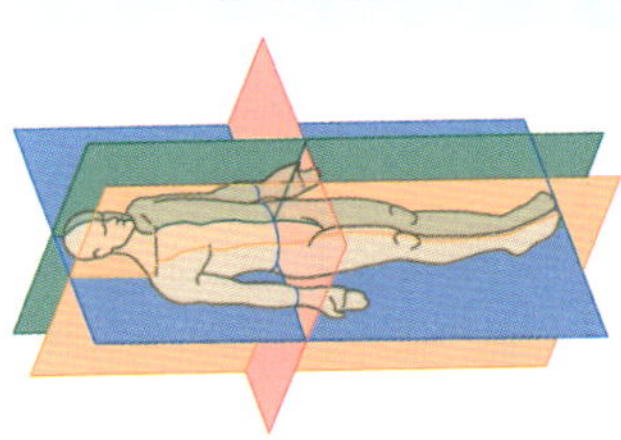

Chapter 1

Connective tissue

Chapter 2

Decreased blood flow to the tissues

Vertical plane that divides the body into ventral and dorsal sections

Hairlike projections on the surface of some cells that move substances across the cell's surface

Plane that cuts the body into horizontal sections also called a cross-section

Single projection on some cells that moves the cell by propelling it forward

Structural level formed by two or more organs working together

Section of DNA that codes for a single protein

Plane that separates the body into ventral and dorsal sections

Tissue found throughout the body; it provides support, protection, fills hollow spaces, produces blood cells, and fights infection

Imaginary flat surface that passes through an object

Transcription

Chapter 2

Organelles

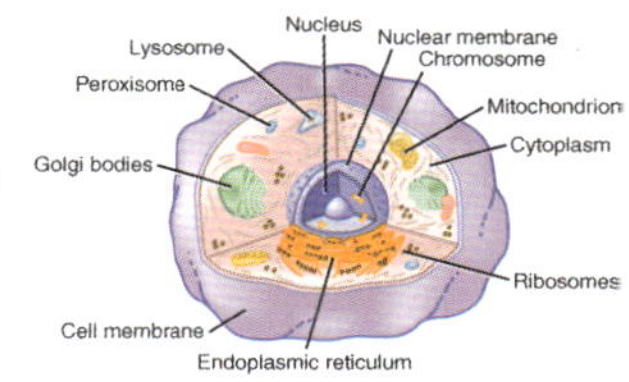

Chapter 2

Translation

Chapter 2

Diffusion

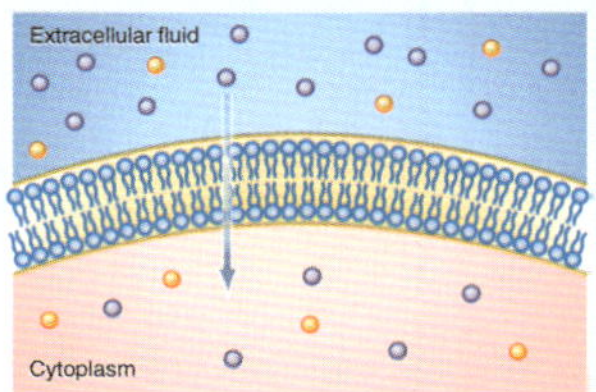

Chapter 2

Mitosis

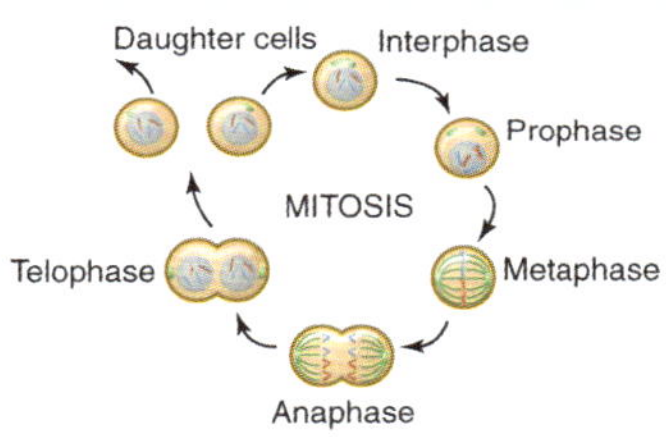

Chapter 2

Cell membrane

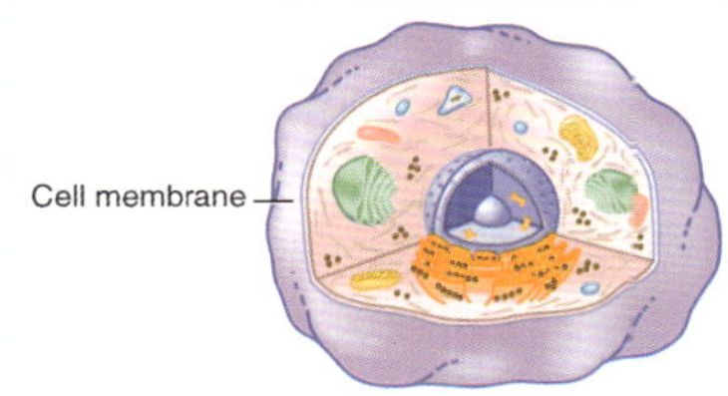

Chapter 2

Endocytosis

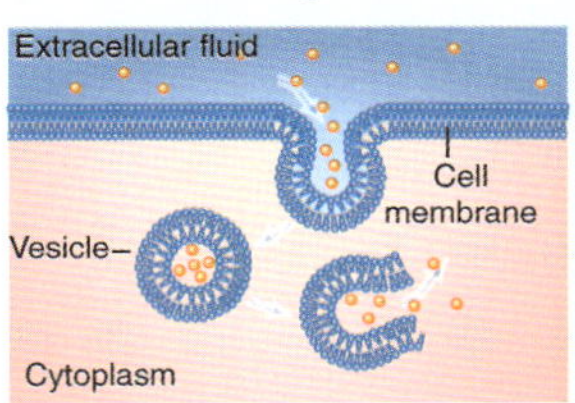

Chapter 2

Mitochondria

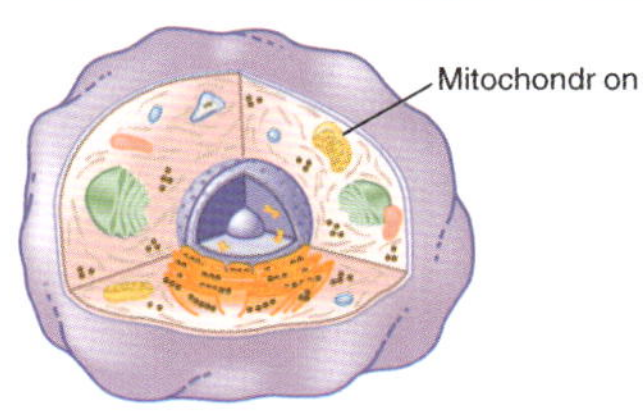

Chapter 2

Exocytosis

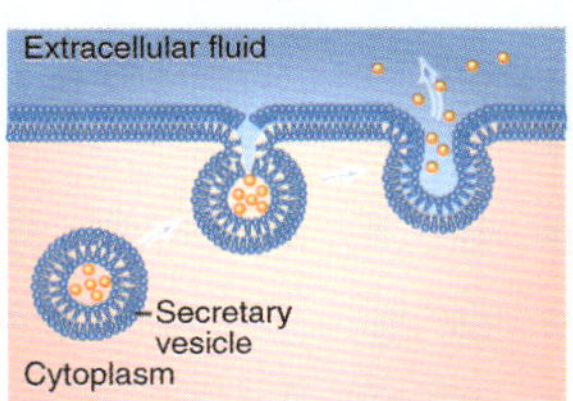

Chapter 2

Golgi bodies

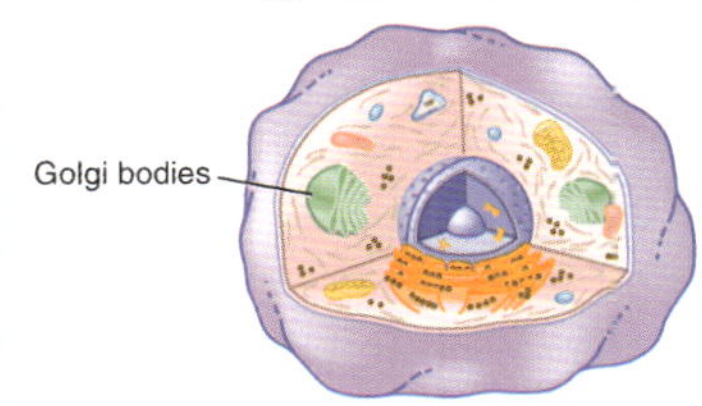

Chapter 2

Structures within a cell that perform the processes that keep a cell alive

Process of changing DNA into a code that the RNA can deliver to the ribosomes during protein synthesis

Movement of molecules from a higher concentration to a lower concentration across a concentration gradient

Process of changing the nucleic acids of DNA into amino acids so that the strand can be copied during protein synthesis

Skinlike outer covering of the cell that is semipermeable, allowing some substances in while keeping others out

Asexual reproduction; the process of cells splitting into two new cells identical to the original

Organelles that are called the "powerhouse" of the cell because they take nutrients and turn them into an energy source called ATP

Type of bulk transport that is the general term for the act of a cell forming its membrane around another molecule and fusing the two sides together to bring the molecule inside the cell

Organelles that wrap proteins in membranes and send them to wherever they are needed either inside or outside the cell

Type of bulk transport that transports a substance out of a cell by wrapping the substance in a membrane and then pushing it through the membrane so that the substance is freed on the other side

Nucleus

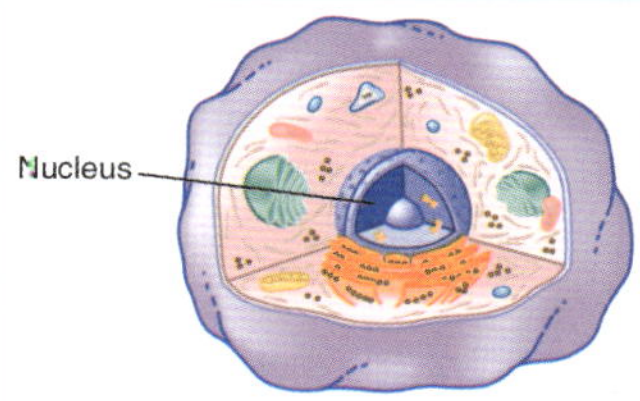

Chapter 2

Adipose

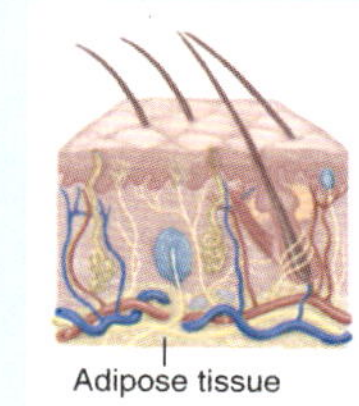

Chapter 3

Lysosomes

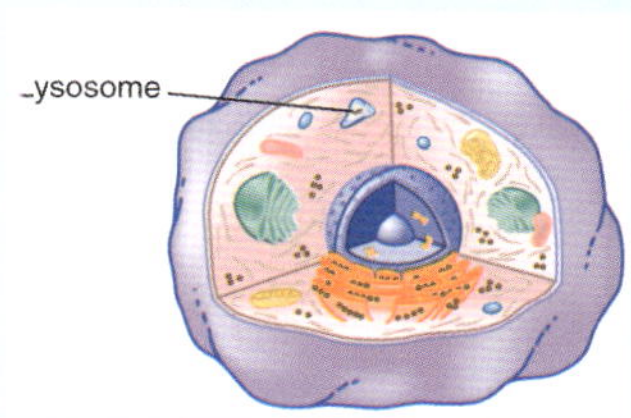

Chapter 2

Arrector pili

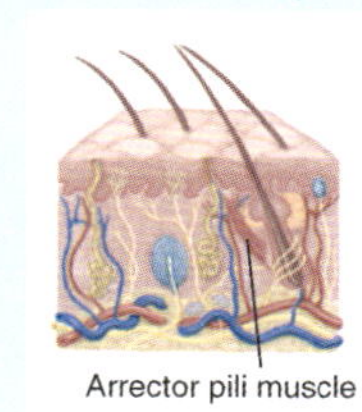

Chapter 3

Endoplasmic reticulum

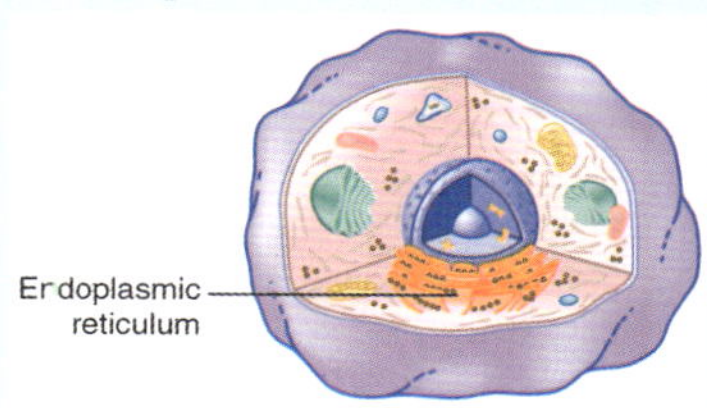

Chapter 2

Cyanosis

Chapter 3

Pallor

Chapter 3

Epidermis

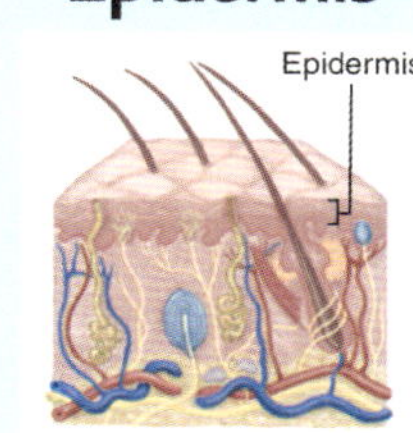

Chapter 3

Jaundice

Chapter 3

Dermis

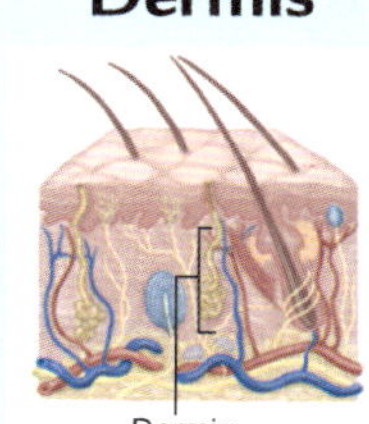

Chapter 3

Connective tissue that stores fat. This tissue acts as insulation and cushions the body

Organelle that holds the DNA or the genetic material of the cell

Muscles attached to each individual hair follicle that pull the hair upright in response to cold or fright causing the skin to dimple

Organelles that collect and digest any debris in the cell

Blue color of the skin

Cell organelles that provide a transportation system to take proteins from the ribosomes to the Golgi bodies

Outer layer of the skin made of epithelial tissue

Paleness of the skin

Middle layer of the skin where blood vessels, glands, and hair follicles are found

Yellow color of the skin

Subcutaneous

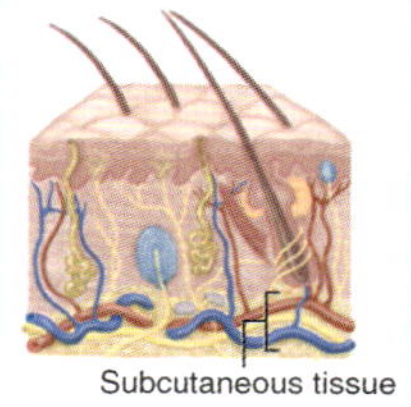

Chapter 3

Rule of nines

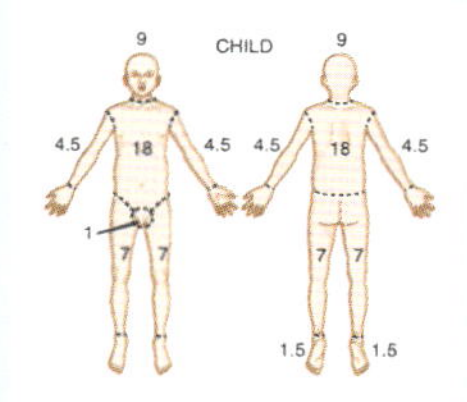

Chapter 3

Epithelial

Chapter 3

Keratinize

Chapter 3

Sudoriferous gland

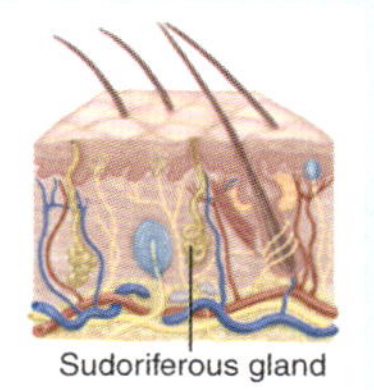

Chapter 3

Apocrine glands

Chapter 3

Sebaceous gland

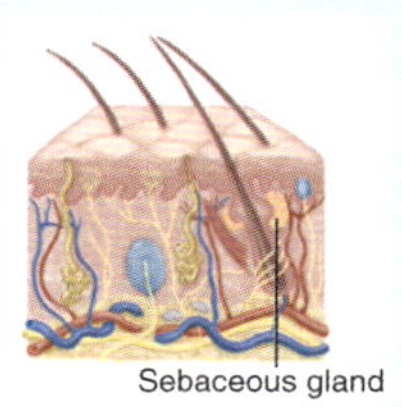

Chapter 3

Eccrine gland

Chapter 3

Melanin

Chapter 3

Insertion

Chapter 4

Determination of how much of the body surface is burned based on different body parts being equal to 9%

Inner layer of skin that is composed of adipose tissue

Hardening or thickening of cells by the protein keratin

Tissue that acts as a covering or lining

Glands found in the axillary and genital areas that produce a secretion that is similar to sweat, but also contains fatty acids and protein that create a distinctive odor

Type of gland found in the dermis that produces sweat

Gland found in the dermis of the skin that aids in heat regulation and cools the body by producing sweat

Type of gland found in the dermis that produces oil

Site where a muscle attaches to a moving bone

Black, brown, green, or yellow pigment that gives color to the hair, skin, and iris of the eyes

Contraction

Chapter 4

Sprain

Chapter 4

Muscle tone

Chapter 4

Strain

Chapter 4

Cardiac muscle

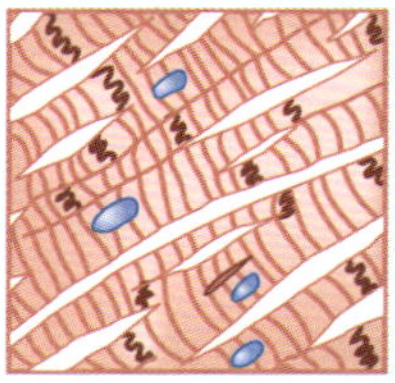

Chapter 4

Polarization

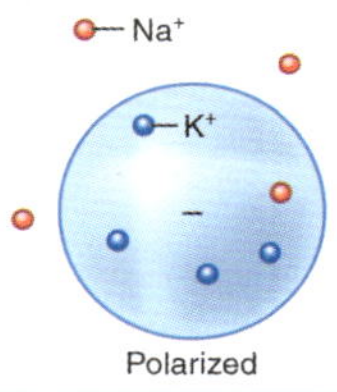

Chapter 4

Skeletal muscle

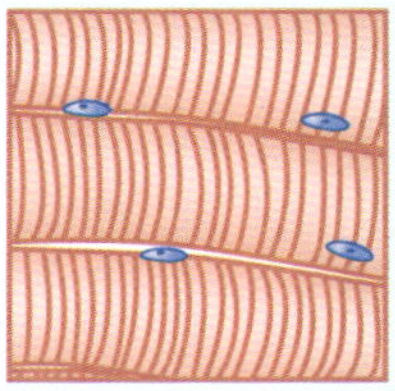

Chapter 4

Depolarization

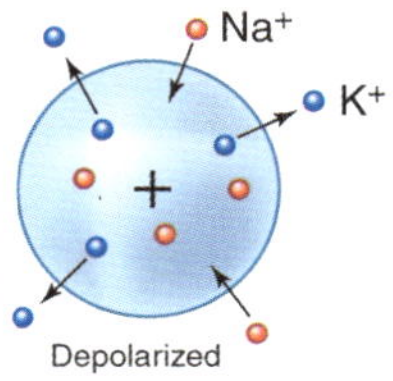

Chapter 4

Smooth muscle

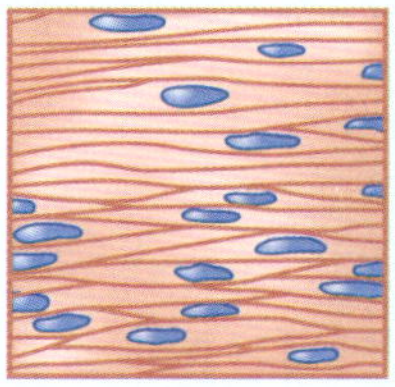

Chapter 4

Repolarization

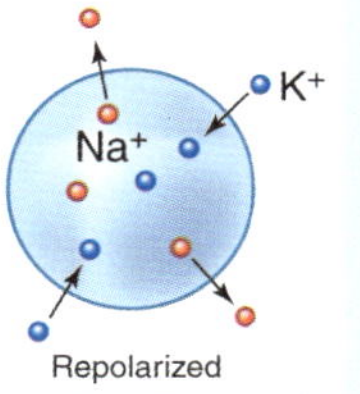

Chapter 4

Twisting of a ligament at a joint

Shortening of a muscle that is the basis for body movement

Overextension or overstretching of a muscle

Slight state of contraction a muscle always maintains

Part of the action potential when a cell is at rest

Tissue found only in the heart

Part of the action potential when a cell is stimulated and capable of producing an action

Voluntary muscle attached to bones

Part of the action potential where a cell changes from an active state back to resting

Involuntary muscle found in the organs

Aerobic respiration

Chapter 4

Atrophy

Chapter 4

Anaerobic respiration

Chapter 4

Ligament

Chapter 4

Antagonist

Chapter 4

Tendon

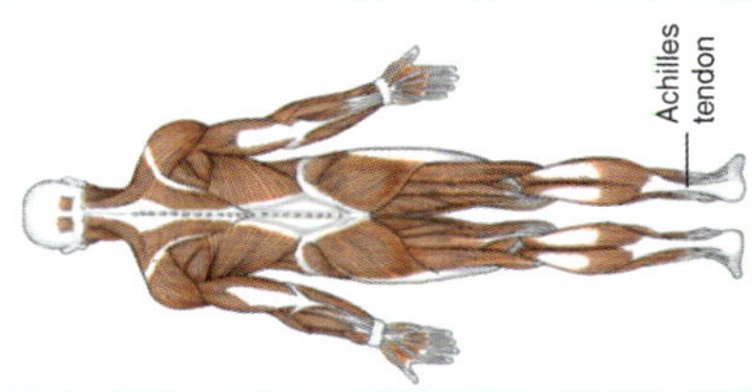

Chapter 4

Synergist

Chapter 4

Appendicular skeleton

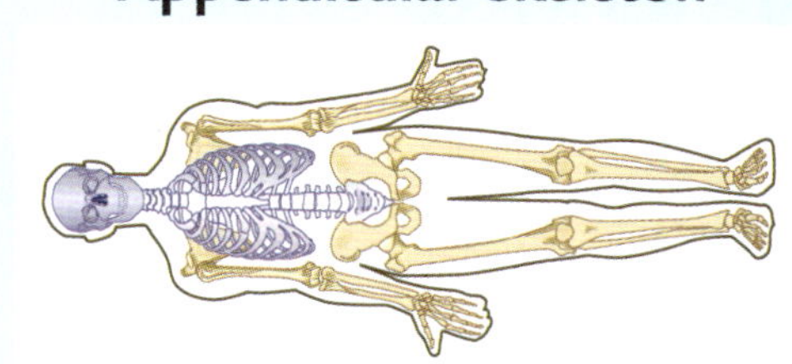

Chapter 5

Origin

Chapter 4

Axial skeleton

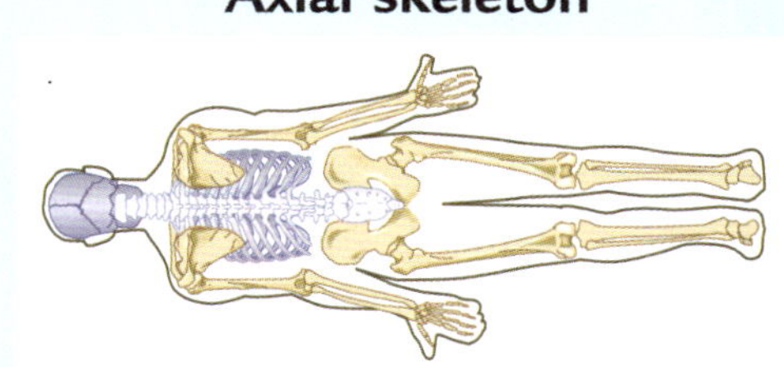

Chapter 5

Deterioration of muscle secondary to injury, disease, or disuse

Process of breaking down glucose into energy by the use of oxygen

Connective tissue that joins bone to bone at a joint

Process of breaking down glucose into energy without the presence of oxygen

Connective tissue that joins muscle to bone

Muscles that have an opposite function

Bones of the appendages or limbs

Groups of muscles that work together

Bones that make up the main point to which the limbs are joined

Site where a muscle attaches to a stationary bone

Diaphysis

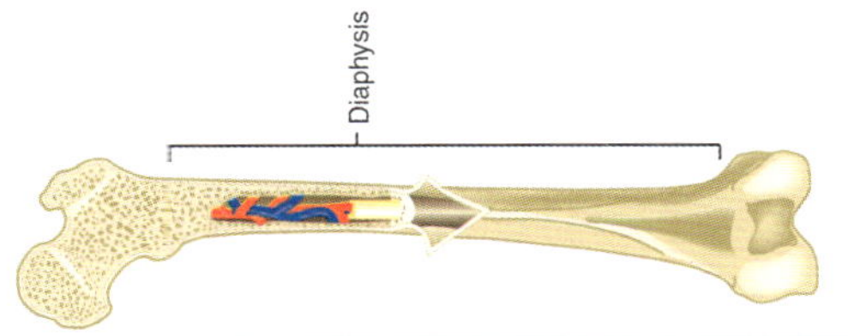

Chapter 5

Red marrow

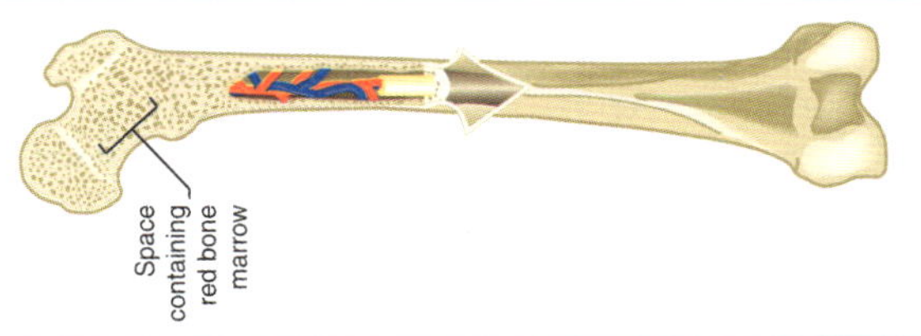

Chapter 5

Amphiarthroses

Chapter 5

Yellow marrow

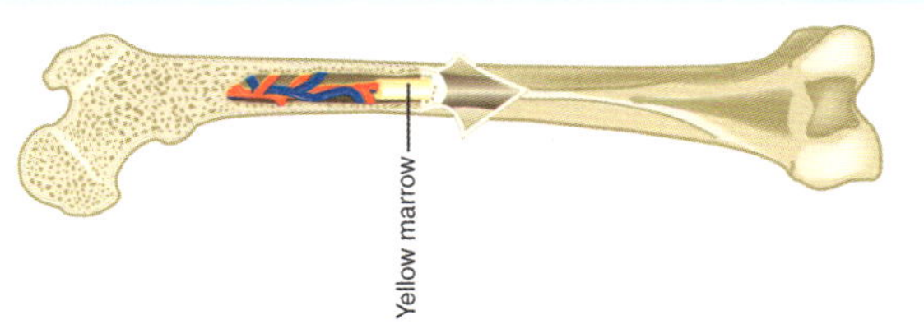

Chapter 5

Epiphysis

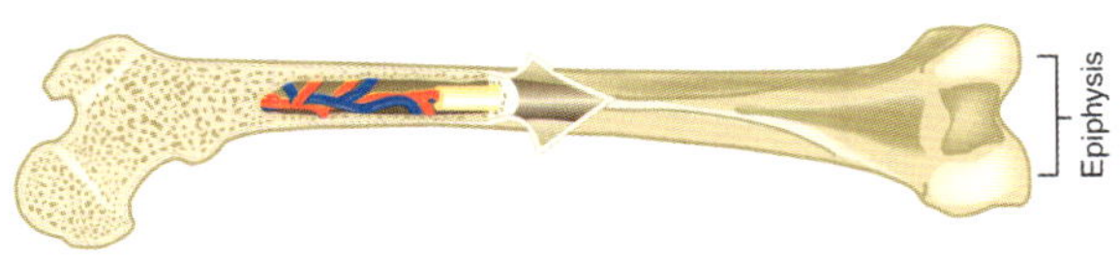

Chapter 5

Dislocation

Chapter 5

Compact bone

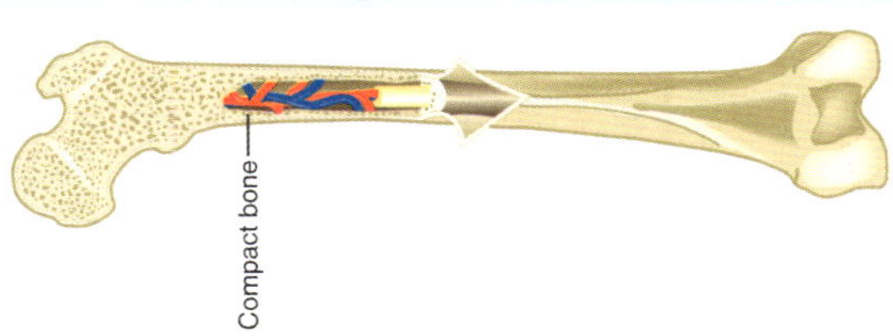

Chapter 5

Ossification

Chapter 5

Spongy bone

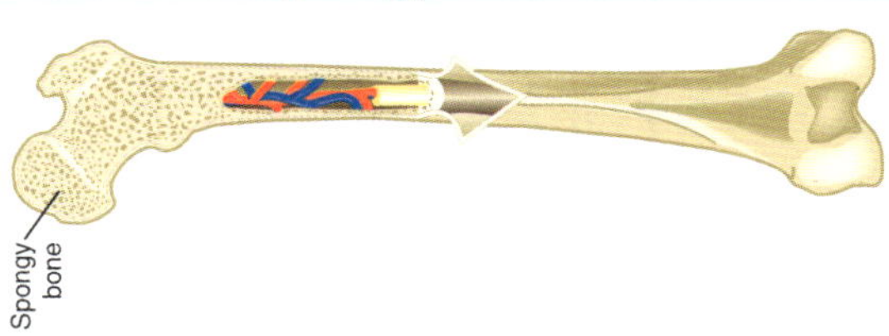

Chapter 5

Osseous tissue

Chapter 5

Tissue found in the spongy bone that is the site of red blood cell production

Shaft of a long bone

Tissue made of fat found in the shaft of long bones

Slightly movable joints

Displacement of a bone from a joint

Ends of a long bone

Process of making bone from cartilage

Dense and heavy bone found in bones that keep the body upright

Type of connective tissue that forms the skeleton; also called bone tissue

Light, porous bone found in bones such as the ribs and spinal vertebrae

Synarthroses

Chapter 5

Agglutination

Chapter 6

Diarthroses

Chapter 5

Hemoglobin

Chapter 6

Periosteum

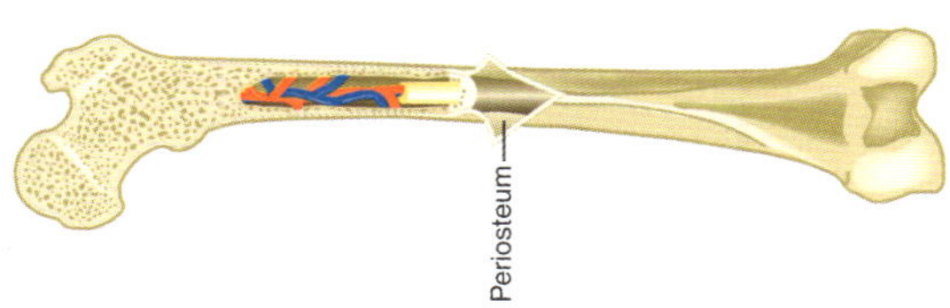

Chapter 5

Hematopoiesis

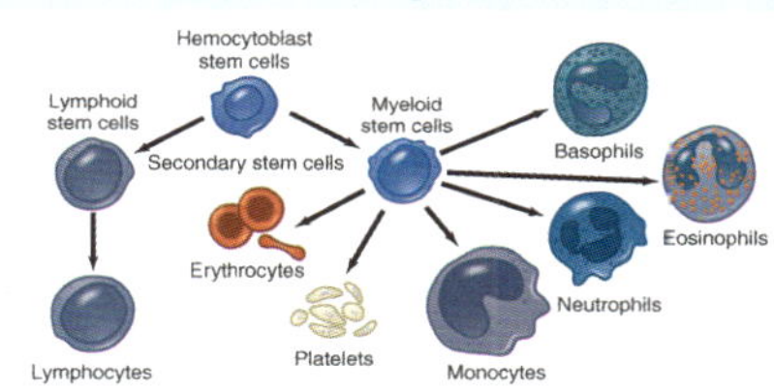

Chapter 6

Joint

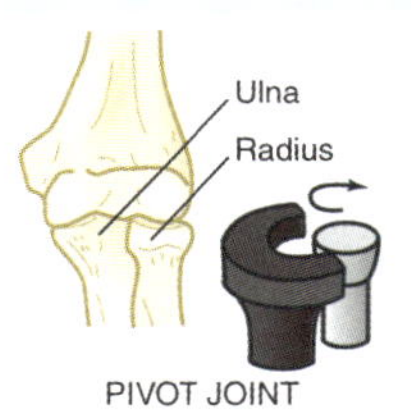

Chapter 5

Granulocytes

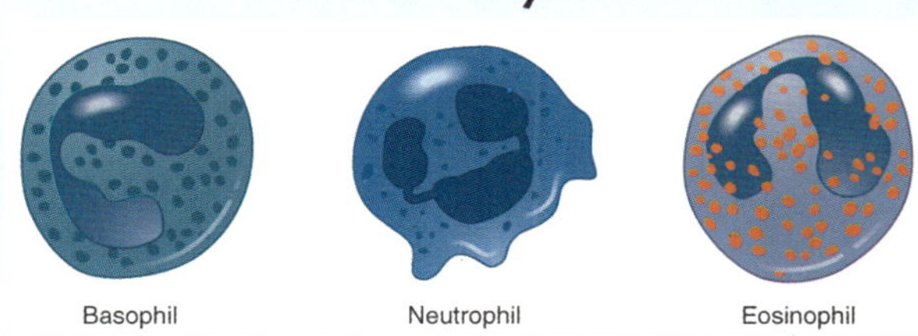

Chapter 6

Anemia

Chapter 6

Agranulocytes

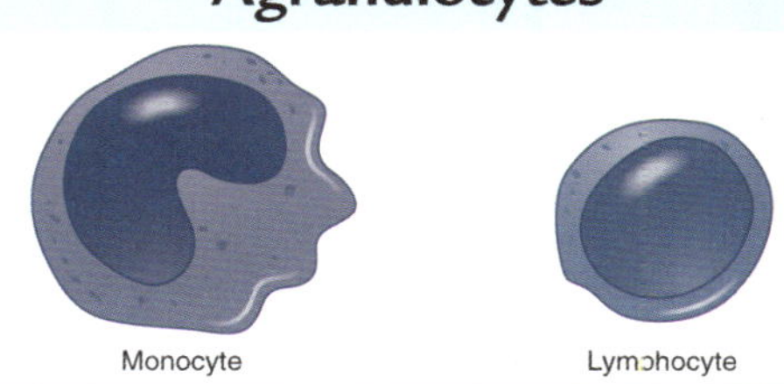

Chapter 6

Immune response that causes the clumping of blood cells owing to mixing incompatible blood types

Immovable joints

Iron protein found in red blood cells that binds to oxygen and carries it to the body

Freely movable joints

Formation of blood cells in the red bone marrow

Protective tissue that surrounds a long bone

Leukocytes that have granules in the cytoplasm

Place where two bones come together

Leukocytes without granules in the cytoplasm

Condition that can be a decrease of red blood cells, lack of iron in the diet, or deficiency of hemoglobin

Formed elements

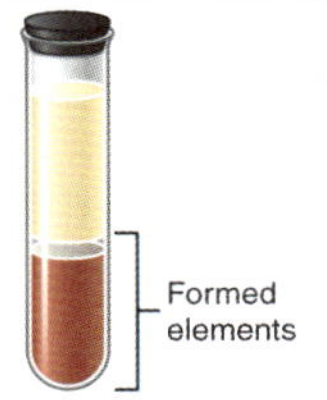

Chapter 6

Antigen

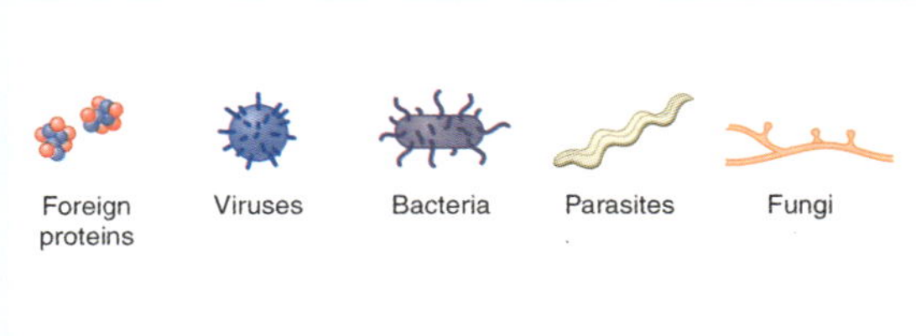

Chapter 7

Hemolytic disease of the newborn

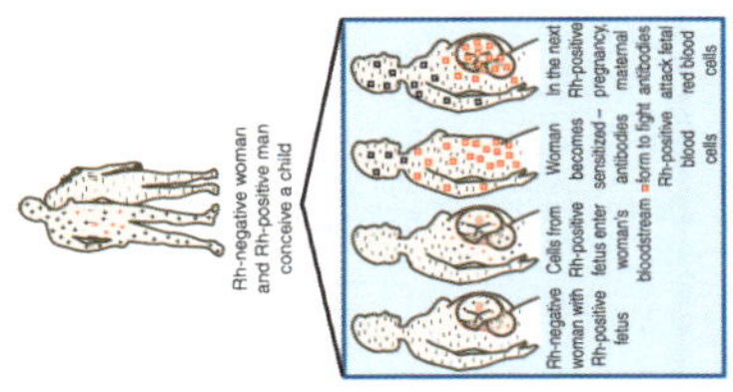

Chapter 6

Cell-mediated immunity

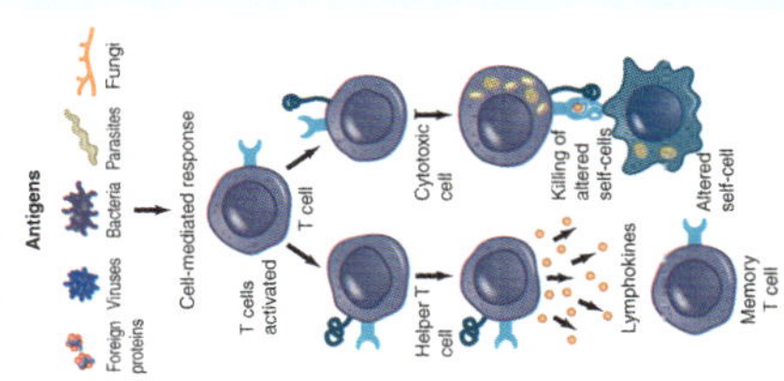

Chapter 7

Plasma

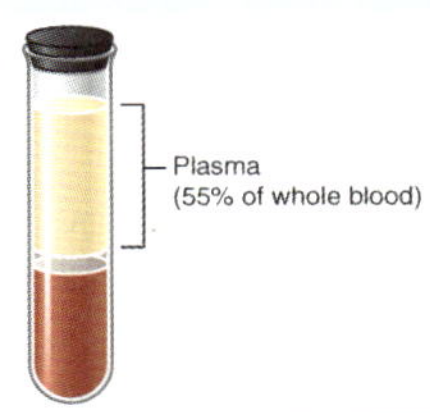

Chapter 6

Humoral immunity

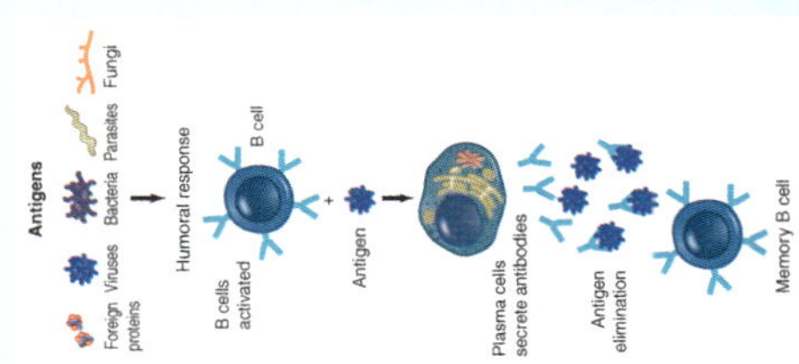

Chapter 7

Antibody

Chapter 7

Allergy

Chapter 7

Lymph nodes

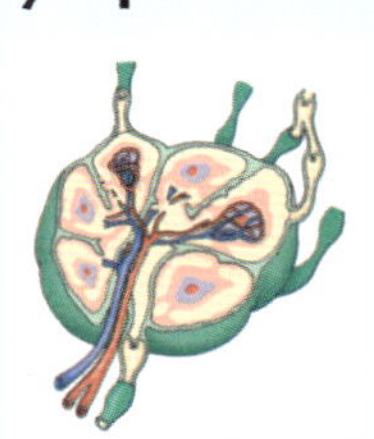

Chapter 7

Edema

Chapter 7

Identification marker on the surface of a cell

Solid portion of blood or its cells

Created by T cells to recognize a body's own antigens from foreign antigens

Occurs when an Rh^- woman is pregnant with an Rh^+ fetus, and the RBCs of the fetus are destroyed by Rh antibodies produced by the mother

Created by B cells that look for foreign antigens and produce antibodies against them

Fluid portion of whole blood

Overreaction of the immune system to a substance that is perceived as a threat, but actually is harmless

Made by B cells to attack and destroy foreign antigens

Swelling caused by excess interstitial fluid in the tissues

Structures where lymph is filtered; found in clusters near the throat, heart, armpit, and groin

Lymph

Chapter 7

Myocardium

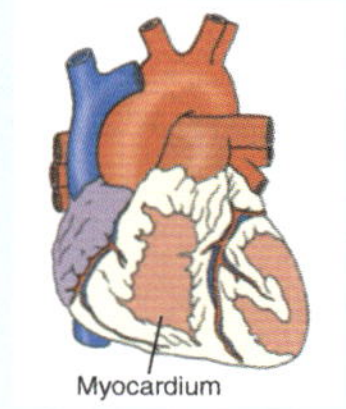

Chapter 8

Immunity

Chapter 7

Vein

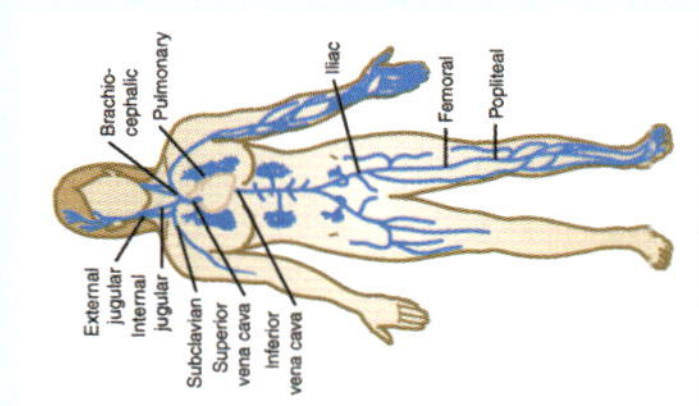

Chapter 8

Arrhythmia

Chapter 8

Artery

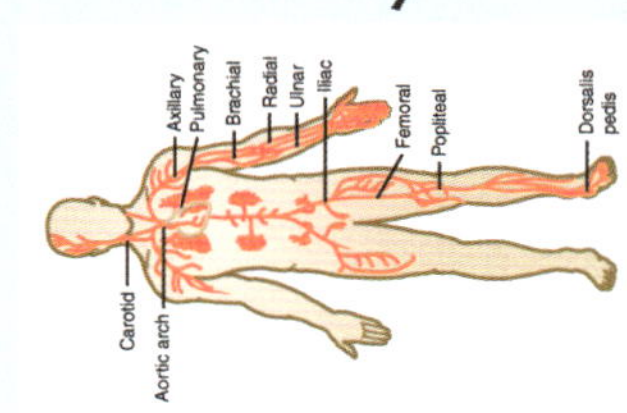

Chapter 8

Bradycardia

Chapter 8

Aorta

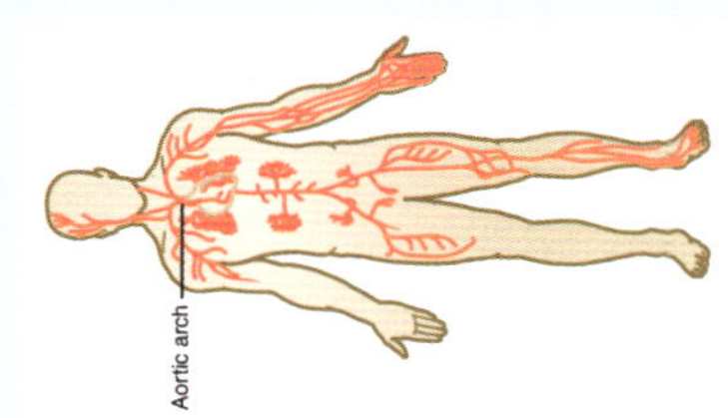

Chapter 8

Myocardial infarction

Chapter 8

Systemic circulation

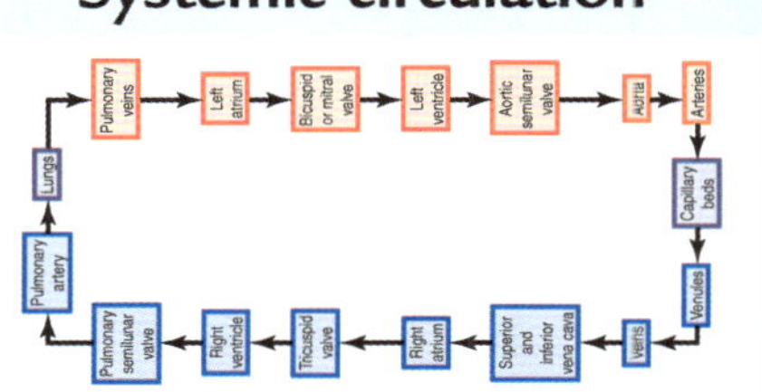

Chapter 8

Thick middle layer of the heart muscle

Fluid that enters the lymphatic vessels

Vessels that carry deoxygenated blood

Protection of the body by the lymphatic system by creation of either a nonspecific or a specific defensive response to foreign substances

Vessels that carry oxygenated blood

Irregular heartbeat

Largest artery that carries blood from the heart to the body

Slow heartbeat (<60 bpm)

Flow of blood from the cells through the veins to the heart and from the heart through the arteries and back to the cells

Death of the heart muscle because of loss of blood flow; also called heart attack

Pulmonary circulation

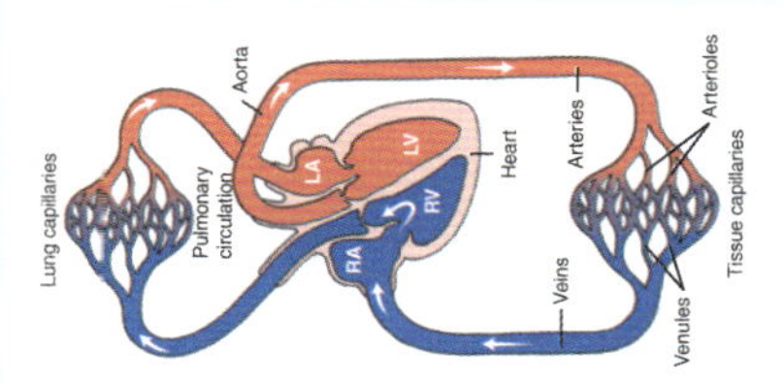

Chapter 8

Superior vena cava and inferior vena cava

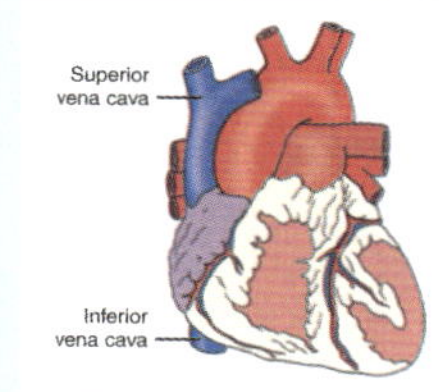

Chapter 8

Systole

Chapter 8

Sinoatrial node

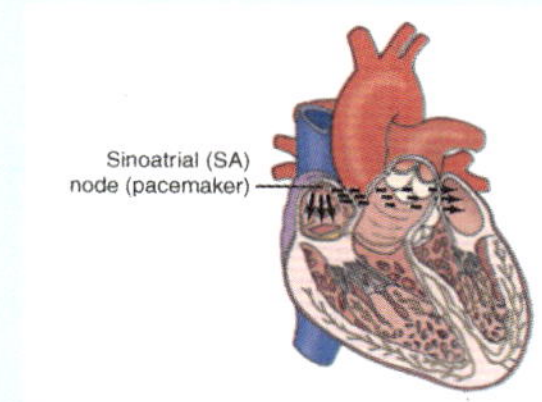

Chapter 8

Diastole

Chapter 8

Purkinje fibers

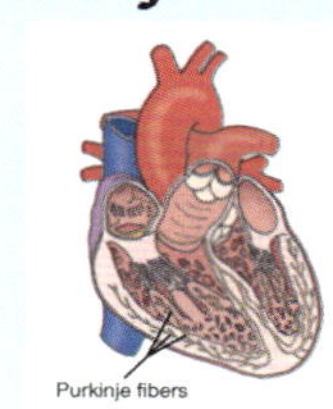

Chapter 8

Endocardium

Chapter 8

Tachycardia

Chapter 8

Pericardium

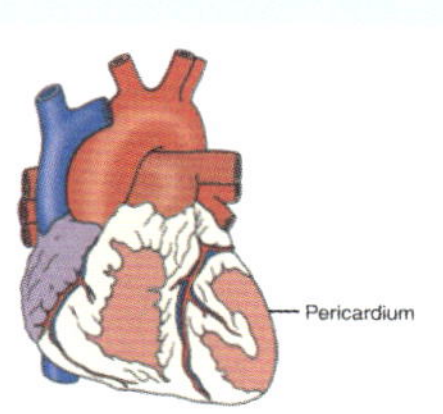

Chapter 8

Atrioventricular node

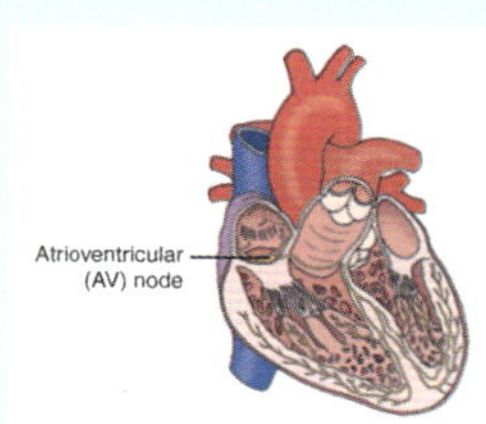

Chapter 8

Largest veins in the body that carry deoxygenated blood to the heart

Blood flow from the heart to the lungs and back to the heart

First place of electrical conduction in the intrinsic conduction system

Contraction of the ventricles

Netlike structures that surround the ventricles and are the last part of the intrinsic conduction system that cause systole when stimulated

Relaxation of the ventricles

Fast heartbeat (>100 bpm)

Smooth epithelial tissue lining the chambers of the heart

Second node in the intrinsic conduction system located at the entrance to the right ventricle

Sac surrounding the heart

Septum

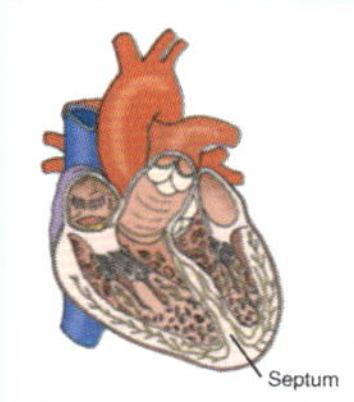

Chapter 8

Mediastinum

Chapter 8

Atria

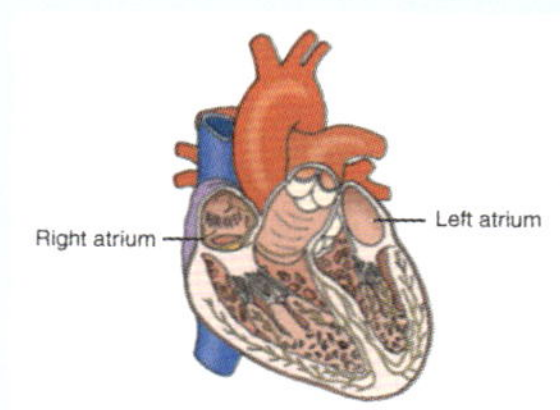

Chapter 8

Surfactant

Chapter 9

Ventricles

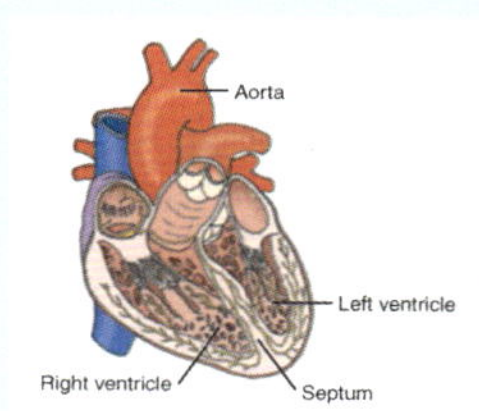

Chapter 8

Alveoli

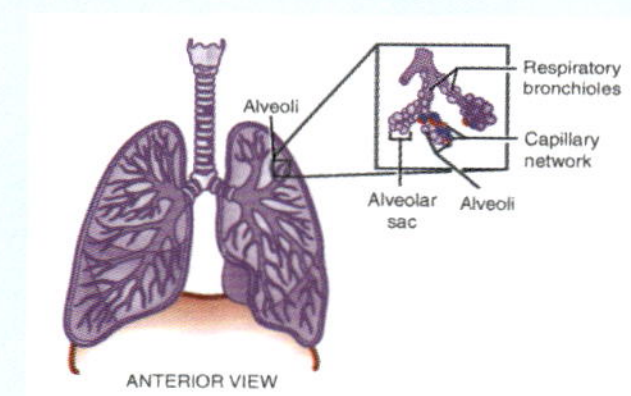

Chapter 9

Bundle of His

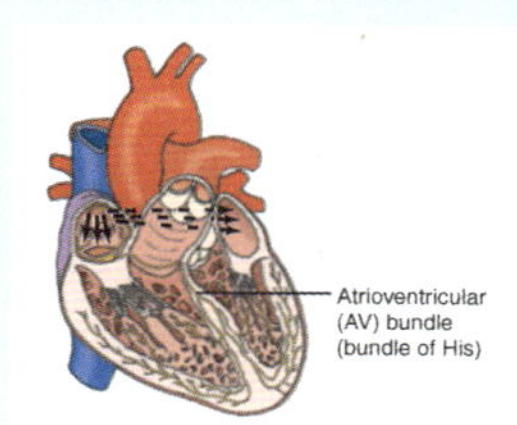

Chapter 8

Lung

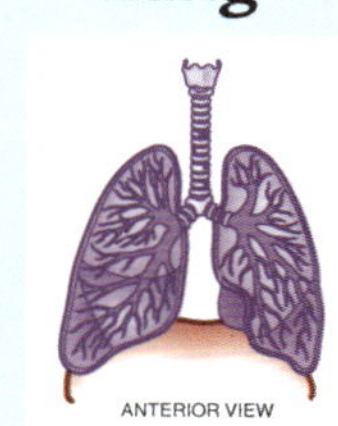

Chapter 9

Syncope

Chapter 8

Expiration

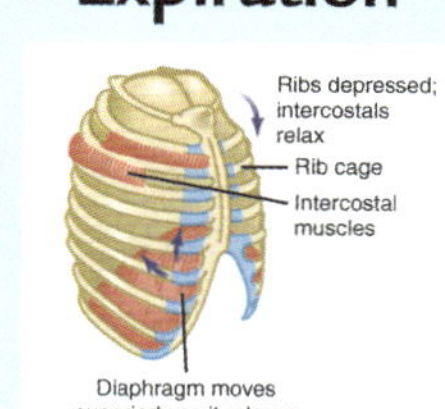

Chapter 9

Area above the diaphragm and between the lungs where the heart is located

Substance that surrounds the alveoli of the lungs and stops them from sticking together after exhalation

Clusters of round, saclike structures at the ends of the bronchioles in the lungs that are the place of gas exchange

Organ where gas exchange takes place by inhalation of oxygen and exhalation of carbon dioxide

Exhalation, or the releasing of the breath

Thick wall of tissue between the right and left half of the heart

Two upper chambers of the heart

Lower chambers of the heart that contract to cause systole

Conductive tissue located in the septum of the heart

Unconsciousness caused by slowing of heart rate; also called fainting

Inspiration

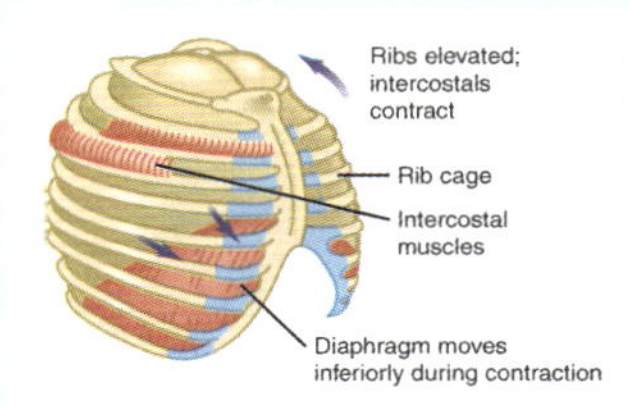

Chapter 9

Trachea

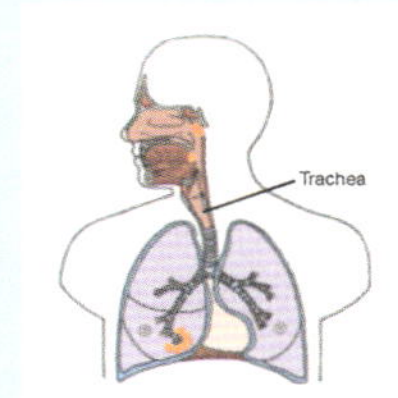

Chapter 9

Dyspnea

Chapter 9

Bronchi

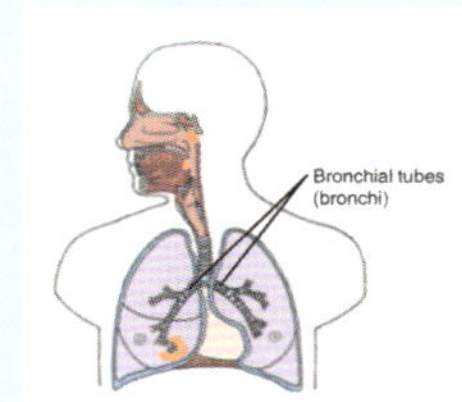

Chapter 9

Nares

Chapter 9

Epiglottis

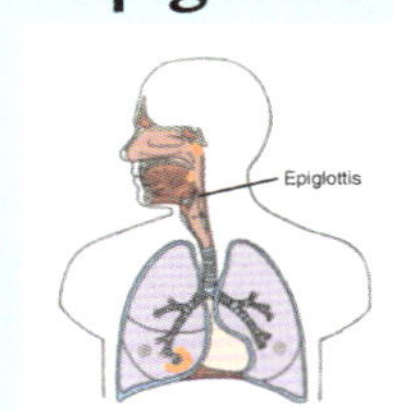

Chapter 9

Eupnea

Chapter 9

Larynx

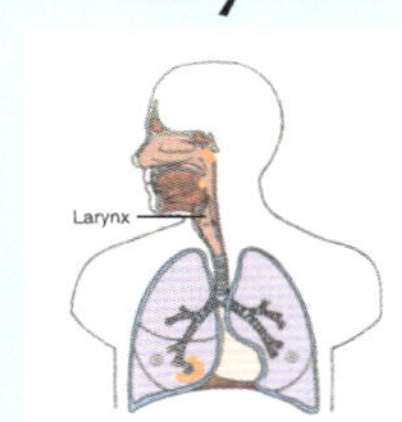

Chapter 9

Internal respiration

Chapter 9

External respiration

Chapter 9

Rigid tube about 4 inches in length that connects to the larynx and is a passageway for air into the lungs. The trachea bifurcates or divides into branches as it enter the lungs

Act of inhalation, or breathing in

Branches of the larynx that enter the lungs

Difficulty breathing

Tissue that covers the entrance to the larynx when swallowing to prevent food or liquid from entering

Nostrils

Structure in the throat that creates sound when air passes between the two flaps of tissue; also called the voice box

Normal breathing

Action that occurs only in the lungs when an expiration releases the carbon dioxide from the body, and an inspiration brings oxygen in

Action that occurs within the cells of the body when oxygen and carbon dioxide are exchanged within the capillaries

Absorption

Chapter 10

Mastication

Chapter 10

Bile

Chapter 10

Appendix

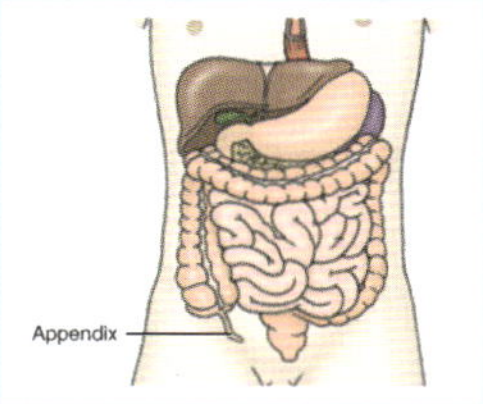

Chapter 10

Nutrients

Chapter 10

Chyme

Chapter 10

Oral cavity

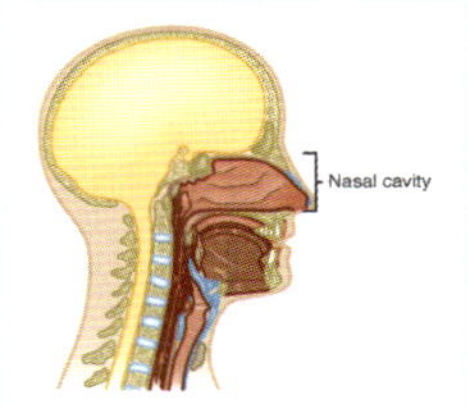

Chapter 10

Alimentary canal

Chapter 10

Ingestion

Chapter 10

Ileum

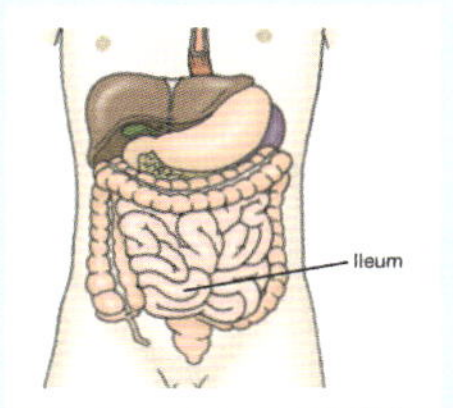

Chapter 10

Act of chewing food

Action of nutrients entering into the tissues of the small intestine by fingerlike structures called microvilli

Accessory organ of the digestive system, but serves no purpose

Substance responsible for emulsification of fat made by the liver and stored in the gallbladder

Semiliquid that forms when the bolus is broken down by enzymes and acids in the stomach

Essential substances the body needs to grow, repair, and sustain life functions

Continuous tube from the mouth to the anus; also called the gastrointestinal tract

First place of digestion

Third section of the small intestine that attaches to the large intestine

Act of taking food into the mouth

Vitamin

Chapter 10

Bolus

Chapter 10

Mineral

Chapter 10

Colon

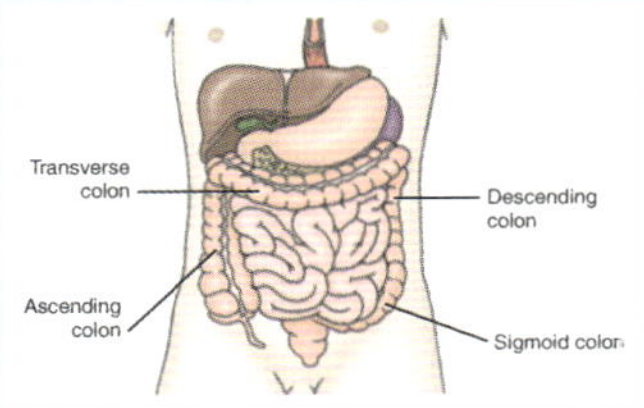

Chapter 10

Jejunum

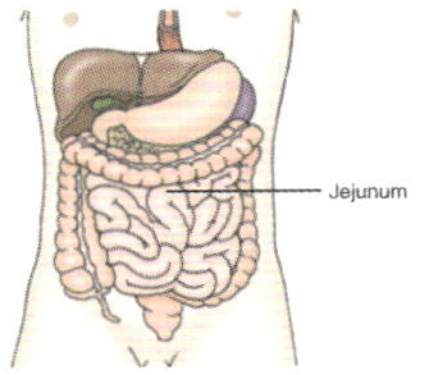

Chapter 10

Emulsification

Chapter 10

Gallbladder

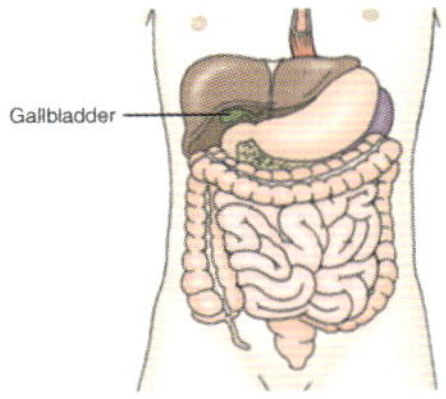

Chapter 10

Defecation

Chapter 10

Liver

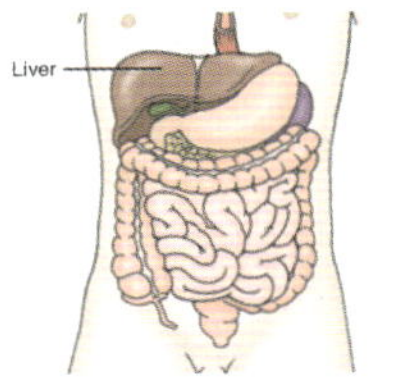

Chapter 10

Microvilli

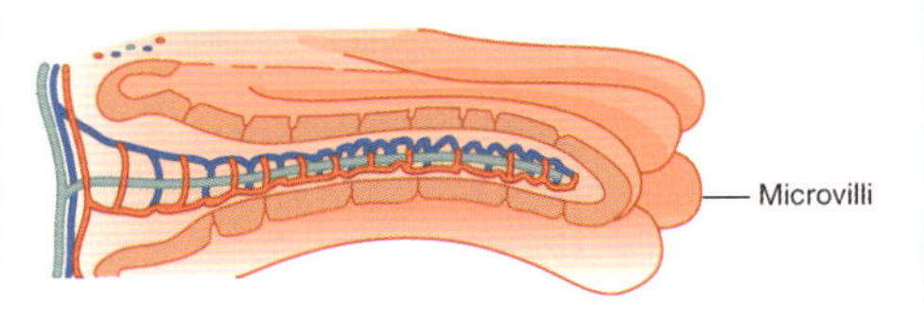

Chapter 10

Mass of chewed food and saliva formed in the oral cavity

Organic molecules needed only in small amounts by the body

Large intestine that processes solid waste

Inorganic substances needed in small or trace amounts by the body

Act of bile breaking down fat contained in the chyme

Second portion of the small intestine

Act of removing solid waste from the body through the colon

Organ that acts as a storage area for bile

Fingerlike projections lining the small intestine that increase the surface area and aid in the absorption of nutrients

Largest internal organ that has various functions and is a part of several different organ systems

Nutrients

Chapter 10

Metabolism

Chapter 10

Pancreas

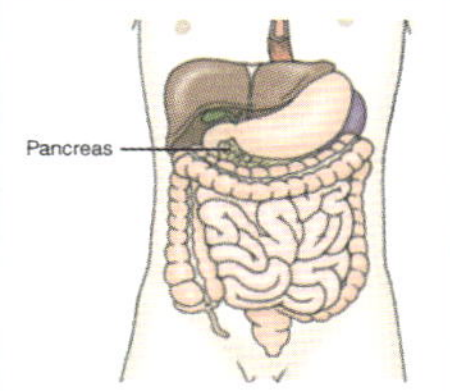

Chapter 10

Rugae

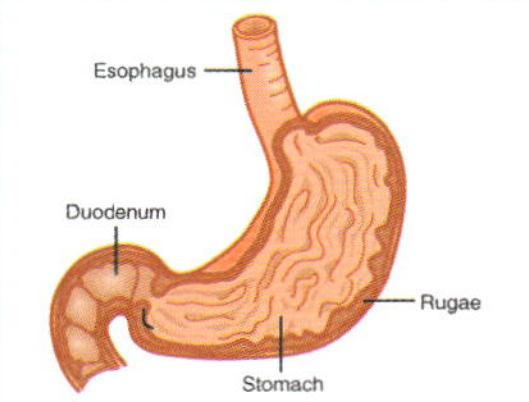

Chapter 10

Peristalsis

Chapter 10

Reflexes

Chapter 11

Stomach

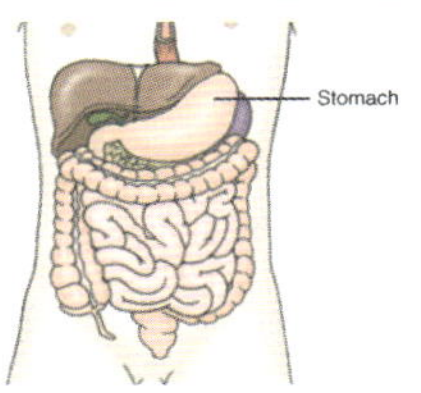

Chapter 10

Ataxia

Chapter 11

Uvula

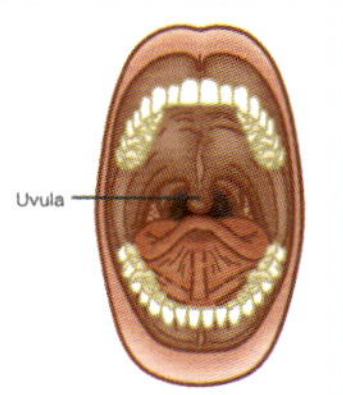

Chapter 10

Aphasia

Chapter 11

General term for all the chemical reactions that occur in the body

Essential substances the body needs to grow, repair, and sustain life functions

Folds in the stomach that stretch to accommodate chewed food

Gland that is both an endocrine and an exocrine gland

Rapid, involuntary, and predictable responses of the nervous system

Wavelike movement of the esophagus

Motor dysfunction resulting from disease or injury to the brain causing loss of coordination and unsteady gait

Place of major digestion where acids and enzymes break down the bolus

Defective or absent language functions secondary to disease or injury of Broca's area in the frontal lobe of the brain

Punching bag–shaped flap of tissue located in the back of the mouth that covers the entrance to the nasopharynx when swallowing to prevent food or liquid from entering the nasal cavity

Gyri

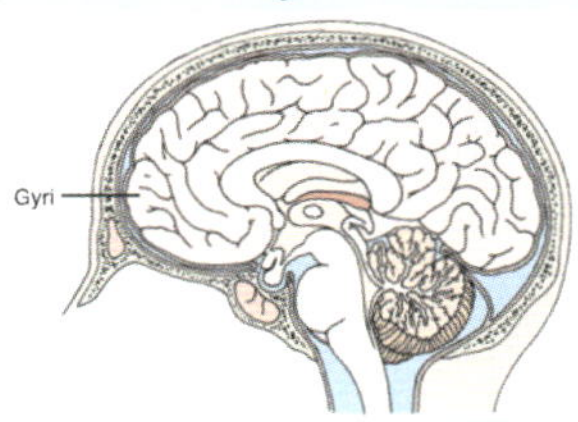

Chapter 11

Motor neuron

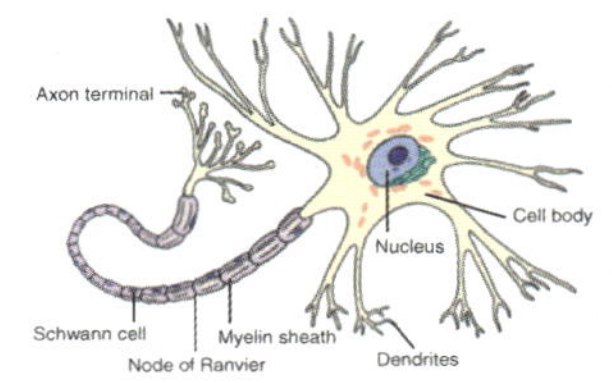

Chapter 11

Central nervous system

Chapter 11

Sensory neuron

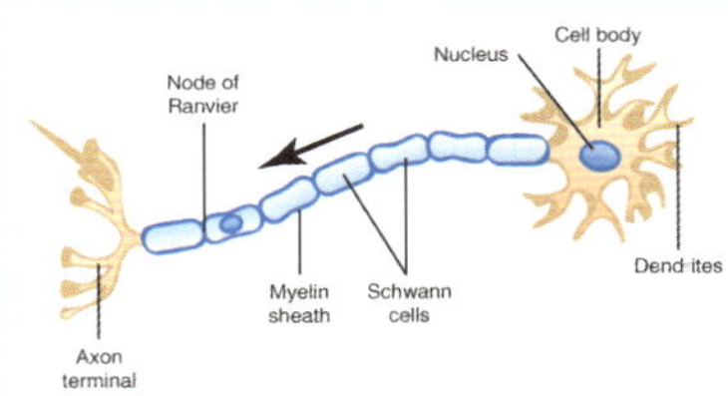

Chapter 11

Peripheral nervous system

Chapter 11

Sulci

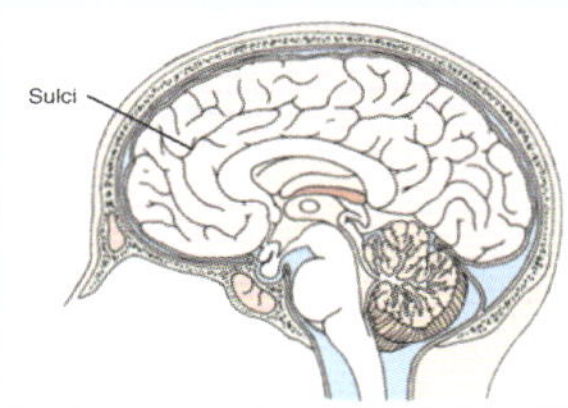

Chapter 11

Nephrons

Chapter 11

Corpus callosum

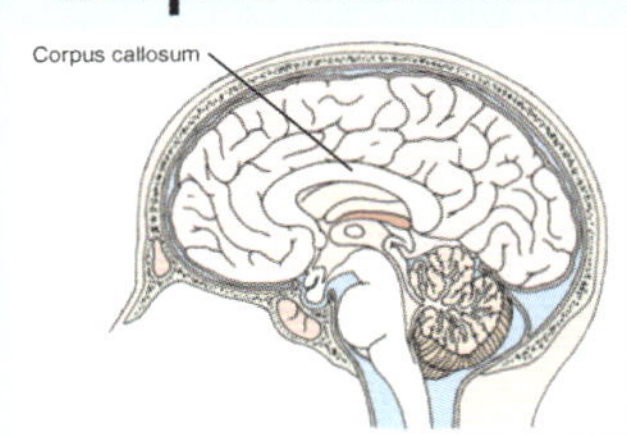

Chapter 11

Neurotransmitters

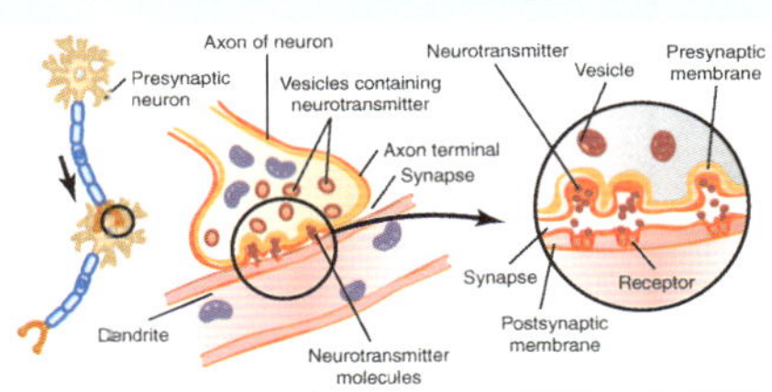

Chapter 11

Myelin

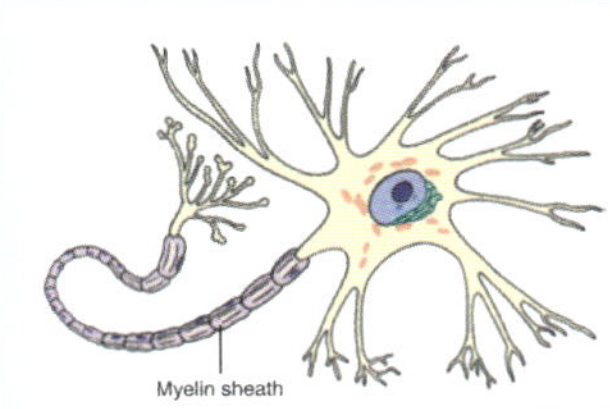

Chapter 11

Neuron that carries stimuli away from the central nervous system

Folds of the cerebrum

Neuron that carries stimuli to the central nervous system

Consists of the brain and spinal cord; it oversees the entire nervous system

Grooves formed by the gyri in the cerebrum

Nerves surrounding the brain and spinal cord

Tissue that holds together the hemispheres of the brain

Structures inside the kidney that filter waste and produce urine

Protective coating that surrounds the axon of a nerve produced by oligodendrocytes

Chemicals produced by the axon terminals that pass a stimulus across the synapse to the next neuron

Neuroglia

Chapter 11

Dendrites

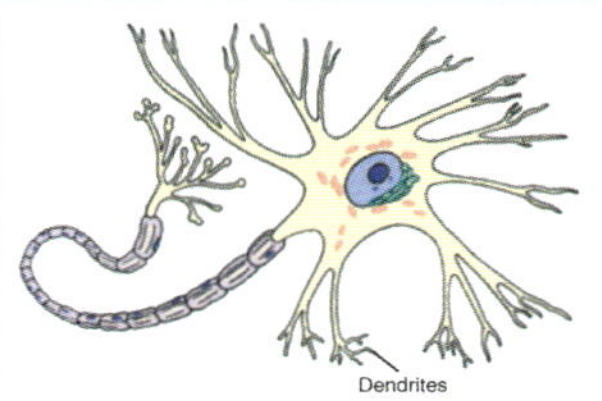

Chapter 11

Axon terminals

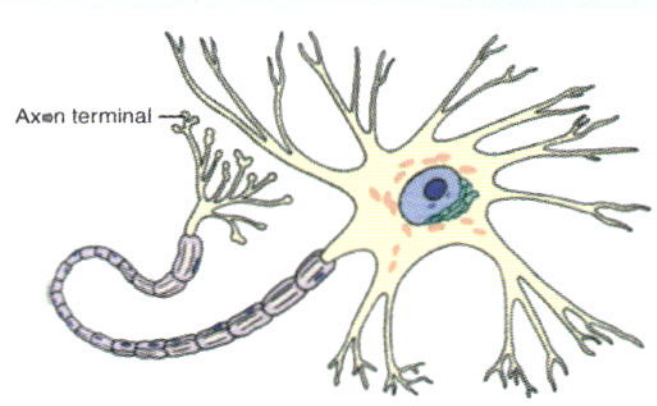

Chapter 11

Cell body

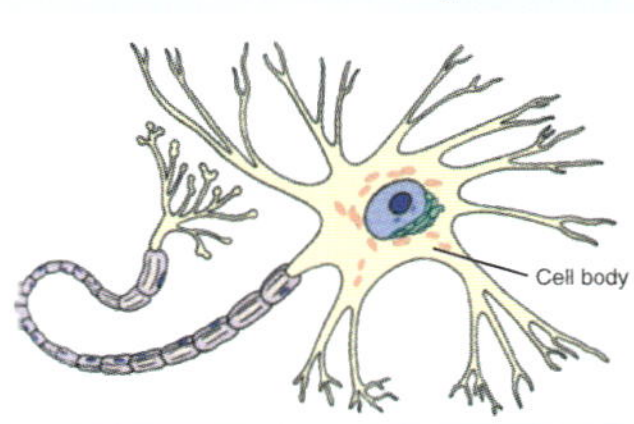

Chapter 11

Synapse

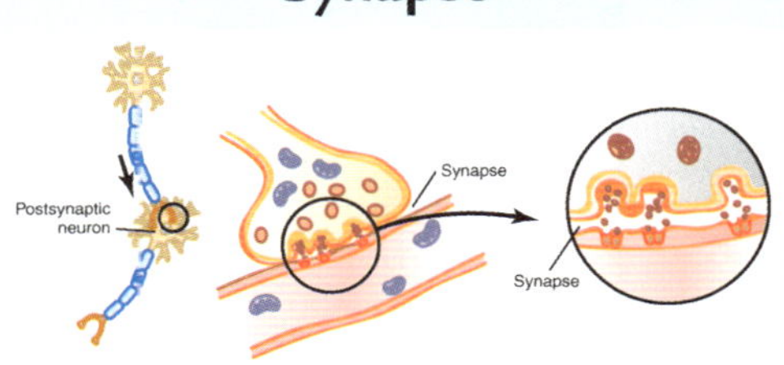

Chapter 11

Aqueous humor

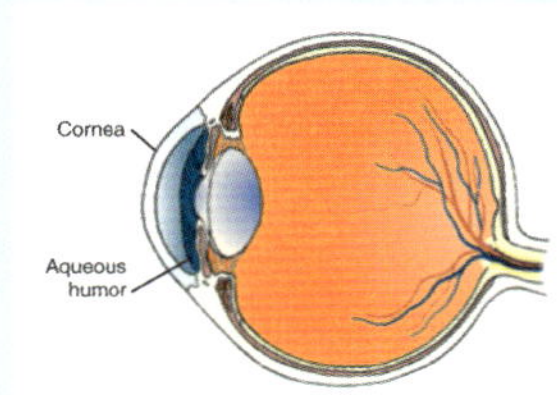

Chapter 12

Vitreous humor

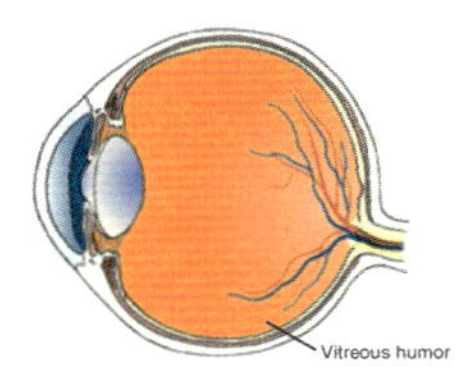

Chapter 12

Blind spot

Chapter 12

Cochlea

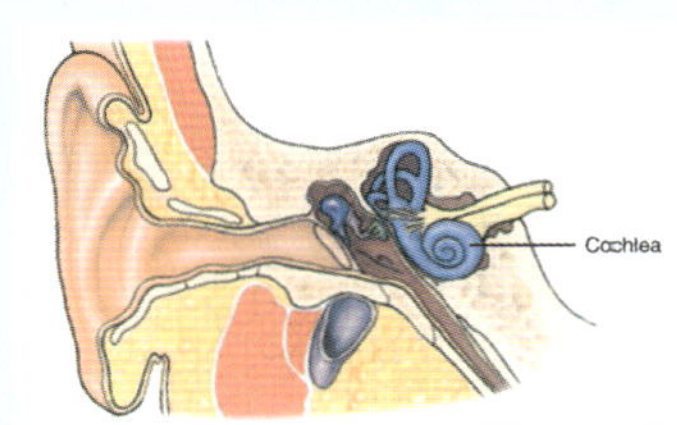

Chapter 12

Cones

Chapter 12

Watery fluid found in the anterior chamber of the eye that contains nutrients and is constantly replenished

Collective name for the cells that aid the nervous system

Thicker fluid found in the posterior chamber of the eye. This fluid gives the eyeball its shape and its firm, yet springy, texture

Antenna-like structures that conduct incoming sensory stimuli to the cell body of a neuron

Place where the optic nerve connects to the eyeball so there is no retina to provide vision

Bulb-shaped structures at the ends of axons that contain neurotransmitters

Shell-shaped structure of the inner ear responsible for hearing and balance

Portion of a neuron that holds the organelles

Color receptors found in the retina of the eye

Gap between the axon of one neuron and the cell body of another

Rods

Chapter 12

Myopia

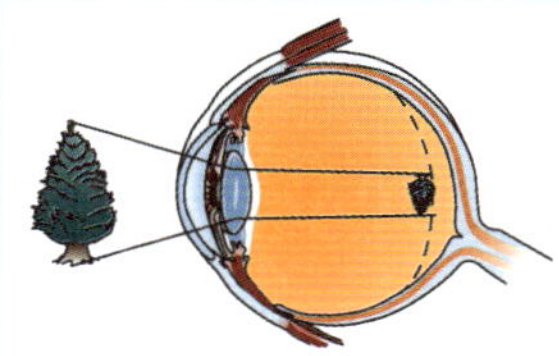

Myopic eye (nearsighted)

Chapter 12

Iris

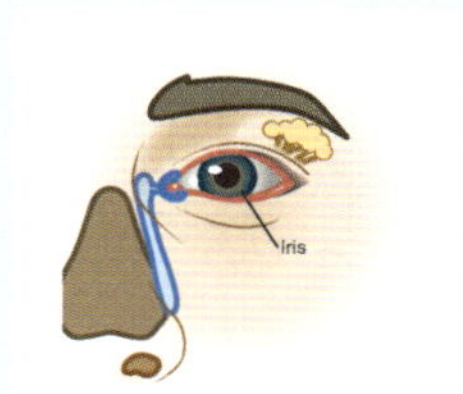

Chapter 12

Anosmia

Chapter 12

Ossicles

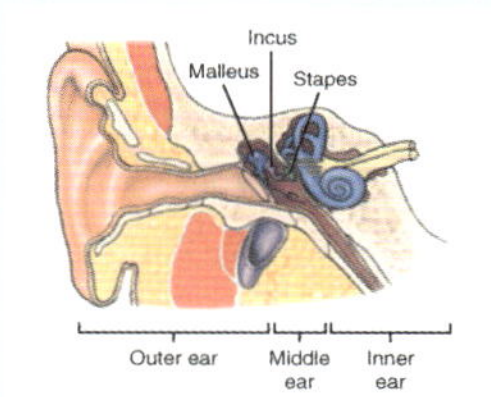

Chapter 12

Presbyopia

Chapter 12

Anacusis

Chapter 12

Sclera

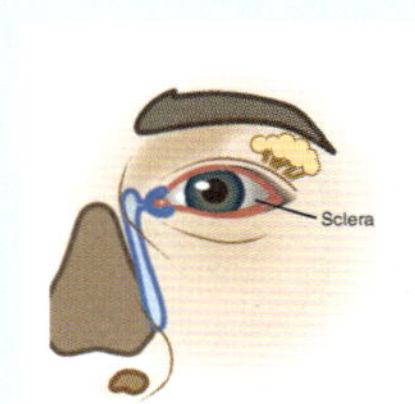

Chapter 12

Hyperopia

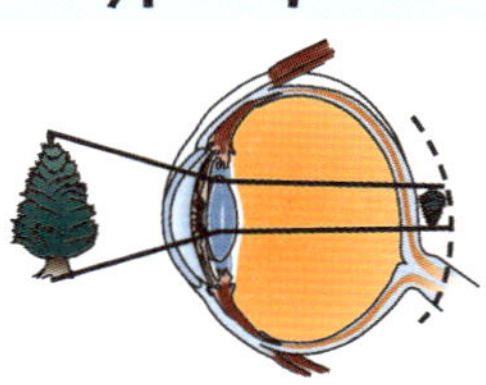

Hyperopic eye (farsighted)

Chapter 12

Taste buds

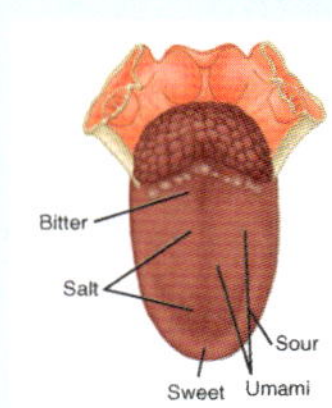

Chapter 12

Refractive defect where the eye cannot focus on far objects and they appear blurry; also called nearsightedness

Structures found in the retina that aid in distinguishing shadows

Loss of sense of smell

Colored portion of the eye that surrounds the pupil

Naturally occurring inability to focus on near objects as one ages

Three small bones of the middle ear that conduct sound

Tough, fibrous outer layer of the eye; called the white of the eye

Total deafness

Structures found on the tongue that contain gustatory receptors that detect flavor

Refractive defect where the eye cannot focus on objects that are close; also called farsightedness

Tympanic membrane

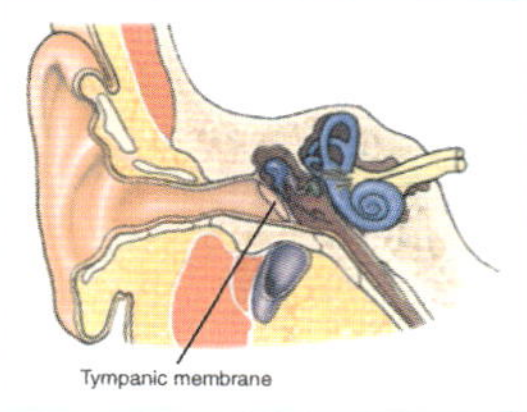

Chapter 12

Semicircular canals

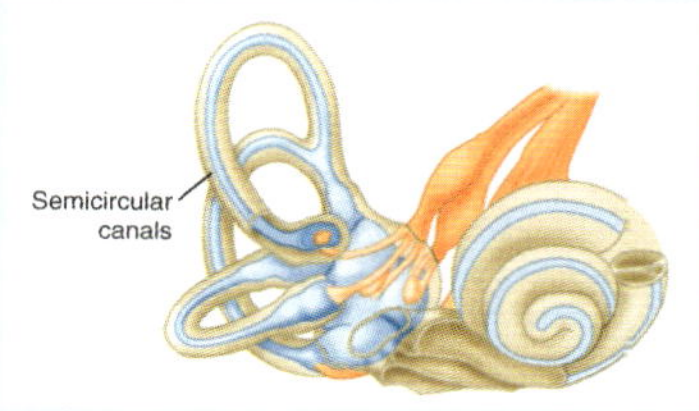

Chapter 12

Dynamic equilibrium

Chapter 12

Static equilibrium

Chapter 12

Retina

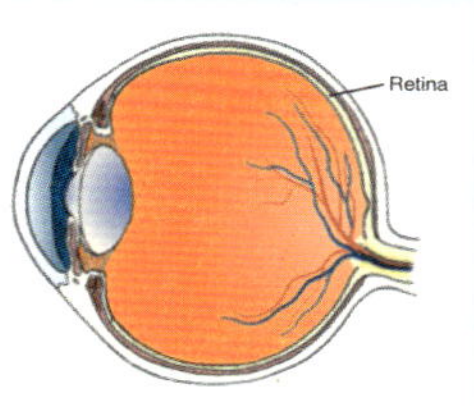

Chapter 12

Auricle

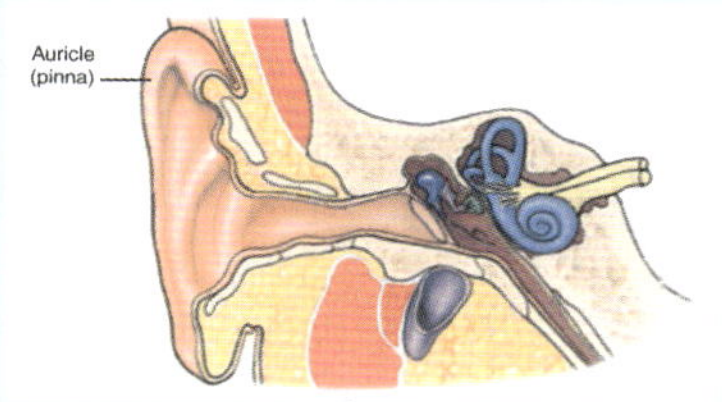

Chapter 12

Conjunctiva

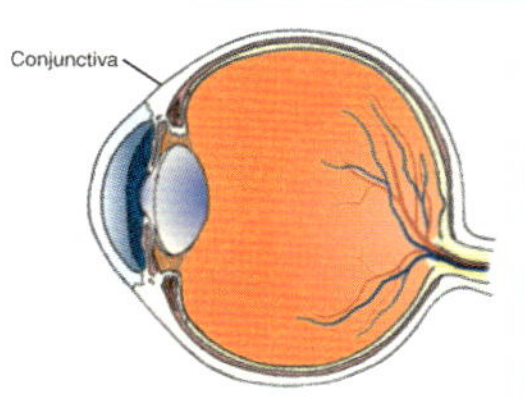

Chapter 12

Urine

Chapter 13

Accommodation

Chapter 12

Micturition

Chapter 13

Tubule structures of the inner ear that aid in balance and conduct sound to the cochlea

Membrane that is the division between the outer and middle ear; also called the eardrum

Type of balance that tells the body its position in space and detects changes in acceleration

Type of balance that is accomplished by receptors in the semicircular canals that respond to circular or sideways motions of the head

Structure on the outside of the skull that funnels sound into the auditory canal

Inner layer of the eye that contains rods and cones

Liquid waste comprising water and nitrogenous wastes that is formed and excreted by the kidneys

Clear membrane that covers the sclera to provide protection to the eye

Process of urination

Changes that occur in the eye when light entering the eye from a close object causes the light to scatter, so the lens must shorten and bulge slightly to get the light into a tighter form to correct the image

Nocturia

Chapter 13

Urinary bladder

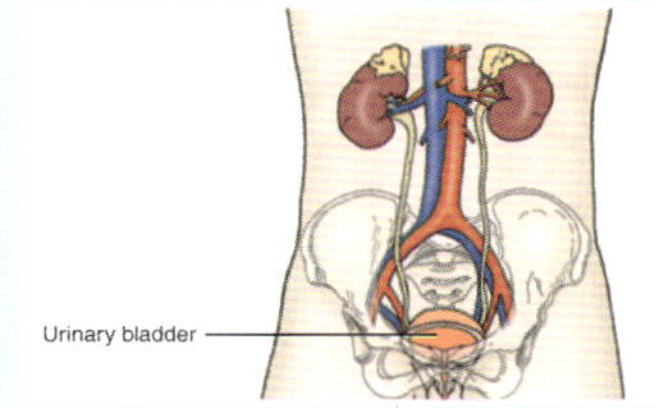

Chapter 13

Oliguria

Chapter 13

Ureter

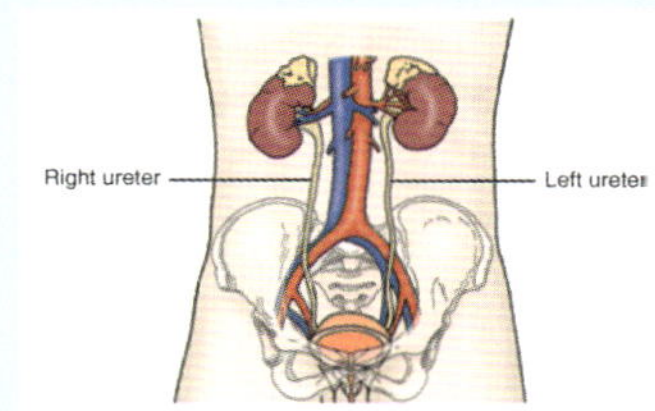

Chapter 13

Acidosis

Chapter 13

Urethra

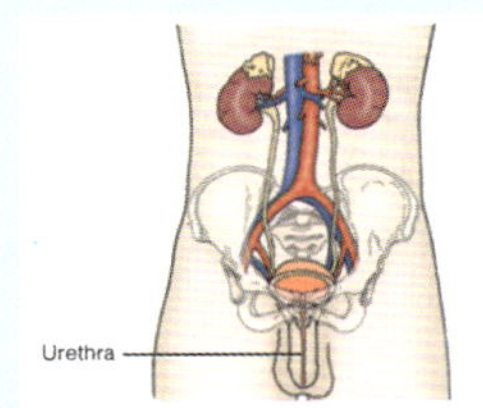

Chapter 13

Pyuria

Chapter 13

Anuria

Chapter 13

Kidney

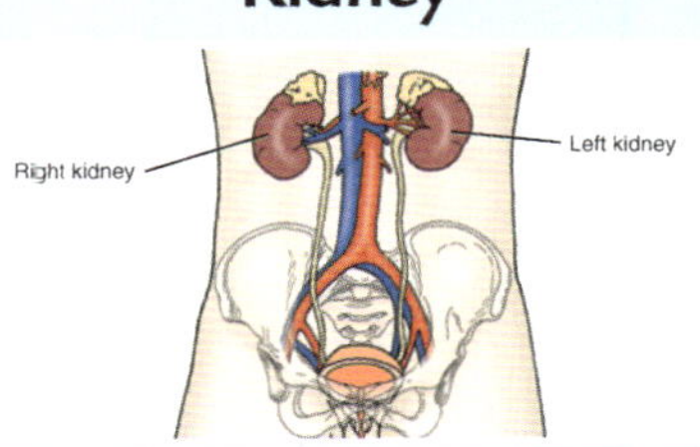

Chapter 13

Hematuria

Chapter 13

Muscular pouch that stores urine

Excessive urination at night

Muscular tube that connects the kidney and allows urine to leave the kidney and be stored in the bladder

Decrease in urination

Muscular tube that connects to the urinary bladder and allows urine to leave the body

State of the body when the pH of urine is less than 7.0

Lack of urine production or the inability to void urine

Pus in the urine

Blood in the urine

Organ that removes soluble wastes from the blood, produces urine, and maintains blood pressure

Alkalosis

Chapter 13

Exocrine gland

Chapter 14

Nitrogenous waste

Chapter 13

Pituitary gland

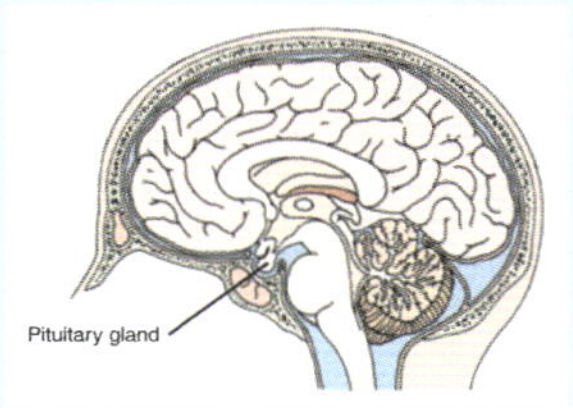

Chapter 14

Incontinence

Chapter 13

Thymus

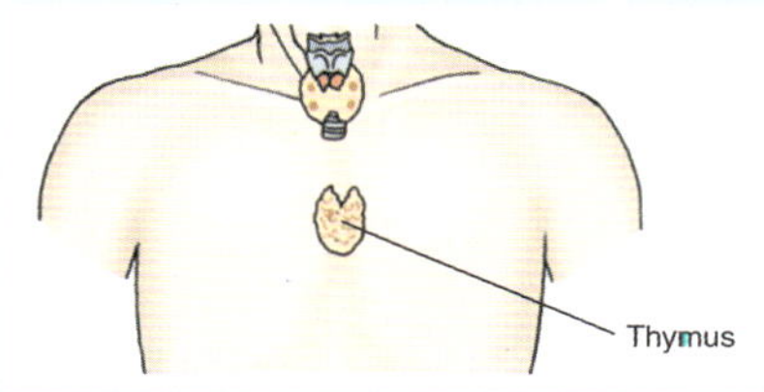

Chapter 14

Urochrome

Chapter 13

Thyroid

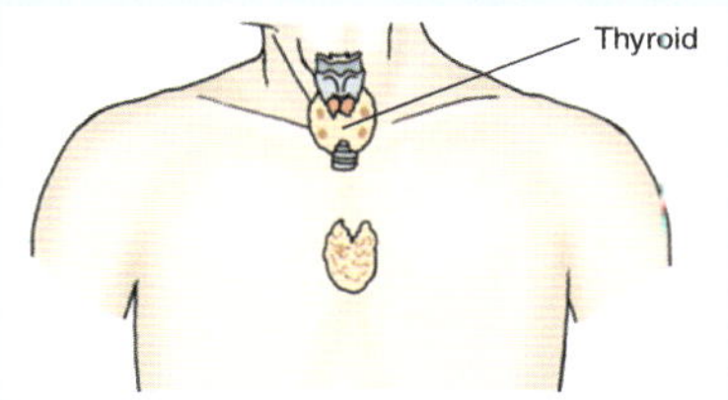

Chapter 14

Endocrine gland

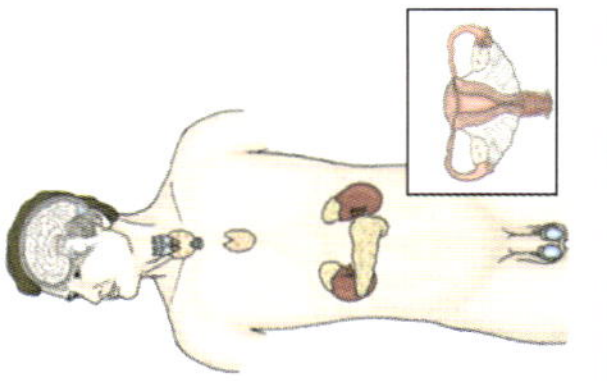

Chapter 14

Estrogen

Chapter 14

Glands that secrete hormones through ducts to the external body

State of the body when the pH of urine is greater than 7.0

Gland located in the hypothalamus of the brain. It is the master gland that controls the function of the other endocrine glands

Soluble wastes found in urine that are the by-products of the breakdown of nitrogen

Organ below the sternum that produces the hormone thymosin and stores T lymphocytes

When the external sphincter of the urinary bladder cannot be voluntarily controlled and urine escapes

Organ located at the base of the neck that produces thyroxine (T_4) and tri-iodothyronine (T_3) hormones, which control metabolism

Pigment from the breakdown of red blood cells that gives urine its color

Female hormone that stimulates the development of secondary female sex characteristics, controls the start of menstruation, and maintains the menstrual cycle

Ductless glands that secrete hormones directly into the bloodstream

Testosterone

Chapter 14

Semen

Chapter 15

Hormones

Chapter 14

Progesterone

Chapter 15

Steroid hormone

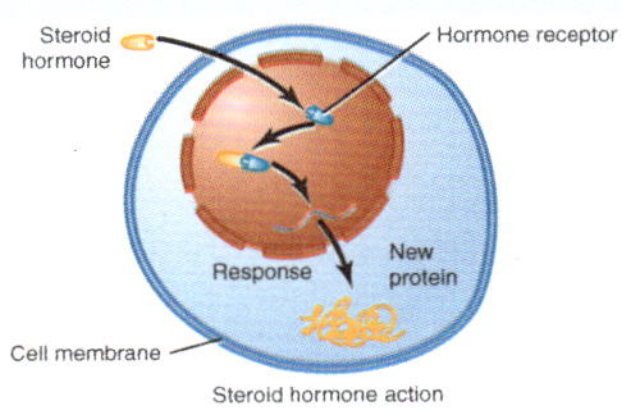

Chapter 14

Menstrual cycle

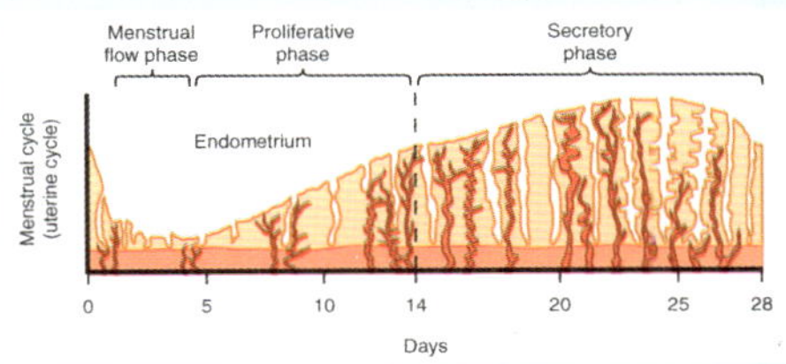

Chapter 15

Nonsteroidal hormone

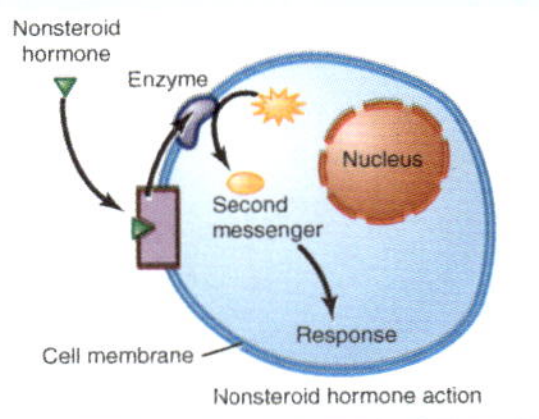

Chapter 14

Testes

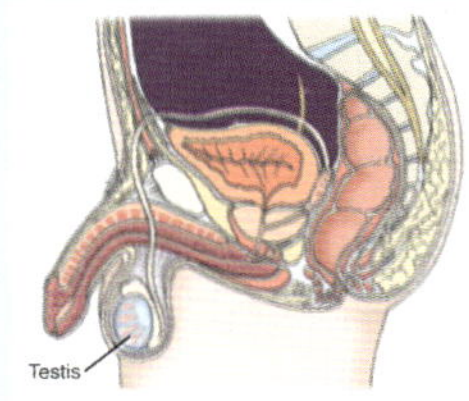

Chapter 15

Penis

Chapter 15

Oogenesis

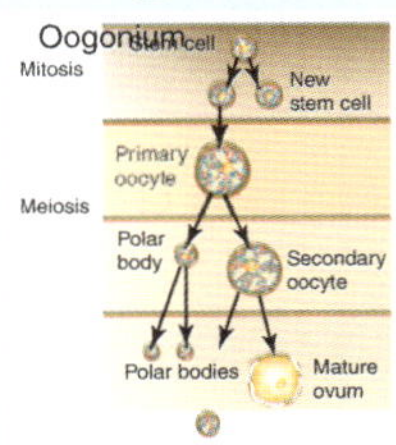

Chapter 15

Fluid secreted by glands of the male reproductive system that contains sperm and nutrients and is ejaculated from the penis

Male hormone secreted by the testes that stimulates sperm production to begin and male secondary sex characteristics to appear

Female hormone produced by the corpus luteum that aids in regulation of the menstrual cycle

Chemicals secreted by the exocrine glands that create a change in the body

Recurring 28-day cycle in women in which estrogen and progesterone cause an egg to mature and be released and the uterine lining to thicken and be expelled if implantation does not occur

Water-soluble hormones that can pass through the cell membrane to create a response within the cell

Male gonads, or primary sex organs

Hormones that are not water soluble and need to bind to receptors on the cell membrane to cause a response in the cell

Creation of egg cells or ova in the primary sex organs of the female by meiosis

Organ that allows semen to be introduced into the female reproductive system

Ovaries

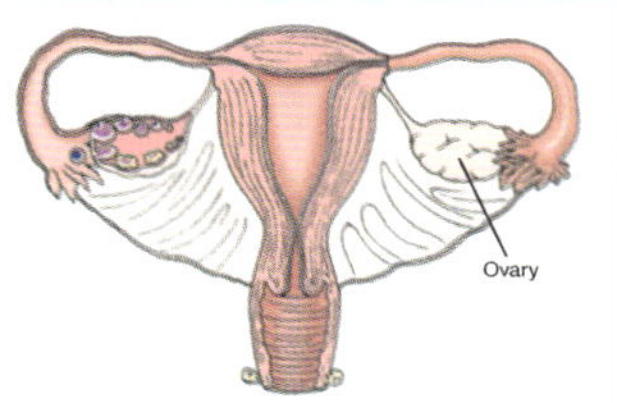

Chapter 15

Gamete

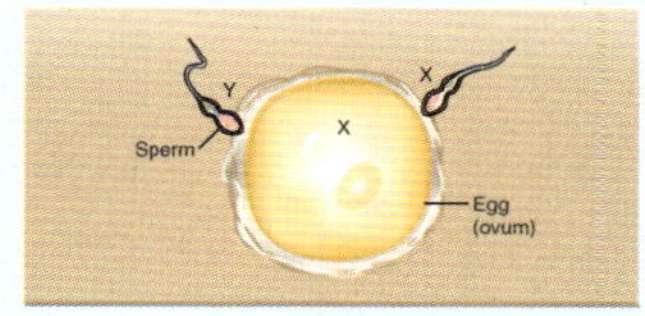

Chapter 15

Spermatogenesis

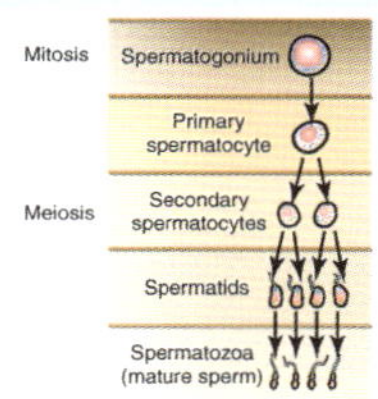

Chapter 15

Menarche

Chapter 15

Graafian follicle

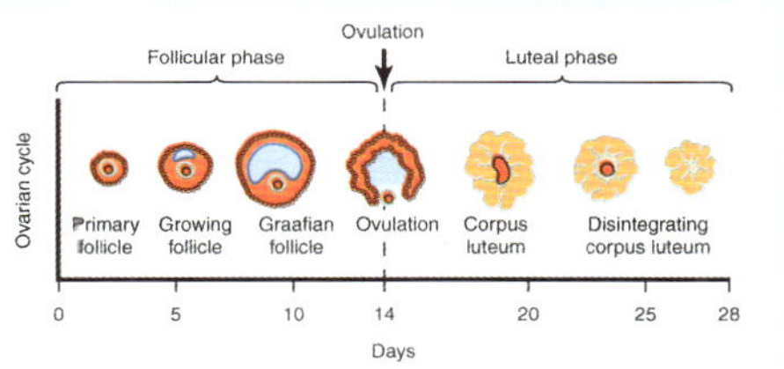

Chapter 15

Menopause

Chapter 15

Fallopian tube

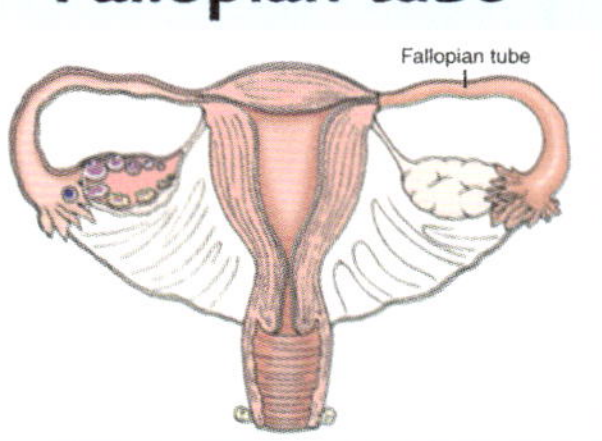

Chapter 15

Vas deferens

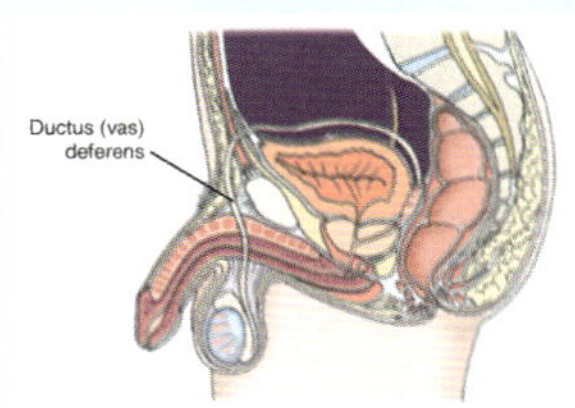

Chapter 15

Uterus

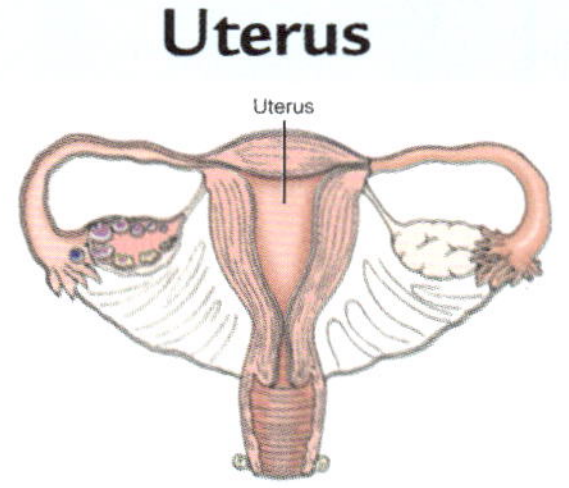

Chapter 15

Vulva

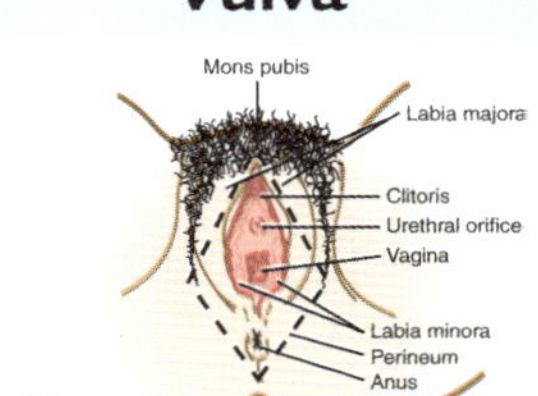

Chapter 15

General term for the male and female sex cells; called an ovum in females and sperm in males

Female gonads, or primary reproductive organs that produce egg cells

First menstrual cycle

Creation of sperm by the testes, which are the primary sex organs of the male

Decrease in female hormones produced by the ovary that causes a slowing and eventual stoppage of the menstrual cycle

Follicle in the ovaries in which an oocyte resides until it is released at maturation

Duct that carries sperm from the epididymis to the urethra

Thin tube that allows passage of an egg from the ovary to the uterus; also the place of fertilization

General term for the external female genitalia

Hollow organ of the female reproductive system whose inner lining thickens during the menstrual cycle to accept a fertilized egg and maintains the embryo until birth

Prostate gland

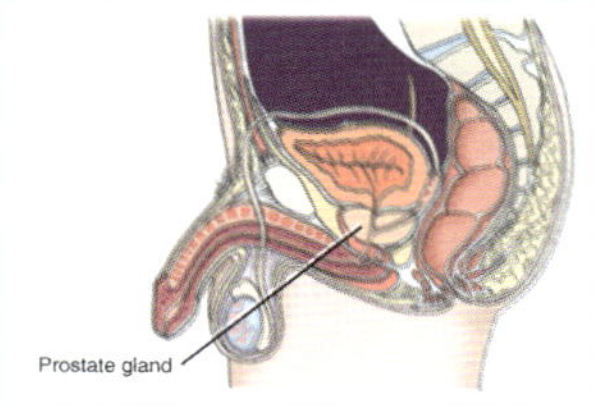

Chapter 15

Seminal vesicles

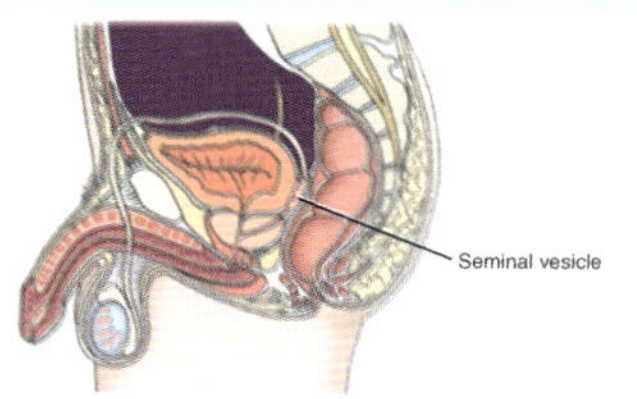

Chapter 15

Bulbourethral gland

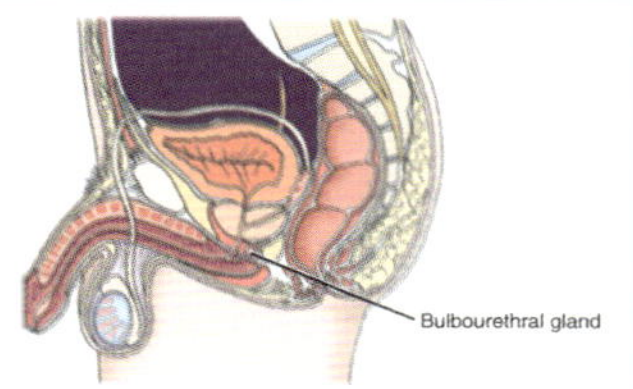

Chapter 15

Corpus luteum

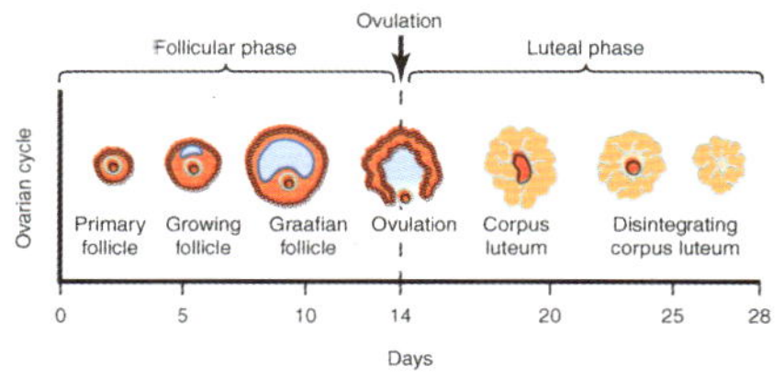

Chapter 15

Sperm

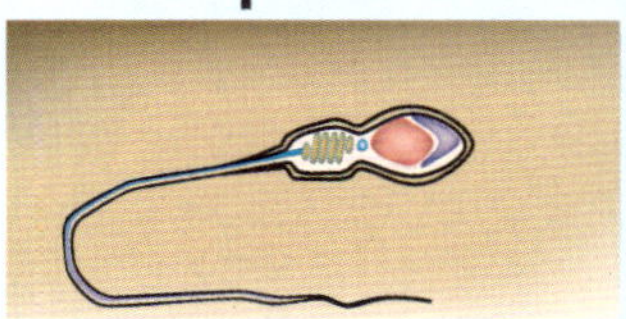

Chapter 15

Ovum

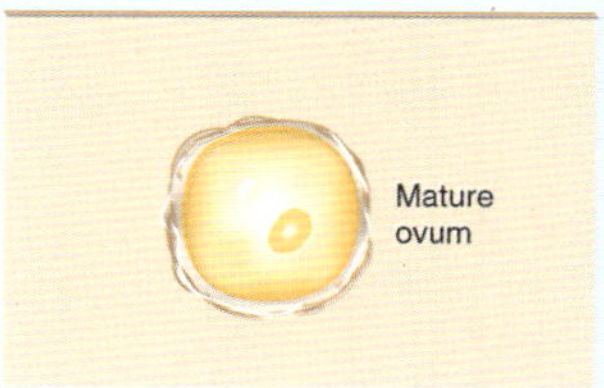

Chapter 15

Spermatogonia

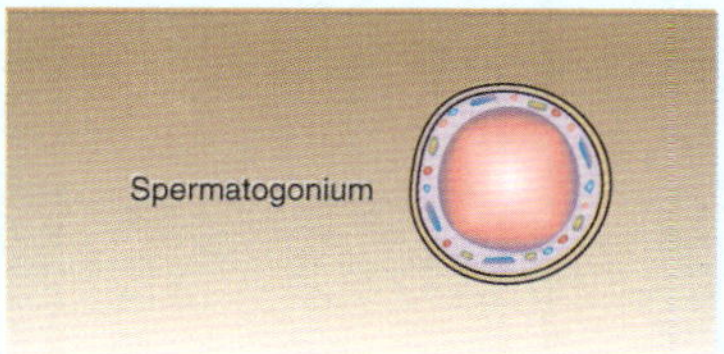

Chapter 15

Oogonia

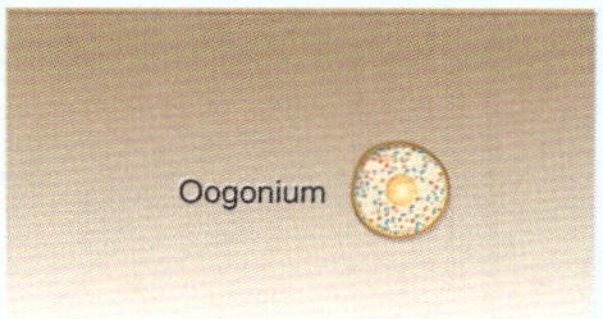

Chapter 15

Seminiferous tubules

Chapter 15

Embryo

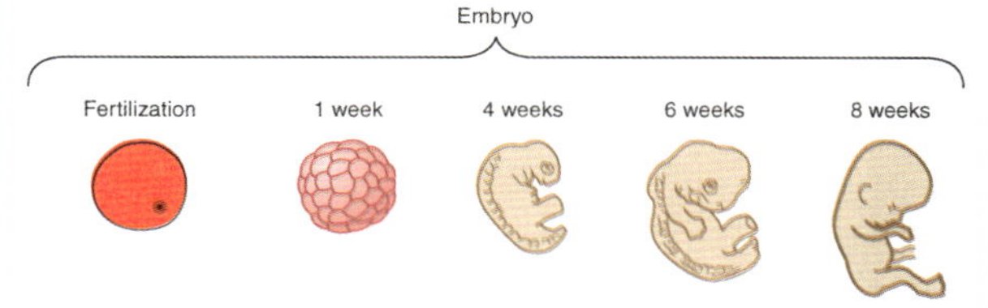

Chapter 15

Egg cell

Gland of the male reproductive system that encircles the urethra and secretes a whitish fluid that activates the sperm

Stem cells that are found in the seminiferous tubules of the testes that are stimulated by testosterone to become spermatocytes

Located where the vas deferens becomes the urethra and produces most of the fluid volume of semen that activates and energizes the sperm

Stem cells found in the ovaries. Their maturation begins the first phase of oogenesis

Gland of the male reproductive system that sits below the prostate and connects to the urethra by a duct. It secretes a clear fluid that coats the urethra to protect sperm from acidic urine residue

Coiled tubules inside the testes that store stem cells that become immature sperm through the process of meiosis

Name of the graafian follicle. After the egg is released, it secretes progesterone, which causes thickening of the uterine lining

Stage of fetal development after implantation until the eighth week of gestation

Male gametes produced by the testes

Fetus

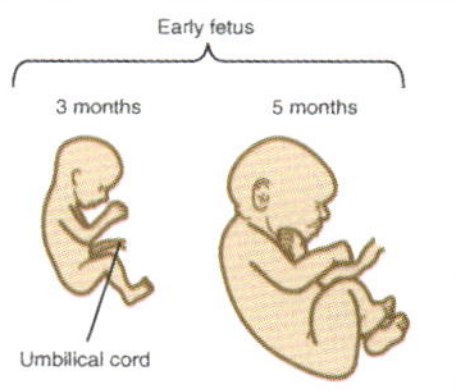

Chapter 15

Scrotum

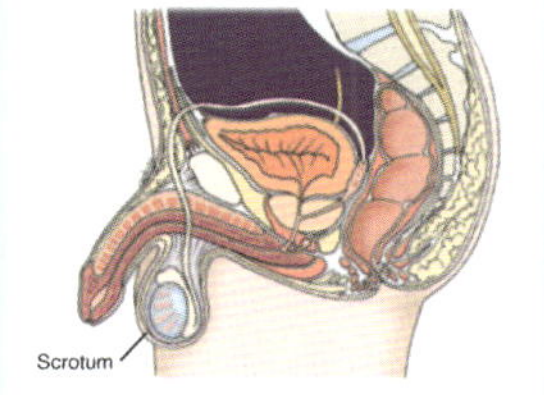

Chapter 15

Ovulation

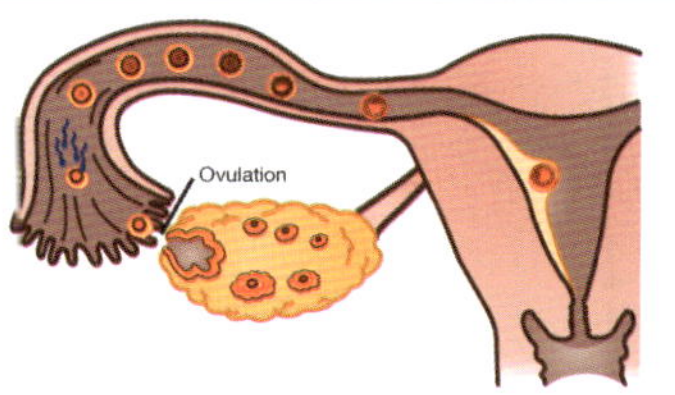

Chapter 15

Vagina

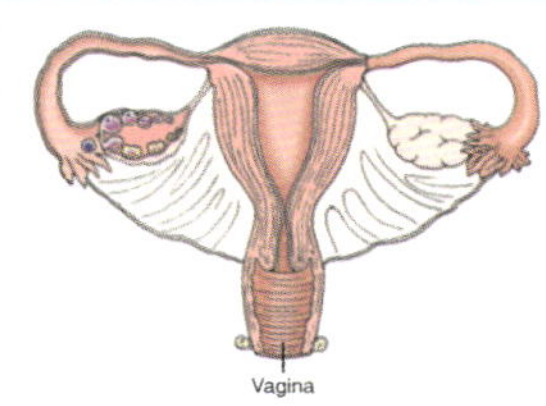

Chapter 15

Fertilization

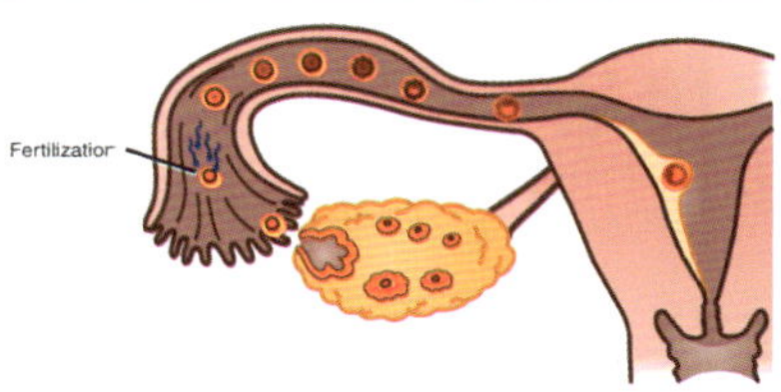

Chapter 15

Glans penis

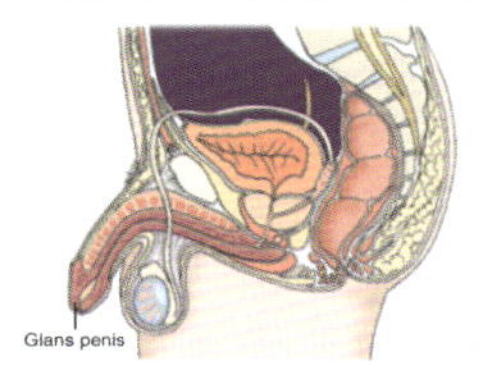

Chapter 15

Placenta

Chapter 15

Meiosis

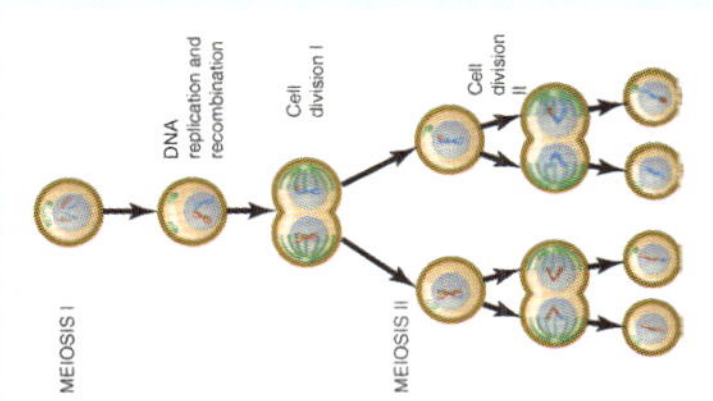

Chapter 15

Skin sac that contains the testes

Stage of fetal development that an embryo becomes after 8 weeks of gestation

Muscular tube that connects to the cervix from the vulva. It is the receiving organ for the penis and acts as the birth canal during delivery

Act of a mature egg being released by the graafian follicle in the ovary; usually occurs at day 14 of the menstrual cycle

The head of the penis

Act of a sperm penetrating an egg and beginning the division of the cells to create an embryo; also called conception

Sexual reproduction

Structure that joins the fetus to the uterus. It allows a developing fetus to obtain nutrients, oxygen, and antibodies and to dispose of wastes via maternal blood flowing into and out of the fetus